사단법인 한국가속기및플라즈마연구협회

방사선 생물물리학 2판

Radiation Biophysics 2nd Edition

Edward L. Alpen 저

노승정 · 서효정 · 이창섭 · 최병호 공역

북스힐

Radiation Biophysics 2nd Edition by Edward L. Alpen

Original version ISBN : 9780123995247
Authors : Edward L. Alpen

역자 서문

대표적 방사선인 X-선을 발견한지 130여년, 중성자 발견에 이은 우라늄 핵분열 반응을 발견한지도 90여년이 경과하고 있는 시점이다. X-선은 발견 초기 사람 손뼈의 투시 영상을 얻은 후, 곧 바로 의료용 진단과 치료 분야에 쓰이기 시작하면서, 그 활용 영역이 넓혀져 이제 전 산업 영역 및 보안 분야로 확대되어 광범위하게 활용되고 있다. 중성자와 핵분열은, 불행하게도 먼저 군사적인 핵무기로부터 출발하여, 그후 원자력 발전과 방사선 농생물학, 의료적 이용으로 전개되고 있다. 그 동안 물질의 본질을 탐구하기 위한 입자가속기 기술도 괄목하게 발전하여, 이제 다양한 이온화 방사선인 전자, 광자, 양성자, 중성자, 중이온 등을 생산할 수 있고, 이들을 사용하여 원자 및 분자 수준의 물질과 생명체의 탐구의 기초 연구는 물론, 품종 개량, 암 진단과 치료 분야까지 광범위하게 사용되고 있다. 이렇게 100여년전 탄생한 방사선 분야는 현대 인류 문명의 발전에 크게 공헌해오고 있으며, 앞으로도 세상 만물의 근원을 다루는 학문으로서 지속적으로 발전할 것이다.

그 동안 방사선 기술의 개발 과정에서 각종 방사선과 물질 및 생명체와의 상호작용에 대한 물리, 화학, 생물학적인 특성들이 속속 밝혀지면서, 방사선이 지닌 엄청난 에너지와 독특한 반응들이 인류에 대한 “양날의 칼”임을 인지하고 주의 깊게 활용하게 되었다. 그간 고 에너지 이온화 방사선이 인체에 미치는 영향에 대하여 많은 연구자료를 바탕으로 자연과 인공 방사선으로부터 인체를 보호하는 “방사선 방호 분야”와 통제된 방사선을 이용한 “방사선 진단과 치료”라는 분야가 1950년대 시작하여 오늘에 이르고 있다. 이제 방사선 분야는 인류의 생명을 보호하고, 무한 청정 에너지 확보를 통한 인류의 삶을

풍요롭게 할 뿐 아니라, 더 나아가 인류의 인공지능(AI) 기술 발전과 미래 우주 개척에도 크게 기여할 것이다.

근래에 들어와 방사선치료 영역이 기존 X-선 치료에서 양성자 치료, 중이온 치료를 넘어 중성자포획 치료로 확대 전개됨에 따라, 인류의 숙원인 암 정복이 한층 가까이 다가오고 있다. 방사선치료는 방사선생물학 데이터에 전적으로 의존한다. 따라서 이들 입자를 이용한 치료 계획 수립에는 이론적인 탄탄한 기본 원리와 이를 뒷받침하는 실험 데이터가 필수적이다.

이런 내용이 역사적인 관점에서 체계적 종합적으로 담긴 문헌 중 하나로 Edward L. Alpen이 저술한 "Radiation Biophysics" 책을 발견하여 국문으로 옮기게 되었다.

이 책은

인체가 방사선에 노출되면 왜 해로우며, 더 나아가 암도 발생하는가?

인체에 방사선을 조사하면 암 세포를 효과적으로 죽일 수 있는가?

에 대한, "왜?"라는 기본 지식에 관련된 답은 물론, "얼마나?"라는 정량적인 답에 접근할 수 있는 길을 열어 줄 수 있는 책이다.

저자가 서문에서 언급하였듯이, 이 책은 상기 여러 유형의 방사선이 생명체에 미치는 영향에 대하여, 방사선 생물학의 태동기부터 지금까지 역사적인 발전사와 관련 자료를 체계적으로 집대성하고 분석한 내용으로서, 물리, 화학, 생물학의 학부 기본지식을 바탕으로, 여러 관련 분야, 방사선 생물학, 의학 물리, 생물 공학, 핵공학(핵융합, 가속기 포함) 분야의 상급 학부생, 대학원생을 위한 강의 교과서 형식으로 저술한 책으로서, 특히 각 장 말미에 종합적인 이해를 도모하기 위한 문제도 포함하고 있다. 또한 보건 물리, 방사선 진단과 치료, 원자력 안전과 규제 분야 등의 전문가들의 실무에 참고서가 될 수 있는 수준에서 저술한 것으로 밝히고 있다.

핵심 내용은 방사선 발견의 역사로부터, 생명체와 방사선과의 상호작용에 의하여 생명체의 기본 단위인 세포의 생존과 사멸, 회복과 변형(돌연변이 발생) 등에 대한 메커니즘을 기술하는 여러 이론 모델들을 제시하고, 이들을 실험데이터에 견주어 그 적용성과 한계점을 논의한다. 이러한 다양한 기반지식은 앞으로 방사선 분야의 새로운 활용 창출과 미래 개척(예, 고급 방사선 치료, 방사선 방호(원자력 수용성 증진 포함), 핵 폐기물 처리, 핵융합 발전, 지구 환경 보존, 항공 우주 개발 등)에 학술적 뒷받침이 될 것이다.

특히 최근에 도래한 AI 시대에 그간 방사선생물학 및 방사선치료 등 각 방사선 분야에 난제로 있는 복합계 이슈인 “다변수 비선형” 문제들을 이제는 머신러닝과 빅데이터를 이용하여 정량화할 수 있는 길이 열리게 되어, 방사선 분야의 전망을 한층 밝게 한다.

끝으로 현재 좋은 번역기도 많지만, 이러한 기계적인 번역으로는 저자가 의도한 전문적 지식의 정확한 의미를 국문으로 전달하는 데는 부족한 감이 없지 않다. 특히 전문용어의 선택과 정의, 내용과 문맥을 파악하여 전체적인 안목으로 통합 기술하는 데 기계어 번역으로는 상당한 한계가 있다고 본다.

역자들이 전문성을 가지고 협업을 했더라도, 역시 부족한 부분이 많을 것이다. 모쪼록 번역서가 국내 원자력, 방사선 생물, 의료, 보건, 안전 분야의 전문가들이 보다 쉽고 정확하게 관련 지식에 접근 활용함으로써, 이 분야들의 발전에 조금이라도 보탬이 되었으면 하는 바램이다.

2025. 5. 역자 일동

서 문 (초판)

이 책의 내용은 UC 버클리 대학(UC Berkeley)에서 방사선 생물물리학의 고급 과정을 가르치면서 저에게 특히 안타까웠던 경험의 결과입니다. 이 과정을 이수히는 학생들은 일반적으로 생물물리학 또는 의학물리학 전공자들로서, 물리학과 수학에 대하여 상당한 교육을 이수하고, 또한 생물학에 대해서도 충분한 지식을 가진 학생들입니다. 이 교과 과정을 택한 그들에게 여러 권의 교재를 제안했는데, 그 중 일부만이 최종적으로 이 교과 과정에서 사용될 것입니다. 이는 현재 제공되는 교재 중에서 선택할 수 있는 방사선 진단 및 치료 물리학자를 교육하는 데 가장 적합한 교재로서, 방사선과 물질의 물리적 상호 작용을 강조하고, 방사선의 상호작용에 대한 생물학적 및 화학적 효과에 대하여는 대체적인 서술만 합니다. 이 방사선생물학 교재는 생물학자가 미분방정식을 다룬 적이 없다는 가정하에 저술한 것입니다.

오늘날 수학과 물리학에서 상당히 정교한 "교차 훈련"을 받지 않은 생물학 학부 전공자를 찾기는 어렵습니다. 물리학과 학부생 중에 많은 수가 생물학에 대한 접근성 부족에도 불구하고 물리적 요인과 생명체 간의 상호작용에 대한 지식을 좀 더 높이고자 하는 것도 사실입니다. 어떤 의미에서, 이러한 학문 간의 호기심은 생물물리학을 발전시키는 원동력이 되었다고 생각합니다. 그러나 모든 잠재적 사용자가 교재의 내용을 이해하는데 필요한 물리학적 배경을 가지고 있을 것이라고 가정하는 것은 순진한 생각일 것이며, 따라서 필요하다고 생각되는 곳에는 초급 수준의 물리학 관련 기본자료들을 포함시켰습니다.

이 책의 목표는 해당 분야의 상급반 학부생과 대학원생에게 유용한 내용들을 제공하는 한편, 해당 분야의 실무 과학기술자를 위한 참고 자료의 필요성을 충족하자는 것입니다. 이 책은 보건물리학과 학생과 관련 실무 전문가, 보건 분야 방사선 과학 종사자, 원자력 발전 및 연방/주 방사선 규제 활동과 같은 관련 분야의 종사자에게 유용할 것입니다.

이 책은 16주, 1학기 과정으로 구성되어 있습니다. 전반적인 내용은 방사선의 물리적인 상호작용으로부터 방사선의 화학적인 상호작용을 거쳐서 이에 따른 생물학적인 후속 결과의 주제들로 진행됩니다. 후반부에서는, 이온화 방사선의 조직화된 생명체, 특히 인간에 미치는 후기에 나타나는 지연 영향을 다룹니다. 이 교재를 사용하는 사람들은 자신이 원하는 만큼 물리학적 기초지식을 기술한 장들에 시간을 할애할 수 있습니다.

2장의 전자기 스펙트럼과 방사선의 속성에 대한 기초지식은 전자기파 방사와 그 특성에 대한 적절한 교육을 받지 않은 독자에게 꼭 필요합니다. 이 교육을 받은 분들은 이 장을 쉽게 건너뛸 수 있습니다. 에너지 흡수 메커니즘에 대한 5장은 모든 독자에게 매우 유용한 배경 지식이며, 일부 독자에게는 복습 자료이고 다른 독자에게는 새로운 내용입니다. 물론 저는 이 책의 모든 부분에서 정확성을 기하기 위해 노력했고, 특히 "물리학적 엄밀성에 근거한 저술"을 추구하였습니다. 그러나 이들 서술이 완벽하다고는 할 수 없습니다. 일부 더 복잡한 공식들에 대해서는 완전한 공식 유도나 전개를 하지는 않았습니다. 예로 Bethe-Bloch 저지능 방정식, Klein-Nishina 컴프턴 단면적 계산, 컴프턴의 에너지 전달 공식 등이 이에 해당합니다. 이들의 결과 식은 기재되었지만, 완전한 공식 유도과정을 알려면 첨부 및 추천 문헌들을 참고하시기 바랍니다.

이 책에서는 물리적 원리를 설명하기 위해 가능한 한 고전적인 뉴턴 역학을 사용했습니다. 상대론적 보정이나 다른 양자 역학적 처리가 필요한 경우, 추가적인 유도과정 없이 관련 결과 공식만 제공합니다. 이 교재를 효과적으로 활용하기 위해 학생에게 요구되는 배경 지식으로는 미분 방정식의 첫 학기 과정, 양자 역학의 기초, 유기 및 생물화학을 포함한 물리학 과정, 세포생물학에 대한 기초적인 지식 정도입니다.

마지막으로, 책의 여러 장과 절들을 유익하게 꼼꼼히 검토해 주신 많은 동료들과 친구들께 진심으로 감사드립니다.

Edward L. Alpen

서 문 (제 2판)

제가 이 책을 개정하게 된 동기는 동료와 주변 사람들의 의견, 즉 초판 내용에 강조할 점이나 추가 사항을 보완 변경하면 교육적 목표를 보다 잘 달성할 수 있을 것이라는 조언이었습니다. 우선 저는 방사선 생물물리학 분야가 지난 6년 동안 엄청난 진전을 이루었다는 사실에 매우 기뻤습니다. 물론 이 분야의 진전을 인지하고 있었지만, 앉아서 필요한 모든 변동된 사항을 정리하면서 전반적인 변화의 규모를 보다 잘 파악할 수 있었습니다. 저는 원래 "방사선 생물물리학(Radiation Biophysics)"이라는 원문의 저자인 H. L. Andrews가 세운 전통을 이어가기 위하여 초판을 발간했습니다. 이러한 목적은 초판 서문에 서술되어 있듯이, "수학적 엄밀성"을 기반으로 하여 모든 주제에 접근하였습니다. 그렇다고 생물학자가 보기에 그리 두려워할 정도는 아니라고 봅니다.

동료들의 요청에 따라 추가된 변경 사항 중에는, 인간의 급성 방사선 증후군에 대한 설명, 생체조직 내의 중성자 상호작용에 대한 부분의 확장, 그리고 고 LET 효과와 암발생에 대한 내용 확장 등이 포함됩니다. 또한 새로운 연구 결과에 맞추기 위해 추가적인 여러 내용들을 변경하였습니다. 특히 거대 분자의 방사선 화학과 시험관 내(in vitro)에서 조사된 세포의 형질변환 부분에서 그렇습니다.

이 책에서는 전체적으로 SI 단위를 사용하였고, rad와 rem에 대해 기술된 자료는 과거 다른 분들이 생산한 표나 그림 속에 들어 있습니다.

마지막으로 다양한 여러 장을 기꺼이 비판해 주신 여러 동료 여러분들과 게시된 그림을 사용하는 데 친절하게 동의해 주신 저자 분들께 감사드립니다.

Edward L. Alpen

서 론

역사적 관점

현재의 방사선과 방사능의 기술적, 의학적 응용은 우리 일상 생활의 일부가 되어, 역사적인 관점에서 보자면, 모든 방사선 과학이 최근에 들어와서야 개발되어 이용되고 있다는 사실을 자못 잊기 쉽다. 1995년에 방사선 과학계는 뢴트겐(Röntgen)의 "새로운 종류의 투과성 광선"을 발견했다고 발표(1895년)한 지 100주년을 기념했다. 그의 발표 이후 불과 몇 달 동안에 이루어진 이 분야 발전의 역사는 베크렐(Becquerel)이 자연 방사능을 발견한 것을 포함하여 너무나 극적이어서, 과학이 때때로 짧은 기간에 실제로 거대한 진전을 이룬다는 것을 일반인에게 알리기 위해서라도 기술할 가치가 충분하다고 본다.

그러나 불행히도, 이온화 방사선과 방사능의 생물학적 효과에 대한 지식은 뢴트겐의 초기 보고 이후, 수십 년 동안 거의 연구되지 않았다. 이러한 지식의 부족으로 인해 방사성 물질의 분리와 사용 연구를 수행한 초기 개척자 중 여러 사람이 방사선 노출로 인해 심각한 의학적 부작용을 겪었다.

1895년 뢴트겐은 진공 유리관(크룩 관, Crook's tube)으로 전기 방전 실험을 수행하던 중, 실험 장치 근처에 있는 사진판을 현상하였을 때 상당히 상이 어두워진다는 것을 발견했다. 이런 이야기는 널리 알려져 있지만, 그의 발표가 미친 영향은 그다지 잘 알려져 있지 않고 있다. 1895년 12월 28일, 뢴트겐은 뷔르츠부르크(Würzburg) 철학 협회에서 사진판을 어둡게 하는 투과성 광선을 발견했다는 관찰 결과를 최초로 보고했다

(Röntgen, 1895). 그리고 뷔르츠부르크 발표 직후, 그는 보고서의 사본과 그가 X-선 사진이라고 부른 견본을 유럽의 저명한 물리학자들에게 보냈다.

1896년 1월 20일, 2명의 프랑스 의사인 우댕(Oudin)과 바르텔레미(Barthelemy)가 아카데미 프랑세스에서 손뼈를 찍은 X-선 사진을 제출했다. 같은 회의에서 앙리 푸앵카레(Henri Poincare)는 뢴트겐으로부터 받은 논문에 대해 보고했다. 이 자리에 앙리 베크렐(Henri Becquerel)이 참석했으며, 이 당시 그는 형광 관련 연구를 활발히 하고 있었기 때문에 뢴트겐이 "새로운 광선"을 발견한 것 인지 아닌지를 의심했다. 그는 뢴트겐의 크룩관 유리 벽에서 발생된 형광이 사진판을 어둡게 만드는 원인일 것이라고 확신했다. 그 후에 연이어 수행된 연구는 베크렐이 보여 준 힘겨운 노력과 놀라운 통찰력으로 주목할 만하다. 그는 1896년 2월 24일 아카데미에 제출된 4편의 논문 중 첫 번째 논문(Becquerel, 1896a-d)을 발표했는데, 이 논문은 형광과 투과 광선의 관계에 대해 언급했다. 1896년 5월 18일, 그는 "금속 우라늄에 의한 새로운 방사선 방출"이라는 제목의 네 번째 논문을 발표했는데, 이 논문에서 그는 결국 자연 방사능으로 알려지게 된 것을 발견했다고 주장했다. 첫 번째 개념에서 최종 결론에 이르기까지 걸린 시간은 불과 12주였다(Becquerel, 1896d)! 지금 우리 시대에는 12주 만에 논문이 발표될 가능성도 거의 없다는 것을 말하지 않을 수 없다.

미국 과학자들도 역시 뢴트겐의 발견을 간과하지 않았다. 컬럼비아 대학교(Columbia University)의 물리학자 마이클 푸핀(Michael Pupin)과 발명가 토마스 알바 에디슨(Thomas Alva Edison) 두 사람이 신대륙에서 새로운 "보이지 않는 광선"에 대한 발견을 보고하는 최초의 사람이 되기 위해 경쟁하고 있었다. 1896년 2월 1일, 뷔르츠부르크 발표 후 불과 2개월 만에 에디슨이 센츄리 일러스트레이티드 매거진(Century Illustrated Magazine)에 기사를 게재하면서 이 경쟁에서 이겼다.

그 후 에디슨은 이 새로운 투과 광선을 이용한 의료용 X-선 장비의 상용화에 큰 힘을 보탰고, 이로서 제너럴 일렉트릭 회사(General Electric Corporation)가 의료용 X-선 장비 사업의 초창기 선두 주자이였던 것은 우연이 아니었다. 종종 간과되는 에디슨의 의료 방사선학에 대한 큰 공헌 중 하나는 형광투시경(fluoroscope)의 발명이었다. 평소와 마찬가지로 에디슨은 X-선의 잠재적인 위험성에는 거의 주의를 기울이지 않았다. 따라서 이에 무지한 그의 조수들은 그 부작용을 몸소 겪지 않을 수 없었다. 다음 인용문은 에디슨의 전기(Dyer, Martin, and Meadowcroft, 1929)에서 발췌한 것이다.

X-선이 나왔을 때, 저는 칼슘 텅스텐을 사용하여 최초로 형광투시경을 만들었습니다. 또한, 이 텅스텐을 유리 진공관에 넣고 유리관 내벽에 접합할 수 있는 방법도 발견했습니다. 그래서 X-선 전극을 유리관에 넣고 적절한 진공을 확보하여 수 캔델라 정도의 형광 램프를 만들 수 있었습니다. 이런 램프를 여러 개 만들기 시작했지만, X-선이 제 조수인 달리 씨(Mr. Dally)에게 "독이 되어 머리카락이 빠지고 살이 곪기 시작"했다는 것을 곧 알게 되었습니다. 그런 다음 그것이 실용적인 효과는 별로 없을 것 같았고, 그다지 바람직한 종류의 광선이 아닐 것이라는 결론을 내렸습니다. 그래서 그것을 그만두었습니다.

의학분야에서 X-선을 응용한다는 것은 그 효과가 너무나 명확하였으므로 이 새로운 기술의 사용을 막을 수 없었다. 최초의 의료용 X-선 장치는 1896년에 곧바로 만들어졌다. 1898년 휴대용 X-선 장치가 수단의 키치너 군대(Kitchener's Army)에 배치되어 외상 부상에 대한 진단 지원을 위해 일상적으로 사용되었을 때 방사선 의학이라는 새로운 역사가 세워졌다. 1898년 의무기록(Medical Record, New York)은 방사선 진단과 시술에 관한 28건의 관련된 문헌이 실렸다

한편 베크렐은 몇 년 동안 자연 방사능에 대한 자신의 발견이 거의 찬사를 받지 못했고, 더욱이 주목을 받지 못하자 불만과 실망감을 느꼈다. 하지만 그는 연구를 계속했고, 우라늄으로부터 나온 광선이 기체를 이온화 시킨다 것을 발견했다(Becquerel,1896d). 믿을 만한 기록을 찾을 수 없어서 허구라고 해야 할만한 이야기가 있는데, 그는 그가 새로 발견한 라듐을 담은 작은 유리병을 자주 외투 주머니에 넣고 다녔고, 이 방사성 샘플을 사용하여 광선이 금박 검전기를 방전시킬 수 있음을 여러사람에게 보여주었다는 것이다. 또한 후에 이런 습관으로 인해 그의 복부 피부에 방사선 손상을 입었다는 보고도 있었다지만, 이 사실 역시 확인할 수는 없었다. 어쨌든 저명한 영국 물리학자 톰슨(J.J. Thomson)은 뉴질랜드에서 유학을 온 젊은 과학자 러더퍼드(Ernest Rutherford)와 협업을 했고, 1896년 그들은 함께 X-선의 이온화 특성에 대해 보고했다(Thomson and Rutherford, 1896). 톰슨과 러더퍼드 사이의 이 초기 협업을 통하여, 러더퍼드는 새로 발견된 방사능과 방사선의 신비 속으로 이끌렸고, 이러한 연구는 그의 평생 연구의 토대가 되었다. 러더퍼드는 캐나다 몬트리올의 맥길 대학교(McGill University)에서

오웬(Owen) 등과 함께 미래에 방사선 과학의 미래에 중심이 되는 일련의 발견을 했다. 발견 중 하나는 자연적으로 발생하는 방사선원에서 나오는 선이 3가지 다른 유형의 방사선들로 구성되어 있다는 것이었다. 전기장에서 진행경로가 바뀌는, 즉 질량이 큰 투과 광선(알파선), 전기장에서 편향된 질량이 작은 2번째 투과 광선(베타선), 그리고 마지막으로 전기장의 영향을 받지 않는 광선(감마선)이었다. 그의 다른 공헌은 주로 물리학과 학생들에게 알려져 있지만 아마도 일반사람들에게 덜 알려진 사실은, 그와 오웬이 토륨에서 발생하는 기체 자체가 방사성일 수 있다는 사실을 처음으로 입증했다는 것이다(Rutherford, 1900). 이 기체는 토론(Thoron)이라고 불리며, 토론과 그 특성 발견은 방사성 원소의 연쇄적인 붕괴를 처음으로 입증한 것이다.

그렇다고 러더퍼드가 모든 점에 대해 오류가 없는 것은 아니었다. 1933년 영국 과학발전 협회(British Association for Advancement of Science)에서 한 연설을 인용하자면;

> – 원자가 분해됨으로써 생성되는 에너지는 매우 약한 종류일 것 같습니다. 원자들의 변환으로 부터 에너지 원을 기대하는 사람은 달빛에 의한 에너지에 대하여 이야기하고 있는 것이나 다름없습니다.

방사선 과학의 초기 역사에서 중요한 사건 중에 하나는, 당연히 피에르와 마리 퀴리(Pierre & Marie Curie) 부부의 라듐 발견과 남편 피에르의 죽음 이후 마리 퀴리의 폴로늄 발견이다. 피에르 퀴리가 그의 아내와 협업하여 발견한 물질의 위험한 광선에 희생되었다고 가정하는 것은 낭만적인 픽션일 것이다. 사실 그는 파리의 거리에서 발생한 마차 사고로 희생되었다. 그러나 마리와 그녀의 딸은 그 발견의 희생자였다는 것만은 틀림없는 사실이다. 두 사람 모두 백혈병으로 사망했는데, 이는 라듐과 폴로늄을 분리하는 동안 노출되어 발병한 것이 분명하다.

뢴트겐이 X-선을 발견했다고 발표한 시점으로부터 자연 방사성 계열의 원소들 간의 천이를 기술한 러더퍼드(Rutherford and Soddy, 1903)의 고전적 논문을 발표할 때까지 걸린 시간은 1895년부터 1903년까지 채 10년도 걸리지 않은 짧은 기간이었다. 전술한 러더포드의 논문은 어떤 의미에서 화학자들의 오랜 꿈을 실현한 것인데, 이는 한 원소가 다른 원소로 변환되는 것을 의미하기 때문이다. 러더퍼드의 논문인 자연 방사성의 연쇄적인 붕괴에 대한 우리의 이해에 미치는 영향은 아무리 강조해도 지나치지 않는다. 연쇄 방사성 붕괴에 관한 이 책의 장은 러더퍼드가 1903년 보고서에서 기술한 방사성 연쇄의 붕괴를 설명하기 위해 제시한 표기법과 공식을 여전히 사용하고 있다.

그렇다면 방사선의 생물학 분야는 어떠했을까? 그 당시에 이 새로운 광선의 생물학적 효과를 조사하기 위해 무엇을 하고 있었을까? 결론은 슬픈 사고들을 제외하고는 거의 아무것도 한 것이 없었다. 피에르 퀴리는 라듐에서 나오는 방사물의 생물학적 효과에 대한 몇 가지 작은 실험을 수행했다. 특히 그는 프랑스 아카데미(Académie Française)에서 라듐 방사성 물질이 발달하는 올챙이에 미치는 영향에 대한 연구를 보고했다. 그는 이러한 방사성 물질이 성장하는 올챙이에게 심각한 발달 이상을 일으킨다는 것을 발견했다. 하지만 학계에서는 이러한 발견에 거의 주의를 기울이지 않았고, 초기 방사선과 의사들이 피부 병변을 보이고 손가락을 잃었을 때 조차도 생체에 대한 방사선의 영향을 체계적으로 조사하려는 시도는 거의 없었다.

1902년에 처음으로 피부에 X-선을 조사하면 피부암이 발생할 수 있다는 사실이 공식적으로 보고되었지만, 그 당시에는 방사선 생물학에 대한 체계적인 연구를 진행하는 과학자는 거의 없었다. 동물 계통에 대한 이온화 방사선의 병리학적 영향에 대한 최초의 체계적인 연구는 하이네케(Heineke, 1905)의 생쥐, 기니피그, 토끼, 개를 대상으로 한 연구였다. 알버스 쇤베르크(Albers Schönberg, 1903)와 할버스티터(Halberstödter, 1905)는 방사선을 조사한 설치류의 생식기에 특별한 주의를 기울였다. 베르고니와 트리본도(Bergonie and Tribondeau, 1906)는 설치류의 고환에 대한 광범위한 연구 후 "베르고니와 트리본도의 법칙"으로 알려지게 된 결과를 공식화했다. 놀랍게도 세포에 대한 방사선 효과의 일부 원리에 대한 그들의 서술은 몇 가지 중요한 예외를 제외하면 오늘날에도 여전히 타당하다. 그들은 세포가 높은 유사분열 속도를 가지고 있고, 정상적인 상황에서 많은 유사분열을 일으킬 것이며, 일반적으로 "원시적인" 유형이라면 방사선에 민감할 것이라고 말했다 현재로서는 많은 예외는 있지만, 이런 규칙의 핵심적인 의미는 여전히 유효하다.

정량적 과학으로서 방사선 생물물리학은 1920년대에 데사우어(Dessauer, 1922)가 방사선의 효과를 정량적으로 조사하려는 노력으로 빛을 보았다. 이러한 초기 연구는 방사선 작용의 메커니즘을 이해하기 위한 노력으로 선량-반응 곡선의 통계적 분석을 중심으로 진행되었다. 1927년 뮐러(Müller, 1950에서 검토)가 이온화 방사선의 돌연변이 유발 작용에 대한 통찰력 있는 연구를 한 것을 제외하면, 2차 세계 대전 이전에는 별다른 진전은 없었다.

이 초기의 방사선 효과에 대한 생물학적 조사에 대한 큰 제약 중 하나는 방사선량을 정량화할 수 있는 능력이 매우 제한되어 있었다는 점이다. 2차 대전 직후, 원자 폭탄과 그 영향으로 인해 방사선 생물학과 생물물리학은 레아(Lea)와 그의 동료 캐치사이드(Catchside)와 같은 선구자들의 연구와 독일 생물물리학자 짐머(Zimmer)의 연구로 인해 발전했다. 이 분야의 초기 연구자 대부분이 생물학으로 전향한 물리학자들이었다는 점은 흥미롭다. 아마도 생물학 동료들이 이 어려운 분야에 진입하는 데 좀 느렸기 때문일 것이다.

현대 방사선 생물물리학에 가장 큰 영향을 끼친 사건은 아마도 퍼크와 마커스(Puck & Marcus, 1955)가 포유류 세포배양을 위한 새로운 정량적인 방법을 발표한 것이다. 이때까지 생존 데이터 분석과 관련된 모든 방사선 실험은 원핵세포나 효모균을 이용하여 연구해야만 했다. 이제 처음으로 포유류 세포주에서 표적 이론, 통계적 손상 모델, 회복 메커니즘을 정량적으로 평가하고 분석할 수 있게 되었다. 이 책 8장을 살펴보면, 이 새로운 방법의 엄청난 영향을 알 수 있을 것이다. 특히 엘킨드와 셔튼(Elkind & Sutton, 1960)이 제안한 아치사 손상 복구 모델은 DNA에 대한 초기 손상과 그에 따른 복잡한 복구 과정에 대한 우리의 방사선 생물학에 대한 생각에 일대 혁명을 일으켰다.

우리는 이제 이온화 방사선의 효과와 관련된 중요한 발견의 새로운 시대를 맞이하고 있다. DNA 분자 생물학의 발전은 이 중요한 생체 분자의 손상과 복구 과정을 조사하기 위한 새로운 도구를 거의 매일같이 제공하고 있다. 지금부터 10년 후쯤 방사선생물학 분야를 다시 검토해 보면, 이 10년이 여러 면에서 방사선과 방사능 연구의 "황금기"였던 1895-1905년 기간과 비슷하다는 것을 볼 수 있을 것이다.

참고 문헌

Albers-Schönberg, H. E. (1903). Über eine bisher unbekannte Wirkung der Röntgenstrahlen auf der Organismus der Tiere. *Munch. Med. Wochenschr.* **50**, 1859-1860.

Becquerel, H. (1896a). On the radiation emitted in phosphorescence. *C. R. Acad. Sci. Paris* **122**, 420-421 (24 February).

Becquerel, H. (1896b). On the invisible radiations emitted by phosphorescent substances. *C. R. Acad. Sci. Paris* **122**, 501–503 (2 March).

Becquerel, H. (1896c). On the invisible radiations emitted by the salts of uranium. C. R. *Acad. Sci., Paris* **122**, 689–694 (23 March).

Becquerel, H. (1896d). Emission of new radiations by metallic uranium. *C. R. Acad. Sci. Paris* **122**, 1086–1088 (18 May).

Bergonie, J., and Tribondeau, L. (1906). Action des rayons X sur le testicule. *Arch. Elect. Med.* **14**, 779–927.

Dessauer, F. (1922). Uber einige Wirkungen von Strahlen, I. Z. *Phys.* **12**, 38–44.

Dyer, F. L., Martin, T. C., and Meadowcroft, W. H. (1929). *Edison, His Life and Inventions*, pp. 580–583. Harper, New York.

Elkind, M. M., and Sutton, H. (1960). Radiation response of mammalian cells grown in culture. I. Repair of x–ray damage in surviving Chinese hamster cells. *Radiation Res.* **13**, 556–593.

Halberstädter, L. (1905). Die Einwirkung der Röntgenstrahlen auf Ovarien. *Klin. Wochen. Berlin* **42**, 64–66.

Heineke, H. (1905). Experimentelle Untersuchungen fiber die Einwirkung de Röntgenstrahlen auf innere Organe. *Mitt. Grenzg. Med. Chir.* **14**, 21–94.

Müller, H. J. (1950). Radiation damage to the genetic material: I. Effects manifested mainly in the descendants. *Am. Scientist* **38**, 33–40.

Puck, T. T., and Marcus, P. I. (1955). A rapid method for viable cell titration and clone production with HeLa cells in tissue culture: the use of x–irradiated cells to supply conditioning factors. *Proc. Nat. Acad. Sci. U.S.A.* **41**, 432–437.

Röntgen, W. C. (1895). On a new kind of rays. *Sitzgsber. Physik–Med. Ges., Würzburg* **137** [also *Ann. Phys. Chem. N.F.* **64**, 1 (1898)].

Rutherford, E. (1900). A radioactive substance emitted from thorium compounds. *Lond. Edin. Dublin Phil. Mag. J. Sci.* **49**, 1–14.

Rutherford, E., and Soddy, F. (1903). Radioactive change. *Lond. Edin. Dublin Phil. Mag. J. Sci.* **52**, 576–591.

Thomson, J. J., and Rutherford, E. (1896). On the passage of electricity through gases exposed to Röntgen rays. *Phil. Mag.* **42**, 392–407.

추천 문헌

Glasser, O. (1958). *Dr. W. C. Röntgen*, 2nd ed. Charles C. Thomas, Springfield, IL.

Romer, A., Ed. (1964). *The Discovery of Radioactivity and Transmutation, Classics of Science*, Vol. II. Dover, New York.

Zimmer, K. G. (1961). *Studies on Quantitative Radiation Biology*, Oliver and Boyd, Edinburgh.

차 례

CHAPTER 09 방사선 반응의 변경

CHAPTER 10 정상 조직과 종양 조직의 방사선생물학

CHAPTER 11 정상 조직의 방사선조사 후기 영향: 비확률적 영향

CHAPTER 12 확률적 영향: 방사선 암 발생

CHAPTER 16 환경 방사선 및 기타 선원에 의한 노출

CHAPTER 01

양, 단위 및 정의

1 양과 단위

모든 인간 활동 관련 학술 분야에서는 측정되는 속성이나 양에 대한 정량적 의미가 있는 설명이 가능해야 한다. 정량화를 위하여 각 분야는 특별한 정의를 가진 자체의 단위계를 만드는 경향이 있다. 방사선 과학과 방사선 생물물리학도 이런 일반적인 규칙에서 예외가 아니다. 과학기술 분야의 연구가 점차 확장되어 여러 전문분야 간에 겹치는 경향이 있기 때문에 각 분야에서 정의된 단위와 양 사이에도 종종 갈등이 발생한다.

1974년 국제도량형위원회(International Committee for Weights and Measures)는 모든 과학분야에서 사용되는 양과 단위에 대한 설명을 보편화하고, 그 동안에 여러 분야에서 사용해왔던 "특수" 양과 단위를 최소화하려는 시도를 했다. 이를 통하여 합의된 새로운 단위계는 "SI 단위계(Systéme Internationale)"로서, 그 후 전 세계 대부분의 국가에 도입되어 사용되고 있다(예: 미국표준국, 1977 참조). 물론 SI 단위에 대하여 상당한 저항이 있었다. 한 가지 이유는 민족주의적 자부심과 국수주의를 불러일으키는 기존 단위의 명칭 변경 문제 때문이었다. 예를 들어 자기장 세기의 단위를 가우스(gauss)에서 테슬라(tesla)로, 힘의 단위를 다인(dyne)에서 뉴턴(newton)으로 바꾸는 것이 그 예이다. SI 단위계의 도입을 지연시킨 또 다른 중요한 운용상의 요인으로는 실제

적용시 일부 새로운 단위의 크기가 너무 크거나 작았기 때문이다.

이 책의 초판(1989-1990)이 작성될 당시에는 SI 단위로의 완전한 전환이 이루어지지 않아 본문 전체에 이전 단위와 새 단위를 함께 사용했다. 그러나 그간 합의가 충분히 이루어져, 대부분의 다른 과학분야의 출판물과 같이 방사선 분야의 모든 출판물에서도 SI 단위를 체계적으로 적용할 것을 요구하고 있다. 따라서 제2판에서는 과거 학술지의 본문에서 (허가를 받아) 인쇄된 삽화는 원저자가 사용했던 단위를 그대로 유지한다는 점을 제외하고 전반적으로 SI 단위 체계를 따라 기술한다. 그러나 새로운 SI 단위계의 크기가 너무 크거나 작아서 사용하기 불편하다는 점을 고려하여, 여러 전분 분야에서 적용하는 일반적인 관례에 따라 필요한 경우 조정하도록 했다. 이에 관련된 2가지 예로는 방사선량의 기본단위로 센티 그레이(centigray, cGy)를 도입한 것과 방사능의 기본단위로 메가 베크렐(megabequerel, MBq)을 도입한 것이다.

기본 단위

모든 물리량은 4개의 기본적인 단위를 사용하여 정량적으로 기술할 수 있다. 이들 양은 숫자와 단위로 표시된다. **국제 단위계(International System of Units)**로는 이들 기본적인 양과 단위를 질량(kg), 길이(m), 시간(s), 전류(A)로 나타낸다. **SI(Systeme Internationale)** 단위는 종종 **kms(kilogram-meter-second) 시스템**이라고도 한다.

유도 단위

물리량의 여러 유도단위들은 앞의 기본 단위들을 결합하여 만든 단위들이다. 한가지 예를 들자면, 속도라는 물리량의 단위는 시간 당의 거리(길이)의 변동량으로 Δl을 Δt로 나눈 비로 정의한다. 이를 속도 v라 부르고 그 단위를 [m s^{-1}]로 표시한다.

특수 단위

방사선 과학의 특징 중 하나는 많은 '**특수 단위(special unit)**'를 사용한다는 것이다. 특수 단위란 기본 단위들의 조합으로는 표현되지 않는 단위를 말한다. 1975년 **국제**

방사선 단위 및 계측 위원회(International Commission on Radiation Units and Measurements, ICRU)는 특수 단위들을 점차 없애고 가능한 SI 단위를 사용하도록 권고하였다. ICRU는 방사선 계측용으로 2개의 특수 단위를 제시하였는데, 하나는 **베크렐(becquerel, Bq)**로서 **방사능(radioactivity)**을 나타내는 단위이고 다른 하나는 **그레이(gray)**로서 **방사선량(radiation dose)**을 표시하는 단위이다. 이들 단위의 상세한 정의는 아래와 같이 ICRU-33(1980) 보고서에 실려있다. SI 시스템으로 정의되는 아래의 유도 단위들은 방사선 측정 분야에만 국한되지는 않지만, 이 분야를 이해하는데 중요한 것들이다.

다음은 몇 가지 중요한 유도 단위들이다.

- 힘의 양을 나타내는 단위는 **newton (N)**으로서 1 N = 1 kg m s^{-2}로 정의한다
- 일 또는 에너지 단위는 **joule (J)**로서 1 J = 1 N m이며, SI 단위로는 1 [kg m^2 s^{-2}]로 정의한다
- **전자볼트(electronvolt)**는 방사선 과학에서 특히 유용한 단위로서 친숙하게 사용되므로 SI 단위로 대체하기가 어렵다. 전자의 전하 e는 1.602×10^{-19} C이므로 1 eV = 1.602×10^{-19} C × 1 V = 1.602×10^{-19} J로 매우 작은 량을 표시한다. 따라서 이 값의 100만 배(Million)인 MeV 라는 단위가 널리 쓰이는데, **1 MeV는 1.602×10^{-13} J**이다.
- 출력 또는 일률이라 불리는 파워(power) 단위는 **watt (W)**로서 1 W = 1 J s^{-1}이며 SI 단위로 1 [kg m^2 s^{-3}]로 정의한다
- 주파수의 단위는 **hertz (Hz)**인데 SI 단위로는 1초당의 **진동수(oscillation)** [s^{-1}]로 정의한다
- 전하량, **coulomb (C)**은 전류와 시간의 곱으로서 SI 단위로는 **ampere sec [A s]**이다.
- 전위차(potential difference)는 일을 전하로 나눈 값으로 단위는 **volt [V]**이다. SI 단위로는 [kg m^2 s^{-3} A^{-1}]이지만 복잡하여, 보통 V = J C^{-1}로 표시한다
- 정전 용량은 전하를 저장하는 능력으로서 단위는 **farad (F)**이며 전하와 전위차의 비 [C V^{-1}]로 표시된다.

어떤 이유로든 SI 단위계에서는 단위의 이름을 표시할 때는 소문자로 하지만(예: coulomb, volt) 요약형으로 표시할 때는 대문자로 시작한다(예: microfarad (μF), centigray (cGy), 방사선의 양과 단위를 설명하기 전에 그 개념을 먼저 공부해 두는

것이 나중의 활용을 위해 좋다. 독자는 여기서 정의된 양과 단위의 개념의 중요성과 그 관련성을 쉽게 알 수 있을 것이다. 위의 각 양과 단위의 중요성과 정의에 대해 초기에 완전한 습득이 유용하지만, 종종 개념 및 정의를 새롭게 하기 위해 이 장을 다시 살펴볼 필요가 있다.

2 방사선 계측

정의

직접 이온화 입자

직접 이온화 입자(directly ionizing particle)는 충돌에 의해 이온화작용을 일으킬 수 있는 충분한 에너지를 가지고 있는 전기를 띈 **하전 입자(charged particle)**이다. 그 에너지는 상호작용이 발생하는 매질 원자들의 전자가 가지고 있는 최소 결합 에너지보다는 커야 한다.

간접 이온화 입자

간접 이온화 입자(indirectly ionizing particle)는 매질과의 역학적인 상호작용을 통해 의해 이온화 입자를 만드는 **비하전 입자(uncharged particles)** 또는 **핵 변환(nuclear transformation)**을 야기시킬 수 있는 비하전 입자이다. 예를 들면 중성자는 매질내의 원자들과의 충돌 작용을 통하여 양성자나 원자핵에 운동 에너지를 전달하거나, 또한 중성자와 표적 원자핵 사이의 핵반응을 일으켜 2차적인 직접 이온화 입자들을 방출한다.

감마선과 X-선

감마선(gamma ray)과 **X-선(X-ray)**은 전자기 파동형 방사선으로서 이온화작용을 일으킬 수 있는 고 에너지의 **광자(photon)**들이다. 감마선과 X-선은 물리적인 성질은 같지만 통상적으로 "기계(X-선 발생장치)"에서 생기는 이온화작용 광자를 X-선이라 하고, 방사성 동위원소에서 방출되는 이온화 작용 광자를 감마선이라 부른다.

양과 단위

노출

노출(exposure) 또는 조사 선량 단위 X는 ΔQ를 Δm으로 나눈 값으로, ΔQ는 매질의 어떤 부피 요소 내에서 광자에 의해 생성된 자유 전자들이 그 부피 내에서 모두 정지될 때 매질 내에 생성된 이온들의 전하의 합이며, Δm은 그 부피에 해당하는 매질의 질량이다.

$$X = \frac{\Delta Q}{\Delta m}. \tag{1.1}$$

현재 조사 선량 roentgen (R)은 SI 단위계에서는 사용되지 않는 단위지만, 과거 문헌에서는 종종 접하게 된다. SI 단위로는 [coulomb kg^{-1}]로 표현된다.

선량 (흡수 선량)

흡수 선량(absorbed dose), 통상 줄여서 **선량(dose)** D는 어떤 부피 요소 내에서 이온화 방사선에 의해 매질에 축적된(deposited) 에너지 ΔE_D를 (E_D는 분배 에너지, 아래의 설명 참조) 질량 Δm으로 나눈 값으로 정의한다.

$$D = \frac{\Delta E_D}{\Delta m}. \tag{1.2}$$

1977년까지 널리 사용되었던 흡수 선량의 단위는 rad (1 rad = 100 erg g^{-1}) 였다. 단위의 복수형도 rad로, 예를 들어 1 rad 또는 20 rad로 표시한다. rad는 지금도 사용되고 있지만, 새로운 SI 단위계의 특수 단위인 **gray (Gy)**가 이를 대체하고 있다. gray는 질량 1 kg에 1 J의 에너지, 즉 1 Gy = 1 J kg^{-1}이다.

이 책에서는 gray를 사용한다. **1 rad = 1 cGy**이고, rad는 단순히 **1 Gy = 100 rad**이다. 많은 방사선 과학자들은 보통 과거 rad와 동일한 cGy를 선호한다.

투여 에너지

투여 에너지(energy imparted) 량 ΔE_D는 부피 요소 속으로 들어가는 직접 이온화 입자와 간접 이온화 입자 모두의 에너지 합(ΔE_E)과 부피 요소 밖으로 나오는 입자 모두의 에너지 합(ΔE_L)과의 차이에, 핵반응 중 발생하는 입자들의 질량 변화에 해당되는 에너지(ΔE_R) 양을 보정한 값이다.

$$\Delta E_D = \Delta E_E - \Delta E_L - \Delta E_R. \tag{1.3}$$

투여 에너지 ΔE_D의 단위는 gray (Gy)이다.

등가 선량

어떤 생체조직 T와 방사선 유형 R에 대한 **등가 선량(equivalent dose)**, $H_{T,R}$은 흡수 선량 D_R와 여기에 방사선 가중치 w_R을 곱한 값이다.

$$H_{T,R} = D_R w_R. \tag{1.4}$$

$H_{T,R}$의 특수단위는 다음의 예제에서 보듯이 D_R이라는 특수 단위를 따른다.

1. 만약 D_R 단위가 rad 이면 $H_{T,R}$의 단위는 rem이며 rem으로 표시되는 선량 수치는 rad로 표시되는 선량 수치에 적절한 보정계수 Q와 N(또는 w_R)을 곱한 값이다. rem 단위에는 약어가 없다. 그리고 rad와 rem 단위 사용도 점점 사라지고 있는 추세이다.
2. D_R의 단위가 gray이면 H_R 단위는 sievert가 되는데, sievert 선량은 gray 선량에 적절한 가중치를 곱한 값이 된다. **Sievert의 약자는 Sv**이다.

생물학적 효과비

특정 방사선의 **생물학적 효과비(RBE, relative biological effectiveness)**는 기준 방사선(보통 ^{60}Co 감마선)의 흡수 선량 D_R과 동일한 수준의 생물학적 효과를 얻기 위해 필요한 특정 방사선의 흡수 선량 D_X와의 비율이다.

$$\mathrm{RBE}_X = \frac{D_R}{D_X}. \tag{1.5}$$

RBE 라는 용어는 방사선생물학 실험에 사용되는 용어이다. RBE는 전술한 등가 선량에서 언급한 **선질 계수(quality factor), Q**와 관련은 있지만, 동일하지는 않다. RBE의 고유한 정의를 위해서는 "**생물학적 효과의 수준과 생물학적 종결점(end point)을 명시적으로 정의**"할 필요가 있다. 반면 선질계수, Q는 보건 물리 방사선 방호분야에서 널리 사용되며, 이 분야에서는 RBE에서와 같은 제한을 두지 않는다.

입자 플루언스

입자 유량 또는 플루언스(fluence) Φ는 단면적이 a인 구형의 부피로 들어가는 입자수 ΔN을 Δa로 나눈 값으로 다음과 같이 정의된다.

$$\Phi = \frac{\Delta N}{\Delta a}. \tag{1.6}$$

이 정의는 3차원적 형식으로 입자수는 구의 단면적 a를 통해 들어오는 입자들의 갯수로서 어느 방향으로 들어오는지에 대한 제한은 없다. 입자 유량은 단위 면적당 통과하는 입자수로 단위는 [cm^{-2}]이다.

입자 속 밀도

입자 속 밀도(particle flux density) ϕ는 단위 시간당의 입자유량이다. 그 정의는 입자 유량 $\Delta\Phi$를 시간 간격 Δt로 나눈 값이다.

$$\phi = \frac{\Delta \Phi}{\Delta t}. \tag{1.7}$$

따라서 입자 속 밀도는 단위 시간당 단위 면적당 의 입자수로 표현되므로 단위는 [$\mathrm{cm}^{-2}\ \mathrm{s}^{-1}$]이다.

에너지 플루언스

에너지 플루언스(energy fluence) Ψ는 입자 속 Φ의 입자당 평균 에너지와 관계되는 단위이다. 정의는 구의 단면적 Δa를 통해 들어오는 모든 입자의 운동 에너지의 (입자별 고유 정지 질량 에너지는 제외) 합 ΔE_f를 Δa로 나눈 값이다.

$$\Psi = \frac{\Delta E_f}{\Delta a}. \tag{1.8}$$

입자 유량의 정의와 같은 이유로 에너지 유량도 들어오는 방향에 대한 제한은 없다.

에너지 속 밀도

에너지 속 밀도(energy flux density) ψ는 입자 속 밀도와 관계 있으며, 에너지 유량 대 입자 유량의 관계와 같다 에너지 속 밀도 ψ는 에너지 유량을 $\Delta\Psi$를 시간 Δt로 나눈 값이다.

$$\psi = \frac{\Delta\Psi}{\Delta t}. \tag{1.9}$$

커마(Kerma)

일반적으로 하전 입자 또는 비하전 입자인 광자가 주변 환경과 상호작용을 일으키면 운동 에너지 일부 또는 전부를 주변에 내어놓는다. 그러나 상호작용으로 발생된 2차 입자인 고 에너지 전자 등에 의한 방사선적 손실 또는 핵반응에서 발생된 2차 입자들도 일정한 운동 에너지를 가지고 있고, 이중 에너지 일부를 관심부피 내에 내어놓고, 나머지를 가지고 부피 밖으로 나간다. **커마(kerma, kinetic energy released in the medium)**라는 용어는 상호작용 후 관심부피 내에 발생되는 에너지를 설명하기 위해 고안된 용어로서, 반응 후 부피 밖으로 나가는 에너지 손실은 고려하지 않는다. 커마(K)의 정의는 ΔE_K을 Δm으로 나눈 값으로서 ΔE_K는 해당 재료의 관심 부피 내에서 간접 이온화 입자(에, 광자, 중성자 등)에 의해 생성된 모든 하전 입자들이 가지는 "**초기 운동 에너지의 합**"이다.

$$K = \frac{\Delta E_K}{\Delta m}. \tag{1.10}$$

커마는 매질 내에서 발생하는 에너지로 정의된다. 커마의 차원은 단위 질량당 에너지이며 SI 단위는 gray이고 예전 문헌에서는 rad로 표기되어 있다.

선형 에너지 전달

선형 에너지 전달(LET, linear energy transfer)의 정의는 하전 입자가 매질 속 dl 거리만큼 이동하는 중 평균적으로 매질에 분배되는 에너지 dE_L의 단위 거리당의 값, 즉 dE_L을 dl로 나눈 값이다. 14장에 논의될 LET는 물리량인 "**저지능(stopping power)**"의 제한적인 의미이기도 하다. 이 둘의 차이는 저지능이 통과매질의 감쇠 두께를 표시하기 위해 사용되는 반면, LET는 입자가 매질을 통과할 때 생성하는 궤적 또는 **트랙(track)**의 길이를 정의하는데 사용한다. 일반적으로 입자의 트랙은 다소 무작위적으로서 그 길이는 흡수체의 두께와 같지 않다. 또 다른 중요한 차이로는 저지능의 물리적인 정의가 dE/dl인데 반하여, LET는 에너지 손실 dE_L로 국한되는 입자 트랙 주위의 반경방향 거리로 정의한다는 것이다. 이런 이유로 LET는 종종 한정된 범위 내에서의 저지능으로 불리기도 한다. LET를 사용하는 사람은 그 한정된 범위를 임의로 설정할 수 있다. LET의 차원은 단위 트랙 길이당의 에너지이다.

하전 입자 평형

하전 입자 평형(CPE, charged particle equilibrium) 상태란 부피 V 내에 있는 어떤 에너지의 하전 입자가 부피 밖으로 나올 때, 동일한 에너지를 가진 동일한 형태의 하전 입자가 부피 안으로 들어가는 균형적인 상태를 말한다. 어떤 점에서 CPE가 존재한다면 그 점에서의 선량은 커마와 같은 값, 즉 $D = K$이다. 단, 하전 입자의 **제동복사(bremsstrahlung)**에 의해 발생되는 2차 광자는 무시한다. 선량은 매질의 단위 부피당 흡수되는(absorbed) 에너지이고, 커마는 부피에 있는 입자 또는 광자로부터 전달되는(transferred) 에너지임을 상기하자.

3 방사능 측정

붕괴 상수

어떤 특정 에너지 상태에 있는 방사성핵종의 **붕괴 상수(decay constant)** λ는 핵이 그 상태로부터 시간 간격 dt 동안 자발적인 **핵 천이(nuclear transition)**를 일으킬 수 있는 확률 dP를 dt로 나눈 값이다.

$$\lambda = \frac{dP}{dt}. \tag{1.11}$$

붕괴 상수의 차원은 $[t^{-1}]$이다.

2장에서 공부하겠지만 방사성 붕괴율를 표현하는 더 일반적인 단위는 **반감기(half-life)** $T_{1/2}$ 이다. 붕괴 상수와 반감기 사이의 관계는 다음 식과 같으며 2장에서 그 유도 과정을 설명한다.

$$T_{1/2} = \ln\frac{2}{\lambda}. \tag{1.12}$$

반감기의 차원은 시간 [t]이다.

방사능

어떤 주어진 시간에서 방사성핵종의 **방사능(activity)**는 시간 dt 동안 자발적 핵 천이를 일으키는 수 dN을 시간 dt로 나눈 값으로서

$$A = \frac{dN}{dt} = -\lambda N \tag{1.13}$$

로 정의된다. 방사능은 단위 시간당의 붕괴수이므로 차원은 $[t^{-1}]$이다.

방사성핵종의 방사능 단위를 SI 단위계에서는 **베크렐(becquerel) [Bq]**로 나타낸다. 1 Bq는 초당 1개의 방사성 붕괴를 나타낸다. 단위는 $[t^{-1}]$ 이다. 전에는 특수단위로

curie [Ci]를 사용하였다. Ci는 당초 ^{226}Ra 샘플의 방사능을 측정하여 만들어졌기 때문에 시료의 순도에 따라 그 값도 달랐다. 따라서 임의로 1 Ci = 3.7×10^{10} s^{-1}로 정하여 사용해 왔다. 이후 Ci의 정의도 "초당 3.7×10^{10} 개의 붕괴를 발생시키는 방사성핵종의 량"으로 재 정의되었다. 그러나 그런 정의는 질량이라는 차원을 의미하므로 문자적으로 맞지 않는다. 따라서 새로운 SI 단위계의 특수 단위인 [Bq]은 방사능에 대한 불확실성을 제거하고 단위 시간당 붕괴수로만 방사능을 정의한다.

참고 문헌

CRC Handbook of Chemistry and Physics (1996). International System of Units, Section 1-20. CRC Press, New York.

International Commission on Radiation Units and Measurements (1980). Radiation Quantities and Units, Report 33, ICRU, Washington, DC.

National Bureau of Standards (1977). Special Publication 330, U.S. Government Printing Office, Washington, DC.

CHAPTER 02

전자기 방사선: 본성과 특성

1 서론

19세기 물리학자들을 당황하게 했던 의문 중에 하나는 빛의 성질에 관한 것이었다. 에너지가 어떻게 공간, 특히 진공을 통해 전달될 수 있을까? 사실 빛에 대한 기계론적인 모델은 1803년 이중 슬릿을 통한 빛의 간섭 현상을 발견한 토마스 영(Thomas Young)의 연구를 통해 제시된 바 있었다. 그의 빛 모델은 공간을 통해 전파되는 파동으로서 파동의 진동수 ν, 파장 λ라면 이들 사이의 관계는 $\nu\lambda = c$가 된다. 그러나 그 당시 상수 c가 광속 (빛의 속력)와 같다는 것은 아직 알려지지 않았을 때였다. 그렇지만 이 식은 측정과 완벽하게 일치하며, 빛의 산란이나 반사와 같은 특성을 예측하는 기반이 된다. 영이 보여준 빛의 파동성은 영국에서는 잘 받아들여지지 않았는데, 이유는 뉴턴(Newton)과 그의 동료들은 빛을 입자라고 보았기 때문이다. 사실 현대 모델에서는 모든 방사선(빛)은 입자성과 파동성을 모두 갖고 있다는 것을 그들이 안다면 얼마나 황당할까!

이 기계론적인 모델로도 빈 공간에서의 파동 전파 문제는 해결되지 않았다. 그래서 여러 불완전한 가설들이 제안되었다. 그 중 하나가 "에테르(ether)"라는 미지의 물질이 진공 속에서 파동을 전파한다는 가설이 그 당시 수년 동안 지지를 받았다. 그 당시의 물리학자들은 그 매질은 파동의 전파를 일으킬 어떤 탄성 특성을 지녀야 하고, 또 파동의 속도는 매질의 성질에 따라 영향을 받으므로 에테르와 빛은 어떤 상호작용을 한다고 보았다.

19세기 후반 맥스웰(J. C. Maxwell)이 그 유명한 전자기 파의 원리와 이를 정리한 식으로부터 속도를 예측하였다. 그의 추론에 의하면 진공 내에서의 전자기파의 속력은 다음과 같다.

$$c = \frac{1}{\sqrt{\mu_0 \varepsilon_0}}, \tag{2.1}$$

식에서 μ_0는 투자율(permeability) 상수이고 ε_0는 유전율(permittivity) 상수이다

1864년 맥스웰은 전기장을 변화시키면 자기장이 생긴다는 놀라운 가설을 세웠다. 이를 인용한 전자기 법칙들은 다음과 같다.

1. 두 진하 사이의 힘 또는 점 전하로 발생된 전기장에는 **쿨롱(Coulomb) 법칙**이 적용된다.
2. 전류로 인해 발생하는 자기장에는 **비오-사바르(Biot-Savart) 법칙**이 적용된다.
3. 자기장이 변하면 전기장이 유도된다는 **패러데이(Faraday) 법칙**이 적용된다.
4. 전하량은 보존된다.

맥스웰은 전기장이 시간에 따라 변하고 있을 때는 이들 법칙들이 서로 일관성이 없다는 것을 보였다. 맥스웰의 가설은 전하의 진동 또는 전류에 의해 전자기파가 생성될 수 있다는 것을 예측하였다. 패러데이의 법칙은 자기장이 진동하면 그 주변에 진동하는 전기장을 유도한다. 특히 맥스웰의 혁신적인 가정은 전기장의 변화가 자기장을 만든다는 것이다. 맥스웰은 이런 전기장은 진동의 발원지로부터 $(k/k')^{(1/2)} = 3.00 \times 10^8$ m s^{-1}의 속도로 멀어질 것임을 알았다. k와 k'는 전기력 및 자기력 법칙의 상수들이다. 이 속도는 당시 알려진 빛의 속도와 정확히 일치하였음으로 그는 빛은 곧 전자기파라고 추론하였다. 식 (2.1)에서 얻을 수 있는 중요한 예지는 투자율 상수는 암페어(Ampere) 법칙으로부터 유도된 것으로서 전류와 자기장의 강도 사이의 관계를 나타내는 수이고, 유전율 상수는 쿨롱 법칙에서 유도된 것으로서 전하, 거리, 힘, 사이의 관계라는 것이다. 우리는 이런 관계로부터 전자기 파동이란 **전자기 법칙(electromagnetism law)**에 따라 전기장과 자기장이 시간에 따라 변하면서 공간 속을 진행하는 파동이라고 유추한다.

맥스웰의 발견에서 전자기 파동이란 공간을 통해 전파되는 에너지이며 파동의 가장 간단한 모델은 전하의 진동이라고 일반화할 수 있다. 예를 들면, 직선 상에서 진동하는 전자는 시간에 따라 변하는 전기장과 자기장을 만들어 내며, 그 전기장과 자기장은 공간을 통해 진행되며 전자기 파동을 형성한다. 이 새로운 이론 역시 생성될 수 있는 주파수에 제한은 없으며 파동이 진행할 수 있는 거리의 제한도 없다고 주장하였다. 실제로 이 이론에 의해 라디오 파(radio wave)의 존재가 예측되었는데, 그 후 라디오파가 만들어지고 그 특성이 측정된다.

전자기파의 주파수 스펙트럼은 가장 낮은 주파수(라디오 파)로부터 가장 높은 주파수 영역(X-선 및 감마선)까지 연속적으로 넓게 분포한다. 이 책의 주된 대상은 반응 원자들을 충분히 이온화 시킬 수 있는 충분한 에너지를 가진 X-선과 감마선에 집중한다. 이런 고 에너지 방사선을 **이온화 방사선(ionizing radiation)**이라 부른다. 그림 2.1은 전자기파 스펙트럼의 주요 영역들로 이온화작용을 일으키는 **방사선 주파수(radiation frequency)**를 강조하여 보여준다.

그림 2.1에서 주파수 ν와 파장 λ의 관계를 알 수 있다. 주파수와 파장의 곱은 광속과 같은 상수이다.

$$c = \nu\lambda. \tag{2.2}$$

진공 (및 공기) 내에서의 광속은 2.998×10^8 m s^{-1} (대략 3×10^8 m s^{-1}) 이다.

주파수 또는 파장과 그 에너지의 관계는 주파수와 파장의 관계만큼 명확하지는 않다. 빈 공간에서 나오는 **공동 복사선(cavity radiation)**에 대한 이론적 설명은 오랫동안 풀리지 않았던 문제이다. 빈(Wien)은 공동 복사선 방출체의 스펙트럼 대한 식을 제안하였지만 그 속에는 임의의 상수들이 들어 있고 실제 데이터와는 일부분만 맞았다. 플랑크(Planck, 1901)는 빈의 식을 발전시켜 당시의 물리학과는 많이 벗어난 혁신적인 공식을 제안하였다. 그는 빈의 식을 약간 고쳐 보다 많은 측정 데이터와 일치하도록 수정하였는데, 결국 그의 식도 경험식이었고 임의의 상수를 변경하여 맞추는 작업이 필요하였다. 그는 계속하여 당시의 원자 이론에 바탕을 둔 보다 만족스러운 식을 추구하였다. 그리고 그는 공동의 복사선 방출 면을 구성하고 있는 원자들은 특정한 진동수를 가진 전자기 진동자(ocillator)이며 그 진동자는 공동과 전자기 복사선을 주고받는다고 가정하였다. 나아가 그는 이 전자기 진동자는 어떤 특정 에너지 준위에서만 존재한다고 보았다.

즉 진동자는 아무 에너지나 가질 수는 없고, 그가 제시한 새로운 공식에 의해 정의되는 에너지에만 존재한다고 제안하였다. 사실상 그는 전자기 복사선의 **양자 이론(quantum theory)**을 제시한 것인데, 다음과 같은 가정이 포함된다.

1. 진동자는 다음과 같은 에너지만 가질 수 있다.

$$E = nh\nu, \tag{2.3a}$$

여기서 n은 양자 수이고 h는 플랑크 상수(Planck constant)이다.

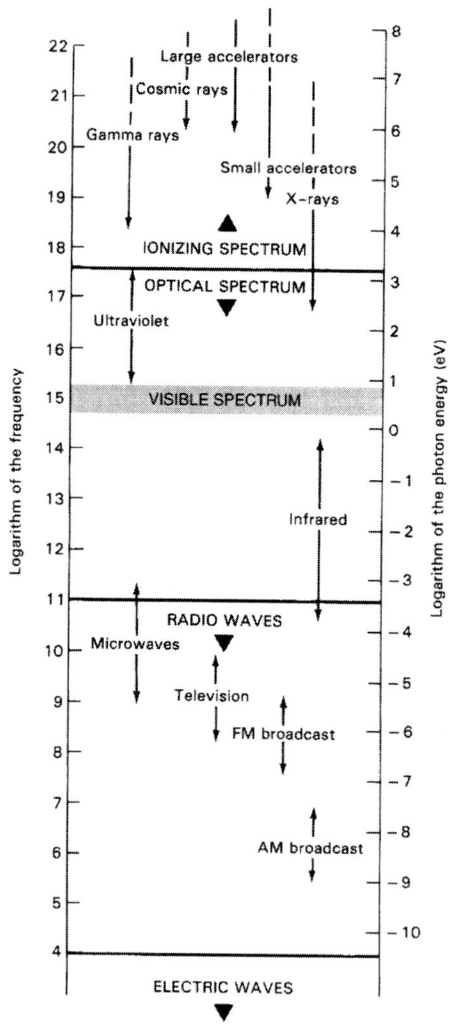

그림 2.1 전자기파 스펙트럼

2. 진동자는 연속적인 방사선을 방출하는 것이 아니라 "뭉치(packets), 즉 **양자(quanta)**" 형태로 방출된다. 진동자가 하나의 양자 준위에서 다른 양자 준위로 이동하면 그 양자 에너지도 달라진다. 이 양은 다음과 같이 표현할 수 있다.

$$\Delta E = \Delta n(h\nu)$$
$$= h\nu \quad \text{when } \Delta n = 1. \tag{2.3b}$$

2 | 전자기 방사선의 양자론

앞에서 설명하였듯이 맥스웰의 고전적인 전자기학은 전하가 가속될 때에는 에너지가 전자기파 형태로 방출된다고 본다. 또, **단순 조화 진동(simple harmonic oscillation)**을 하고 있는 전하는 움직이는 전하로서 동일한 주파수를 가진 전자기파를 만든다. 플랑크의 공식은 당시로서는 특이하고 비 직관적으로 보였고, 진동자에 의해 발생되는 에너지는 주파수 ν와 상수 h 및 정수 n으로 결정된다고 하였다. 이 말은 진동자는 정수 n 값에 의해 결정되는 **양자화된(quantized) 에너지 계단(energy step)**만을 가질 수 있다는 것을 의미한다. 즉 진동자는 에너지를 연속된 형태로 방출하는 것이 아니라, 양자수 n에 의해 결정되는 양자화된 계단 형태로 에너지를 방출한다. 그 후 플랑크의 식은 미세한 오류가 밝혀져 지금은 다음과 같은 식으로 표현되고 있다.

$$E = \left(n + \tfrac{1}{2}\right)h\nu. \tag{2.4}$$

플랑크 상수 h의 값은 6.63×10^{-34} J s (4.14×10^{-15} eV s)이다.

진동자가 양자화되어 있다는 그의 개념은 많은 동료들의 반대에 부딪쳤다. 실제로 그들은 현실 세계에서 예를 들면 진동 스프링 시스템이나 전기저항-정전용량-유도용량(인덕턴스)의 전기회로에서 연속적으로 보이는 값들을 관찰 결과, 플랑크의 개념은 물리 법칙의 일반성 원리(generality principle)를 위반한다고 생각하였다. 거시적 시스템에서 관찰되는 진동자의 거동이 연속적인지 양자화되어 있는지는 문제가 되지 않는다. 이런 진동체들의 양자 수는 엄청나게 커서 에너지 **도약(jump)**이 눈에 띄지 않기 때문이다

(이 장 끝부분 문제1 참고). 플랑크는 자기의 생각을 Berlin Physical Society (1900.12.14)에 발표하였다. 당시 그의 개념은 전자기파가 방출하는 복사선에 관한 것이었다. 그 후 아인슈타인(Einstein)이 광자라는 개념을 정의할 때까지는 좀 더 기다려야 했다. 광자란 굴절과 반사를 이해하는데 필수적인 파동의 특성과 플랑크 법칙이 정의하는 에너지, 즉 "**에너지 다발(energy bundle)**" 특성을 모두 가진 **에너지 뭉치 (energy packet)**인 것으로 볼 수 있다.

아인슈타인의 광자 개념에 대한 식은 1906년 그의 **광전 효과(photoelectric effect)** 연구에서 비롯되었다. 만약 전기장이 존재하는 곳에서 단일 파장의 빛을 금속판으로 된 음극에 쪼이면 전류가 흐르는데, 그것은 음극 금속판 표면에서 전자가 방출되기 때문이다. 빛의 자극에 의한 이러한 전자의 방출 현상은 고전적인 물리 원리로는 설명되지 않는 어떤 특성이 있다. 만약 전자가 방출될 때의 전극들 사이의 전압을 반대 방향으로 바꾸면 전류 흐름을 멈출만한 크기의 전압 V_0이 형성된다. 이 전압을 **저지 전위(stopping potential)**라 한다. 저지 전위가 가해진 상태에서는 입사광선의 세기의 변동에 무관하게 광 전자 전류는 0으로 줄어든다. 저지 전위에 전자의 전하 e를 곱하면 방출되는 광전자의 최대 운동 에너지가 된다.

$$K_{\max} = eV_0. \tag{2.5}$$

여기서 $K_{\max}$값은 복사선의 세기에는 영향을 받지 않고 오직 주파수에만 영향을 받는다. 광전 효과에서 관찰된 특성들은 빛의 파동 이론과 몇 가지 맞지 않는 점이 있다.

1. 파동 이론에서 $K_{\max}$는 광원의 세기에 영향을 받는다.
2. 파동 이론에서는 입사광선의 파장이 무엇이든 전자방출이 일어난다고 예측하지만, 실험에 의하면 어떤 하한 주파수 ν_0 이하에서는 전자의 방출은 일어나지 않는다.
3. 파동 이론에서는 광 전자가 방출될 때에는 전자가 주위로부터 운동 에너지를 모으는데 걸리는 약간의 시간 지연이 있어야 한다. 그런 시간지연은 관측되지 않는다.

아인슈타인은 이 모순을 해결하기 위해 빛은 뭉치 형태로 공간을 진행한다고 보았으며, 그 이름을 **광자(photon)**라고 붙었다. 그는 개개의 광자 에너지는 주파수 ν에 Planck 상수 h를 곱한 값이라고 했다. 따라서 광전 효과는 다음 식으로 서술할 수 있다.

$$h\nu = E_0 + K_{max}, \tag{2.6}$$

이 식에서 E_0는 전자가 금속 표면으로부터 탈출하는데 필요한 최소 에너지이다. E_0는 특정 금속표면에서의 **일 함수(work function)**라 불리는데, 그 값은 금속 성질에 따라 다르다. 일 함수를 보면 광전 효과에 필요한 어떤 최소한의 주파수가 존재함을 설명해 준다. 식 (2.6)은 저지 전위가 복사선 주파수의 함수이며, 세기의 함수가 아님을 설명해 준다. 또한 이는 뭉치형태 $h\nu$로 에너지가 전달되는 것으로 시간 지연이 필요없다는 것으로 설명되는데, $h\nu$가 E_0보다 크기만 하면 탈출하기에 충분한 에너지 뭉치를 전자에게 주기 때문이다. 탈출하는 전자의 운동 에너지 K_{max}보다 클 수 없으며, 탈출 전의 주위 매질에 뺏기는 정도의 에너지만큼 그 운동 에너지는 감소할 것이다.

광자가 존재한다는 아인슈타인의 가설은 플랑크 상수를 결정하는 독립적인 실험에서 (Millikan, 1914) 검증되었다. 이 실험에서 결정된 플랑크 상수는 플랑크의 복사선 방정식을 사용하여 얻은 상수와 완전히 일치한다. 아인슈타인은 일반적으로 알려진 것처럼 상대론이 아닌 이 광전 효과 연구로 1921년도 노벨상을 받았다.

전자기 방사선의 에너지 **양자화 본성(quantized nature)**에 대한 현대 이론들은 빛이 플랑크가 제시한 양자화된 **파동성(wave property)**과 아인슈타인이 제시한 **입자성(particulate nature)**을 모두 가지고 있다고 본다.

방사선에 의해 생체 내의 **이온화(ionization)**나 **여기(excitation)**가 일어나는 것은 방사선의 전자기적 양자 본성 때문이다. 광자라는 것을 작은 체적 내의 산란 (이 현상은 나중에 설명할 예정)이라는 사건을 통해 전달되는 에너지 뭉치로 본다면, 이 뭉치들의 에너지는 표적 분자 주위에 집중되어 있을 것이다. 예를 들면 물의 첫 번째 이온화 에너지는 12.6 eV이다. 물 근처에서 그 이상의 에너지를 줄 수 있다면 어떤 경우라도 물 분자를 이온화 시킬 수 있다.

3 특수 상대론

플랑크 등이 제시한 **양자 역학(quantum mechanics)**의 일반적 개념과 함께 에너지가 양자화된 본성을 가지고 있다는 혁신적인 아이디어는 하나의 수수께끼를 남겼는데,

그것은 갈릴레오(Galileo)가 제시한 상대성 원리였다. 이 원리는 서로에 대하여 일정한 속도로 움직이는 모든 관측자에게 물리법칙은 동일하다고 주장한다. 분명히 뉴턴 역학 법칙들은 이 규칙을 만족하지만 전기와 자기 법칙들은 그렇지 못했다. 움직이는 전하들의 영향은 어느 쪽이 움직이는가에 따라 달랐다. 아인슈타인은 진공에서의 빛의 속도는 모든 관찰자들에게 동일하고 광원이나 검출기의 움직임과는 상관없다는 가정하에 일관된 이론을 만들 수 있었다. 아인슈타인의 이론으로부터 전자기파의 전파에는 매질이 필요치 않다는 결론에 도달하게 된다. 이런 가설은 직접적인 실험들에 의해 입증되었다.

관성계에 있는 모든 관찰자들에게 물리법칙과 빛의 속도가 동일하다는 아인슈타인의 원리를 받아들이자 놀라운 결과들이 나타났다. 정지한 관찰자의 눈에는 움직이고 있는 시계는 더 느리게 가고, 움직이는 물체은 길이가 더 짧아진다. 빠르게 움직이는 물체의 물리학 법칙들 역시 영향을 받기 때문에, 에너지와 운동량 역시 통상적인 보존 법칙을 따르려면 그 양들도 운동 속도에 따라서 변해야만 된다.

질량 에너지 등가: 아인슈타인 식

아인슈타인은 빨리 움직이는 물체들에 대해 상대론적 용어를 사용하여 그의 유명한 에너지와 질량의 관계식을 제시하였다. 즉 질량 m, 속도 v인 물체의 상대론적 에너지는 다음과 같다.

$$E = \frac{mc^2}{\sqrt{1 - (v^2/c^2)}}. \tag{2.7}$$

물체의 속도가 0이면 에너지는 정지 질량 에너지 E_0가 된다.

$$E_0 = mc^2. \tag{2.8}$$

식 (2.8)은 상대론적 질량과 에너지는 등가이며 단일 불변량(single invariant)을 가진다고 명시한다. 또한 하나를 서술하는 단위들은 두개 모두를 서술하는 단위로 사용할 수 있음을 나타낸다. 예를 들면, 원자 또는 아원자 입자들의 정지 질량을 에너지 단위로 표시하는 것이 일반적인 관례이다. 예로 전자의 질량을 에너지 단위인 MeV를 사용하여 0.51 MeV로 표시하기도 한다. 마찬가지로 광자와 같은 질량이 없는 양에 대해서도 운동량 단위를 부여하는 것도 가능하다.

이 새로운 **질량-에너지 등가(mass-energy equivalence)** 개념은 질량 보존과 에너지 보존이라는 기본적인 물리 법칙을 위반하는 것인가? 만약 아인슈타인의 $E_0 = mc^2$ 식에서 에너지와 질량은 상호 교환 가능하고 빛의 속력 v에 의해 연결되어 있음을 인정한다면, 질량과 에너지의 합이 일정하며 그 합은 변하지 않고 일정하다는 것을 인정하는 것이다. 그러면 고전 역학 법칙들은 질량-에너지 사이의 변환이 발생하지 않는 특별한 경우가 된다. 특히 다음 절에 논의할 핵반응의 경우 상대론적 관점에서 질량과 에너지의 이러한 관계는 핵변환 과정을 이해하는 데 필수적 사항임을 알 수 있다.

4 상대론적 질량과 속도

앞 절 용어 설명 중에 정지 질량(rest mass)과 상대론적 질량(relativistic mass) 2가지가 상세한 설명 없이 사용되었다. 이 절에서는 질량과 속도(또는 에너지)의 역할을 살펴본다. 아인슈타인의 이론에 의하면 입자의 속도가 증가하면 그 질량이 증가하게 된다. 이 이론은 실험으로 증명되었다. 입자의 속도가 점점 증가하면 질량도 아래와 같이 증가한다.

$$m = \frac{m_0}{\sqrt{1 - (v^2/c^2)}}. \tag{2.9}$$

이 식은 식 (2.7)의 에너지를 질량으로 나타내어 다시 만든 식이다.

식 (2.9)의 분자는 입자의 정지 질량인데 평균 속도가 0일 때의 질량이기도 하다. 이를 고려하여 정지 상태 입자의 에너지 m_0c^2는 정지 에너지(rest energy)로 부른다. 식 (2.9)를 보면 입자 속도의 제곱을 광속의 제곱으로 나누기 때문에 입자의 속도가 광속에 가까워질 때까지는 그 값이 극히 작다는 것은 명백하다. 식 (2.9)로부터 계산해보면 입자 속도가 광속의 1/10이 되면 그 질량은 단지 0.5% 증가한다. 만약 98%에 이르면 질량은 5배로 증가할 것이다. 그러나 분명히 우리 일상 생활에서는 상대론적 질량 변화는 미미하다.

핵 반응, 방사선 산란 그리고 입자들이 매우 높은 속도로 가속되는 고 에너지 물리 세계에서는 고속으로 인한 입자의 운동 에너지에 대한 질량 보정을 중요하게 다루어야 한다. 이 경우 보통 뉴턴 역학의 운동 에너지 방정식은 정확하지 않아, 고속이 질량에 미치는 효과를 반드시 고려해야 한다(이 책에서는 상대론적 보정이라 부른다).

5 원자 구조

기원전 5세기, 그리스 이오니아 학자와 철학자들은 물질이 더 이상 나눌 수 없고, 보이지 않으며, 압축할 수 없는 영원한 단위체로 이루어져 있다고 처음으로 물질에 대한 개념을 제시했다. 물질이 더 이상 나눌 수 없는 단위로 이루어져 있다는 이 개념은 어떤 식으로 전체 과학사를 통해 크게 반론을 받지 않았다. 19세기 후반이 되어서야 물질의 구조, 특히 원자의 본질에 대한 우리의 현재 이해의 기초가 되는 상당한 양의 실험적인 증거들이 발견되었다.

1808년 돌턴(J. Dalton)은 화학 결합량 연구를 통해 물질은 원자로 구성되어 있다는 원자설을 제안하였다. "A New System of Chemical Philosophy"라는 돌턴의 책이 발간된 3년 후, 아보가드로(Avogadro)는 온도와 압력이 같은 경우 동일한 체적의 기체는 동일한 수의 분자를 가진다는 사실을 측정하고 보고하였다.

톰슨의 전하 구름 모델

1897년 톰슨(J. J. Thomson)의 전자 발견은 원자 구조 설명에 새로운 차원을 제공하였다. 톰슨이 측정한 전자의 전하 대 질량 비(e/m) 값과 윌슨(H. A. Wilson) 이 분무 방법으로 측정한 전자 전하 e의 값을 사용하면 전자의 질량은 약 10^{-27}g이 된다. 패러데이의 전기분해 법칙과 함께 e 값을 사용하여, 수소원자 질량이 전자질량의 1,800배라는 것도 알았다. 이런 관찰과 추론은 원자가 양의 전하를 가진 무거운 핵과 음의 전하를 가진 전자들로 구성되어 있다는 결론을 이끌어 내었다. 톰슨은 양 전하의 핵이 다소 균일하게 "퍼져(spread out)" 되어 있고, 음 전하의 전자들이 그 공간에 흩어져 있는 모델을 제시하였다. 이리하여 물질 전제적으로 전기적인 중성 상태가 유지된다. 톰슨은 **"전자 구름(electron cloud)"** 모델(1907)을 "양 전하가 수학적 계산에 가장 적합한 방식으로 분포되어 있는 경우, 즉 전자들이 분포되어 있는 균일한 밀도의 구의 형태로 존재하는 경우"라고 언급하였다.

러더포드의 행성 모델

가이거(Geiger: 1909)와 가이거-마스든(Geiger-Marsden: 1913)은 알파 선원과 검출기 사이에 얇은 금박을 놓고 금박을 통과하는 입자들의 궤적을 찾아내는 일련의 실험을 수행하였다. 헬륨 핵인 알파 입자들은 금박을 통과하면서 별 영향을 받지 않았지만, 드물게는 산란으로 굴절되어 처음 궤적으로부터 크게 벗어났다. 톰슨의 전하 구름 모델에 따르면 알파 입자는 한 번 산란될 때는 굴절이 적고 여러 번 산란되어야 상당한 굴절이 생길 수 있다. 가이거-마스든 실험 결과는 전하 구름 모델과 맞지 않았다. 러더포드(Rutherford, 1911)는 이런 알파 입자 산란 실험 결과를 보고 금박의 구조는 금 원자들의 핵은 크기가 매우 작고 꽤 멀리 떨어져 있다고 해석하고 핵들 사이의 공간에 전자들이 들어가 있다고 보았다. 이러한 발견을 바탕으로 그는 원자의 행성 모델(planetary model)을 제안하였다. 러더포드의 모델에서는 핵의 전하는 전자 궤도들의 중심에 위치하는 매우 작은 구형의 부피 속에 갇혀있다. 구의 반경은 약 10^{-15} m이다. 이 크기는 전하 구름 모델의 크기인 10^{-11} m보다는 훨씬 작다.

러더포드-보어의 원자 모델

러더포드의 행성 모델은 심각한 결점을 가지고 있었는데, 보어가 대체 모델을 제시하여 수정하였다. 맥스웰의 고전 전자기 법칙에 따르면, 가속되는 전하는 전자기파를 방출한다. 따라서 러더포드 모델의 궤도 전자들도 연속적으로 방사선을 방출하게 되며, 모델의 전자들은 에너지를 점차 잃게 되고 외부 에너지 공급이 없으므로 전자의 궤도 반경은 나선형으로 연속적으로 줄어들어야 한다.

보어(Bohr, 1913)는 단순한 러더포드 원자 모델을 보완하기 위하여 2개의 참신한 아이디어를 생각해냈다. 첫 번째 가정은 핵 주위를 회전하는 전자들은 그 궤도들이 분리되어 있고 또한 양자화되어 있어, 전자들이 특정 궤도에 있는 동안에는 진동하더라도 에너지를 방출할 수 없다는 가정이었다. 이 가설은 전자가 감속하면서 연속적으로 에너지를 방출하는 것이 아니라, 양자화된 에너지를 방출한다는 것을 시사한다. 두 번째 가정은 전자가 한 궤도에서 다른 궤도로 옮길 때 에너지를 얻거나 잃거나 한다는 것이다. 궤도 이동 시 흡수되거나 방출되는 광자 에너지는 두 궤도의 에너지 차이와 정확하게 일치한다. 보어는 처음에는 이 규칙을 수소 원자에 한정했으나, 곧 다른 모든 원자 구조로 일반화도 가능하였다. 그 결과는 핵과 궤도 전자들로 구성된 모든 원자 구조는 특정한 여러 층의 스펙트럼을 가지고 있어, 궤도 전자들의 에너지 준위(energy level)에 따라 결정되는 양 만큼의 에너지를 흡수하거나 방출한다는 것이다. 원자가 하나의 에너지 E_1에서 그 보다 낮은 에너지 상태 E_2로 위치가 이동한다면 방사선은 두 에너지의 차이만큼의 에너지를 갖고 방출될 것이다:

$$h\nu = E_1 - E_2. \tag{2.10}$$

보어가 정의한대로 수소 원자 내에 있는 전자의 에너지가 양자화된 상태라면 핵 주위 전자의 각 운동량은 다음과 같다.

$$L = \frac{nh}{2\pi}, \tag{2.11}$$

식에서 n은 정수이다(n = 1, 2, 3, ...).

양자수(quantum number) n과 관련된 에너지 준위는 양자수의 제곱에 반비례한다. 일반적인 경우 이를 입증하기 위해, 전하가 Ze인 핵 주위를 반경 r 위치에서 돌고 있는 질량 m, 전하 e, 일정 궤도 속도 v인 전자를 가정하자. 여기서 Z는 원자 번호이다. 변수들을 식 (2.11)에 대입하면 다음과 같다.

$$mvr = \frac{nh}{2\pi}. \tag{2.12}$$

평형 궤도의 전자 구심력 mv^2/r는 쿨롱 인력 kZe^2/r^2과 같아야 한다. k는 쿨롱 법칙에 있는 상수로서 8.9875 × 10^9 N m^2 C^{-2}이다. 그러면 궤도 반경은 다음과 같다.

$$r = \frac{kZe^2}{mv^2}. \tag{2.13}$$

식 (2.12)과 (2.13)에서 v를 소거하면

$$r = \frac{n^2h^2}{4\pi^2 kZe^2 m} \tag{2.14a}$$

가 되고 식 (2.14a)를 단순화시키면

$$r = 0.529 \times 10^{-10} n^2/Z \text{ m} \tag{2.14b}$$

가 된다.

수소원자의 경우 가장 낮은 궤도 $n=1$ 및 $Z=1$에서는 반경이 0.529×10^{-10} m이다. 이를 흔히 **보어 반경(Bohr radius)**이라 부른다.

궤도 속도 v는 식 (2.12)와 (2.13) 사이에서 r을 소거하면 얻을 수 있다. 즉,

$$v = \frac{2\pi kZe^2}{nh} = 2.19 \times 10^6 \frac{Z}{n} \text{ m s}^{-1}. \tag{2.15}$$

수소 원자의 경우 $Z=1$, $n=1$ 즉 가장 낮은 에너지 준위, 즉 **기저 상태(ground state)**에서의 전자의 속도는 광속의 1/137이고, 해당 최저 궤도 에너지는 −13.6 eV이다. 즉 수소를 이온화시키는 데 필요한 에너지는 13.6 eV이다. 이에 따라 전자가 가질 수 있는 에너지 상태들을 모두 계산할 수 있으며, 이 값으로부터 전자가 한 상태에서 다른 상태로 이동할 때 방출하거나 흡수하는 광자의 에너지를 계산할 수 있다. 상태 n에 있는 전자에게 허용되는 에너지 값은 운동 에너지(KE)와 위치 에너지(PE)의 합으로,

$$\text{KE} = \tfrac{1}{2}mv^2 = \frac{2\pi^2 k^2 Z^2 e^4 m}{n^2 h^2}, \tag{2.16}$$

$$\text{PE} = -\frac{kZe^2}{r} = -\frac{4\pi^2 k^2 Z^2 e^4 m}{n^2 h^2}, \tag{2.17}$$

그 합은 다음과 같다.

$$E_n = -\frac{2\pi^2 k^2 Z^2 e^4 m}{n^2 h^2}. \tag{2.18a}$$

식 (2.18a)은 다음과 같이 줄여 표시할 수 있다.

$$E_n = 2.18 \times 10^{-18} Z^2/n^2 \text{ J}, \quad (2.18b)$$

$$= -13.6 Z^2/n^2 \text{ eV}. \quad (2.18c)$$

양자 준위의 위치가 변동할 때, 방출되는 광자의 파장은 전술한 보어의 이론 식으로부터 간단히 계산할 수 있다. 예를 들어 $n=3$에서 $n=2$로 전자가 천이(transition)하면 각각의 궤도에 있는 전자의 에너지는 $-13.6/(3)^2 = -1.51$ eV과 $-13.6/(2)^2 = -3.40$ eV, 그리고 천이에 따른 방출 에너지는 $(-1.51) - (-3.40) = 1.89$ eV가 된다. 계산결과가 양수이면 에너지가 광자로 방출되었다는 것을 의미한다.

보어의 수소원자 모델은 놀라운 진보였으며 고전 물리학과의 이별이었다. 그러나 그 이론은 그 자체로서는 복잡한 원자들의 거동을 설명하는 데는 한계가 있었다. 1920년대 후반에 나온 양자 역학의 일반 이론이 발견되면서 보다 복잡한 구조로 만족스럽게 확장할 수 있었다.

6 드브로이의 물질파 이론

이전의 이론들은 전자기파가 질량 없는 광자의 형태로 파동의 특성 뿐 아니라 입자의 특성도 가질 수 있다고 제안하였다. 질량 없어 보이는 광자도 운동량의 특성을 가질 수 있다고 제안했고, 이때 광자의 운동량 P는,

$$P = \frac{E}{c} = \frac{h\nu}{c} = \frac{h}{\lambda}. \quad (2.19)$$

로 표시된다. (특히 광자가 물질과의 산란 상호작용을 할 때, 이 식이 중요하다.)

1921년 드브로이(de Broglie, 1921)는 광자 입자성에 대한 반대적인 측면(reverse aspect)을 제안했다. 그는 모든 입자는 잘 알려진 입자성에 더하여 파동적 특성을 가지고 있다고 제안했다. 운동하는 입자에는 특정한 파장이 할당되고, 실제로 운동하는 입자에는 파동 특성을 가질 수 있다. 그의 제안은 운동하는 입자에 대해 식 (2.19)와 같은 관계, 즉 운동량과 파장은 플랑크 상수에 의해 결정된다는 것이다. 움직이는 입자의 운동량은 질량과 속도($P = mv$)에 입자에 의해 결정되므로, 해당 입자와 관련된 파장은

다음과 같다.

$$\lambda = \frac{h}{mv}. \tag{2.20}$$

이 양이 질량을 가진 입자의 **드브로이 파장(de Broglie wavelength)**이다.

비상대론적 관점에서, 입자의 속도가 빛의 속도에 비해 작을 때 운동 에너지는 $E=\frac{1}{2}mv^2$와 같이 주어지며 운동 에너지로 속도를 다음과 같이 표현할 수 있다.

$$\lambda = \frac{h}{\sqrt{2Em}}. \tag{2.21}$$

넓은 에너지 범위에 걸친 전자의 드브로이 파장은 원자 크기에 가깝기 때문에 이러한 입자의 파동성 설명은 원자 구조를 이해하는 데 필수적이다. 따라서 보어의 각 운동량 양자화 공식은 다음과 같이 재 배열할 수 있다. 식 (2.12) $mvr = nh/2\pi$는 $2\pi r = nh/mv$로 재 배열되며, 식 (2.20)을 사용하면 h/mv를 λ로 대체하여 다음을 얻을 수 있다.

$$2\pi r = n\lambda. \tag{2.22}$$

식 (2.22)에서 수소의 양자화된 궤도의 원주($2\pi r$)는 드브로이 파장의 정수배라는 것이 분명하다. 이는 수소 원자핵을 회전하는 전자의 실제 궤도가 움직이는 점 전하라기보다는 알려진 파장의 정수배의 **정상파(standing wave)**로 잘 설명되며, 전자의 공간적 분포는 이 **파동 함수(wave function)**에 의해 반영된다는 것을 시사한다. 파동의 특성상 전자의 위치는 파동의 외피 내에서 특정되지 않는다.

참고 문헌

Bohr, N. (1913). On the constitution of atoms and molecules. *Phil. Mag. (London)* **26**, 1–25.

de Broglie, L. (1921). Corpuscular spectra of the elements. *C.R. Acad. Sci. Paris* **172**, 527–529.

Einstein, A. (1906). Zur Theorie der Licht Erzeugung und Lichtabsorption. *Ann. Phys.* **20**, 199–206.

Geiger, H. (1909). The scattering of alpha particles by matter. *Proc. Roy. Soc. London* **82**, 492–504.

Geiger, H., and Marsden, E. (1913). The laws of deflexion of a particle through large angles. *Phil. Mag. (London)* **25**, 604–621.

Millikan, R. A. (1914). A direct determination of "*h*." *Phys. Rev. Ser.* **24**, 73–75.

Planck, M. (1901). Öber das Gesetz der Energieverteilung im normal spectrum. *Ann. Phys.* **4**, 553–563.

Rutherford, E. (1911). The scattering of α and β particles by matter and the structure of the atom. *Phil. Mag. (London)*, **21**, 669–688.

Thomson, J. J. (1907). *The Corpuscular Theory of Matter. Constable*, London.

추천 문헌

Jeans, J. H. (1924). Report on Radiation and the Quantum Theory. The Physical Society of London, Fleetway Press, London.

문제

1. 스프링 상수 k가 20 N m^{-1}이고, 질량이 1 kg 진폭이 1.0 cm인 진동 스프링을 가정하자. 만일 플랑크 공식으로 이 시스템의 거동을 설명할 때, 양자수가 1만큼 변하면 ΔE는 얼마인가? 단순 진동자의 주파수는 아래와 같다.

$$\nu = \frac{1}{2\pi}\sqrt{\frac{k}{m}}\ .$$

2. 어떤 원자가 375 nm 파장의 빛을 흡수하고, 또한 580 nm에서 빛을 방출한다. 들어오는 광자 하나에서 원자가 흡수한 에너지는 얼마나 되는가?

3. 전자의 정지 질량은 9.11×10^{-31} kg이다. 이 정지 질량이 전자기파로 변환되고 전자가 사라진 후 그 자리를 차지하는 광자의 파장과 운동량은 각각 얼마인가?

4. 광전 광 검출기에 대한 제안된 표면의 일함수는 2.0×10^{-19} J이다. 검출할 수 있는 최소 방사선 주파수는 얼마인가? 3550 Å의 빛을 조사할 때, 표면에서 방출되는 전자의 최대 운동 에너지는 얼마인가?

5. 문제 4에서 표면에서 방출되는 최대 운동 에너지 전자의 de Broglie 파장과 운동량은 각각 얼마나 되나?

6. 수소 원자에 대한 Bohr 방정식을 사용하여, 수소 원자가 $n = 3$에서 $n = 1$로 천이한다고 가정하자. 이때 방출된 광자의 에너지, 운동량 및 주파수는 얼마인가? 이 천이 후에 전자의 de Broglie 파장은 얼마인가?

CHAPTER 03

방사능

1 서론

방사성핵종(radionuclide)은 불안정한 핵종으로 **핵 변환(nuclear transmutation)** 과정을 거치면서 안정화된다. 핵 내의 중성자 수와 양성자 수의 비율이 안정 상태에서 벗어나면 알파(α) 입자나 베타(β) 입자를 내놓으면서 안정화를 이룬다. 만약 입자 방출 후 중성자 수와 양성자 수의 비율은 괜찮지만 에너지 상태가 여전히 불안정하면 감마(γ)선을 방출하기도 한다. 이때 방출되는 방사선은 수 keV에서 수 MeV까지 높은 운동 에너지를 가지고 있다.

2 방사능의 단위

방사선원의 강도, 즉 **방사능(activity)**은 단위시간당 핵 변환율로 정의한다. 방사능 단위로 과거에는 **curie(Ci)**가 사용되었는데, 이는 1 g의 ^{226}Ra의 방사능을 표시하는 단위로 측정 대상 ^{226}Ra의 순도에 따라 그 값이 달라졌다. 최종적으로 1 Ci = 3.7 ×

10^{10} 붕괴/초(disintegration per second)라는 절대값으로 정의하게 되었다. 하부 단위로는 1 mCi = 0.001 Ci, 1 μCi = 0.001 mCi 등이 사용되었다. 그러다가 1974년 SI 단위인 **becquerel (Bq)**로 변경되었는데, 1 Bq = 1 붕괴/초로 정의한다. 방사능 단위는 방사성핵종의 변환율만 나타낼 뿐 그 에너지는 포함하지 않는다. 즉, 방사능은 오직 단위 시간 당 붕괴하는 핵의 개수를 나타낼 뿐이며, 어떤 방사선이 몇 개 나오는지는 특정하지 않는다. 핵 1개가 붕괴될 때 1개의 방사선이 나오든지 4개의 방사선이 나오든지 상관없이 방사능은 1 Bq로 취급한다.

3 방사성 붕괴 법칙

사소한 예외는 있지만, 방사성핵종들의 붕괴가 일어날 확률은 주변 상태에 영향을 받지 않으며 불변의 고유한 값을 가진다. 사소한 예외는 삼중수소(tritium)의 경우인데, 이 기체는 극도로 높은 압력 하에 있을 때 붕괴율이 조금 감소한다. **붕괴 상수(decay constant)** λ는 방사성 원자 하나가 단위 시간 동안 붕괴할 확률로서, 다음 식과 같이 붕괴율과 방사성 원자 수에 관계한다.

$$-\frac{dN}{dt} = \lambda N. \tag{3.1}$$

여기서 N은 선원 핵종의 원자 수이고 t는 시간이다. 식 (3.1)을 적분하면 다음과 같다.

$$N = N_0 e^{-\lambda t}. \tag{3.2}$$

N_0는 선원에 있는 방사성 원자의 초기 숫자이며, e는 자연로그, N은 시간이 t일때 존재하는 방사성 원자의 수이다. $N = N_0/2$되는 시간을 반감기 T, 즉 방사능이 절반으로 감소하는 시간이라 하면 식 (3.2)로부터 다음 관계가 성립한다.

$$\lambda = \frac{\ln 2}{T} = \frac{0.693}{T}. \tag{3.3}$$

T는 **반감기(half-life)** 또는 반수명시간(half-time)로 불리는데, 반-로그(semi-log)도에서는 시간의 함수로서 직선으로 편리하게 나타낼 수 있다.

방사능 정의

방사능의 정의는 단위 시간당 붕괴 수, 즉 $-dN/dt$으로서 Bq이나 Ci로 다음과 같이 표현된다.

$$A\ (\text{in becquerel}) = \lambda N. \tag{3.4}$$

$$A\ (\text{in curies}) = \frac{\lambda N}{3.700 \times 10^{10}}. \tag{3.5}$$

특히 실험실 환경에서는 방사성 시료의 실제 방사능 쉽게 파악할 수 없는 경우가 많다. 이러한 조건에서는 강도(intensity)라는 용어가 종종 사용되는데, 그 뜻은 측정된 방사선 사건들의 관측률(observed rate)을 뜻한다.

평균 수명

특정 방사성 원자의 실제 수명은 0에서 무한대까지 어떤 시간도 가질 수 있다. 방사성핵종 원자의 평균 수명은 정의할 수 있는 양으로서, 통계적으로 예측 가능하다. 시간 t_0에서 시작하여 시간 t_1, t_2, t_3, …, t_n에서 원자가 하나씩 붕괴된다면 이 시간들을 더하여 n으로 나누면 모든 원자들에 대한 **평균 수명(average lifetime)**이 된다. 이를 적분 형태로 표시하면 평균 시간 τ는 다음과 같이 표현된다.

$$\tau = -\frac{1}{N_0}\int_{N_0}^{0} t\,dN. \tag{3.6}$$

앞의 방정식으로부터 $-dN = \lambda N dt$와 $N = N_0 e^{-\lambda t}$를 가져와 대입하면 다음이 된다.

$$\tau = \frac{T}{0.693} = 1.44T. \tag{3.7}$$

또 식 (3.3) $\lambda = 0.693/T$을 이용하면 $\tau = 1/\lambda$이 된다. 평균 수명은 방사성핵종으로부터 받는 선량을 계산하는데 유용한 량이다.

4 혼합물 방사 붕괴

시간 t에서 혼합 방사성핵종들로 구성된 선원의 총 방사능은 각 성분의 방사능의 합이다.

$$A_{\text{total}} = A_1 + A_2 + A_3 + \cdots , \tag{3.8a}$$

$$= \lambda_1 N_1 + \lambda_2 N_2 + \lambda_3 N_3 + \cdots . \tag{3.8b}$$

붕괴 사슬

붕괴 사슬(chain decay)이란 어떤 방사성핵종이 순서에 따라 일련의 방사성핵종들로 차례차례 붕괴하면서 점차 안정된 핵종으로 변하는 과정을 말한다. 간단한 예로서 하나의 방사성핵종이 붕괴하여 두 번째 방사성핵종으로 변하고, 두 번째 핵종도 붕괴하여 안정 상태로 되는 연쇄 붕괴를 들 수 있다.

$$\text{A} \xrightarrow{\lambda_\text{A}} \text{B} \xrightarrow{\lambda_\text{B}} \text{C (stable)}.$$

A와 B는 보통 **모핵종(parent neuclide)**과 **딸핵종(daughter neuclide)**이라 부른다. 모핵종의 붕괴와 딸핵종의 생성은 동역학적으로 연결되어 있으며 다음과 같은 방법으로 다룬다. 임의의 시간 t_0에서 모핵종의 방사능은 $\lambda_p N_p$이며, 딸핵종의 방사능은 $\lambda_d N_d$이다. N_p와 N_d를 시간 t_0에서의 각각의 모핵종 및 딸핵종의 원자수라고 하면 다음 식이 성립된다.

$$\frac{dN_p}{dt} = -\lambda_p N_p, \tag{3.9}$$

$$\frac{dN_d}{dt} = -\lambda_d N_d + \lambda_p N_p. \quad (3.10a)$$

식 (3.10a)는 임의의 시간에 존재하는 딸핵종의 수는 초기 딸핵종 수에서 그것의 붕괴($-\lambda_d N_d$)를 빼고 모핵종의 붕괴($\lambda_p N_p$)로 인해 생기는 딸핵종 수를 더한 값이 된다. 식 (3.10a)는 다음과 같이 간단하게 표현할 수 있다.

$$\frac{dN_d}{dt} = \lambda_p N_p - \lambda_d N_d. \quad (3.10b)$$

식 (3.10b)를 적분하면 시간 t에서의 딸핵종 원자수(N_d)를 얻는다.

$$N_d(t) = N_p(t_0)\frac{\lambda_p}{\lambda_d - \lambda_p}(e^{-\lambda_p t} - e^{-\lambda_d t}) + N_d(t_0)e^{-\lambda_d t}. \quad (3.11a)$$

식 (3.11a)을 $A_d = \lambda_d N_d$와 $A_p = \lambda_p N_p$ 관계를 사용하여 원자 수 보다는 방사능으로 표시하면 다음 식이 된다.

$$A_d(t) = A_p(t_0)\frac{\lambda_d}{\lambda_d - \lambda_p}(e^{-\lambda_p t} - e^{-\lambda_d t}) + A_d(t_0)e^{-\lambda_d t}. \quad (3.11b)$$

식 (3.11a)는 식 (3.11b) 분모의 붕괴 상수만 다르지 다른 항들은 모두 같으므로 사용시 주의가 필요하다. 이 식들을 사용할 때 방사능 A를 계산하는 것인지 또는 방사성핵종의 원자수 N을 계산하는 것인지 분명히 해야 한다. 출발시의 딸핵종 방사능이 0인 경우, 즉 딸핵종이 모핵종으로부터 화학적으로 분리된 특별한 경우에는 식 (3.11a)과 (3.11b)의 마지막 항이 사라진다.

일반적 연쇄 붕괴

연쇄 붕괴식은 세 가지의 일반적인 경우가 있다.

1. **장기적 평형(secular equilibrium)**: 모핵종의 반감기가 딸핵종의 반감기 보다 훨씬 긴 경우 즉, λ_p는 λ_d보다 훨씬 작고 T_p는 T_d보다 훨씬 큰 경우이다. 모핵종의

반감기가 아주 길어 실시간 관측에서는 모핵종의 붕괴를 무시할 수 있는 정도이다.

2. **과도기적 평형(transient equilibrium)**: 모핵종의 반감기가 딸핵종의 반감기 보다 크게 길지 않은 경우, 즉 λ_p 는 λ_d보다 작고 T_p는 T_d보다 큰 경우이다.
3. **비평형(nonequilibrium)**: 모핵종의 반감기가 딸핵종의 반감기 보다 짧은 경우, 즉 λ_p는 λ_d보다 크고 T_p는 T_d보다 작은 경우이다. 이제 각각의 경우에 대한 식을 살펴보자.

장기적 평형

이 경우 시간 t_0에서 딸핵종의 방사능은 0이라 가정할 수 있다. 그러면 $\lambda_d - \lambda_p = \lambda_d$, 즉, $\lambda_p = 0$이며, $e^{-\lambda_p t} = 1$이므로 식 (3.11b)은 다음과 같이 된다.

$$A_d(t) = A_p(t_0)(1 - e^{-\lambda_d t}). \tag{3.12}$$

덧붙여 몇 번의 반감기 후에는 $e^{-\lambda_p t}$는 거의 0이 되어,

$$A_d(t) = A_p(t_0) \tag{3.13}$$

로 된다.

이때를 두 핵종이 장기적인 평형 상태에 있고 둘의 방사능이 같은 때라고 말한다. 이 방사능은 모핵종의 방사능이다. 이 식이 의미하는 것은 딸핵종의 방사능은 모핵종의 붕괴 상수에 의해서만 결정된다는 것이다. 평형 상태에 도달한 후 딸핵종은 모핵종의 긴 반감기에 맞춰 붕괴하는 것같이 보인다. 모핵종의 긴 반감기로 인해 두 핵종의 방사능은 일정하게 유지된다. 식 (3.13)에서 모핵종의 방사능은 시간 t_0에서의 모핵종의 방사능으로 서술된다는 것을 유의하자. 모핵종의 반감기가 길기 때문에 측정 기간 동안에는 초기 방사능에서 별로 변동이 없다.

과도기적 평형

모핵종의 반감기가 딸핵종보다 길긴 하지만 그 붕괴를 감지할 수 있고, 측정하는

기간 동안 딸핵종의 방사능은 증가하다가 ($A_d = 0$에서 출발함을 고려하자) 모핵종의 방사능을 넘어서게 되면 모핵종과 동일한 반감기를 가지고 붕괴하게 된다. 딸핵종의 방사능 A_d는 t가 작을 때는 식 (3.11b)을 가지고 계산해야 하나 충분히 긴 시간 후, 보통 반감기의 10배 이상이 지나고 나면, $e^{-\lambda_d t}$ 값은 $e^{-\lambda_p t}$에 비해 무시할 수 있다. 이 경우에도 시간 $t = 0$ 에서는 $A_d = 0$이라 가정하므로 식 (3.11b)는 다음과 같이 나타낼 수 있다.

$$A_d(t) = A_p(t_0)\frac{\lambda_d}{\lambda_d - \lambda_p}e^{-\lambda_p t}. \tag{3.14}$$

시간 t에서의 모핵종의 방사능은 $A_p(t_0)e^{-\lambda_p t}$이므로 딸핵종의 방사능은 모핵종과 딸핵종의 붕괴 상수들과 모핵종의 방사능을 곱한 값으로부터 유도되는 상수이다(충분한 반감기가 경과된 후).

$$A_d(t) = A_p(t)\frac{\lambda_d}{\lambda_d - \lambda_p}. \tag{3.15}$$

식 (3.15)의 두 조건이 만족될 때 두 핵종은 과도기적 평형 상태에 있다고 말한다. 평형에 도달한 후, 모핵종과 딸핵종의 방사능은 일정한 비율을 유지하는데, 그 값은 각각의 반감기에 의해 결정된다. 그러나 둘의 방사능은 시간에 따라 모두 감소한다.

이 과도기적 평형 조건은 **핵 의학(nuclear medicine)**에서 특별한 중요성을 가지는데 이는 모핵종을 어떤 기저물질(substrate)에 붙여 제조하는 것이 가능하기 때문이다. 모핵종이 붕괴하면서 딸핵종이 생기는데 이 딸핵종은 적절한 용해제를 사용하면 모핵종으로부터 분리시킬 수 있다. 이들 방법 중 가장 널리 사용되는 것 중 하나는 모핵종 ^{99}Mo으로부터 딸핵종 ^{99m}Tc을 생산하는 T_c 발생기(T_c generator)이다.

평형 상태에서의 모핵종 방사능과 딸핵종 방사능의 비는 다음과 같다.

$$\frac{A_d}{A_p} = \frac{\lambda_d}{\lambda_d - \lambda_p}. \tag{3.16}$$

이 식을 반감기의 항으로 표현하면 다음과 같이 된다.

$$\frac{A_d}{A_p} = \frac{T_p}{T_p - T_d}. \tag{3.17}$$

t_0에서의 딸핵종의 방사능 $A_d(0)$를 0으로 하면 딸핵종의 최대 방사능 도달시간은 다음과 같다.

$$t_{\max} = \frac{1.44 T_p T_d}{T_p - T_d} \ln \frac{T_p}{T_d}, \tag{3.18}$$

분자항 $1.44 T_p T_d$는 모핵종과 딸핵종의 평균수명 τ의 곱이다.

비평형

모핵종의 반감기가 딸핵종의 반감기보다 짧다면 모핵종의 방사능 곡선은 계속 감소하고 딸핵종의 방사능은 증가하다가 감소할 것이다. 비평형 상태에 대해서는 단순화 가정이 필요 없으며 모든 계산에 필요에 따라 식 (3.11a) 또는 (3.11b)를 사용해야 한다.

그림 3.1, 3.2, 3.3은 3개의 붕괴 과정의 예이다.

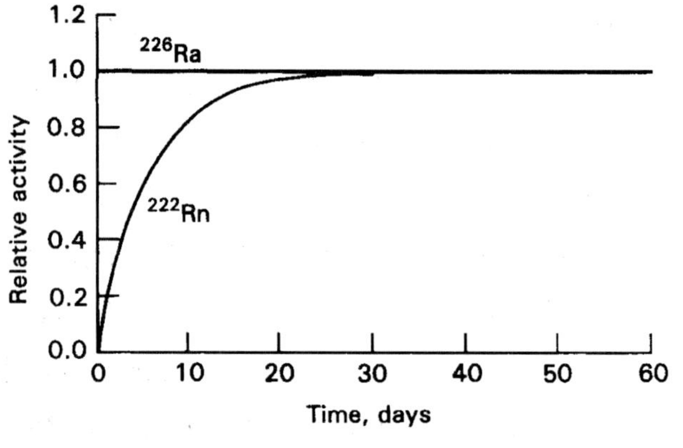

그림 3.1 장기적 평형: ^{226}Rn 가 붕괴하여 ^{222}Ra로 되는 장기적 평형. ^{222}Rn의 반감기는 3.8일이고 ^{226}Ra 의 반감기는 1600년이다.

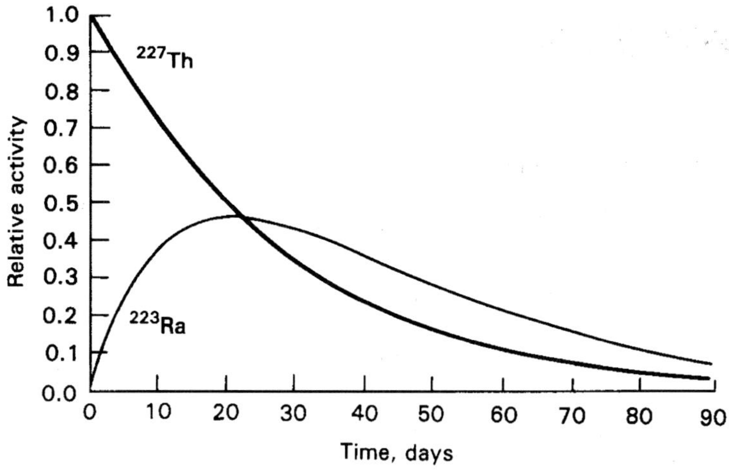

그림 3.2 과도기적 평형: 반감기 18.5일인 ^{227}Th로부터 반감기 11.43일인 ^{223}Ra로의 붕괴 과정. 20.7일 되는 시점에서 ^{223}Ra 방사능이 최대치가 되고 딸핵종과 모핵종의 평형비는 2.45가 된다. 90일 되는 시점에서 딸핵종대 모핵종의 비는 2.20이다. 따라서 과도기적 평형 상태는 90일 이전에서는 완전히 도달하지 못함을 알 수 있다.

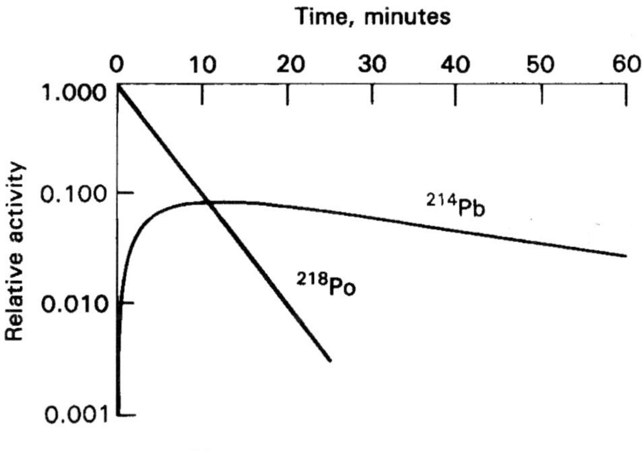

그림 3.3 비평형: 반감기 3.05분인 ^{218}Po와 반감기 26.8분인 ^{214}Pb의 붕괴. 로그 스케일 그래프이므로 ^{214}Pb 피크치가 완만해 보인다. 모핵종은 로그 스케일에서 선형이고 딸핵종은 모핵종이 고갈된 후 선형으로 보임을 유의하자. 이때 딸핵종의 붕괴 반감기는 순수한 ^{214}pb의 반감기와 같다.

5 가지치기 붕괴 과정

복잡한 방사능 붕괴의 또 다른 경로 중에 하나는 **가지치기 붕괴(branching decay)** 라는 것이 있는데, 모핵종이 두 핵변환 반응 중 어느 한 쪽으로 갈 수 있는 붕괴를 말한다.

$$A \xLeftarrow{\lambda_{(C\ to\ A)}} C \xRightarrow{\lambda_{(C\ to\ B)}} B.$$

C가 붕괴하여 A가 되는 붕괴 상수는 $\lambda_{(C\ to\ A)}$이고 C가 붕괴하여 B가 되는 붕괴 상수는 $\lambda_{(C\ to\ B)}$이다. C의 총 붕괴 상수는 개별 붕괴 상수들의 합이다.

$$\lambda_C = \lambda_{CA} + \lambda_{CB}, \tag{3.19}$$

이는 정의에 의하여 반감기는 메커니즘과 관계없이 소멸율과 관계되기 때문이다. 가지치기 붕괴의 한 예로 ^{40}K은 β-붕괴로 ^{40}Ca (89%)으로 되거나, 전자 포획으로 ^{40}Ar (11%)으로 변환된다.

6 방사성 붕괴 명명법

- **원자 번호(atomic number)**: 핵 속의 양성자 수(Z)로서 핵의 순 양전하 수이기도 하다.
- **원자 질량수(atomic mass number)**: 핵 속에 들어있는 모든 핵자의 수(A). 이는 원소의 실제 질량과는 다른 수이다.
- **중성자 수(neutron number)**: 핵 속에 들어있는 중성자 수(N)

보통 핵은 다음과 같이 표시한다.

$${}^{A}_{Z}\text{chemical symbol}, \quad \text{e.g.,}\ {}^{23}_{11}\text{Na}.$$

원소의 화학적 성질은 원자 번호 Z로 완벽히 표현된다. 실제 사용에서 Z와 원소기호를 동시에 나타내는데 이는 중복임으로 Z 숫자는 일반적으로 표시하지 않는다. 실용적으로는 다음과 같은 기호를 더 많이 사용한다.

$$^{A}\text{chemical symbol} \quad (^{23}\text{Na}).$$

어떤 특정 종, 예를 들어 고유한 A와 Z를 가지는 종을 **핵종(nuclide)**이라 하며, 핵종 중 불안정한 상태에 있는 핵종을 **방사성핵종(radionuclide)**이라 한다.

Z 값은 동일하지만 A 값은 다른 핵종들은 **동위원소(isotope)**라고 부른다. 물론 동위원소들의 N 값도 다르다. 예를 들면 다음과 같다.

$$^{37}_{17}\text{Cl}, \quad ^{35}_{17}\text{Cl}.$$

A 값은 동일하지만 Z 값은 다른 핵종들은 **동중원소(isobar)**라고 부른다. 예를 들면 다음과 같다.

$$^{64}_{28}\text{Ni}, \quad ^{64}_{30}\text{Zn}.$$

N 값은 동일하지만 Z 값은 다른 핵종들은 **동중성자원소(isotone)**라고 부른다 ($N = A - Z$임을 기억하자). 예를 들면 다음과 같다.

$$^{40}_{18}\text{Ar}, \quad ^{41}_{19}\text{K}, \quad ^{42}_{20}\text{Ca}.$$

7 붕괴도 작성

붕괴도(decay scheme)라 불리는 핵종의 변환을 나타내는 도형에는 붕괴 모드, 붕괴 에너지, 딸핵종의 에너지 준위, 관련 감마선 방출 그리고 붕괴 상수 또는 반감기 등에 관한 여러 정보들이 들어 있다. 도형에서 모핵종의 안정한 에너지 준위, 즉 기저 상태(ground state)는 수평선으로 나타낸다. 변환 반응은 에너지 방출을 나타내므로 반응 생성물은 아래 쪽에 위치한다. 따라서 이러한 변환은 아래쪽으로 향하는 화살표로 나타낸다.

원자 번호를 증가시키는 변환이면 화살은 오른쪽 아래 방향으로 기울어진다. 이를 β^- **붕괴** 과정이라 한다. 원자 번호를 감소시키는 변환이면 화살은 왼쪽 아래 방향으로 기울어진다. 이에 해당되는 과정들에는 α **붕괴**, β^+ **붕괴**, **전자 포획(electron capture, EC)**이 있다. β^+ 붕괴와 EC 의 차이점은 EC는 바로 왼쪽 아래로 화살표가 기울어지는 반면에 β^+ 붕괴는 화살표가 바로 밑으로 조금 내려갔다가 왼쪽으로 기울어진다는 것이다. 이는 β^+ 붕괴에는 질량 또는 에너지가 필요하다는 것을 나타낸다.

어떤 핵변환에서 새로 생성된 딸핵종이 여기 상태에 있으면 감마선이 발생될 것이다. 감마선 방출은 두 에너지 준위 사이에 수직으로 아래로 내려오는 화살표로 표시한다. 감마선들은 두 에너지 준위 사이에 중간에 있는 중간 준위를 거쳐 아래 준위로 내려갈 수도 있다. 그림 3.4–3.6에 붕괴도의 예들을 보여준다.

변환을 두고 몇 개의 붕괴 과정들이 경쟁관계에 있을 때는 각 형태의 점유비가 화살표 옆에 표시된다. 한 예로 그림 3.6의 감마선 방출을 들 수 있다. 이러한 변환 과정들은 다음 절들에서 자세히 다룬다.

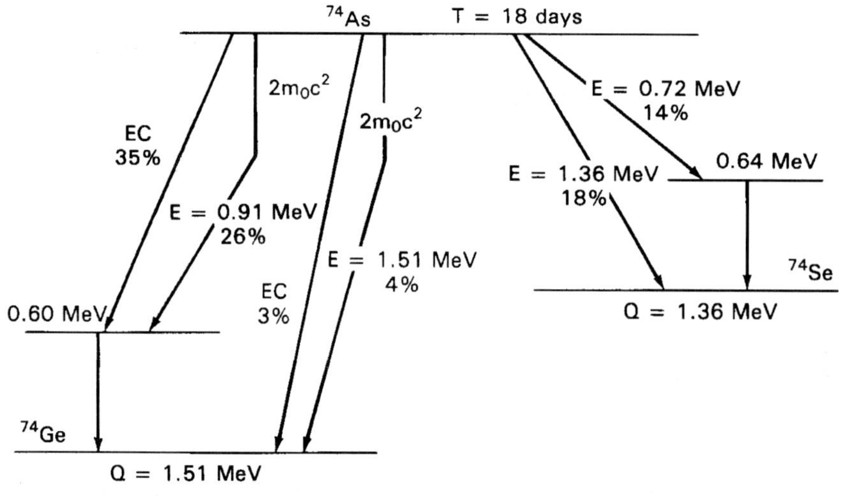

그림 3.4 ^{74}As의 붕괴도. ^{74}Ge 또는 ^{74}Se로 가지치기 붕괴를 할 수 있다.

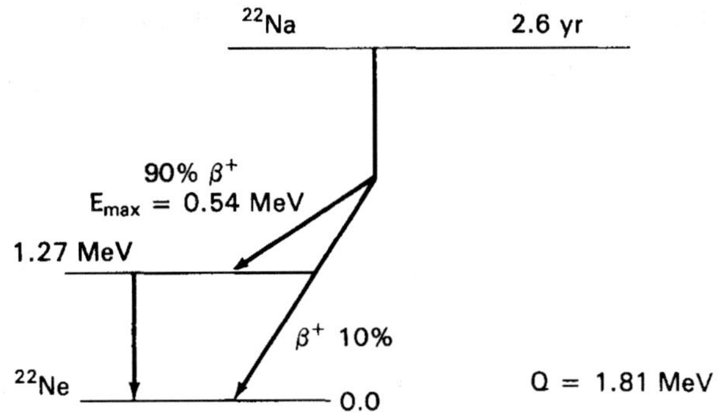

그림 3.5 ^{22}Na의 붕괴도. 양전자 붕괴에 의해 ^{22}Ne로 된다. 그림에 보이는 0.54 MeV는 양전자의 운동 에너지이며 양전자-전자의 질량등가 에너지인 0.511 MeV와는 다르다.

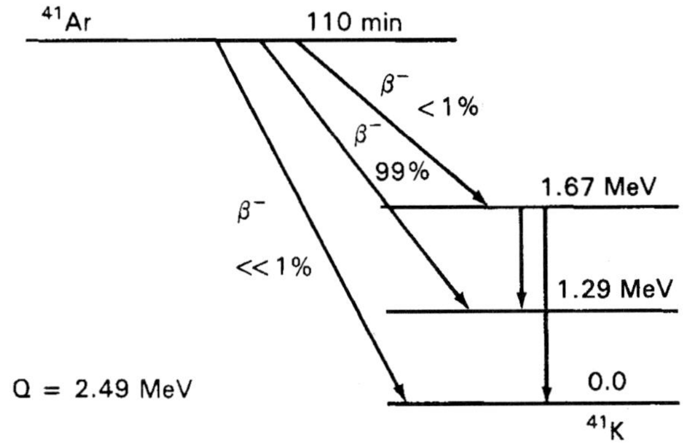

그림 3.6 ^{41}Ar의 붕괴도. ^{41}K로 붕괴하는 데는 3개의 베타선 방출 경로가 가능하다.

8 핵의 안정성

무엇이 한 핵종을 방사성핵종으로 만드는가? 일반적인 규칙은 같은 수의 중성자와 양성자를 갖는 핵이 가장 안정된 핵종이다. 그러나 이 조건은 원자 번호가 작을 경우에 해당된다. 원자 번호가 증가함에 따라 N/Z 비율은 일반적으로 증가한다. 또한 A가 230보다 큰 원소들은 모두 불안정하다. 즉 모두 방사성이다. 이런 무거운 핵종들의 N/Z 비는 1.5에 가깝다. 개개의 붕괴 단계에서는 일시적으로 N/Z 비율이 증가하기도 하지만, 일반적인 붕괴 작용에서는 N/Z 비율을 줄이는 경향이 있다. 핵을 껍질(shell)로

묘사하는 **껍질 모델(shell model)**은 이런 **안정성 규칙(stability rules)**을 토대로 만들었는데, 현상을 비교적 잘 설명한다. 이 규칙들은 **홀수-짝수 규칙(odd-even rules)**이라 불리는데 다음과 같다.

1. 안정 핵종 중 짝수 Z인 핵종들의 수가 홀수 Z인 핵 수보다 더 많다.
2. 안정 핵종 중 짝수 N인 핵종들의 수가 홀수 N인 핵 수종보다 더 많다.
3. 안정 핵종 중 짝수 A인 핵종들의 수가 홀수 A인 핵 수종보다 더 많다.
4. 일반적으로 안정 핵이 짝수 A이면 그 Z도 짝수이다. 예외는 ^{2}H, ^{6}Li, ^{10}B, ^{14}N 등이다.

안정 핵 중 Z가 N보다 큰 것은 $^{3}_{2}$He가 유일하다. 알파 입자 방출시의 N/Z 비의 변화를 다음의 예를 통해 알아보자.

$$
\begin{array}{rrll}
 & & {}^{226}\mathrm{Ra} \Rightarrow & {}^{222}\mathrm{Rn} + \alpha + \gamma? + Q \\
 & Z = & 88 & 86 \\
(A - Z) = & N = & 138 & 136 \\
 & N/Z = & 1.5682 & 1.5814
\end{array}
$$

9 | 핵의 질량과 결합 에너지

질량 결손

일반적으로 어떤 시스템에서 가장 안정된 상태는 계 전체의 에너지 준위가 가장 낮은 상태로서, 아인슈타인의 에너지-질량 등가 법칙에 따르면, 가장 작은 질량과 운동 에너지를 가진 상태를 의미한다. 2개의 양성자와 2개의 중성자로 구성된 안정된 핵인 $^{4}_{2}$He를 하나의 예로 들어보자. 안정성의 원리(stability principle)에 따르면 결합된 핵의 질량은 구성 핵자들의 각각의 질량의 합보다 약간 작아야 한다. 핵자들이 1개의 핵으로 조합될 때 에너지의 방출과 함께 질량 손실이 발생한다. 이 질량의 손실량을 **질량 결손 (mass defect)** Δ라 부르는데, 그 정의는 원자 질량(측정 질량), 즉 때로는 동위원소 질량이라 부르는 M과 질량수 A의 차이이다.

$$\Delta = M - A, \tag{3.20}$$

식에서 Δ는 가벼운 핵종과 A가 180보다 큰 핵종에서는 양수이고, 그 중간 질량수들에서는 음수이다. 충진율(packing fraction) f는 단순히 핵자당의 질량 결손 양인데 보다 편리한 크기로 사용하기 위해 10^4을 곱한 수로 사용한다.

질량 감소

질량 감소(mass decrement), δ란 핵변환 에너지 계산에 유용한 용어인데, 그 정의는 구성 핵자들과 전자들의 개개의 질량의 합 W와 동위원소 질량 M의 질량 차이이다.

$$\delta = W - M. \tag{3.21}$$

예로서 $Z = N = 2$인 ^{4}He의 질량 감소 δ와 질량 결손 Δ를 계산해보자.

$$\begin{aligned} W &= 2 \times 1.007276 + 2 \times 1.008650 + 2 \times 0.0005486 \\ &= 4.032949 \text{ amu}. \end{aligned}$$

^{4}He의 측정된 동위원소 질량 M은 4.00260 amu이므로, 질량 감소 δ는 4.032949 − 4.00260 = 0.030349 amu이다. 반면 질량 결손, Δ는 4.00260 − 4.000000 = 0.00260 amu 이다.

δ의 등가 에너지는 0.030349 amu × 931.482 MeV/amu = 28.27 MeV인데, 여기서 931.482 MeV라는 값은 1 amu의 질량을 등가 에너지로 나타낸 값이다. 질량 결손이란 용어는 의미 있는 에너지 등가는 아닌데 그것은 질량수(mass number) A라는 것이 작명과 기록을 위한 인위적 수이기 때문이다.

이 에너지 28.27 MeV는 2개의 양성자와 2개의 중성자가 결합하여 ^{4}He 원자 1개를 만들 때에 방출되는 에너지이다. 그러면 ^{4}He 핵(α 입자)은 에너지 측면에서 그만한 양만큼 안정하다. 결합 에너지는 핵의 변화에 대한 안정성의 척도이긴 하지만 그 자체로서는 방사성 붕괴를 예측하지는 못한다. ^{8}Be의 핵자당 결합 에너지는 ^{9}Be의 값보다 크지만, 자발적 핵분열을 거쳐 2개의 α 입자가 된다.

질량 결손 Δ는 일반적으로 핵 변환의 에너지 계산에는 그다지 유용하지 않다. **원자 질량 단위(atomic mass unit, amu)**는 전통적으로 가장 풍부한 동위원소인 ^{16}O 한 개의 원자 질량의 1/16이다. 이 값은 산소 16개의 핵자를 결합시킬 때의 질량 감소는 고려하지 않으므로 산소에 대해서는 질량 결손만이 질량 변화를 나타낸다. 예를 들면 ^{16}O의 질량 결손은 정의에 의하여 0이다. 이 문제를 더욱 혼란스럽게 만드는 것은 물리학에서는 ^{16}O를 질량의 표준으로 삼는데 비해, 화학에서는 ^{12}C의 1/12를 질량의 표준으로 삼는다는 것이다. ^{12}C를 표준으로 한다면 ^{16}O의 질량은 15.9994이다. 이런 이유 때문에 질량 결손 또는 핵자당 질량 결손을 나타내는 충진율은 거의 관심을 못 받는다. ^{16}O의 질량 감소량 δ은 다음과 같이 계산된다.

mass of eight electrons	8 × 0.0005485 =	0.004388 amu
mass of eight neutrons	8 × 1.008650 =	8.0692 amu
mass of eight protons	8 × 1.007276 =	8.058208 amu
	Total	16.131796 amu

^{16}O의 실제 원자질량이 15.99491이면 질량 감소 δ는 16.131796 − 15.99491 = 0.136886 amu, 즉 127.51 MeV이다.

10 알파 입자 방출 붕괴

알파(α) 입자 방출에 의한 방사성 붕괴 반응은 다음과 같은 일반적인 양식으로 기술할 수 있다.

$$^{A}_{Z}\mathrm{X} \rightarrow ^{A-4}_{Z-2}\mathrm{Y} + ^{4}_{2}\mathrm{He} + \gamma? + Q,$$

식에서 X는 모핵종을 Y는 딸핵종을 나타낸다. 이 식은 핵에 대한 상태와 에너지 만을 표시하는 식이다. Z가 2만큼 감소하므로 궤도 전자 2개도 없어지며, 이 2개 전자의 정지 질량의 감소와 전체적인 에너지 균형이 맞아야 한다. 식에서 'γ?'는 반응 생성핵종의 에너지 상태에 따라 감마선 방출할 수도 있고 아닐 수도 있다는 것을 뜻한다. 앞절에서 예로 제시한 ^{226}Ra의 붕괴에서 알 수 있듯이, 알파 붕괴가 일어나면 N/Z 비는 일반적으로 증가한다. 이는 붕괴가 앞으로도 계속돼야 한다는 것을 의미하므로 알파 붕괴는 긴 연쇄 붕괴 사슬의 한 부분이라는 것을 의미한다. 식에서 Q 항은 이 붕괴 반응에서 방출되는 총 에너지이다. 만약 모든 구성요소들의 정확한 질량과 방출되는 감마선 에너지를 알고 있다면, 알파 입자의 운동 에너지를 계산할 수 있다. 그러나 우리가 다루는 것은 핵 내부의 현상뿐이며, 잃어버리는 2개의 전자로 인한 에너지 보정은 하지 않는다는 것을 유념하자.

알파 붕괴 특성

1. 방출되는 알파 입자의 에너지는 모핵종의 반감기와 밀접한 관계가 있다. 일반적으로 반감기가 짧을수록 알파 입자의 에너지는 크다.
2. 알파 붕괴는 질량이 큰 핵종 즉 Z 〉 83인 핵종에 국한된다. 다만 ^{8}Be와 ^{8}B는 예외이다.
3. 특정 핵종의 붕괴 경로에서 방출되는 알파 입자들은 모두 단일 에너지를 갖는다. 그러나 대체 붕괴 경로(앞에서 언급한 가지치기 붕괴)에서는 다른 에너지를 가질 수 있다.
4. 알파선은 에너지가 고유하므로 그 **이동거리(range)**도 고유하다.

알파 입자의 매질 내 이동 시 이온화 밀도가 높고(고 LET) 알파 방출 모핵종의 화학적 성질이 일반적이므로 방사선분석 분야 또는 방사선치료 분야에서의 쓸모는 그리 많지 않다. 생명체에 알파 입자 방출 물질이 흡입 또는 흡수된다면, 일반적으로 방사성독성(radiotoxicity)을 일으키는 요인이 된다.

11 전자 방출 붕괴

어떤 핵에서 중성자 수가 과도하게 많으면, 즉 핵이 안정선 밖에 위치하면, 다음과 같은 전자 방출 붕괴를 일으킬 수 있다.

neutron → proton + negative electron + antineutrino

이런 유형의 붕괴는 알파 붕괴 형태와는 근본적으로 다르다. 알파 입자는 붕괴가 일어나기 전에 모핵 속에서 실제 유한한 수명을 가지며, 그 상태에서 알파 입자는 핵의 결합 에너지를 뚫고 탈출할 수 있다. 가장 단순한 의미에서 보자면 알파 붕괴는 핵의 파편이 떨어져 나가는 것이다. 그러나 **베타 붕괴(beta decay)**와 **양전자 붕괴(positron decay)**의 경우, 모두 핵 속에서 일어난 반응으로 이전까지 존재하지 않았던 입자를 핵 외부로 방출한다. 이 과정에서 1개의 핵자, 즉 중성자는 다른 핵자, 즉 양성자로 바뀐다. 이런 유형의 붕괴 양식는 다음과 같이 표현할 수 있다.

$$^{A}_{Z}\mathrm{X} \rightarrow {}_{Z+1}^{A}\mathrm{Y} + \beta^{-} + \bar{\nu} + \gamma? + Q.$$

알파 입자는 본질적으로 단일 에너지를 가지는 반면에, 베타 입자들은 최대값 이하의 연속적으로 분포된 값들을 갖는다. 이는 에너지 보존 법칙을 어길 수도 있게 보이지만, 파울리(Pauli, 1933)가 제안한 **중성미자(neutrino)** 또는 **반중성미자(antineutrino)**에 의해 설명이 가능 해졌다. 중성미자의 존재는 Reines와 Cowan(1953)에 의해 최종적으로 증명되었다. 중성미자 (반중성미자)는 정지 질량이 0에 가깝고, 전하는 0이며, 스핀, 운동량 및 에너지에 대한 양자수(quantum number)를 갖고 있다. 이 입자들과 물질과의 반응은 극도로 미약하다. 중성미자의 반응 단면적은 $10^{-41} \sim 10^{-36}$ cm^2 범위로 이는 두께가 1 광년이나 되는 납을 통과하면서 불과 "몇 번"의 반응밖에 일으키지 않을 정도이다. 베타 붕괴 시 베타 입자(전자)와 반중성미자가 에너지를 나누어 가지는데 그 비율은 확률적으로 결정된다. 그 결과 베타 입자는 붕괴 시 최대값 Q 값 이하의 연속적인 에너지 스펙트럼을 가진다. 이 최대 에너지는 거의 대부분은 전자에 있고 반중성미자에는 거의 없다. 그러나 모든 에너지가 전자가 가지고 반중성미자에는 에너지가 없는 상태는 불가능하다(추후 설명).

전형적인 β^{-} 붕괴의 에너지 계산에서는 전자와 반중성미자 사이의 구분을 무시하는 것이 편하다. 가상적이지만 방출되는 전자 최대 에너지를 가지고 나온다고 한다면 에너지 보존법칙이 유지된다.

예) ^{41}Ar이 ^{41}K로 되는 β^- 붕괴에서, ^{41}K의 질량과 베타선, 감마선의 에너지를 측정하면 모핵종 ^{41}Ar 질량을 다음과 같이 구할 수 있다. 단, 1 amu = 9.31482 × 10^8 eV = 931.482 MeV. (또는 1 MeV= 1.074 × 10^{-3} amu)이다.

product, ^{41}K	isotopic mass =	40.9784 amu
beta energy	1.20 MeV × 1.074 × 10^{-3} =	0.00129 amu
associated gamma	1.29 MeV × 1.074 × 10^{-3} =	0.00139 amu
	Total	40.98108 amu

12 양전자 방출 붕괴

전자 방출 붕괴는 중성자 과잉 핵종의 방사성 붕괴의 한 본보기이다. 이런 핵종은 안정성 곡선의 바깥 왼편에 위치하며 중성자를 양성자로 변환시킴으로써 안정 영역으로 접근하려는 경향이 있다. 그런데 중성자 과잉 핵종 중에서도 양전자 방출을 하는 핵종들이 있다. 내부 핵반응은 양성자 → 중성자 + 양전자 + 중성미자 형태이다. 전형적인 반응 양식은 다음과 같다.

$$^{A}_{Z}\mathrm{X} \rightarrow {}_{Z-1}^{\ \ A}\mathrm{Y} + \beta^+ + \nu + \gamma? + Q.$$

전자 방출 붕괴와 양전자 방출 붕괴는 뚜렷한 차이가 없는 것 같지만, 사실 궤도 전자와 관련되기 때문에 중요한 차이가 있다. 베타 붕괴(전자 방출)의 경우 시스템에서는 전자에 대한 질량 손실이 없었고 필요하지도 않았음을 기억하자. 베타 붕괴에서 전자가 핵을 떠나면 다른 전자 하나가 궤도를 차지하여 새로운 전하(Z가 1만큼 증가)만큼의 전자 질량 변화와 균형을 맞추므로 전자 위치 변동에 따른 에너지-질량 계산에서 차이가 없다. 반면에 양전자 붕괴에서는 양전자가 방출될 때 핵에서 +전하 1개의 순 손실이 발생한다(Z가 1만큼 감소). 핵의 새로운 전하량과 균형을 맞추기 위해서는 궤도 전자 하나가 궤도를 떠나야 하므로 질량-에너지 계산에서 2개의 전자 이탈을 고려해야 할 필요가 생긴다.

아래에서 양전자가 방출될 때 질량-에너지 계산과 앞서의 ^{41}K 베타 붕괴 계산을 비교해보자.

$$^{22}_{11}Na \rightarrow ^{22}_{10}Ne + \beta^+(0.54\ MeV) + \gamma(1.27\ MeV);$$

product nuclide ^{22}Ne		
isotopic mass		21.99138 amu
mass of two electrons	$0.0005487 \times 2 =$	0.00110 amu
energy of the positron	$0.54 \times 1.074 \times 10^{-3} =$	0.00058 amu
gamma ray	$1.27\ MeV \times 1.074 \times 10^{-3} =$	0.00136 amu
	Total	21.99442 amu

모핵종 ^{22}Na의 동위원소 질량은 21.99442 amu이다.

소멸 반응

양전자 붕괴의 다른 중요한 특성은 **소멸 반응(annihilation reaction)**이다. 양전자는 **반물질(antimatter)**이므로 양전자와 인근에 있는 전자가 정지 에너지에 근접한 상태에 있다면 그들은 만나 양전자와 전자가 소멸되고 둘의 질량은 전자기파 에너지로 변환된다. 이때 동일한 에너지를 가지고 서로 반대방향으로 방출되는 2개의 광자가 나온다. 광자의 에너지는 각각 0.511 MeV이다. 이 2개의 소멸 감마선 에너지의 합은 1.022 MeV로서 이 에너지는 사라져버린 2개 입자인 전자와 양전자의 정지 질량과 등가이다. 이 반응에서 운동량도 보존되어야 하는데 2 광자가 180° 반대되는 방향으로 진행하므로 이 값도 보존된다. 소멸 순간에 양전자가 완전히 열적 평형 상태에 이르지 못한다면, 두 광자 사이의 방출 각도 180°에서 약간의 각도 차이가 난다. 끝으로, 양전자 붕괴에서는 중성미자가 생기기 때문에 방출된 양전자의 에너지와 이동거리 사이의 관계는 베타 붕괴시의 전자 에너지와 이동거리 사이의 관계와 별반 다르지 않다. 베타 붕괴 때와 마찬가지로, 양전자 붕괴시의 에너지-질량 계산에서도 양전자-중성미자 쌍의 에너지를 모두 양전자 에너지로 취급한다.

13 | 전자 포획에 의한 붕괴

앞에서는 중성자가 부족한 핵종이 안정 영역 쪽으로 옮겨갈 수 있는 메커니즘 중 하나를 취급하였다. 또 양성자 방출 과정에서는 2개의 전자 또는 그 에너지 등가량이 최종적으로 소멸된다는 것도 보았다. 만약 변환하는 핵의 전달되는 에너지가, 이런 베타 붕괴 유형의 에너지 손실량($Q > 1.022$ MeV)에 미치지 못해도, 다른 붕괴 경로로 대체할 수 있다. 그 대체 메커니즘은 **전자 포획(electron capture)**이다. 전자 포획은 붕괴 에너지가 1.022 MeV를 초과해야 된다는 제한은 없다. 전자 포획은 양전자 방출 효과와 마찬가지로 A는 일정하면서 Z가 1만큼 감소한다. 양전자 방출이 에너지 측면에서 가능할 경우, 전자 포획은 양전자 방출 가능성을 먼저 배제하지는 못하므로 1.022 MeV 에너지 제한을 만족시키는 모든 방사성핵종들에서 두 메커니즘은 서로 경쟁적이 된다. 어떤 경우에는 전자 포획은 거의 일어나지 않는다. 전자 포획이 어떻게 발생하는지를 이해하려면, 전자가 파동이라는 것과 전자의 파동 역학적 움직임은 핵에 매우 가깝게 접근할 수 있고, 가끔은 이 파동이 핵 안으로 들어갈 수 있다는 것을 생각해야 한다.

전자 포획 과정은 다음과 같다.

$$p + e^- \rightarrow n + \nu.$$

반응에서 전자 방출은

$$n \rightarrow p + e^- + \bar{\nu},$$

와 같이 반중성미자를 방출하므로 이것의 역반응인 전자 포획은 중성미자를 방출해야 한다.

$$p + e^- \rightarrow n + \nu.$$

전자 포획의 일반적인 양식은 다음과 같다.

$$e^- + {}^{A}_{Z}\mathrm{X} \rightarrow {}_{Z-1}^{\;\;\;A}\mathrm{Y} + \nu + \gamma? + Q.$$

K-전자 포획과 형광 방사선

전자 포획이 발생한 후에는 궤도 전자들은 위치를 조절하여 그 빈 자리를 채워야 한다. 따라서 궤도 전자들의 연속적인 위치 이동에 따라 특정 전자기파 방사선이 나온다. 예를 들면, 자유 전자 하나가 K-궤도를 채우면 K-궤도 전자의 결합 에너지 정도 크기의 에너지가 광자의 형태로 방출된다. 이런 광자를 보통 **K-포획 X-선(K-capture X-ray)**이라 부른다. 전자 포획 시 외부에서는 어떤 방사선이 보일까? 감마선의 방출로 기저 상태의 조정이 없다면(일반적으로 전자 포획 반응에서 감마선은 나오지 않음), 외부적으로 보이는 것은 K-포획 X-선 뿐이다. 중성미자도 나오지만 감지가 매우 어렵다.

14 내부 변환

변환 반응 후에 핵이 여기(들뜬) 상태에 있을 때는 그 여기 에너지를 감마선으로 방출하고 안정화하려는 경향이 있다. 그러나 어떤 경우에는 감마선이 방출되지 않고, 에너지가 궤도 전자 중 하나에게 전달되어 전자가 높은 운동 에너지를 가지고 방출되는 수가 있다. 이는 마치 광전 효과와 같은 방식으로 원자 내부에서 천이 감마선을 포획한 것과 같다. 감마선은 사라지고 같은 감마선 에너지에서 궤도 결합 에너지를 뺀 만큼의 에너지를 가진 전자가 나온다. 이제 궤도에서 빈 자리가 생겨 이를 채워야 한다. 자유 전자가 이 자리를 채울 때 채워지는 궤도 위치의 결합 에너지와 같은 크기의 에너지를 가진 K-포획 X-선이 방출된다. 궁극적으로 감마선이 가지고 나간 처음의 여기 상태 에너지는 모두 **내부 변환 전자(internal conversion electron)**의 운동 에너지와 궤도 포획 감마선 에너지로 바뀐다.

일반적으로 내부 변환은 감마선 방출과 경쟁하므로 두 과정이 섞여 보일 때도 있다. 감마선이 방출할 때 궤도 전자의 결합 에너지를 초과하는 충분한 에너지가 있어야 궤도 전자를 떼어낼 수 있다. K-포획 과정은 단순하고 빈 궤도의 결합 에너지와 같은 형광성 광자 에너지를 방출한다.

오제 전자

그러나 덜 알려지긴 했지만 경쟁하는 반응 과정도 있다. **오제 전자(Auger electron)** 방출이라 부르는 과정이다. 오제 과정은 그림 3.7과 같다. 오제 전자 방출은 질량수, Z가 작은 핵종에서는 지배적인 현상이며, 정상적인 K-포획 광자 방출과 경쟁한다.

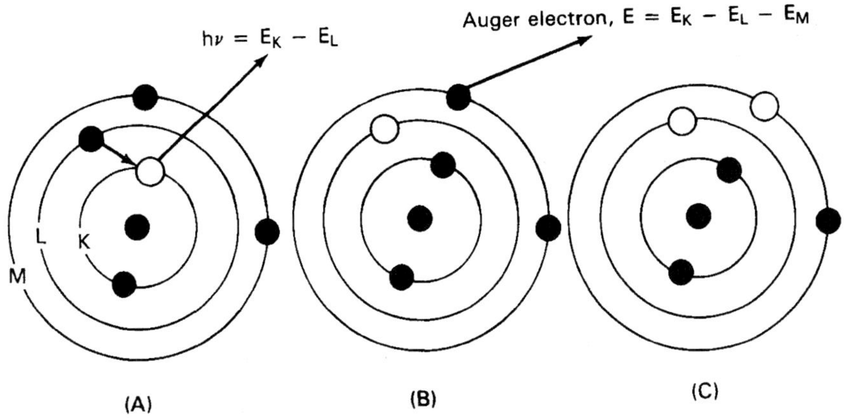

그림 3.7 (A) 통상적인 K 특성 X-선 방출. X-선 에너지는 두 궤도의 결합 에너지 차이 $E_K - E_L$, 와 같다. (B) hν는 흡수되어 단일 에너지를 가진 오제 전자를 방출한다. 그림처럼 M 궤도에서 방출되면 $E_K - E_L - E_M$ 에너지가 방출된다. (C) 마지막 단계에서 원자의 L 과 M 궤도에 빈 공간이 생긴다.

참고 문헌

Pauli, W., Jr. (1933). *Rapports Septiems Conseil Physique, Solvay, Bruxelles.* Gauthier-Villars, Paris.

Reines, F., and Cowan, G. L. (1953). Detection of the free neutrino. *Phys. Rev.* **92**, 830-831.

추천 문헌

Evans, R. D. (1955). *The Atomic Nucleus.* McGraw-Hill, New York.

Lapp, R. E., and Andrews, H. L. (1972). *Nuclear Radiation Physics*, 4th ed. Prentice-Hall, Englewood Cliffs, NJ.

문제

아래 상수를 사용하여 다음 문제에 답하시오.

$$931.482 \text{ MeV} = 1 \text{ amu},$$

$$\text{전자 질량} = 0.00054858 \text{ amu},$$

$$\text{양성자 질량} = 1.00727647 \text{ amu},$$

$$\text{중성자 질량} = 1.00865012 \text{ amu}.$$

1. ^{64}Cu의 원자 질량 m은 63.929757 amu이다. 이 핵종은 반감기가 12.9 시간인 양전자 붕괴를 한다. 이때 붕괴의 생성물은 ^{64}Ni이다. 이 핵종의 질량은 63.927956 amu이다. 붕괴로 인한 양전자와 중성미자의 총 에너지는 얼마인가? 이 생성물은 안정적인가 아니면 방사성인가? 왜 그럴까?

2. 방사성핵종 ^{90}Rb의 질량은 89.914871 amu이고 반감기는 2.9 분이다. 이때 붕괴 생성물은 ^{90}Zr이고 그 질량은 89.904710 amu이다. 만약 ^{90}Rb, 1 mCi의 붕괴로 인하여 생성된 총 에너지를 측정한다면, 얼마나 되나? 이 변환에 대한 붕괴도를 도시하라. 이때 중간 핵종의 존재에 대해서는 답에 명시할 필요는 없다.

3. 월요일 아침 10시에 Tc진단을 위해 먼저 실험실에 도착된 모 핵종인 ^{99}Mo로 부터 딸핵종 ^{99m}Tc 을 진단용으로 추출한다고 하자. ^{99}Mo의 붕괴 상수는 0.01039 h^{-1}이다. 만일 딸핵종을 분리한 후에 모 핵종의 방사능이 5.0×10^9 Bq로 측정되었다면, 다음 목요일 오전 10시에 모 핵종과 딸핵종의 방사능은 각각 얼마나 될까?

4. 핵종 ^{131}I의 반감기는 8.06 일이다. 이 방사성핵종의 평균 수명과 붕괴 상수를 구하라. 이때 동위원소의 방사능이 2.500 mCi이라면. 12일이 지난 후에 방사능을 구하여라. 그 결과를 밀리퀴리(mCi)와 베크렐(Bq) 단위로 표시하라.

5. 방사성핵종 ^{231}Pa의 반감기는 3.25×10^4 년이다. 이 동위원소의 모핵종인 ^{235}U와의 평형 원자 비율(atomic ratio)은 2.89×10^6이다. 시간 t_0에 1 g의 우라늄이 있었다면, 모핵종 우라늄의 반감기는 얼마이고 평형 상태에 있는 딸핵종의 방사능은 얼마나 될까?

CHAPTER 04

방사선과 물질과의 상호작용

1 서론

방사선 빔(radiation beam)이 생체조직 또는 다른 흡수 매질을 통과할 때 빔은 에너지를 잃는다. (여기서 '빔'이란 같은 속도와 같은 방향으로 진행하는 같은 종류의 입자군임 - *역자 주) 입사된 빔은 관심 부피 내에서 매질과 상호작용을 일으켜 에너지의 일부를 내어놓고 나머지 에너지를 갖고 그 부피를 벗어난다. 이런 부피 내 에너지를 **흡수 에너지(absorbed energy)** ΔE_{ab}, (때로는 imparted energy라고도 함) 부피 외부로 나가는 에너지를 **손실 에너지(lost energy)** ΔE_{L}라 부른다. 입사 빔이 부피 내에 내어놓는 모든 에너지를 **전달 에너지(transfered energy)** ΔE_{tr}이라 부른다. 흡수 에너지와 전달 에너지 간의 차이는 산란 과정에서 관심 부피에 전달된 에너지에서 부피를 이탈하는 에너지 간의 차이로 아래 식과 같이 표시할 수 있다. 이 경우 손실 에너지는 산란된 광자, 이온, 핵자가 가지고 나간다.

$$\Delta E_{\mathrm{ab}} = \Delta E_{\mathrm{tr}} - \Delta E_{\mathrm{L}}. \tag{4.1}$$

특히 고 에너지 감마선 및 중성자들은 관심 부피 내에 에너지 전달이 없는, 즉 매질에 아무런 영향을 주지 않고 관통하는 일이 종종 있다. 이러한 에너지는 전달 에너지에는 포함되지 않는다.

이 장에서는 정지 질량의 변동과 관련된 등가 에너지 변환은 취급하지 않는다. 그 주제는 5장에서 자세히 다룰 것이다.

생체조직 또는 생체 등가조직에 광자에 의하여 에너지가 전달되는 중요한 과정은 다음과 같다.

1. 광전 효과 (photoelectric process)
2. 컴프턴 산란 (Compton scattering)
3. 전자 쌍 생성 (pair production)

이외에도 **간섭성 산란(coherent scatter)** 또는 결맞음 산란이라고 알려진 덜 중요한 산란 과정들도 있다. 간섭성 산란의 한 예로는 **레일리 산란(Rayleigh scattering)**이 있다. 간섭성 산란은 원자내의 모든 전자들이 참여하는 협력작용에 의하여 일어나는 현상이다. 이 산란 현상은 광자가 원자를 여기 또는 이온화시키지 못하고 단지 궤도 전자들에 의해 산란되는 현상이다. 간섭성 산란은 원자 번호(Z)가 크고, 에너지가 keV 정도일 때 중요하므로 생체조직과 같은 매질에서는 중요한 과정이 아니며, 조직에 어떤 에너지도 전달되지 않으므로 생물학적으로는 중요하지 않다. 컴프턴 산란, 광전 효과, 전자 쌍 생성은 비간섭 산란 과정으로 분류된다. 간섭성이란 통상적인 물리적 의미에서는 산란 과정에서 파동의 위상이나 파장에는 변화가 없는 반면, 비간섭성이란 산란되는 광자나 입자의 파동의 위상과 파장이 변한다는 것을 의미한다.

생체조직은 앞의 3가지 상호작용에 관련된 광자 에너지를 흡수한 후, 다른 연쇄 사건이 발생하여, 종국적으로는 가역적 조직 손상 또는 비가역적인 조직 손상을 일으킨다(그림 4.1 참조).

그림 4.1의 주요 상호작용인 에너지 전달 과정을 설명하기 전에, 에너지 감쇠 과정(attenuation process)을 서술한다. 에너지 감쇠율이란 어떤 흡수 매질 내에서 단위 거리당의 에너지 전달율을 말한다. 각 상호작용의 특성에 따라 흡수 물질의 다양한 성질을 반영하여 에너지 전달율이 결정된다.

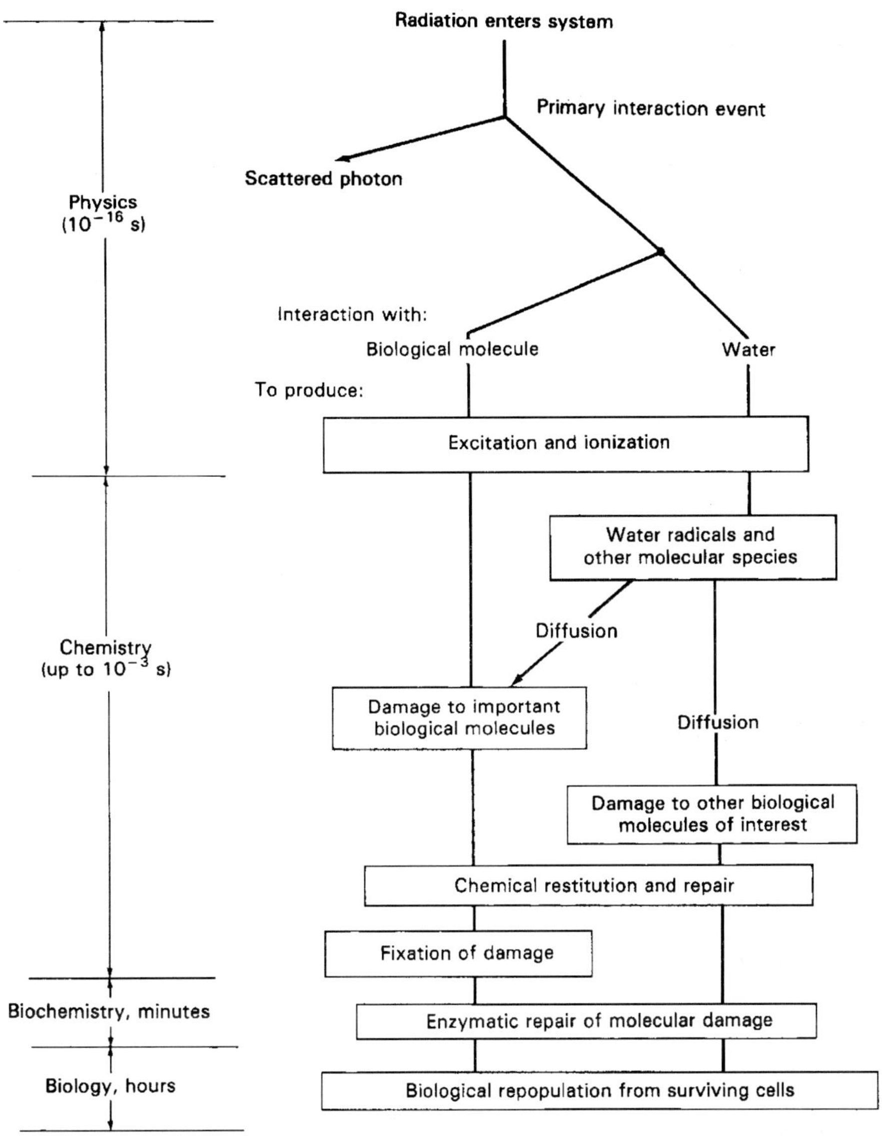

그림 4.1 방사선(광자) 에너지 전달로부터 시간 경과에 따른 최종 생물학적 손상에 이르는 과정들. 이 장에서는 주요 상호작용 사건만 다룬다.

2 선형 감쇠 계수

그림 4.2와 같이 두께 Δx인 어떤 균질한 재료의 판에 폭이 좁은 **광자 빔(photon beam)**이 입사되고, 이때 입사 광자의 수를 N이라고 가정하자. 그러면 판 내부에서 단일 산란 사건이 발생하여 광자가 입사 빔에서 제거될 확률은 N(입사 광자 플루언스)과 감쇠물질의 특성(선형 감쇠 계수)에 의존하므로 제거되는 광자의 수($N-n$)에 대한 식은,

$$\Delta N = \mu \Delta x N \tag{4.2}$$

으로 표시할 수 있다. 식에서 ΔN은 산란된 후 통과하는 산란된 광자의 수이며 μ는 비례 상수이다. 다른 말로 하면 제거되는 광자의 수는 (보통 입사 플루언스의 분율 $\Delta N/N$으로 표시된다) 흡수체의 두께와 비례 상수 μ에 의존한다. μ는 균질 흡수체의 물성에 의해 결정되며 방사선에 따라 또한 재료에 따라 그 값이 다르다. 이 상수 μ는 **선형 감쇠 계수(linear attenuation coefficient)**라 하고

$$\mu = \frac{\Delta N}{\Delta x} \tag{4.3}$$

로 표시한다.

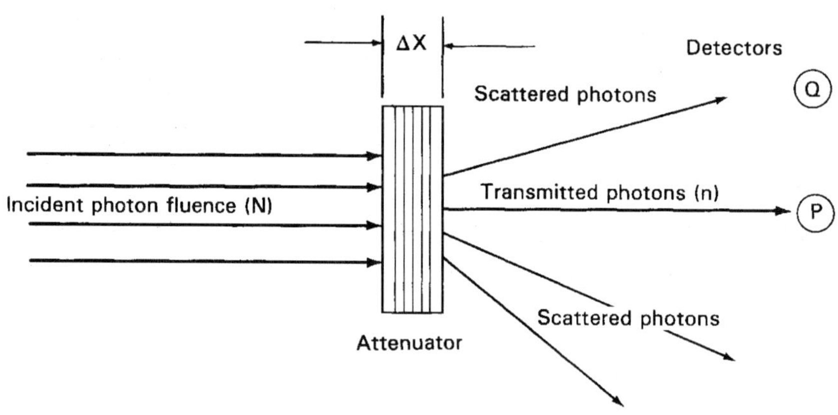

그림 4.2 두께 Δx인 평판형 산란 매질을 통한 광자의 투과. 점 P에 배치된 검출기는 산란하지 않고 통과하는 광자만 측정하는 "좋은" 위치에서 광자의 이동을 측정. 위치 Q에서는 감쇠물질과 상호작용을 한 산란 광자를 측정. 후자는 감쇠 계수를 측정하는 목적에서는 "나쁜" 위치 또는 넓은 빔 감쇠로 분류.

좋은 또는 나쁜 기하학적 배열

그림 4.2에서 검출기 P는 통과하는 매질내에서 산란 반응을 하지 않은 광자만 측정할 수 있는 곳에 위치한다. 이러한 선원과 계측기 사이의 배열 형태는 감쇠율 측정에 "좋은" 기하학적 구조이다. 운동량과 에너지의 변동이 있는 반응은 이 위치에서는 측정되지 않기 때문이다. 이때 "좋은" 기하학적 구조가 되기 위한 또 다른 요건은 입사 빔(N)의 물리적인 크기(단면적)가 가능한 작아야 된다. 만약 넓은 빔을 사용한다면 N속에 포함되어 있지 않았던 광자들이 매질의 다른 영역으로부터 산란되어 들어오는 가능성도 있기 때문이다.

따라서 감쇠율 측정에 "좋은 기하학적 구조"는 작고 고도로 편행화 된(highly collimated) 연필형(pencil type)의 입사 광자만 측정하고, 산란되지 않은 광자만을 측정하는 배열을 일컫는다. "나쁜 기하학적 구조"는 때로는 넓은 빔 구조라고도 표현되는데, 이는 바깥에서 산란되어 들어오는 원하지 않는 광자를 포함하는 배열이기 때문이다.

넓은 빔 조건에서는 감쇠를 측정할 수 있는 적당한 방법이 없다. 좁은 빔 또는 좋은 기하구조에서 입사 빔의 감쇠 식 (4.2)를 적분으로부터 구한다.

$$N = N_0 e^{-\mu x}, \tag{4.4}$$

이 식에서 N_0는 입사 플루언스, x는 흡수 매질의 두께. N은 흡수 매질을 통과한 입자 플루언스, μ는 선형 감쇠 계수이다.

질량, 전자 및 원자의 선형 감쇠 계수

상호작용 과정을 좀 더 살펴보면, 방사선과 물질의 상호작용은 광자와 반응하는 전자의 밀도나 원자의 밀도에 의존한다. 생체조직 등가 시스템에서는 광자와 전자의 반응이 가장 중요하지만, 일반적인 경우의 감쇠 계수는 길이, 질량 단순히 선형 질량 계수와 관련된다. 이는 전자당 상호반응 확률, 원자당 상호반응 확률의 항으로 기술된다. 이들 다양한 감쇠 계수들은 각각 선형 감쇠 계수, 질량 감쇠 계수, 전자 감쇠 계수, 원자 감쇠 계수 등을 들 수 있다. 표 4.1은 여러 감쇠 계수 사이의 관계를 표시한다.

표 4.1 감쇠 계수 사이의 관계

Coefficients	Symbol	Units
Linear	μ	m^{-1}
Mass	μ/ρ	$m^2\ kg^{-1}$
Electronic	${}_e\mu$	m^2 per electron
Atomic	${}_a\mu$	m^2 per atom[a]

[a] 원자 감쇠 계수로 변환할 때는 그램당 전자수인 N_e를 사용

선형 감쇠 계수는 μ이다. 이는 광자 1개당 흡수체 안에서 진행 경로의 단위 길이당 상호작용이 일어날 확률을 의미한다. 또한 선형 감쇠 계수를 흡수체의 특성을 고려한 선형 두께와는 다른 용어인 질량 감쇠 계수, 전자 감쇠 계수 및 원자 감쇠 계수로 환산하여 다루면 편리하다.

선형 감쇠 계수를 변환하는데 필요한 상수들은 다음과 같다.

N_a = 아보가드로(Avogadro) 수, 6.02205×10^{23} atoms/mole

N_a/A = 물질 1 g당의 원자 수, A는 원소의 원자량 또는 몰 중량

N_e = 물질 1 g당의 전자 수 = $(N_a \times Z)/A$

ρ = 흡수체의 밀도 (kg m^{-3}).

흥미로운 것은, 수소의 경우를 제외하면 여러 원소들의 N_e 값은 크게 차이나지 않는다는 사실이다. 대부분의 원소에서 Z/A 비의 값은 대략 0.5이므로 N_e 값은 아보가드로 수의 1/2이 되어야 한다. 예를 들어, 탄소의 N_e는 3.01×10^{23}, 납의 N_e는 2.38×10^{23}이다. 반면 수소의 Z/A 값은 1.0이므로 수소 N_e는 아보가드로 수에 가까운 5.97×10^{23}이다.

단면적의 정의

선형 감쇠 계수를 제외한 모든 계수들의 차원에는 분모에 "길이의 제곱(면적)" 항이 들어 있다. 이런 사실로 인해 물리학계에서는 이러한 계수를 "**단면적(crosssection)**"으

로 지칭한다. 예를 들어, 전자의 단면적을 취하면 전자가 입사 광자와 반응을 일으킬 수 있는 "**유효 단면적(effective crosssection)**"을 표시할 수 있다. 만약 어떤 흡수체 내의 전자가 광자와 상호작용을 일으키는, 어떤 단면적을 가지고 있는 것으로 생각하면, 그 면적에다 물질의 단위 부피당(cm^{-3})의 전자수를 곱한 값은 단위 부피 내 전자들의 총 유효 단면적이 될 것이다. 그리고 그 값은 전자의 감쇠 계수와 같은 값이다. 이 단면적이라는 용어는 문자적으로 연상되는 기하학적 의미로 보다는 물질 내에서 전자 하나가 광자 하나와 반응을 일으킬 수 있는 단순한 확률 상수(probability constant)로 기억하는 것이 좋다. 예를 들면 개개의 전자들의 단면적이 합쳐진 총 전자 단면적이 증가할수록 상호작용 확률도 커진다.

3 에너지 전달과 흡수

흡수체 내에서 광자와 구성 물질 사이의 상호작용(컴프턴 산란)이 일어나면, 일반적으로 광자는 에너지의 일부를 주변 짧은 거리 내에 방출하고 (예: 고속 전자를 통하여), 나머지는 보다 작은 에너지의 광자로 방출된다. 이 "산란 된(scattered)" 광자는 관심 부피(시스템)를 벗어날 수도 있고, 머무를 수도 있다. 에너지가 큰 전자는 부피를 벗어나거나, 에너지의 일부를 **제동복사 광자(bremsstrahlung photon)**로 방출할 수도 있다. 또한 제동복사로 방출된 광자도 부피을 벗어날 수도 머무를 수도 있다. 그 과정들은 매우 다양하며 광자의 초기 에너지에 따라 크게 좌우된다. 표 4.2는 한 예이다.

단일 산란의 경우, 매질에 전달되는 에너지와 실제로 흡수되는 에너지를 구분하는 것은 어렵다. 그 구분은 흡수 매질 부피, 산란되는 입자의 **평균 자유 행정(mean free path)**, 상대적인 방사선 방출 수(bremsstrahlung 수)가 얼마냐에 따라 달라진다. 표 4.2에 있는 값들은 탄소에서 광자 에너지에 따른 평균 에너지 전달량과 평균 에너지 흡수량을 보여준다.

대표적인 경우로서 표에 있는 계수들을 사용하여 10 MeV 광자가 탄소와 상호작용을 일으키는 경우에 에너지 분배를 생각해보자. 전자의 운동 에너지로 7.30 MeV가 전달되는데 그중 7.04 MeV는 매질에 흡수되고 그 차이 7.30 − 7.04 MeV = 0.26 MeV는

표 4.2 광자의 에너지에 따른 탄소의 평균 에너지 전달 및 흡수 에너지

Photon energy, E_{tot} (MeV)	Average energy transferred, E_{tr} (MeV)	Average energy absorbed, E_{ab} (MeV)
0.01	0.00865	0.00865
0.10	0.0141	0.0141
1.0	0.440	0.440
10.0	7.30	7.04
100.0	95.63	71.90

제동 복사 광자로 방출되어 매질 부피를 벗어난다. 초기 에너지와의 차이 10.0 − 7.30 MeV는 부피 내에서 산란되어 밖으로 나간다. 이 예에서 보면 입사 광자의 70.4%는 산란 과정에서 발생된 하전 입자인 고 에너지 전자의 감속을 통해 매질에 전달되고, 그 중 96%의 에너지는 매질 내에서 열 에너지로 소산된다. 표에서 보면 탄소와 같은 원자 번호가 작은 흡수체의 경우에는 제동복사로 잃는 에너지는 매우 작으므로, 에너지 전달량과 에너지 흡수량이 같게 된다. 그러나 표에서 가장 큰 에너지인 100 MeV일 경우에 상황은 달라진다. 탄소에서 100 MeV 광자가 산란하면 그 중 95.63%가 전달되는데, 그 중 71.9% 만이 매질 내에 최종적으로 흡수된다. 흡수되지 않은 에너지 중, 큰 부분이 전자 쌍 생성 과정의 결과로 다시 나타나는데, 이 문제는 다음에 다룰 것이다.

단면적 또는 감쇠 계수를 전달 에너지 또는 흡수 에너지의 항으로 변환하면 유용할 때가 많다. 이 값들은 에너지 전달 감쇠 계수 및 에너지 흡수 감쇠 계수로 이 값들은 적절한 감쇠 계수로부터 계산할 수 있다. 표 4.2에는 평균 에너지 전달량과 흡수량이 정리되어 있다.

식 (4.2)에서 n'을 선분 요소, 즉 미소 두께 Δx에서 발생하는 산란 반응 수라고 한다면, n'는 $(N-n)$이 될 것이다. 그러면 다음과 같이 된다.

$$n' = \mu N \Delta x. \tag{4.5}$$

평균 전달 에너지를 E_{tr}이라면, Δx 길이에서 전달되는 에너지 증분량은 다음과 같다.

$$\Delta E_{tr} = E_{tr} \mu N \Delta x. \tag{4.6}$$

식의 양변에 광자당의 에너지인 $h\nu$를 곱하고, μ의 차원으로 조정하고 정렬하면 다음과 같이 된다.

$$\Delta E_{\text{tr}} = \left(\mu \frac{E_{\text{tr}}}{h\nu} \right) Nh\nu \Delta x. \tag{4.7}$$

식에서 분모에 있는 $h\nu$와 분자측의 에너지인 E_{tr}을 μ의 단위를 가지는 플루언스으로 바꾼다. 즉,

$$\mu_{\text{tr}} = \mu \left(\frac{E_{\text{tr}}}{h\nu} \right). \tag{4.8}$$

Δx 내에 전달되는 에너지 식은 다음과 같다.

$$\Delta E_{\text{tr}} = \mu_{\text{tr}} Nh\nu \Delta x. \tag{4.9}$$

에너지 흡수 계수에도 동일한 접근법을 사용하면 아래와 같다.

$$\mu_{\text{ab}} = \mu \frac{E_{\text{ab}}}{h\nu}, \tag{4.10}$$

$$\Delta E_{\text{ab}} = \mu_{\text{ab}} Nh\nu \Delta x. \tag{4.11}$$

질량-에너지 흡수 계수 특히 μ_{tr}/ρ 항은, Hubbell(1977)이 광범위한 생체조직 데이터 보고서에서 특별히 강조한 계수이다. 광자 에너지. 흡수체의 부피, 흡수체의 원자 번호에 따라, 하전 입자의 운동 에너지 ΔE_{ab}는 매질 내에서 생기는 화학적 생물학적 효과를 일으키는데 사용되는 에너지를 합리적으로 나타내는 양이다. 생체 대상의 선량의 계산에 있어서 질량-에너지 흡수 계수가 중심이 된다.

4 감마선 에너지 전달 메커니즘

광전 산란 과정

광전 흡수 과정(photoelectric absorption process)은 입사 광자가 원자의 궤도 전자와 상호작용을 하여 흡수되는 과정이다(그림 4.3). 입사 광자는 사라지고 전자 하나가 K, L 또는 M 궤도로 부터 방출된다. 방출 전자의 빈 자리는 바깥 궤도의 전자가 들어와 채운다. 이러한 궤도 이동 결과 두 궤도의 전자 결합 에너지 차이가 광자로 방출된다. 광 전자에 의해 비워진 궤도 위치는 외부 궤도의 전자로 채워진다. 궤도의 이동으로 다시 광자가 방출되며, 그 광자의 에너지는 광 전자의 궤도 결합 에너지와 빈 궤도를 채우는 전자의 궤도 결합 에너지의 차이이다.

입사 광자의 에너지는 $h\nu$이다. 이 광자가 궤도 전자와 상호작용을 하려면 광자의 에너지는 방출되는 전자의 **결합 에너지(binding energy, b.e.)**와 같거나 커야 한다. 방출되는 전자의 **운동 에너지(kinetic energy, KE)**는 입사 광자의 에너지에서 방출 전자의 결합 에너지를 뺀 값이다.

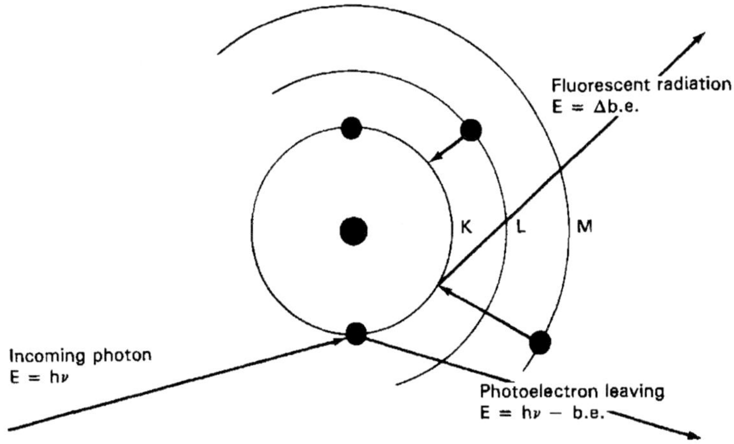

그림 4.3 광전 산란 과정의 현상. 입사 광자에 의해 전자가 방출되고 최외각 궤도 전자가 그 자리를 채운다. 그림에서는 M궤도의 전자가 K 궤도로 들어오면서 형광 광자가 방출된다. 또한 대안으로 L궤도의 전자가 K 궤도로 들어오는 현상도 보여주고 있는데, 이 중에 한 과정만 일어날 수 있다.

$$\text{photoelectron KE} = h\nu - \text{b.e.}, \tag{4.12}$$

식에서 b.e.는 광전 효과 반응시의 궤도 전자의 결합 에너지다.

광전 과정에서 에너지 수수 관계는 복잡하며 이 책의 범위를 벗어난다(관심 있는 독자는 이 장 말미의 추천 문헌에 수록된 Evans의 저서 참조). 광전 상호작용은 입사 광자의 에너지가 전자의 결합 에너지보다 클 때 발생한다. 따라서 감쇠 계수를 광자의 에너지 함수로 그리는 것이 복잡하다. 그래프는 궤도 전자 껍질들의 결합 에너지 위치에서 급한 경사를 이루며 원자 수에 크게 의존한다. 여러 연구자들이 광전 효과 반응 단면적에 대한 이론적인 계산을 하였는데, 측정 결과와 잘 맞는다. Scofield(1973)는 1~1,500 keV 사이의 이론적 단면적을 보고하였으며, Hubbell(1977)은 질소의 실험 단면적과 이론 단면적 값을 비교하였는데 잘 일치하였다.

그림 4.4의 가로축은 광자 에너지이고 세로축은 광전 효과의 질량 감쇠 계수의 로그 값이다. 부분 단면적은 τ/ρ로 표시된다. 전자-원자의 부분 단면적 및 전달 에너지와

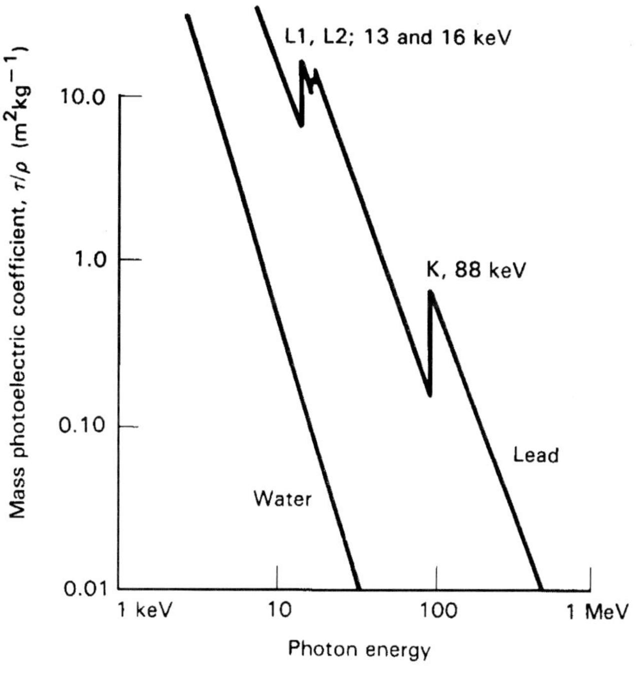

그림 4.4 물과 납에서의 광전 효과 단면적 τ/ρ을 광자 에너지의 함수로 나타낸 로그 그래프. 납의 K 및 L 궤도의 가장자리가 보인다. 물의 경우에는 K 및 L 궤도의 결합 에너지가 너무 낮아 그림에서는 보이지 않는다.

흡수 에너지 질량 감쇠 계수에 사용되는 τ에는 적절한 아래첨자가 부여된다. 이 장에서 설명할 모든 상호작용 과정에서 발생하는 선량을 완전히 이해하는데 가장 중요한 인수들은, 각 과정에서 매질의 원자 번호와 광자 에너지에 따른 단면적의 변화이다.

광전 과정(photoelectric process)의 관련 규칙들은 다음과 같다.

1. 광전 과정은 원자에 결합된 전자들에만 작용한다.
2. 광전 과정에서 부분 단면적 τ/ρ의 값은 대략 $(h\nu)^{-3}$에 따라 변한다. 지수의 크기는 매질의 원자 번호에 따라 변한다. 예를 들면, H, C, N,의 값은 3.0이고 Pb의 값은 2.96이다.
3. 흡수단(absorption edge), 대상 궤도 전자의 결합 에너지와 같은 크기의 에너지 근처에서는 단면적이 급속하게 변한다. 광자 에너지가 결합 에너지보다 약간 큰 경우, 상호작용 확률이 가장 크다.
4. 그램 당 전자 감쇠 계수는 원자 번호(Z)에 따라 변하는데, Z가 크면 Z^3에, Z가 작으면 $Z^{3.8}$에 따라 변동된다.
5. 광전 반응 단면적의 80% 정도는 K 궤도 전자 반응에 의한 것이다.
6. 원자 하나에는 Z개의 전자를 가지므로 Z가 작은 물질에서 a^{τ}는 $Z^{4.8}$에 따라 변한다.

$$ {}_a\tau = \frac{\tau/\rho}{Z/1000N_e}, \qquad {}_e\tau = \frac{\tau/\rho}{1000N_e}, \tag{4.13a} $$

그리고

$$ {}_a\tau = \frac{{}_e\tau}{Z}. \tag{4.13b} $$

7. 생체조직에서 $E_{\text{tr}} = E_{\text{ab}}$이고 둘 다 $h\nu$ 값에 매우 가깝다.

에너지 전달 - 에너지 흡수 관계: 광전 효과

상호작용이 일어나면 광 전자의 운동 에너지는 $h\nu - E_{\text{b.e.}}$가 된다. $E_{\text{b.e.}}$는 전자가 있던 궤도의 결합 에너지다. 빈 궤도 자리를 외곽 전자가 들어와 채우면 두 전자의 결합 에너지 차이인 $\Delta E_{\text{b.e.}}$가 형광 광자(fluorescent photon)로 방출된다. 생체조직 원소들에서는(Z가 작은 원소) 결합 에너지 값들이 작아 (500 eV 이하) 입사 광자의 에너지가 거의 모두 전자의 운동 에너지로 변환된다. 즉 광전 에너지는 국부적으로 축적된다. 두 궤도의 결합 에너지 차이와 같은 값인 형광 광자의 에너지는 작아 그 에너지 전부가 국부적으로 흡수된다. 따라서 생체조직과 같이 Z가 작은 경우에는 전부 흡수된다.

방출 광 전자의 공간적 분포

입사 광자의 경로를 전방 방향으로 놓자. 이때 광전 효과로 발생된 광 전자들은 보통 상호작용의 위치로부터 전방 방향으로 방출된다. 그 분포는 소엽(lobular) 모양으로 전 방의 양쪽 편에 최대 분포를 형성한다. 그 산란 각은 산란 광자의 에너지에 따라 달라진다. 광자 에너지가 낮으면 광 전자의 산란 방향은 입사 광자와 거의 수직으로 방출된다. 반면 광자 에너지가 증가할수록 점점 전방 방향으로 많이 분포하는데, 여전히 쌍소엽형 모양으로 분포하는 경향이 있다.

5 컴프턴 산란 과정: 비간섭 산란

앞서 설명한 **광전 산란(photoelectric scattering)**은 입사 광자와 원자의 궤도 전자들의 상호작용에 관계한다. 이 과정은 구속되지 않은 자유 전자에는 적용할 수 없다. 입사 광자와 자유 전자가 작용할 수 있는 과정은 두 가지가 있는데, 하나는 간섭성 산란 과정(레일리 산란)이고 다른 하나는 비간섭성 산란 과정이다. 간섭성 산란에서는 입사 광자의 에너지가 매질 내에서 변환하지 않는 과정이다. 그 대신 입사 광자의 전자기 파동은 매질의 전자와 상호작용을 일으켜 동일한 주파수 ν로 전자들을 진동케 하여 입사 광자의 주파수와 동일한 주파수를 가진 전자기파를 방출한다. 개개의 전자로 부터 방출된 전자기파는 서로 간섭하면서 에너지는 $h\nu$이고 진행방향은 입사 방향과는 다른 방향으로 나간다. 산란이 매질의 모든 방향이 관계되는 협동성인 현상이라서 간섭 반응이라는 이름으로 불린다. 간섭 산란의 결과는 매질에의 에너지 전달 없이 입사 광자의 산란 각도만 분산시키는 현상이다. 입사 에너지가 100 keV일 때 Z가 작은 매질의 간섭 산란 반응 단면적은 매우 작으므로 매질 내의 생물학적 화학적 사건들과는 관계도 작다. Rayleigh 산란은 Z가 큰 물질에 작은 광자 에너지가 들어와서 전자 결합 에너지가 컴프턴 산란과 간섭할 때 발생한다. 참고 문헌 Hubbell(1977)에는 레일리 산란에 관심 있는 독자를 위한 간섭성 산란 단면적이 들어 있다.

개개의 전자가 독립적으로 산란될 수 있는 상태이면, 그 과정을 비간섭 산란 또는 **컴프턴 산란(Compton scattering)**이라 부른다. 이 과정은 생체조직에서 일으키는 중요한 반응 중 하나인데, 그것은 단면적이 크기 때문이다. 그림 4.5는 에너지가 $h\nu$이고 운동량이 $p=h\nu/c$인 입사 광자가 자유 전자와 컴프턴 산란 현상을 도시한 것이다. 입사 광자가 느슨하게 결합되어 있는 (또는 자유 상태인) 전자에 의해 산란되는 과정을 컴프턴 산란이라 부른다. 광자와 전자 사이의 반응의 결과로서 전자는 그림 4.5과 같은 에너지와 운동량을 갖게 된다. 이 산란 과정에서 역시 에너지와 운동량은 보존된다. 컴프턴 산란에서는 결합 에너지가 입사 광자 에너지에 비하여 매우 작으므로 에너지와 운동량 보존 법칙을 따르는 고전 역학을 근사적으로 사용할 수 있다. 그러나 이 과정의 양자 역학적 본성, 특히 식 (4.14)에서 시사하고 있는, 에너지 전달과 광자에게 전해지는 운동량의 할당 등을 이해하는 것이 중요하다.

이러한 고전 역학적 단순화는 1차적으로 비교적 정확하지만, 광자 에너지가 매우 작거나 Z가 크거나, 또는 전자 속도가 상대론적으로 매우 클 때는 적절한 수정이 필요하다.

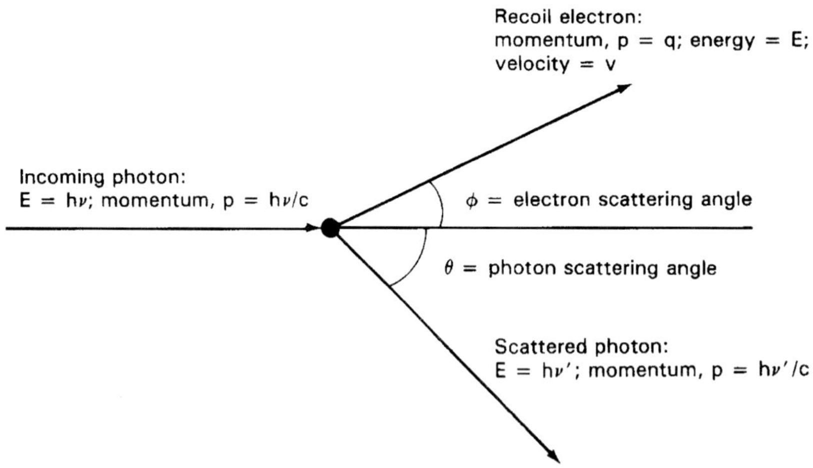

그림 4.5 컴프턴 산란 (비간섭성) 과정에서 생기는 사건들

식 (4.14)는 **반동 전자(recoil electron)**의 에너지(E_e)는 입사 광자의 에너지($h\nu$)에서 **반동 광자(recoil photon)**의 에너지($h\nu'$)를 뺀 것이다.

$$E_e = h\nu - h\nu'. \tag{4.14}$$

산란된 광자는 입사 광자보다 에너지가 낮으므로 파장은 더 길다. 운동량도 보존되어야 하므로 광자의 입사각 θ를 알면 전자의 산란 각 ϕ도 알 수 있다. 전자의 속도는 상대론적이므로 전자의 에너지도 상대론적으로 나타내야 한다.

$$h\nu - h\nu' = E_e = m_0c^2\left[\frac{1}{\sqrt{1 - v^2/c^2}} - 1\right]. \tag{4.15}$$

운동량 역시 보존되므로 운동량 벡터들 q와 $h\nu'/c$의 합은 입사 운동량 $h\nu/c$와 같아야 한다. 즉 $h\nu/c = p$, $h\nu'/c = p'$이면 다음과 같다.

$$q^2 = p^2 + (p')^2 - 2pp' \cos\theta. \tag{4.16}$$

진행 방향으로의 운동량 보존은 다음과 같이 쓸 수 있으며.

$$\frac{h\nu}{c} = \frac{h\nu'}{c}\cos\theta + \frac{m_0v}{\sqrt{1 - v^2/c^2}}\cos\phi. \tag{4.17}$$

수직 방향으로의 운동량 보존은 아래와 같이 나타낼 수 있다.

$$\frac{h\nu'}{c}\sin\theta = \frac{m_0v}{\sqrt{1 - v^2/c^2}}\sin\phi. \tag{4.18}$$

식 (4.17)과 (4.18)을 식 (4.14)와 (4.15)로부터 도출하고 식 (4.17)과 (4.18)로부터 v와 θ를 소거하면 산란된 광자와 산란된 전자들의 에너지는 최종적으로 다음과 같이 나타낼 수 있다.

$$E_e = h\nu\frac{\alpha(1 - \cos\theta)}{1 + \alpha(1 - \cos\theta)}, \tag{4.19}$$

$$h\nu' = h\nu\frac{1}{1 + \alpha(1 - \cos\theta)}. \tag{4.20a}$$

식 (4.19)와 (4.20a)에서 α는 식(4.20b)에 있는 비율로 치환할 수 있는데, 식에서 $h\nu$는 MeV로 표현되고 m_0c^2에는 통상적인 값 0.511 MeV이 할당된다. 항 α는 산란식에서 축소항으로 널리 사용되는데 앞으로의 활용을 위해 잘 기억해야 한다.

$$\alpha = \frac{h\nu}{m_0c^2}. \tag{4.20b}$$

전달되는 에너지의 한계

광자가 전자와 상호작용 후에, 전자의 진행 각도가 진행 방향으로 0°가 된다면, 산란되는 광자는 정반대 방향으로 나간다. 즉 θ = 180°이고 ϕ = 0°가 된다. θ = 180°에서는 cos θ = −1이므로 이런 반응은 반동 전자에게 최대의 에너지를 전달하고 산란되는 광자에게는 최소 에너지를 준다. 이 경우 식 (4.15)와 (4.16)은 다음과 같이 단순하게 된다.

$$E_{e(\max)} = h\nu \frac{2\alpha}{(1+2\alpha)}, \tag{4.21}$$

$$h\nu'_{\min} = h\nu \frac{1}{(1+2\alpha)}. \tag{4.22}$$

그와 반대의 경우 즉 θ = 0°에서는 cos θ = 1이므로 식 (4.19)와 (4.20)은 다음과 같이 된다.

$$E_e = 0, \tag{4.23}$$

$$h\nu = h\nu'. \tag{4.24}$$

식 (4.21)-(4.24)을 살펴보면, 이제 입사 광자의 에너지가 산란되는 전자의 운동에너지에 어느 정도의 분율로 기여하는지 그 효과를 알아보는 것이 가능해진다. 원칙적으로 컴프턴 산란 후 산란되는 광자의 모든 에너지가 흡수계를 떠난다고 가정할 수 있다. 흡수체에 전달되는 에너지는 전자에 전달되는 운동 에너지일 것이다. 컴프턴 산란의 경우 전달되는 에너지 중에서 흡수되는 에너지를 계산하기는 쉽지 않다. 따라서 산란된 전자가 방출하는 제동복사 광자 정도가 매질에서 손실되는 에너지가 될 것이다. 입사

표 4.3 컴프턴 과정에서 각 에너지의 입사 광자가 전달하는 에너지 분율

Photon energy	
5.11 keV	5.11 MeV
α = 5.11 keV/0.511 MeV = 0.010 $E_{e(\max)}$ = 5.11 keV × (2 × 0.010/1.02) = 0.10 keV $h\nu'_{\min}$ = 5.11 keV × 1/1.02 = 5.01 keV Energy transferred: 2%	α = 5.11 MeV/0.511 MeV = 10 $E_{e(\max)}$ = 5.11 MeV × (2 × 10/21) = 4.87 MeV $h\nu'_{\min}$ = 5.11 MeV × 1/21 = 0.24 MeV Energy transferred: 95%

광자의 에너지 중 전자의 운동 에너지로 전달되는 분율만 고려한다면 $E_{e(\max)}$를 입사 광자 에너지의 함수로 계산할 수 있다. 이러한 계산 결과는 표 4.3에 나와 있다.

표 4.3은 컴프턴 산란 과정에서 전달되는 에너지 분율에서 입사 광자의 에너지가 차지하는 중요성을 보여주고 있다. 입사 광자의 에너지가 100 keV가 될 때 까지는 생체조직 내에서의 에너지 전달이 크지 않음을 명확히 보여주고 있다.

그런데 아직까지 여기에는 컴프턴 산란의 단면적이 포함되어 있지 않음을 유의하자. 에너지 전달 과정과 흡수 과정을 보다 상세히 서술하는 광자 에너지와 단면적의 관계는 다음 절에서 다룬다. 낮은 에너지의 광자의 경우, 산란 작용이 일어날 때, 상호작용 확률과는 관계없이 에너지가 거의 전달되지 않는다. 에너지가 증가하면 에너지 전달 분율도 증가하여 10-20 MeV에서는 1.0에 접근한다. 따라서 복잡한 감마선 스펙트럼에 의해 전달되는 총 에너지를 계산할 때에는 여러 독립적인 단면적과 그에 따른 전달 에너지를 복합적으로 다루어야 한다.

흡수 에너지

광전 과정에는 광 전자가 대분의 에너지를 국부적으로 흡수된다고 가정할 수 있고, 이런 현상으로 생체조직과 같은 시스템에서는 전달된 에너지를 매우 효과적으로 흡수한다. 그러나 광전 과정에서 흡수된 에너지의 일부만이 미미하게 생물학적 손상을 일으키는데 기여한다.

그림 4.4를 다시 살펴보면 예를 들어 물에서 광자의 에너지가 수 10 keV일 경우

광전 반응의 단면적은 매우 작음을 볼 수 있다. 컴프턴 과정에서 흡수되는 에너지는 일반적으로 전달되는 에너지에 반비례하는데, 이는 높은 에너지 전자의 운동 에너지 일부가 제동복사 방사선(광자)으로 다시 나타나기 때문이다.

컴프턴 과정 요약

1. 이 과정에는 광자와 전자(약하게 결합된)가 관여하는데, 상호작용 후 입사 광자는 낮은 에너지의 산란 광자로 다시 나온다.
2. 이 과정은 원자 번호(Z)와는 거의 무관하다.
3. 에너지가 증가하면 컴프턴 산란 단면적은 감소한다.
4. 광자의 에너지가 증가할수록 상호작용 당 전자 운동 에너지로 전달되는 평균 에너지 비율은 증가한다.
5. 100 keV ~ 10 MeV 영역의 에너지를 잘 흡수하는 연 조직(soft tissue)에 컴프턴 산란은 매우 중요하다.

산란 계수

클라인(Klein)과 미시나(Mishina) (1929)는 디랙(Dirac)의 양자 역학을 적용하여, 처음으로 컴프턴 산란의 미분 단면적을 이론적으로 계산하였다. 그들의 계산식은 매우 정확하여 오늘날도 새로운 계산 결과의 비교 기준으로 사용되고 있다. 유도 과정은 여기에서 언급하기에 너무 복잡하나 최종적인 수식은 주의 깊이 바라볼 가치가 있다. 클라인과 미시나는 전자당 단위 입체 각(solid angle)으로 산란되는 광자 수에 대한 미분 단면적을 식 (4.25)로 나타냈다.

$$\frac{d_e\sigma_t}{d\Omega} = \frac{e^4}{2m_0^2c^4}\left[\frac{1}{1+\alpha(1-\cos\theta)}\right]^2 \times\left[1+\cos^2\theta+\frac{\alpha^2(1-\cos\theta)^2}{1+\alpha(1-\cos\theta)}\right]. \qquad (4.25)$$

광자의 산란 각이 '0' 이면 전자에는 운동 에너지가 전달되지 않아 식 (4.25)는 고전적인

톰슨 산란(Tomson scattering) 값 $e^4/m_0^2c^4$이 된다. 만약 광자 에너지가 작으면 α는 0에 접근하며 식 (4.25)는 양자 역학 이전의 고전적인 톰슨 산란 방정식이 된다.

$$\frac{d_e\sigma_t}{d\Omega} = \frac{e^4}{2m_0^2c^4}(1 + \cos^2\theta). \tag{4.26}$$

여기서 $e^4/m_0^2c^4$ 항은 $r_0^2/2$ 항으로 치환할 수 있다. r_0는 "**고전적 전자 반경(classical electron radius)**"인 ke^2/m_0c^2이다. 상수 k는 쿨롱 상수이다.

$$\frac{d_e\sigma_t}{d\Omega} = \frac{r_0^2}{2}(1 + \cos^2\theta). \tag{4.27}$$

고전적 방정식인 식 (4.27)을 이용하여 모든 산란 방향에 걸친 단면적을 구하기 위해서는 식 (4.27)을 0도에서 2π도까지 모든 반사각에 걸쳐 적분을 해야 한다. 각도 θ와 $d\theta$ 사이의 입체 각은 $2\pi \sin\theta\, d\theta$인데 특별한 고전적 톰슨 산란의 경우에 이를 식 (4.27)에 넣어 적분하면 다음과 같이 된다.

$${}_e\sigma_0 = \tfrac{8}{3}\pi r_0^2. \tag{4.28}$$

자유 전자에 대한 이 고전적인 톰슨 산란 계수는 전자에 에너지가 전달되지 않는 경우에도 유효하다. 광자 에너지가 증가하면서 산란되는 전자의 운동 에너지도 증가한다. Klein-Nishina(KN) 식 (4.25)는 일반적인 경우 정확한 계산을 제공한다. 고전적 톰슨 식은 Klein-Nishina 식의 일부 해라는 것을 입증할 수 있는데, 다른 말로 하면 KN 식은 톰슨 식과 "**KN 인수(KN factor)**"라 부르는 F_{KN}을 사용하여 표현할 수 있다. 식 (4.25)의 Klein-Nishina 식을 다시 표현하여

$$\frac{d\sigma}{d\Omega} = \frac{d\sigma}{d\Omega}F_{KN} = \frac{r_0^2}{2}(1 + \cos^2\theta)F_{KN}, \tag{4.29}$$

식이 된다. 식에서 F_{KN}은 다음과 같다.

$$F_{KN} = \left[\frac{1}{1 + \alpha(1 - \cos\theta)}\right]^2 \times \left[1 + \frac{\alpha^2(1 - \cos^2\theta)^2}{[1 + \alpha(1 - \cos\theta)](1 + \cos^2\theta)}\right]. \tag{4.30}$$

인수 F_{KN}은 항상 1보다 작다. 그 값은 산란 각 θ가 $0°$이고 산란이 고전적 방식으로 발생할 때 1에 접근한다. 덧붙여 α가 0에 접근하면 그 값 역시 0에 접근하고 산란은 고전적인 형태가 된다. 식 (4.29)를 모든 산란 각 범위에 걸쳐 적분하면 다음 식과 같은 **총 컴프턴 산란 계수(total Compton scattering coefficient)**가 된다.

$$_e\sigma = \frac{3}{4}{_e\sigma_0}\left[\frac{1+\alpha}{\alpha^2}\left(\frac{2(1+2\alpha)}{1+2\alpha} - \frac{\ln(1+2\alpha)}{\alpha}\right) + \frac{\ln(1+2\alpha)}{2\alpha} - \frac{1+3\alpha}{(1+2\alpha)^2}\right]. \tag{4.31}$$

이 식에서 $_e\sigma_0$은 식 (4.28)의 고전적인 0도 각도인 톰슨 산란 항이다.

그림 4.6의 에너지 전달계수 관련 데이터는 식 (4.29)의 미분 단면적 식에 비율 $E_e/h\nu$ 값을 곱한 것이다. 비율 $E_e/h\nu$는 식 (4.21)에서 계산할 수 있다.

단위 입체 각 당의 에너지 전달 미분 단면적은 다음과 같다.

$$\frac{d\,_e\sigma_{\mathrm{tr}}}{d\Omega} = \frac{d\,_e\sigma}{d\Omega}\left(\frac{\alpha(1-\cos\theta)}{(1+\alpha(1-\cos\theta))}\right). \tag{4.32}$$

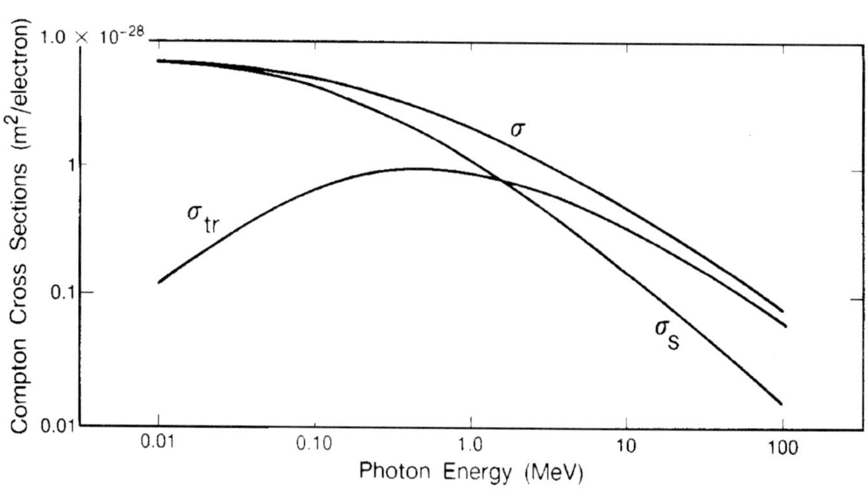

그림 4.6 Klein-Nishina 식으로 계산한 물 속에서의 총 컴프턴 계수(σ), 산란 계수(σ_s), 에너지 전달 계수(σ_{tr}). Johns-Cunningham (1983)의 책 Appendix (A-2a)에 이 값들이 표에 수록되어 있다.

이 식을 전체 각도에서 적분하면 에너지 전달 계수 ${}_{e}\sigma_{\mathrm{tr}}$를 얻는다. 적분 형태의 식은 너무 복잡하여 실제적인 관심을 끌지 못한다. Johns-Laughlin은 계산 결과를 Hine-Brownell (1956)논문에 실었다. 그림 4.6은 Johns-Cunningham (1983)의 계산 결과이다. 산란 에너지 계수 ${}_{e}\sigma_{s}$은 총 계수에서 식 (4.28)에 의해 계산된 에너지 전달 계수 ${}_{e}\sigma_{\mathrm{tr}}$를 뺀 값이다.

컴프턴 전자의 에너지

원래 Klein-Nishina 식 (4.27)를 약간 변형하면 컴프턴 전자 에너지 스펙트럼의 유도가 가능하다. 자세한 과정은 Hine-Brownell (1956) 책에 나와 있다. 일반적으로 전자는 최대값으로 광자 에너지 $h\nu$ 보다 약간 작은 값 까지를 가질 수 있다. 예를 들면 입사 광자 에너지가 0.5 MeV이면 전자의 최대 에너지는 0.331 MeV이고 입사 광자 에너지가 1.0 MeV이면 전자의 최대 에너지는 0.796 MeV이다. 전자의 에너지 분포는 최소값까지 분포함으로 모양은 고 에너지와 저 에너지 영역이 중간에너지 영역보다 더 크다.

전자 결합 에너지 효과

앞서의 컴프턴 산란 계산의 모든 가정들은 명시적이건 암묵적이건 광자와 상호작용하는 전자들은 자유 전자, 즉 결합 에너지가 거의 0이라는 것이었다. 자유 전자를 가정하면 그림 4.6의 전체 단면적에서 알 수 있듯이, 에너지가 증가함에 따라 총 단면적은 단조롭게 일률적으로 감소하며, 단면적은 가장 낮은 에너지에서 최대값을 가진다. Hubbell (1977)은 전자의 결합 에너지를 포함시켜 Klein-Nishina 계수들을 다시 계산하였다. 저 에너지 영역 (50 keV 이하)에서는 총 단면적이 급격히 감소하나 이 영역에서는 에너지 전달 계수는 크지 않으므로 에너지 전달 계수에 미치는 영향은 미미하다. 탄소 흡수체를 대상으로 한 Hubbell의 계산에 의하면, 입사 광자 에너지가 100 keV일 때 전자의 결합 에너지가 감지 가능한 영향은 없다.

6 쌍 생성

1.02 MeV 보다 에너지가 큰 광자가 들어오면 전자 **쌍 생성(pair production)**이라 부르는 상호작용이 일어날 수 있다(그림 4.7). 이런 에너지 전달 메커니즘에서는 고 에너지 광자가 원자 핵 근처를 통과할 때, 강한 핵력장의 영향을 받으면서, 에너지 형태인 광자가 물질인 전자와 양 전자의 쌍으로 변환될 수 있다. 이 메커니즘에서 핵은 다소 수동적인 역할을 한다. 반응 전후에 핵의 상태는 같지만 운동 에너지와 운동량에서는 약간의 변동이 생긴다. 이 과정에서 핵을 여기 시키는 다른 메커니즘은 없고, 단순히 핵 근처에서 광자 하나가 양전자와 전자로 바 뀐 것뿐이다. 핵에 전달되는 운동 에너지는 일반적으로 크지 않으나, 핵에 반동이 존재하므로, 이를 고려하면 에너지와 운동량은 소멸되는 광자와 생성되는 두 전자 계에서는 모두 보존되지 않는다. 생성되는 2개의 진자 e^-와 e^+는 궤도 전자가 산란된 것이 아니고 광자의 소멸로 인한 새롭게 생성된 **에너지-질량 변환(energy-mass conversion)** 사건이라는 것을 명확히 할 필요가 있다. 반동 핵으로부터 얻은 에너지와 운동량에 대한 불확정성(uncertainty) 때문에 이 반응을 컴프턴 산란처럼 완벽하게 계속 할 수는 없다. 핵 부근에서 쌍 생성이 발생하는 단면적은 Z^2에 비례한다. 그러나 광자 에너지가 20 MeV 이상이면 유효 Z를 수정하여, 원자 내의 전자들에 의한 실제적인 핵 전하의 차폐 효과를 보정해야 한다.

이는 사실 복잡하고 어려우나 1차적인 목적으로 볼 때, 다음 식으로 쌍 생성에 대한 원자의 단면적 관계를 나타낼 수 있다.

$$_a\kappa \text{ (approx.)} = \ln h\nu, \tag{4.33}$$

식에서 $_a\kappa$는 쌍 생성으로 인한 원자 단면적이다.

그러면 2개 전자의 운동 에너지는 어떻게 분포할까? 두 전자의 질량에 등가인 에너지는 2 × 0.511, 즉 1.022 MeV이므로 과정에서 생성된 쌍 생성 전자들의 운동 에너지는 입사 광자의 에너지에서 1.022 MeV를 뺀 값이다.

$$h\nu - 1.022 = E_{\text{positron}} + E_{\text{electron}}. \tag{4.34}$$

식 (4.34)의 에너지를 두 전자가 어떻게 나누어 가지는가? 하는 문제는 입사 광자의 에너지와 산란 핵의 원자 번호수의 함수로 결정되는 복잡한 문제이지만, 한 전자가 0의 운동 에너지를 가지는 확률이 0에 가까운 극단적인 경우를 제외하고는, 1차적인 근사값으로서 "두 전자가 같은 크기로 나누어 가진다"고 보면 된다. 양전자가 소멸되어 방사선을 내는 과정은 이전에 설명한 방사성핵종의 양전자 붕괴와 같은 과정이다.

소멸 반응

양전자가 에너지를 잃고 최종적으로 Fermi 에너지에 도달하면, 전자가 전달하는 것과 동일한 방법으로 양전자도 그 에너지를 매질에 전달한다. 그러나 양전자가 정지 에너지 근처까지 감속하면서, 자유 전자와 반응하면 서로 반대 방향을 향하는 0.511 MeV 소멸 광자 2개를 만들고 사라진다. 이는 질량을 지닌 물질가 에너지로 변환되는 **소멸(annihilation)**이다. 총 1.022 MeV의 방출 에너지는 사라진 2개 전자들의 질량과 등가이다. 실험실 좌표계에서 2개의 입자인 양전자와 전자의 계 전체 운동량이 0이라면 2개의 광자는 정확하게 반대 방향으로 방출될 것이다. 이런 상황은 드문 상황이지만, 2개 입자의 열적 교란 때문에 질량 중심계의 평균 운동량은 약 0.009 m_0c^2 정도 된다. 이 작은 잔여 운동량으로 인해 평균 각도 180°에 대해 0.5° 정도의 퍼짐 현상이 생긴다. 한 광자 한 평면에서 편광(polarization)되면 다른 광자는 그것과 직교하는 평면에서 편광이 될 것이다. 전자와 양전자의 소멸 반응은 운동량이 0 근처일 때 대부분 일어나지

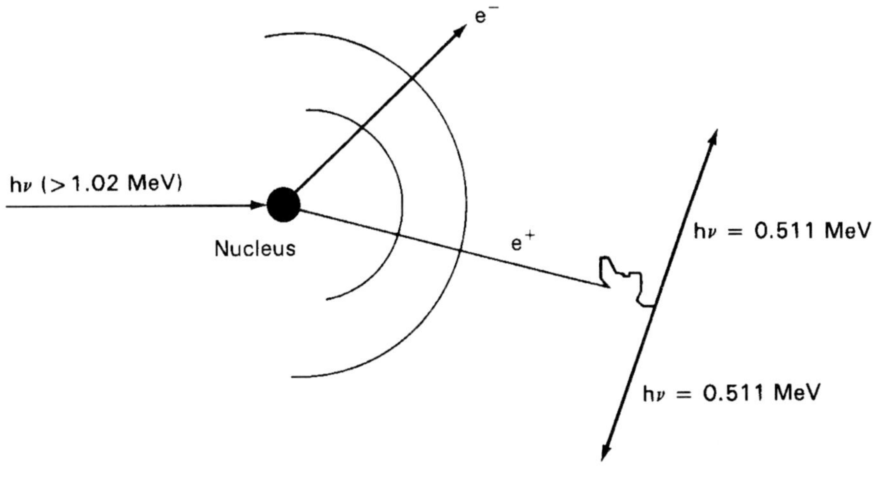

그림 4.7 전자 쌍 생성 산란 과정에서 생기는 입자들

만, 2% 정도는 보다 높은 운동 에너지에서 소멸되는 경우도 있다. 이 경우 소멸 당시의 운동량이 0이 아니며, 소멸 결과 생기는 양자에너지는 0.511 MeV 보다 크며 운동량에 따른 벡터 방향을 가진다.

전달 에너지와 흡수 에너지

쌍 생성 과정에서 계에 전달되는 에너지는 입사 광자 에너지에서 2개의 전자 질량 등가 에너지를 뺀 값이다. 전달되는 에너지는 다음과 같다.

$$E_{tr} = h\nu - 1.022. \qquad (4.35)$$

흡수된 에너지는 실험이 아니면 계산하기가 훨씬 더 어렵다. 2개의 전자들은 에너지 전달뿐 아니라 제동복사에 의해 에너지를 주위에 잃어, 결과적으로 계내에 흡수된다. 그러나 1.022 MeV의 에너지는 **소멸 광자(annihilation photon)**로서 항상 나타날 것인데 일반적으로 계로부터 잃는 에너지로 생각할 수 있다. 그러면 쌍 생성의 문턱 에너지인 1.022 MeV 근처의 에너지에서는 단면적에 관계없이 쌍 생성으로는 운동 에너지가 거의 전달되지 않는다. 이런 소멸 광자들과 컴프턴 산란에서의 산란 광자들, 그리고 광전 효과 반응에서의 형광 광자들은 모두 계로부터 손실되는 에너지(즉, 계에 전달되지 않는 에너지)라는 점에서 같은 역할을 한다.

쌍 생성 과정 요약

1. 쌍 생성의 문턱(threshold) 에너지는 1.022 MeV이다.
2. 문턱 에너지 이상에서는 단면적이 급히 증가한다.
3. 원자당 저지능은 Z^2에 비례한다.
4. 전달되는 에너지 양은 ($h\nu$ - 1.022) MeV이다.
5. 두 개의 소멸 광자는 일반적으로 관심 부피 내에서 흡수되지 않는 에너지라고 간주해야 한다. 그러나 일부 광자들은 부피를 벗어나기 전에 또 다른 산란 과정을 거칠 수도 있다.

3중 생성(triplet production)

쌍 생성의 또 다른 형태는 입사 광자가 핵보다는 궤도 전자와 일으키는 상호작용이다. 입사 광자에 의해 산란되는 전자는 질량이 작으므로 상당한 운동 에너지를 가지고 방출될 것이다. 아울러 입사 광자가 소멸하는 결과로 전자와 양전자가 생길 것이다. 이 과정은 문턱 에너지가 2.04 MeV인데, Z가 작은 물질에 대한 단면적은 매우 작으므로 이 과정에서 발생된 방사선과 생체조직과의 상호작용은 거의 중요하지 않다. 이 반응은 산란 현장으로부터 2개의 음전자와 1개의 양전자가 방출되므로 3중 생성(triple production)이라 불린다.

에너지에 따른 단면적 변동

그림 4.8에 여러 물질에서 에너지에 따른 쌍 생성의 단면적을 도시한다. 산소나 탄소 같은 인체 조직 등가 원소들에서 문턱 에너지 1.022 MeV 이상 10 MeV 이하 영역에서는 쌍 생성에 의한 기여는 거의 없다.

7 제동복사-상대론적 에너지의 손실

지금까지 높은 운동 에너지를 지닌 전자에 의해 에너지를 잃는 몇 가지 경우를 살펴보았다. 고 에너지의 전자가 주변 매질에 에너지를 전달할 수 있는 메커니즘은 여러 가지이다. 고속 전자의 경우, 산란 상호작용이 주로 발생하며, 이는 매질 원자들을 여기나 이온화하는 형태로 에너지를 전달하는 과정이다. 또 다른 중요한 과정은 전자가 가속될 때 발생하는 X-선 방출에 따른 에너지 전달이다. 고속 전자(또는 다른 하전 입자)가 핵을 통과할 때 전자의 경로를 굴절시키는 정전기력, 즉 쿨롱 힘이 작용한다. 전자의 경우 핵의 질량이 훨씬 크므로 핵에는 별다른 교란을 주지 않는다.

제동복사(bremsstrahlung) 발생의 일반화된 표현식은 다음과 같다. 질량 M_p, 전하 Z_e인 입자가 질량 M_n, 전하 Ze인 핵 근처를 통과할 때 입자는 정전기력을 받아 가속된다.

무거운 핵은 질량 M_n이 M_p보다 훨씬 무거워 가속을 받지 않는다고 가정한다. 양전하나 음전하가 가속을 받으면 가속도의 제곱에 비례하는 비율로 에너지를 방출하며, 이때 가속(또는 감속)되는 입자는 전자기파를 방출한다. 쿨롱 법칙에 의해 가속도는 $(zZe^2/M_p)^2$에 비례하므로, 방출 에너지 손실은 Z에 강하게 의존하고, 질량 M_p의 역수에 역시 크게 비례한다. 실제로 원자 번호가 큰 흡수체는 방사성 에너지 손실이 훨씬 크고, 가벼운 전자가 양성자에 비해 몇 배 중요한 기여를 한다.

Heitler (1954)는 100 MeV 이하 전자의 에너지 손실률을 양자 역학적 관점에서 다음과 같이 풀었다.

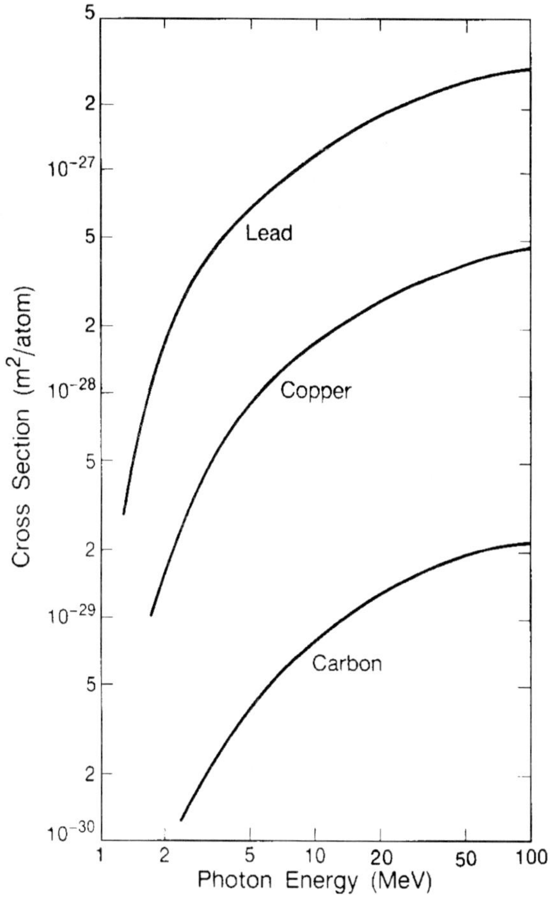

그림 4.8 구리, 납, 탄소에 대한 에너지에 따른 쌍 생성 산란 단면적. 흡수체의 Z에 대한 강한 의존성을 보인다. Plechaty et. al. (1975)

$$S_{\text{rad}} = \frac{1}{\rho}\frac{dE}{dx} = 4r_0^2 \frac{N_e Z}{137}\left[\ln \frac{2(E+\mu_0)}{\mu_0} - \frac{1}{3}\right]. \tag{4.36}$$

이 과정은 독일어로 전자의 감속을 나타내는 '제동복사(braking radiation)'이라는 의미의 독일어 'bremsstrahlung'이라는 용어로 불린다.

참고 문헌

Heitler, W. (1954). *The Quantum Theory of Radiation*. Oxford University Press, New York.

Hine, G. J., and Brownell, G. L. (1956). *Radiation Dosimetry*. Academic, New York.

Hubbell, J. H. (1977). Photon mass attenuation and mass energy-absorption coefficients for H, C, N, O, Ar, and seven mixtures from 0.1 keV to 20 MeV. *Radiation Res.* **70**, 58-81.

Johns, H. E., and Cunningham, J. R. (1983). *The Physics of Radiology*, 4th ed. Charles C. Thomas, Springfield, IL, Appendix A-2a.

Klein, O., and Nishina, Y. (1929). Uber die Streuung von Strahlung durch freie Elektronen nach der neuen relativistischen Quantumdynamik von Dirac. *Z. Phys.* **52**, 853-868.

Plechaty, E. F., Cullen, D. E., and Howerton, R. J. (1975). Tables and Graphs of Photon Interaction Cross Sections from 1.0 keV to 100 MeV Derived from LLL Evaluated Nuclear Data Library, Report UCRL-50400, 1st rev., Vol. 6, University of California Lawrence Livermore National Laboratory, National Technical Information Service, Springfield, VA.

Scofield, J. H. (1973). Theoretical Photoionization Cross Sections from 1 to 1500 keV, Report UCRL-51326, University of California Lawrence

Livermore National Laboratory, National Technical Information Center, Springfield, VA.

추천 문헌

Evans, R. D. (1955). *The Atomic Nucleus*. McGraw-Hill, New York.

Hine, G. J., and Brownell, G. L. (1956). *Radiation Dosimetry*, Academic, New York.

Johns, H. E., and Cunningham, J. R. (1983). *The Physics of Radiology*, 4th ed. Charles C.

문제

1. 광전 효과는 자유 전자와 입사 감마선 간 상호작용으로는 발생할 수 없다. 이러한 사실은 운동량 및 에너지의 보존 법칙에 기반하여 설명할 수 있다. 운동량과 에너지 균형에 대한 방정식을 사용하여 자유 전자와 광자 간의 상호작용이 가능하지 않다는 것을 보여라.

2. 다음의 경우, 초기 광자 에너지 각각에 대해 컴프턴 산란 전자가 가질 수 있는 최대 운동 에너지는 얼마인가?. 적절한 좌표지에 그 결과를 표시하라.

   광자 에너지 [keV] : 1, 5, 50,100,500
   [MeV] : 1, 10, 50, 100

   또한 광자 에너지와 최대 산란 전자 에너지의 관계에 대해 어떤 결론을 내릴 수 있나?

3. 아래 데이터가 주어졌을 때, 개별 과정에 대한 감쇠 계수의 합인 총 감쇠 계수를 안다고 할 때, 10 MeV 광자에 대한 납의 총 질량 감쇠 계수를 계산하라

$$\tau \text{ (photo)} = 0.168 \times 10^{-28} \text{ m}^2 \text{ per atom}$$

$$\sigma \text{ (coherent)} = 0.0093 \times 10^{-28} \text{ m}^2 \text{ per atom}$$

$$\sigma \text{ (Comton)} = 4.193 \times 10^{-28} \text{ m}^2 \text{ per atom}$$

$$\kappa \text{ (pair)} = 12.400 \times 10^{-28} \text{ m}^2 \text{ per atom}$$

이때 납의 밀도는 11,350 kg m^{-3}이다.

4. 10 MeV 광자의 경우 공기의 질량 감쇠 계수는 0.204이다. 전달된 평균 에너지(E_{tr})는 7.37 MeV이고 흡수된 평균 에너지는 (E_{ab})는 7.10 MeV이다. 만일 10^4개의 광자가 "두께" 1.5 g cm^{-2}의 공기 부피를 통과한다고 가정할 때, 산란 사건의 수, 매질에서 전자의 운동 에너지, 입사 빔에서 제거된 에너지, 그리고 제동복사선으로 다시 나타나는 원래 입사 에너지의 양을 각각 계산하라.

5. 컴프턴 산란에 사용할 수 있는 차등 단면적 방정식을 사용하여, 입사 축에서 45, 90, 180°의 산란 각도로 나타나는 산란 광자의 에너지를 계산하라.

6. 파장이 0.20 nm인 광자가 탄소에 입사한 다음, 파장이 0.0100% 이동한다. 광자 산란 각도는 얼마이고 산란된 전자가 얻을 수 있는 최대 에너지는 얼마인가?

CHAPTER 05

에너지 전달 과정

1 서론

앞 장에서 고 에너지 광자와 물질 사이에, 특히 생체 등가 시스템에 대한 중요한 산란 과정을 살펴보았다. 다음으로는 생체 등가 시스템에 대한 이들 반응의 상대적인 중요성을 살펴보자. 이는 광자 에너지가 살아있는 세포의 중요한 분자에게 최종적으로 전달되는 관점에서 볼 때 특히 중요하다. 1차 산란 과정에서 생성된 높은 운동 에너지의 전자는 살아있는 세포 분자에게 에너지를 전달하는 핵심 요소이다.

4장에서 각 산란 과정에 대한 부분적인 저지능(감쇠 계수)을 정의할 수 있음을 보았다. 이 방법을 사용하여 각종 입자의 에너지에 따른 각 과정의 상대적인 중요성을 분리하여 살펴볼 수 있다. 또한 각 산란 과정에서 총 저지능을 에너지 전달 부분과 에너지 흡수 부분으로 구분하는 것도 가능하다.

에너지 전달 분과 흡수 분에 대해서 다음과 같은 기호를 사용하여, 각각의 관계되는 단면적 또는 감쇠 계수를 도출할 수 있다.

μ/ρ = 총 질량 감쇠 계수(total mass attenuation coefficient)

μ_{tr}/ρ = 총 에너지 전달 질량 감쇠 계수(total energy transterred mass attenuation coefficient)

μ_{ab}/ρ = 총 에너지 흡수 질량 감쇠 계수(total energy absorbed mass attenuation coefficient)

τ/ρ = 광전 질량 감쇠 계수 (총 감쇠 계수에 밑첨자 t과 ab를 추가하여 전달과 흡수 계수를 표시)

σ/ρ = 컴프턴 질량 감쇠 계수 (밑 첨자들은 앞의 경우와 동일 의미로 표시)

κ/p = 쌍 생성 질량 감쇠 계수 (밑 첨자들은 동일 의미로 표시)

2 생체조직에서 컴프턴 과정의 중요성

앞에서와 같이, 광자의 **컴프턴 과정(Compton process)**은 생체조직 등가 물질에 최종적으로 에너지 흡수 선량에 기여하는 가장 중요한 과정이다. 4장에서는 컴프턴 과정의 단면적을 다루면서 클라인-니시나(Klein-Nishina) 식을 인용하였다. 이 식은 자유 전자를 대상으로 한 것으로서 총 단면적에 궤도 전자의 결합 에너지는 반영되지 않는다. 자유 전자의 총 컴프턴 단면적은 광자 에너지가 증가함에 따라 지속적으로 감소하는 함수이지만, 광자 에너지가 50 keV 이하에서는 거의 변하지 않고 최대값을 유지한다. 컴프턴 산란에 참여하는 전자가 궤도 전자일 때, 실제 단면적은 클라인-니시나(KN) 계산 값과 결합 에너지의 크기에 따라 상당한 차이를 보인다. 한편 입사 광자 에너지가 100 keV 이상일 때는 원자 번호가 작은 원자에 구속된 전자의 단면적과 자유 전자에 대한 단면적 간에는 차이가 거의 없다. 그러나 광자의 에너지가 낮고 원자 번호가 큰 흡수 매질에서, KN 값과 전자 결합 에너지를 고려한 값 간에는 상당한 차이가 난다. 최근에 계산한 값들은 이런 결합 에너지에 대한 차이를 보정하는 단면적을 제공하고 있다. Hubbell (1977)은 몇 가지 원소에 대하여 자세한 계산을 하였다. 여기서는 그림 5.1에 그 결과를 도시한다.

그림에서는 자유 전자에 대한 총 컴프턴 감쇠 계수, 탄소($Z=6$)의 궤도 전자에 대한 총 컴프턴 감쇠 계수, 흡수된 에너지에 대한 컴프턴 감쇠 계수 σ_{ab}를 보여준다. 여기서 곡선들은 전자에 대한 단면적임에 유의하자.

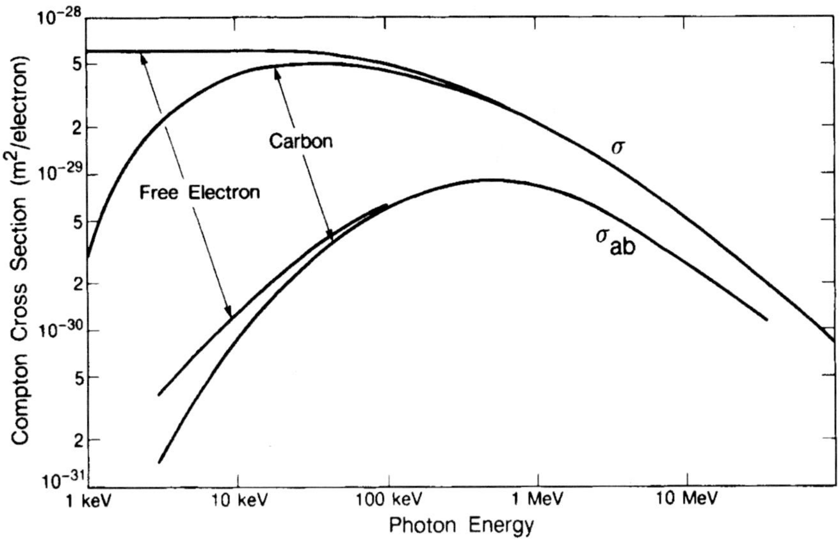

그림 5.1 광자 에너지에 따른 자유 전자와 탄소 원자 궤도 전자의 컴프턴 단면적. σ_{ab}는 흡수 에너지에 대한 단면적이며, σ는 총 컴프턴 단면적(Hubbell, 1977)이다.

총 감쇠 계수

광자 에너지 10 keV–10 MeV 사이에서 지배적인 컴프턴 과정 외에 적은 양이지만 광전 과정과 쌍 생성 과정도 매질 내 에너지 흡수에 기여를 한다. 각 과정들의 기여도는 그림 5.2와 같다.

그 어떤 사건이든지 특정한 시간에는 한 가지 과정만 일어날 수 있고, 사건의 발생 가능성의 크기는 감쇠 계수 또는 단면적으로 정의할 수 있다. 어떤 단일 사건의 발생 가능성은 그 사건의 구성 요소들의 발생 가능성의 합이다. 모든 산란 과정의 확률은 감쇠 계수로 정의될 수 있음으로 전체 확률은 다음과 같이 기술할 수 있다.

$$\mu_{(\mathrm{total})} = \tau_{(\mathrm{photoelectric})} + \sigma_{(\mathrm{coherent})} + \sigma_{(\mathrm{Compton})} + \kappa_{(\mathrm{pair})}. \tag{5.1}$$

여기서 간섭성 단면적은 앞에서 설명하였듯이, 원자 번호가 작은 물질에서 10 keV 이하의 광자 에너지에서만 상당한 단면적을 가진다. 이런 이유로 일반적으로 간섭성 단면적은 생체조직 등가 물질에 대한 전체 단면적에는 고려하지 않는다. 식 (5.1)의 단면적은 4장에 서술된 적당한 수학적 조작과 사용자의 의도를 나타내는 첨자들을

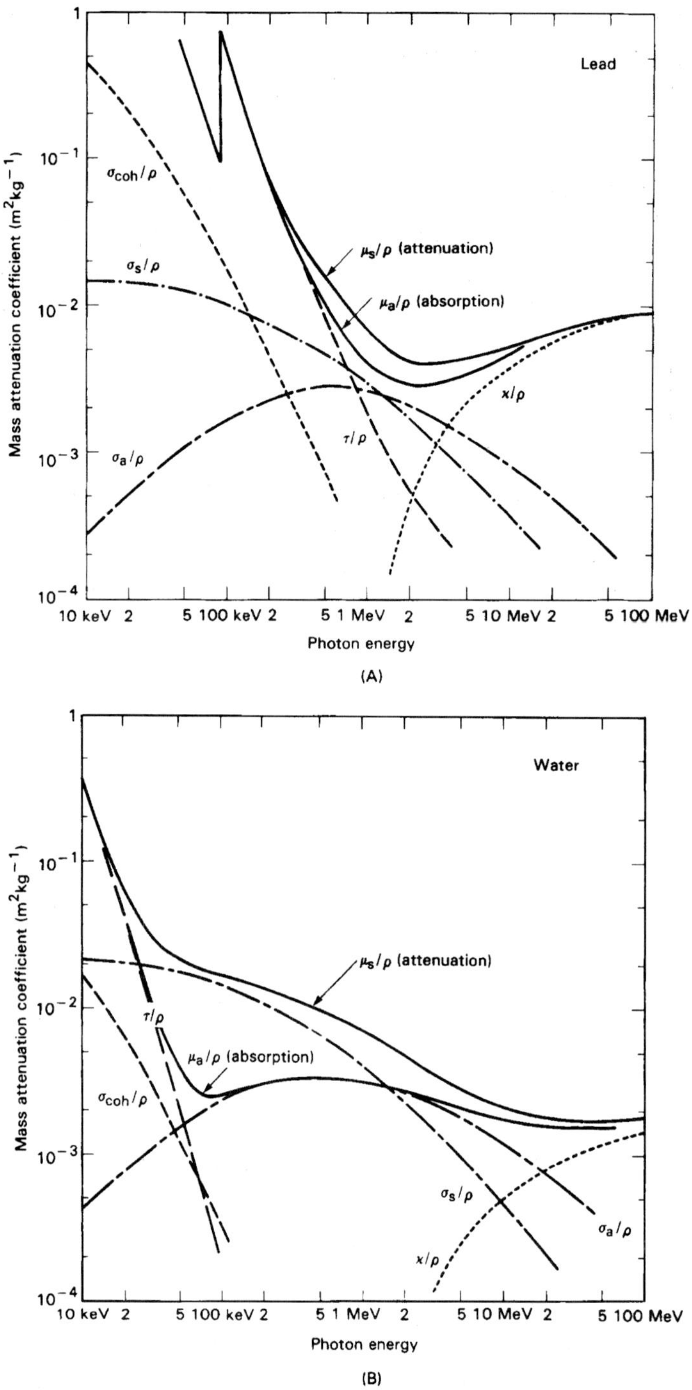

그림 5.2 (A) 납의 질량 감쇠 계수. 광자의 에너지 함수로 개별 산란 과정의 상대적인 기여도를 나타낸다. 에너지 흡수 단면적도 있다. (B) 물의 질량 감쇠 계수. 개별 산란 과정의 상대적인 기여도는 (A)와 같다. (Hubbell, 1977).

사용하여 질량 단면적, 전자 단면적, 원자 단면적 등에 적용할 수 있다. 대부분의 단면적은 광자 에너지의 함수로 도표로 작성되어 있다. 자세한 정보는 Hubbell (1977)을 참조하자.

그림 5.2(A)와 (B)는 물과 납의 총 질량 감쇠 계수로 Hubbell 도표 값을 도시 것이다. 에너지 흡수 계수(질량, μ_{ab}/ρ)와 에너지 전달 계수(질량, μ_{tr}/ρ)도 있다.

그림 5.2에서 각 산란 과정의 상대적인 크기도 비교해 볼 수 있다. 100 keV 바로 밑 에너지에서 납의 총 감쇠 계수에 k-끝단(k-edge)가 존재하는 것은, 이 에너지 영역에서 광전 과정이 크게 기여하기 때문이다. 생체조직 유사 물질인 물의 경우, 광전 과정의 기여도는 낮은 에너지, 말하자면, 수 10 keV 밑에서만 크게 나타난다. 그림 5.2(B)에서 주목할 곡선은 물의 전체 질량 에너지 흡수 계수, μ_{ab}/ρ이다. 이 곡선의 생체조직 등가 물질에 흡수되는 에너지에 기여하는 중요한 과정은 컴프턴 과정으로서 100 keV와 10 MeV 사이에서 위로 나온 부분이 기여한다. 생물학적으로 상당한 피해를 미치는 연 조직에 선량을 부여하는 요소 중에는 컴프턴 산란 과정이 가장 큰 기여를 한다. 구리와 같은 원자 번호(Z)가 큰 물질, 특히 납의 경우, 1 MeV 이상의 광자에 대해서도 광전 과정의 기여도는 크다. 이러므로 원자 번호가 큰 물질의 단면적은 생체 보호를 위해 필요한 방사선 차폐 계산시에 중요한 역할을 담당한다.

혼합물 총 감쇠 계수

총 감쇠 계수와 부분 감쇠 계수는 혼합물 내의 개별 원소의 수에 비례하는 할당 분을 고려하여 계산할 수 있다. 즉 감쇠 계수 또는 단면적에 각 원소의 몰 분율(mole fraction)을 곱하여 얻는다.

예) 1.25 MeV 광자에 대한 물의 전체 컴프턴 질량 감쇠 계수는 얼마인가?

$$1.25\ \text{MeV에서 수소의}\ \sigma/\rho = 0.1129\ \text{cm}^2\ \text{g}^{-1}$$

$$1.25\ \text{MeV에서 산소의}\ \sigma/\rho = 0.0570\ \text{cm}^2\ \text{g}^{-1}$$

물 1 몰에는 16 g의 산소와 2 g의 수소가 있으므로, 각 원소의 몰 분율은 수소가 2/18, 산소가 16/18이다. 도표에서 각 원소의 단면적들을 찾아 몰 분율과 곱하고

합하면 총 단면적이 된다.

$$\frac{\sigma}{\rho_{\text{water}}} = \frac{2}{18}(0.1129) + \frac{16}{18}(0.0570)$$
$$= 0.0632 \text{ cm}^2 \text{ g}^{-1}.$$

3 하전 입자와 물질과의 상호작용

광자가 그 에너지를 주변 환경에 전달하는 산란 과정에는 공통적인 특징이 있다. 모든 광자 산란 생성물 중 하나로 높은 운동 에너지를 가진 전자가 나온다. 이 책에서 반복하여 주장하는 것 중에 하나는, 생물학적 환경의 화학 분자 시스템에 최종적으로 영향을 미치는 주된 메커니즘은 고 에너지 전자와 흡수 매질 간의 상호작용에 의한다는 것이다. 유용한 예로 1 MeV 광자가 컴프턴 산란 과정을 한다고 가정하자. 그리고 과정 후 산란되는 전자는 합리적으로 200 keV의 운동 에너지를 가지고 나온다고 하자. 이는 고 에너지의 광자가 산란되면서 높은 에너지의 전자를 발생시킨다는 의미이다. 전자는 운동 에너지를 통과하는 매질내 경로에서 모두 잃는다. 이 예에서 200 keV 전자는 경로상에 물 분자 약 15,000개를 이온화 또는 여기를 일으킬 수 있다. 이는 명백히 **"광자가 생체조직에 에너지를 전달할 수 있는 가장 중요한 수단은 고 에너지 전자와 물질과의 상호작용을 통해서"** 이다.

운동 에너지를 지닌 하전 입자는 질량에 상관없이 통과하는 물질의 핵 또는 궤도 전자 들과의 정전기적인 쿨롱 힘에 따른 상호작용에 의해 그 운동 에너지를 모두 잃는다. 어떤 매질에서나 전자의 수가 핵의 수보다 많기 때문에 상호작용의 대부분은 궤도 전자들과의 상호작용이다.

그림 5.3은 이런 상호작용에 대한 일반적인 도식을 보여준다.

식에서 매질 내 전자의 질량은 m_0이다. 그림에서 거리 b는 접근하는 두 입자 사이의 가장 가까운 거리로서 때로는 **충격 변수(impact parameter)**라 부른다. 움직이는 입자의 속도를 v, 질량을 M이라 하자. M이 임의의 궤적(trajectory)을 따라 움직임에 e^-는 M과 e^-의 위치를 연결하는 선을 따라 어떤 힘을 받게 될 것이다. 이 힘의 수직 성분은

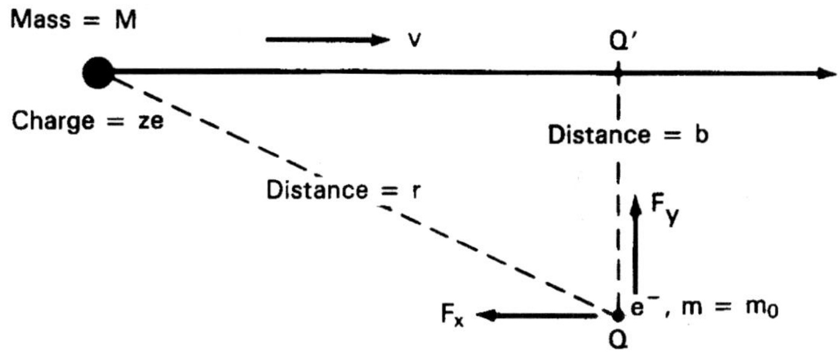

그림 5.3 질량이 M인 무거운 입자가 v의 속도로 매질의 전자 곁을 통과할 때의 전기적 상호작용.

그림 5.3에 나와 있는 것처럼 F_y이며 수평 성분은 F_x.이다. M이 전자 위치와 직교하는 점을 통과할 때, 벡터 F_x의 방향은 반대로 바뀌어 대칭적으로 됨으로 전체 궤적을 따라 수평 방향의 전자에 미치는 순 힘은 0이 된다. 선분 MQ에서의 F의 크기는

$$F = \frac{kze^2}{r^2} \tag{5.2}$$

이다. 식에서 k는 쿨롱 법칙의 비례 상수로서 그 값은 8.9875×10^9 N m^2 C^{-2} 이다. M이 전자에 비해 큰 질량이므로 초기의 운동 궤도에서 별로 벗어나지 않을 것이나, 수직방향의 힘 F_y의 영향으로 ΔE 만큼의 에너지는 잃을 것이다. 전자에 빼앗기는 운동량 Δp는 다음과 같다.

$$\Delta p = \int_{-\infty}^{+\infty} F_y \, dt = \int_{-\infty}^{+\infty} \frac{zke^2}{r^2} \cos\theta \, dt. \tag{5.3}$$

고전적인 간섭 산란 이론으로부터 **고전적 전자 반경(classical electron radius)** r_0이라 불리는 상수가 도출되는데, 이는 다음과 같다.

$$r_0 = \frac{ke^2}{m_0 c^2} = 2.81794 \times 10^{-15} \text{ m}. \tag{5.4}$$

만약 식 (5.3)의 모든 변수들을 θ의 함수로 변환하고, 식 (5.4)의 r_0 정의를 사용하면 Δp는 다음과 같은 간단한 형태로 된다.

$$\Delta p = \frac{zke^2}{vb} \int_{-\pi/2}^{+\pi/2} \cos\theta \, d\theta = \frac{2zke^2}{vb} = \frac{2zr_0 m_0 c^2}{vb}. \tag{5.5}$$

여기서 Δp는 M으로부터 전자에 전달되는 운동량이다. 무거운 입자로부터 전달되는 에너지 양인 ΔE는

$$\Delta E(b) = \frac{(\Delta p^2)}{2m_0} = \frac{2z^2 r_0^2 m_0 c^4}{v^2 b^2} = \frac{z^2 r_0^2 m_0 c^4 M}{b^2 E} \tag{5.6}$$

이다. 식에서 E는 움직이는 입자의 운동 에너지로서 그 값은 $1/2\,Mv^2$이다.

M과 e 사이의 가장 가까운 거리를 나타내는 매개변수 b는 충격 변수이다. 중요한 사실은 "**에너지 전달량은 움직이는 입자 M의 운동 에너지에 반비례**"한다는 것이다. 그것은 또한 **움직이는 입자의 속도의 제곱에 반비례한다**는 것이기도 하다. 상호작용에서 전달되는 에너지 양은 입자의 전하 Z와 그 속도의 함수이다. 단위 궤적의 길이당 에너지 전달량은 움직이는 입자가 궤적의 끝 부분에서 운동 에너지가 0에 가까워질수록 급격히 증가한다. 이는 하전 입자의 **브래그 피크(Bragg peak)**라는 현상을 일으키는 기본적인 요인이 된다. 식 (5.2)-(5.6)로 수어지는 유도 과정은 완전한 것이 아니며, 엄밀한 유도과정은 추천 문헌(Attix et. al, 1968) 등을 참고하기 바란다.

그림 5.3의 특별한 경우로 무거운 입자가 움직이고 매질 내의 전자의 에너지가 페르미 에너지 준위에 있는 경우이다. 그러나 아래와 같이 일반적인 확대 적용도 가능하다.

1. M은 m_0에 비해 크다. 즉 M은 전하를 가진 핵 또는 핵자이다.
2. M은 m_0와 같은 크기이다. 즉 M은 전자이다.
3. M과 m_0 중 하나는 정지상태이다.

경우 1) 앞의 모델에서 가정한 경우이다. 방사선 생물물리 응용 관점에서 보자면 식 (5.2)-(5.6)의 자세한 내용은 중요하지 않으며 유도 과정도 그리 중요한 것은 아니다. 중요한 것은 식의 분모이다. 다시 말하자면 충격 변수 b는 확률적인 변수이지만, 에너지 손실률의 가장 중요한 요소는 분모에 있는 속도의 제곱항이다. 움직이는 입자가 에너지를 점차 잃어가면서 정지 상태로 접근하기 시작하면서 대부분의 에너지를 잃는다.

경우 2) 2개의 전자질량을 가진 입자, 즉 전자 간에 상호작용일 경우, 두 입자가

서로 영향을 받는다고 봐야 한다. 고전적인 모델로 에너지 계산은 가능하나 매우 복잡하다. 중요한 점은 입사 전자와 표적 전자, 두 전자의 경로가 모두 영향을 받는다는 것이다. 에너지 손실은 마찬가지로 입사 전자의 속도 제곱에 반비례하지만 충돌 후, 그 경로는 예측할 수 없고 확률적으로만 계산된다.

경우 3) 이 특별한 경우는 실제성이 없다.

컴프턴 산란이나 조직의 선량 축적에 중요한 다른 과정에서 생성된 높은 운동 에너지 전자로부터 에너지가 전달되는 경우, 이동 질량은 m_0이고 대전된 핵은 M이다. 상대 속도만이 중요하므로 식 (5.2)~(5.6)에 주어진 수식은 여전히 적합하다.

4 에너지 흡수의 마지막 단계

고 에너지 광자는 1회 충돌사건 만으로 중요한 생체분자에 이온화 손상을 일으키지 않는다는 점은 분명하다. 모든 경우에 광자는 높은 운동 에너지 전자를 발생시키는 산란 현상을 일으키며, 이 전자에 의하여 궁극적으로 매질 구성 분자들에 에너지가 흡수된다. 전자의 운동 에너지는 보통 keV~MeV 수준인데, 중요한 생체분자에 이온화 손상을 일으키려면, 한 번에 수 10 eV의 에너지를 잃는 에너지 전달 과정을 거쳐야 한다. 예를 들면, 물은 생체 세포의 일부를 구성하고 있다. 물의 1차 이온화 에너지 준위는 12.6 eV이다.

그러면 이러한 수 eV 범위의 에너지 전달은 어떻게 일어날까? 이제 높은 운동 에너지 전자로부터 에너지가 전달되는 4가지 중요 과정을 설명한다. 이 과정들은 전자의 에너지와 흡수 물질의 원자 번호(Z)에 따라 그 중요도도 달라진다. 그림 5.4는 원자 번호 Z가 작은 흡수 물질에 고속 전자가 들어올 때의 일생 이력(life history)을 보여준다.

여러 번 충돌에 의한 에너지 전달

이 과정은 전자가 매질에 구속되어 있는 전자들과의 쿨롱 상호작용을 통해 여러 번의 이온화 작용을 일으키는 과정이다. 개별 충돌 사건당 잃는 운동량은 작기 때문에 충돌 후 입사 전자 궤적의 방향 변화도 작다. 그러나 여러 번 충돌이 일어나므로 전체적으로 방향 변동은 크게 된다. 이런 다중의 충돌 과정을 통하여 표적 분자들에 에너지가 대부분 축적된다. 그러나 가끔씩 1회 충돌로 많은 에너지가 표적 전자에 전달되는 경우로, 입사 전자에 의해 산란된 전자가 후속으로 다중 충돌을 일으켜 에너지를 전달하는 경우도 있다. 이런 2차 전자는 그림 5.4에 **델타선(delta ray)**으로 표시된다. δ-선은 흡수 매질에서 발생하여 자신 고유의 트랙을 갖고 나가는 2차 전자를 나타내는 용어이다. 이 새로운 전자로부터 다시 여러 번 충돌이 발생할 수 있다. 만일 1차 하전 입자가 전자이면, δ-선은 처음 입자의 절반 정도의 에너지를 가질 수 있다. 또한 δ-선이 충분한 에너지를 갖고 있다면, 제2세대의 δ-선도 발생시킬 수 있다.

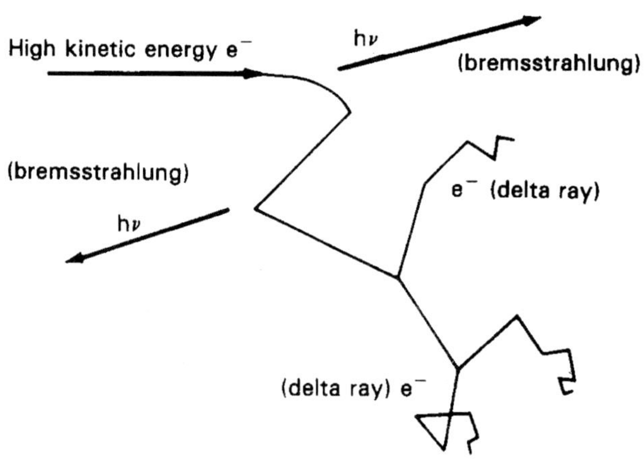

그림 5.4 고속 전자의 일생

광전 과정

광자에 의하여 발생된 1차 전자를 통한 광전 과정은 광자의 에너지와 흡수 매질의 원자 번호(Z)가 적절한 조건을 가질 때 일어난다. 이 과정에서 1차 전자는 흡수되며, 대개 K 또는 L 궤도로부터 2차 전자가 방출된다. 방출된 빈 궤도는 그 바깥 궤도 전자에 의해 채워지며, 두 궤도 결합 에너지의 차이 만큼의 에너지를 갖는 새로운 광자가 방출된다. 따라서 매질에 전달되는 에너지는 거의 없으며, 새로 생성된 광자는 정상적인 산란 과정을 거친다. 이것은 광자의 통상적인 광전 과정을 따르며, 일반적으로 광전 과정은 Z가 큰 매질에서만 중요하다.

제동복사 발생

이 과정은 가벼운 하전 입자가 무거운 원자핵과 전기적 쿨롱 상호작용에 의해 속도가 줄어든 결과로 나오는 광자 방사선(전자기 파) 방출 과정이다. 이 과정은 전자가 높은 운동 에너지 상태일 때 중요하다. 또한 이 과정은 낮은 에너지 하전 입자의 경우에도 발생할 수 있지만, 이때 에너지 손실은 거의 무시할 수 있다. 전자의 경우, 납에서 10 MeV 이상, 물에서 100 MeV 이상의 운동 에너지를 갖을 때 제동복사로 인한 에너지 손실이 크게 된다. 일반적으로 제동복사 방사선은 입자의 운동 에너지가 입자의 정지 질량 에너지보다 상당히 클 때만 중요하다. 제동복사 관련한 자세한 내용은 참고 문헌(Merzbacher & Lewis, 1958)에서 볼 수 있다.

직접 충돌

입사 전자가 충돌 후 곧 바로 정지한 다음에 모든 운동 에너지를 제동복사 광자로 방출하는 경우도 있지만, 이는 실제 매우 드문 현상이다.

5 고속 전자의 일생

고속 전자는 큰 에너지를 가지고 매질에 들어와 그 일부를 제동복사로 잃는다. 이러한 상호작용은 충돌 사건이 발생하기 전 또는 후에도 일어날 수 있지만, 어떤 경우든 가장 지배적인 상호작용은 이온화 충돌 반응이다. 입사 전자는 여전히 높은 운동 에너지를 갖고 있고, 다른 궤도 전자를 전리시키기에 충분한 에너지를 전달할 수 있다. 이때 발생된 2차 전자도 상당히 빠른 속도를 갖을 경우, 또 다른 이온화 작용을 일으킬 수도 있다. 이러한 2차 전자를 앞에서 언급한 델타선이라고 하며, 생체의 중요한 분자에 이온화 손상을 유발하는 매우 중요한 역할을 담당한다.

초기 전자들은 여러 번 충돌 과정을 거치면서 에너지, 즉 속도를 잃는다는 것을 기억하자. 충돌 당 잃는 에너지 양은 앞에서 언급한, 속도 제곱의 반비례 원리에 따라 증가한다. 결국에는 초기 전자는 에너지를 모두 잃고 정지 상태에 이른다. 여러 번 충돌 과정을 통해 잃는 에너지는 이온화(전자를 핵으로부터 분리시켜 이온 쌍 즉 양전하의 핵과 음전하인 전자로 분리하는 작용) 및 여기(궤도 전자의 에너지를 궤도 내에서 기저 상태로부터 여기 상태로 올리는 작용)의 형태로 나타나게 된다.

6 선량

상호작용에 의하여 매질이 흡수하는 에너지를 **선량(dose)**, 정확하게는 **흡수 선량 (absorbed dose)**이라 한다. 앞서 논의한 광자의 경우 선량의 대부분은 높은 운동 에너지의 전자에 의해 매질에 축적된다는 것이 분명하다.

1장(양과 단위)에서 선량(흡수 선량) D는 매질의 단위 질량당의 흡수되는 에너지로 정의된 것을 상기하자.

$$D = \frac{dE_{\text{ab}}}{dm}. \tag{5.7}$$

높은 운동 에너지 전자의 일생을 살펴보면, 무작위적이고 확률적인 방식으로 에너지를 매질내에 투여하므로, 질량 Δm의 부피 내에 에너지 전달 과정을 일으키는 사건의 수가 충분히 커져 통계적 분포의 평균을 정의할 수 있을 때만 선량 값으로써 물리적인 의미를 갖는다.

선량은 이온 쌍 생성(이온화), 전자 여기, 열 에너지 축적 등 매질 내의 모든 과정으로부터 발생된 **에너지 축적(energy deposition)**의 합이다. 선량의 정의가 생물학적 효과가 각기 다른 이 3가지의 에너지 흡수 과정에서 발생했음으로 선량 자체만으로는 생체조직의 생물학적 영향을 평가하는 지표로서 적절치 않다. 1장에서 **생물학적 효과비(RBE)**라는 계수를 정의하였다. 이 계수는 식 (5.7)에 정의된 물리적 선량인 각각의 에너지 흡수 메커니즘 간의 생물학적 차이를 보정하기 위해 사용되는 선량 계수이다. 그런데 대부분의 경우 RBE는 선량과 생물학적 효과 수준에 따라 변동하기 때문에 이 목적을 제대로 달성하지 못한다. 14장에서 높은 **선형 에너지 전달(LET, linear energy transfer)** 생물학적 효과에 따른 RBE를 좀 더 자세히 살펴볼 예정이다. 선량 개념을 더욱 복잡하게 만드는 또 하나의 요소는 에너지가 전달되는 위치와 에너지가 흡수되는 위치가 달라질 수 있다는 점이다.

7 흡수 선량과 커마

여러 번 반복하지만, 산란 과정에서 전달되는 에너지 중 최종적으로 국부 매질에 손상을 입히는 것은 매질 내에 흡수되는 에너지이다. 1장에서 정의한 2가지 양들이 있는데 하나는 **커마(kerma)**이고 다른 하나는 선량이다. "**커마는 전달되는 에너지 양**"을 나타내고 "**선량은 흡수되는 에너지 양**"을 나타낸다. 둘의 식은 동일 형이지만 커마는 dE_{tr}로 선량은 dE_{ab}로 각각 표기한다.

선량은 입사 플루언스의 항으로 다음과 같이 표현할 수 있다.

$$D = \Phi\,\frac{\mu}{\rho}\left({}_{\mathrm{av}}E_{\mathrm{ab}}\right), \tag{5.8}$$

여기서 ${}_{\mathrm{av}}E_{\mathrm{ab}}$는 상호작용 사건 당 흡수되는 평균 에너지이다.

커마는 비슷한 방식으로 에너지 전달량에 대한 입사 플루언스의 항으로 표현할 수 있다.

$$K = \Phi\,\frac{\mu}{\rho}\left({}_{\mathrm{av}}E_{\mathrm{tr}}\right), \tag{5.9}$$

식에서 ${}_{\mathrm{ab}}E_{\mathrm{tr}}$은 사건 당 전달되는 평균 에너지이다.

매질의 깊이에 따른 이들 양의 차이를 살펴보자. 광자가 다른 매질로부터 이 흡수

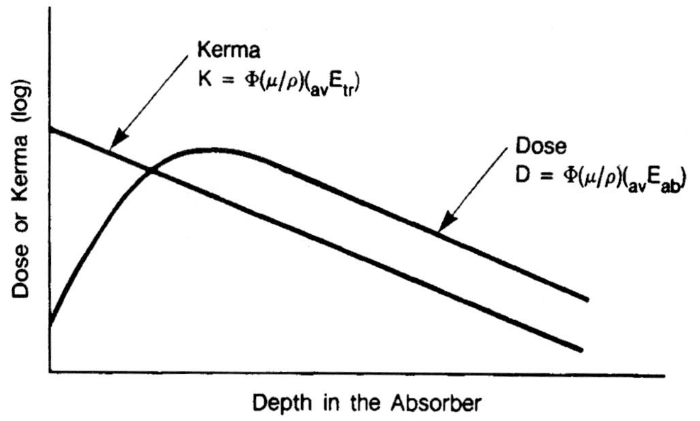

그림 5.5 흡수체 내의 깊이 함수로 나타낸 광자 선량과 커마의 로그 도표. (크기는 상대적인 비교로 정확한 값은 아님. 두 값에 대한 차이의 선명한 비교를 위하여 과장함.)

매질로 입사할 경우, 커마는 오로지 매질과의 충돌 사건에 의하여 발생된 에너지 량이므로 입사 경계면에서 최대값을 가지며 진행하면서 감쇠 법칙에 따라 점차 줄어들 것이다. 반면 선량은 충돌 사건으로부터 매질에 흡수된 에너지 양으로, 입사 경계면에서는 커마보다 작은 값을 갖지만 어떤 깊이를 통과한 후에는 커마보다 큰 값을 갖는다. 이에 대한 설명은 간단하다.

그림 5.5는 균일한 매질 내에서 깊이의 함수로서 광자에 의한 커마와 선량을 비교한 도식이다. 커마와 선량 값이 다른 이유는 매질 내에서 **하전 입자 평형(CPE, charged particle equilibrium)** 조건의 존재 유무이다. 1장에 제시된 하전 입자 평형의 정의는 다음과 같이 설명할 수 있다. 어떤 주어진 부피 요소에 대해, 이 부피 밖으로 에너지 E를 가지고 나가는 모든 입자에 대해, 부피 안으로 동일한 양의 에너지 E를 가지고 들어오는 다른 입자들이 있다는 조건이다. 즉 부피내에 하전 입자들에 의한 에너지 평형이 이루어진다는 의미이다. 그림 5.5에서 깊이 0이 되는 경계면 직전의 매질의 밀도가 선량이 측정될 관심 매질의 밀도보다 훨씬 작다고 가정하자(대부분의 경우 이 낮은 밀도 매질은 공기이고 흡수체는 생체조직이다). 경계면 직전의 커마는 공기 질량 감쇠 계수에 의해 결정될 것이다. 또한 경계면 직후의 커마는 흡수 매질의 질량 감쇠 계수에 의해 결정될 것이다. 공기의 밀도는 작으므로 광자에 의하여 생성된 높은 운동 에너지 전자의 경계면 직전 단면적은 매질 내 단면적에 비해 훨씬 작을 것이다. 공기 측에서 생성되어 진행 방향으로 향하는 이러한 산란 전자는 새로운 매질 표면에서 선량에

기여는 작을 것이다. 경계면을 지나면 매질 내에서는 광자와 매질과의 상호작용으로 발생된 전자들이 점차 축적되어 진행 방향을 따라 선량이 서서히 증가할 것이다. 광자가 어떤 깊이, 즉 하전 입자 평형점에 도달하면 이 지점에서는 새롭게 생기는 고속 전자의 생성률과 앞에서 발생된 고속 전자의 정지율이 같게 되는 지점이 이른다. 광자 플루언스는 감쇠 법칙을 따라 감소하고 있으므로 커마도 함께 감소한다. 선량은 하전 입자 평형 지점에서 멀지 않은 곳에서 최대값에 도달한다. 어떤 점 x에서의 선량에 기여하는 전자들은 그 보다는 약간 앞선 위치 $x-\Delta x$에서 생긴 것들에 의한 것이다. 따라서 최대 선량은 CPE 지점보다 약간 먼 곳에서 생긴다. CPE 도달 후 입자 플루언스 감소에 따라 선량도 감소한다. (*역자 주: 상기 설명은 입자 진행 방향의 수직방향은 무한 균일 매질이라는 1차원 모델을 전제로 한 것이다.)

만일 광자 빔이 큰 단면적의 매질을 먼저 통과하고 그 후 작은 단면적의 매질을 통과할 경우에는 앞에 설명한 것과 반대되는 모양의 커마와 선량 형태도 존재한다는 점에 유의하자.

8 생체조직에서 중성자의 상호작용

중성자는 전하를 띠지 않은 입자로서 하전 입자들과 쿨롱 상호작용을 일으킬 수는 없다. 하지만 중성자는 원자핵과의 다양한 상호작용을 통하여 하전 입자를 발생시켜 결과적으로 생채조직 내의 선량 형성에 주된 기여를 하며, 종종 발생된 무거운 하전 입자들의 높은 LET로 인하여 생물학적 영향이 매우 크다. 중성자는 중성자원에 따라 광폭의 에너지 스펙트럼으로 다양한 에너지를 갖고 방출된다. 에너지가 1 eV 이하로 (상온의 경우 0.025 eV) 열역학 상수 kT와 비슷하여 이름 붙은 열 중성자(thermal neutron)는, 원자로에서 핵 분열 반응으로 부터 나오는 수 MeV의 중성자가 물 등에서 감속될 때 생성된다. 핵융합 반응에서는 14.1 MeV의 단일 고 에너지 중성자가 발생하고, 우주나 대형 가속기에서는 수 100 MeV 급의 중성자도 발생된다.

생체조직에 대한 중성자의 에너지 전달 과정은 중성자의 에너지에 따라 각각 다르다. 중성자가 매질에 전달하는 주요 에너지 전달 과정은 다음과 같다.

1. 탄성 산란(elastic scatter)
2. 비탄성 산란(inelastic scatter)
3. 무탄성 산란(nonelastic scatter)
4. 중성자 포획(neutron capture)
5. 핵파쇄(spallation)

각 과정의 중요도는 중성자의 에너지에 따라 달라진다. 에너지가 큰 중성자는 이들 반응이 조합된 복합 과정을 거칠 수도 있다. 이 중에 중성자 포획 과정은 단일 중성자가 소멸되는 최종 반응이다. 생체조직에서 핵파쇄 반응은 20 MeV 이상의 고 에너지 중성자만 가능하다. 아래에 각 반응을 좀 더 자세히 살펴보자.

탄성 산란

탄성 산란(elastic scatter)이란 운동 에너지와 운동량이 모두 보존되는 산란 반응으로 고 에너지 중성자와 매질의 핵 사이에 일어나는 상호작용으로, 고전 역학으로 서술이 가능한 반응이다. 이 반응은 14 MeV 정도의 핵융합 반응에서 방출되는 고 에너지 중성자에게는 중요한 반응이다. 생체조직에서 중성자와 산란 작용에 주로 기여하는 핵종은 수소의 원자핵인 양성자이다. 그 외에 산소, 탄소, 질소 핵들 과도 상당한 탄성 산란을 한다. 특히 중성자 에너지 14 MeV 이하에서는 수소와의 탄성 산란은 등방성(isotropic)이라고 간주되며, 이는 중성자 흡수 선량 발생과 측정에 중요한 요소가 된다.

중성자가 특정 원자 핵과의 탄성 산란을 하면 표적 핵에 전달되는 에너지는 다음과 같다.

$$E_t = E_n \frac{4M_a M_n}{(M_a + M_n)^2} \cos^2 \theta. \qquad (5.10)$$

여기서 초기 중성자 에너지는 E_n이며, 실험실 좌표계에서 핵의 반동(recoil) 각도 θ는 0도로 놓을 수 있다. 표적 핵의 질량이 M_a, 중성자의 질량이 M_n일 때, 중성자가 핵에게 전달하는 에너지의 평균값은 다음과 같다.

$$\overline{E}_t = \frac{2E_n M_a M_n}{(M_a + M_n)^2}. \qquad (5.11)$$

탄성 산란 단면적은 에너지가 작을 때 큰 값을 갖는데 산소, 탄소, 질소에서 발견되는 공명 피크를 제외하고 단면적은 약 14 MeV에서 평탄한 수준까지 완만하게 감소한다. 더 높은 고 에너지의 경우, 수소에 대한 탄성 산란은 탄성 과정에서 발생하는 선량의 약 85%를 차지하는 반면, 250 keV 이하의 중성자 에너지의 경우 수소 탄성 산란은 선량의 95%를 차지한다. 탄성 충돌에 의한 반동 수소 핵, 즉 양성자에 전달되는 평균 에너지를 식 (5.11)로 계산하면 중성자 에너지의 1/2 정도가 된다. 일반적으로 이 에너지는 흡수 물질 내에서 움직이는 하전 입자에 의한 물질 원자들의 이온화 및 여기 에너지로 변환된다. 이 경우 높은 운동 에너지 입자는 양성자로 매질의 전자들과 상호작용을 한다. 이 반동 양성자는 수 μm 범위의 이동거리(range)로 그 에너지는 모두 국소적으로 전달되고 국소적으로 흡수된다.

비탄성 산란

비탄성 산란(inelastic scatter)은 중성자의 운동 에너지 일부가 내부 에너지로 전환하는 과정으로서 중성자 선량 측정에서 특히 중요하다. 이 과정에서 중성자는 매질 핵에 포획과정을 통하여 일단 중간 단계의 복합 핵(compound nucleus)이 되었다가 다른 에너지의 중성자를 방출한다고 본다. 생성된 핵은 일반적으로 여기 상태로 되는데, 보통 감마선을 방출하고 안정 상태로 천이한다. 이 과정에서 중성자 1개가 흡수되고 다른 중성자 1개가 방출되므로, 반응 후의 핵은 반응 전의 핵과 동일한 핵이다. 비탄성 산란 중성자가 다시 나타날 때, 10 MeV 정도를 내놓는 대표적인 비탄성 산란 현상은 다음과 같다.

$$^{14}\mathrm{N}(\mathrm{n}, \mathrm{n}')^{14}\mathrm{N}: \qquad E_\gamma = \sim 10\ \mathrm{MeV}.$$

이러한 반응 중 다수는 생체 등가 조직 내의 질소, 탄소, 산소 핵에서 일어날 수 있다. 이런 반응은 중성자의 에너지가 에너지와 운동량을 보전하는데 필요한 문턱 에너지보다 클 때에만 일어날 수 있다. 비탄성 산란에서 매질에의 에너지 전달은 **탈여기 광자**

(deexcitation photon)의 상호작용을 통하여 이루어진다. 일반적으로 탈여기 광자의 에너지는 크기 때문에 전달되는 에너지 양과 흡수되는 에너지 양은 적다.

무탄성 산란

이 과정은 처음 중성자가 핵에 포획된 후, 중성자가 아닌 다른 2차 입자가 나타난다는 점이 비탄성 산란과는 다르다. 대표적인 중성자가 방출되지 않는 **무탄성 산란(inelastic scatter)** 반응에는 다음과 같은 것을 들 수 있다.

$$^{12}\text{C}(\text{n}, \alpha)^{9}\text{Be}: \qquad E_{\alpha} = 1.75 \text{ MeV}.$$

이런 유형의 반응에서 발생된 에너지는 생성된 하전 입자(예, 알파 입자)로 부터, 또는 대부분의 경우에는 탈여기 감마선을 통하여 생체조직에 전달된다. 무탄성 산란반응은 일반적으로 입사 중성자의 에너지가 클수록 중요하다. 중성자 에너지 5 MeV 이하에서 단면적이 큰 반응은 거의 없으며, 매우 큰 에너지에서만 우세한 반응이다.

중성자 포획

중성자 포획(neutron capture)과 무탄성 산란은 사실 표현만 다를 뿐이다. 포획 반응은 주로 중성자가 낮은 에너지일 때 일어나며, 이 경우 생체조직 선량에서 대부분을 차지한다. 실제로, 생체조직 선량의 대부분은 열 중성자와 그에 가까운 에너지 대역의 열외 중성자 포획 반응에 의존한다. 예를 들어 열 중성자(E_n = 0.025 eV)가 질소 핵에 의해 포획되면 다음과 같이 된다.

$$^{14}\text{N}(\text{n}, \text{p})^{14}\text{C}: \qquad E_p = 0.58 \text{ MeV}.$$

또 다른 하나의 중요한 반응은 수소에 의한 열 중성자 포획 반응으로 다음과 같다.

$$^{1}\text{H}(\text{n}, \gamma)^{2}\text{H}: \qquad E_{\gamma} = 2.2 \text{ MeV}.$$

후자의 반응이 열 중성자에 의한 생체조직 선량에 가장 크게 기여한다. 수소 포획 감마선의 에너지가 2.2 MeV이므로, 그것이 선량에 기여하는 정도는 흡수 표적의 크기에 따라 크게 변한다. 표적의 부피가 클수록 이 반응은 더욱 중요하게 된다.

핵파쇄

핵파쇄(spallation)는 중성자가 무거운 핵에 포획된 후 핵이 여러 개의 파편으로 부숴지는 반응이다. 이 반응은 입사 중성자의 에너지가 100 MeV 이상이 되어야 가능하며, 반응 단면적은 400~500 MeV 정도까지 증가한다. 선량에 기여하는 에너지는 핵파쇄 반응에서 생성되는 여러 개의 중성자들과 탈여기 감마선에 의해 전달된다.

중성자의 선량과 커마

중성자에 대한 흡수 선량 또는 커마의 계산과 측정은 중성자의 에너지 스펙트럼과 흡수 매질의 원소 조성 및 흡수체의 부피에 따라 달라지는 매우 복잡한 문제이다. 선량은 짧은 이동거리의 반동 양성자, 포획 및 비탄성 반응에서 발생하는 알파 및 양성자와 같은 하전 입자, 에너지가 1 MeV에서 수 10 MeV 정도인 감마선 등으로부터 전달된 에너지 흡수를 통해 도출된다. 자세한 내용은 이 책의 범위를 벗어나므로 관심 있는 독자는 Attix 등(1968)의 추천 문헌을 참고하기 바란다.

이 과정에 대해 몇 가지를 일반화하자면, 인체 건강에 중요한 영향을 미치는, 즉 방사선 방호 측면에서, 중성자의 에너지는 eV 이하의 열 에너지 영역으로부터 수 MeV 영역까지로 다양하다. 각 영역에서 지배적인 반응은 다음과 같다.

열 에너지 영역에서는 수소의 중성자 포획반응에서 발생된 감마선이 선량에 크게 기여하는 반면, 더 높은 에너지 영역(10 keV~MeV)에서는 중성자와 수소핵의 탄성 산란으로부터 발생된 양성자에 의한 선량이 대부분을 차지한다. 중성자로부터 생체조직에 에너지 전달과 흡수 과정은 매우 복잡하고, 가변적으로 조직의 선량에 기여한다. 또한 물리적 선량에 대한 생물학적 결과는 중성자 에너지에 따라 매우 다르기 때문에, 생체조직에 중성자 조사 시 RBE의 개념 도입이 요구된다.

9 트랙 구조 및 마이크로 선량계량

이 장에서 여러 번 생체조직의 에너지 흡수 현상은 **확률적인 본성(stochastic nature)**을 갖는다는 것을 논의하였다. 또한 다양한 에너지 축적 형태에 따라 다른 생물학적 결과가 나온다는 것도 설명하였다. **트랙 구조(track structure)**의 미시적 중요성을 일찍 인식한 사람은 Rossi(1959)로서 처음으로 관련 보고를 발표하였다. Rossi는 이 문제를 더욱 심화시킨 후속 논문에서 실험 이론적인 접근 방법을 개발 제시하였다(Rossi et al., 1961 and 1968).

매질 내에, 관심 부피의 평균 에너지 E에 대응된 질량 m 값을 방사선의 **트랙 길이(track range)**에 비해 큰 값을 택하고, E/m 선량 값을 여러 번 측정한다면 신뢰성 있는 결과를 얻을 수 있다. 그러나 m을 점점 더 작게 하면 E/m을 반복적으로 측정해도 매우 다른 값이 나오게 되는 어떤 m 값에 도달할 것이다. 이러한 m 값이 우리의 관심을 크는 데, 그 이유는 세포 크기가 이러한 영역에 속하기 때문에 선량에 따라 이러한 확률적 불확실성(stochastic uncertainty)이 발생할 수도 있다는 점이다.

표 5.1 1 cGy 흡수 선량의 미시적 결과*

Target	Gamma rays	Radon α rays	10 MeV neutrons
Whole tissue, tracks per gram	10^9	10^7	10^7
20 μm cells, tracks per cell	50	0.1	1
Chromatin fiber, 25 nm × 25 nm, tracks per segment	10^{-6}	6×10^{-7}	4×10^{-6}
Double strand DNA, 2 nm × 2 nm, tracks per segment	10^{-8}	10^{-8}	10^{-8}
Mean number of lethal lesions per cell	0.001	0.01	0.005

* Data from Goodhead (1992).

Goodhead(1992)는 다양한 표적의 크기와 각종 방사선에 대한 표적 당 통과하는 평균 트랙 수를 계산하였다(표 5.1). 표 5.1의 마지막 행은 중요한 의미가 있는데, 이는 다양한 세포 사멸 모델을 생각할 수 있기 때문이다. 그러나 여기에서는 그것들을 생물학적 효과를 측정하는 지표로 간주하자. 표 5.1의 내용 중 바로 알기 어려운 사실이 하나 있다. 그것은 "**표적의 크기가 작으면 선량의 변동이 매우 크다**"는 것이다. 예를 들어, 큰 부피에서는 1 cGy의 선량이 균일하게 전달되는데 반하여, 크로마틴 섬유(chromatin fiber)의 경우, 25 nm × 25 nm 정도로 작은 부피에는 선량이 0에서 10^5 cGy의 넓은 범위의 값을 갖는다. 특히 2 nm × 2 nm 이중 나선 DNA 단위에서는 선량 값이 0에서 10^8 cGy 사이에서 매우 폭 넓게 변동한다.

방사선은 종종 트랙 경로에서의 평균 에너지 손실의 척도인 선형 에너지 전달, 즉 LET 값에 의해 분류되기도 한다. 이 LET는 상당한 제한 점이 있지만, 그럼에도 불구하고, LET는 준 정량화 지표로서 비교적 유용하고 일반적으로 널리 사용된다는 장점이 있다.

Rossi의 마이크로 선량 공식

앞에서 설명했듯이, 지수 E/m에서 m이 작아지면 E/m의 측정 값이 흡수 선량 D로부터 넓게 발산 분포한다. 여러 번 반복 측정된 평균 D 값을 중심으로 국소적인 에너지 밀도는 그 주변에서 E/m 값의 변동으로 나타날 것이다. Rossi(Rossi et. al. 1968)은 이 작은 m 값에 대한 개별적인 E/m 값을 **국소 에너지 밀도(local energy density)** Z로 정의하였다. m이 작은 값일때 대부분의 경우 Z 값이 0이지만, 0이 아닐 때에는 흡수 선량 D를 여러 자릿수(수백~수만) 초과하는 매우 큰 값이 되기도 한다. 이런 큰 변동성을 초래하는 것은 작은 m을 관통하는 하전 입자가 트랙의 경로상에 불연속적(discrete steps)으로 에너지를 내어 놓기 때문이다.

선형 에너지 전달

제1장에서 정의한 **선형 에너지 전달(LET, liner energy transfer)**은 dE_L/dl이다. dE_L은 매질 내 입자 진행 거리 dl에서 특정 에너지를 가진 하전 입자가 매질에 국소적으로 투여되는(imparted) 에너지의 평균값이다. 여기서 "**국소 투여(locally imparted)**"라는 의미는 에너지가 전달될 수 있는 최대 거리, 또는 입자가 잃을 수 있는 에너지의 최대값을 의미한다. 안타깝게도 국소 에너지 축적(deposition)과 원거리 에너지 축적 사이를

구별하는 일반적인 기준을 정하는 것은 매우 어렵다. 단일 에너지 하전 입자에 의한 얇은 물질층의 조사라는 매우 특별한 조건을 제외하면, 결과적으로 다양한 운동 에너지와 다양한 LET의 하전 입자로부터 에너지가 축적된다.

방사선 선질의 특성

상기 LET의 유용성에 대한 한계성 때문에 Rossi(1959)는 생물학적 유효성의 예측 변수로서 **방사선 선질(radiation quality)**을 명시하는 대안적인 매개변수를 제안했다. 즉, 특정 크기의 부피에서 개별 하전 입자와 2차 입자들에 의해 축적된 에너지에 대하여 직접적으로 관계되는 매개변수이다. 첫째 단순한 가정으로 관심 부피를 구형으로 정한다. 그리고 내부가 균질한 구가 균일하게 방사선을 받는다고 생각하자. 구 내부 또는 외부에서 발생되는 하전 입자는 2차 입자와 함께 구에 일정량의 에너지 E_Y를 축적할 수 있다. 각각의 에너지 축적을 사건(even)이라고 하면, 사건의 크기 Y는 E_Y를 구의 지름인 d로 나눈 값으로 정의된다. E_Y/d의 비율은 일정한 LET를 갖는 이상적인 트랙의 경우, 서로 다른 크기의 구에서 해당 사건에 대하여 Y가 일정한 값을 갖는다는 장점이 있다. Y가 서로 다른 d에 대해 일정하지 않은 경우, 일정한 LET의 요건을 충족하지 못한다는 표시이며, 이는 이 변수가 방사선 선질을 설명하는 데 부적합함을 나타낸다. LET는 방금 제시한 요건을 거의 충족하지 못하므로, LET의 특성을 개선하려고 시도하기 보다는 구의 직경을 변동시키는 것이 더욱 편리하다.

또한 Rossi가 제안한 표기법은 구의 직경을 나타내기 위해 아래 첨자를 사용하자는 것이다. 즉 $P(Y_{0.5})$는 한 사건이 직경 0.5 μm의 구 안에서 값 Y를 가질 수 있는 확률이다. 낮은 입자 에너지에서 트랙 곡률과 이동거리-에너지 관계의 불확실성은 Y 분포를 계산하는 것을 어려운 문제로 만들지만, Rossi는 작은 생체조직 등가인 매우 작은 구체와 동등한 원소 분율을 갖는 낮은 압력의 기체로 채워진 구형의 초소형 **이온 챔버(ion chamber)**를 사용하여 Y 분포를 실험적으로 측정하는 영리한 기술을 고안했다.

새로운 함수 $D(Y^*)$를 $D(L)$형태로 분포되는 LET인 방사선에 노출된 구형 부피 내에서 이상적인 에너지 손실 분포로 정의하자. 이 $D(Y^*)$는 앞에서 언급한 이유로 실험으로 관찰되는 Y 값의 분포는 아니다.

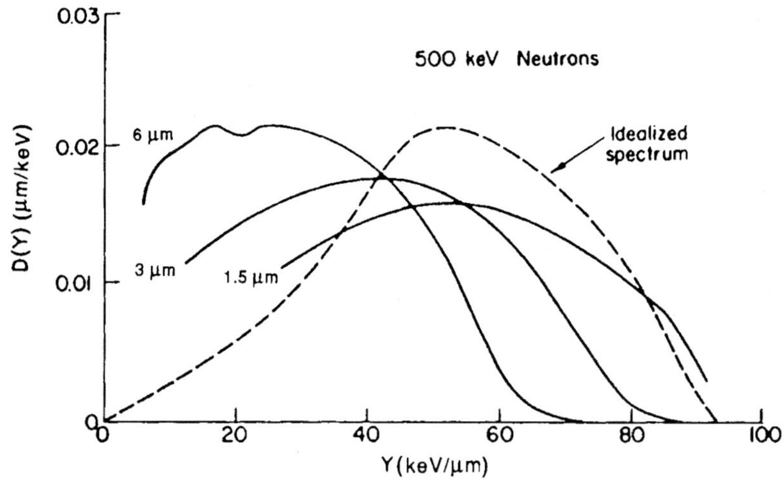

그림 5.6 500 keV 중성자의 Y*의 이상적인 분포 및 Y_6, Y_3, $Y_{1.5}$ 실험치.(Rossi, 1968)

그림 5.6은 Y^* 분포를 계산한 이론 값과 직경 3, 6, 1.5 μm인 3개의 실험값과 비교한 것이다. 이상적인 스팩트럼은 Rossi가 계산한 것이다[(1968), 식(23)]. 그러나, 이 계산식은 우리에게 특별한 관심을 끄는 것은 아니다. Y^*의 최대값은 91 keV/μm로서 브래그 피크에서의 반동 양성자의 LET 값이다. 6 μm 구에서 관찰된 최대 Y의 값은 70 keV/μm 이다. 최대치가 감소하는 것은 양성자의 브래그 피크 거리가 μm 이하로 짧기 때문이다. 양성자는 직경 6 μm 구의 몇 분의 1 범위 밖에서는 그 최대 LET를 유지하지 못한다. 6 μm 구에서는 초기 입자의 불완전한 관통으로 인한 많은 수의 작은 Y 사건들이 발생된다.

구의 크기가 줄어들수록 Y의 최대값은 이상적인 값에 접근한다. 이는 작은 구 크기의 경우, 구를 통과하는 트랙 전체 또는 대부분의 범위가 구에서 끝나지 않아야 하는 요건을 충족하기 때문이다.

국소 에너지 밀도(Z)

크기 Y의 사건이 직경 d인 구 안에서 발생한다면 $\frac{1}{6}\pi d^3$체적 내에는 에너지 Y_d가 축적된다. 생체조직 등가 물질의 단위 밀도에 대해 국소적으로 축적되는 에너지 증가분, ΔZ는 erg/g으로 표시되고, Y와 d를 각각 keV와 μm로 표시한다면 ΔZ는 다음과 같다.

$$\Delta Z = \frac{3060}{d^2}\ \mathrm{ergs\ g^{-1}} = \frac{0.306}{d^2}\ \mathrm{J\ kg^{-1}}. \qquad (5.12)$$

여기서 1 J kg^{-1} = 1 Gy이므로 ΔZ의 차원은 선량임을 알 수 있다. LET가 크고 d 값이 작을 때는 ΔZ 값이 매우 크다. 예를 들어 Y = 80 keV/μm이고 d = 1.5 μm라 하자. 그러면 ΔZ는 1.09×10^5 erg g^{-1} (10.9 J kg^{-1}), 즉 10.9 Gy 흡수 선량이 된다. 이 흡수 선량은 직경 1.5 μm의 구를 통과하는 단일 트랙으로부터 발생된 선량이다. Z의 중요한 유용성은 Y 크기의 사건 빈도를 예측하는 능력에 있다.

방사선이 조사된 매질에서 국소 에너지 밀도 Z의 발생 확률을 나타내는 $P(Z)$는 방사선 선질에 대한 명시적 정의이다. 그림 5.7은 1 μm 구에서 다양한 LET의 방사선 유형에 대한 선량에 따른 $P(Z)$의 변화를 보여준다. Z 함수는 세 개의 변수, LET,

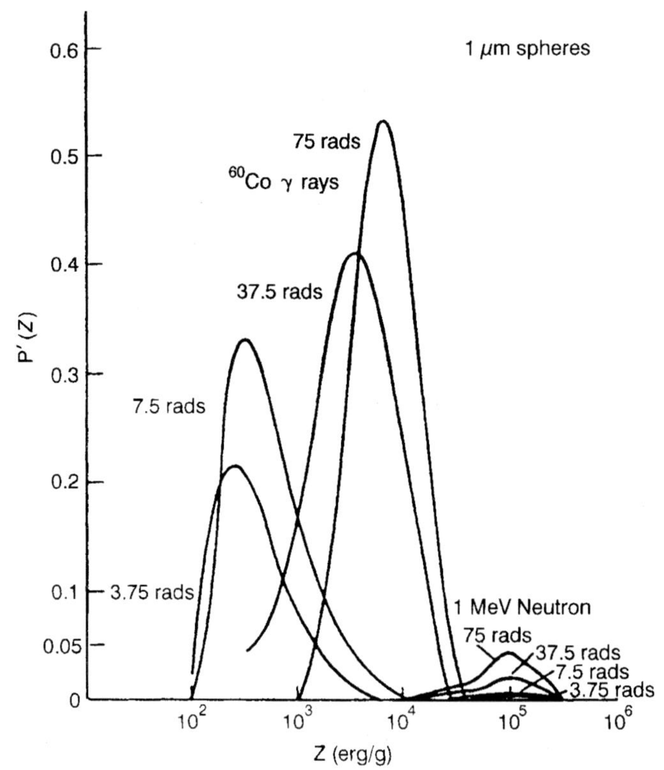

그림 5.7 ^{60}Co 감마선과 1 MeV 중성자에 의해 피폭되는 생체조직으로 채워진 직경 1 μm 구내에서 Z에 대한 확률 $P(Z_1)$의 로그 도표(Rossi, 1968).

선량, 그리고 구의 직경이라는 3 변수 값을 필요로 한다. 그림에서 X축은 로그 Z이고, Y축은 로그 간격당의 확률 $P(Z_0)$을 나타낸다. 또한, 그림 5.7에서 고 LET 방사선(1 MeV 중성자)의 경우, 곡선 아래의 면적은 작아서 여러 사건에서 $P(Z)$가 0이 될 확률이 매우 크다는 것에 주목하자. 반면에 ^{60}Co 감마 선으로부터 생긴 높은 운동 에너지의 전자들의 분포는 가우스 분포(Gaussian distribution)로서 흡수 선량의 중심부가 가장 높다.

$D(Y)$와 $D(Z)$의 중요성

앞으로 기술할 다음의 여러 장에서 세포 내에서 선량의 미시적 분포가 이온화 방사선의 생물학적 효과를 결정한다는 여러 증거들을 보게 될 것이다. LET는 여러 형태의 이온화 방사선 간의 효과의 차이를 설명하는데 불충분하며, 미시 방사선계량학적 매개변수들을 보면 왜 LET가 심각한 단점을 가지고 있는지를 이해할 수 있다. 표 5.1은 특히 고 LET 방사선에서 에너지 축적의 균질성이 크게 부족하다는 것을 잘 보여준다. 따라서 미시 선량 변수들을 통하여 각종 방사선 유형 간의 근본적인 차이를 이해할 수 있다. 아마도 이들 변수들을 적용할 때 얻는 가장 중요한 통찰은 생물학적으로 높은 LET 방사선을 조사할 때, 많은 세포들은 거의 방사선을 받지 못하지만, 일부 방사선을 받는 세포들은 실제로 매우 높은 선량을 받는다는 것이다.

Kellerer-Rossi(1971)는 이들 미시 선량의 중요 개념들을 적용한 이론을 개발하였으며, 선량과 LET의 생물학적 효과의 변화를 성공적으로 다루고 있다. 7장에서 Kellerer-Rossi의 이중 방사선 작용(double radiation action) 이론을 설명한다.

참고 문헌

Goodhead, D. T. (1992). Track structure considerations in low dose rate effects of ionizing radiation. *Adv. Radiation Biology*, **16**, 7-44. Academic Press, New York.

Hubbell, J. H. (1977). Photon mass attenuation and mass-energy absorption coefficients for H, C, N, O, Ar, and seven mixtures: from 0.1 keV to 20 MeV. *Radiation Res.* **70**, 58-81.

Kellerer, A. M., and Rossi, H. H. (1971). RBE and the primary mechanism of radiation action. *Radiation Res.* **47**, 15-34.

Merzbacher, E., and Lewis, H. W. (1958). X-ray production by heavy charged particles. In *Handbuch der Physik*, S. Flugge, Ed., Vol. 34, pp. 169-192. Springer, Berlin.

Rossi, H. H. (1959). Specification of radiation quality. *Radiation Res.* **10**, 522-531.

Rossi, H. H., Biavati, W., and Gross, W. (1961). Local energy density in irradiated tissues. 1. Radiobiological significance. *Radiation Res.* **15**, 431-439.

Rossi, H. H. (1968). Microscopic energy distribution in irradiated matter. In *Radiation Dosimetry*, Volume I, Fundamentals, F. H. Attix, W. C. Roesch, and E. Tochilin, Eds. Academic Press, New York.

추천 문헌

Attix, F. H., Roesch, W. C., and Tochilin, E. (1968). *Radiation Dosimetry*, Volume I, Fundamentals, 2nd ed. Academic Press, New York.

Evans, R. D. (1955). *The Atomic Nucleus*. McGraw-Hill, New York

문제

1. 3.3 MeV의 중성자가 양성자와 탄성 산란을 한다. 산란된 양성자는 입사 중성자에 대하여 120도 방향으로 나간다. 이때 산란된 양성자의 운동 에너지는 얼마나 될까?

2. 5 eV의 에너지의 열중성자가 정지 상태의 수소 원자에 충돌하여 산란된다. 이 상호작용은 탄성 산란이며, 에너지와 운동량이 보존됨을 보여라.

3. 폴리스티렌$(C_8H_8)_x$는 1.25 MeV 광자에 대해 미지의 총 질량 감쇠 계수를 갖는다. 밀도는 1.040이고, 이 에너지에서 물의 총 질량 감쇠 계수는 0.0632 cm^2/g이다. 탄소의 μ/ρ 값은 0.0569이다. 폴리스티렌의 총 질량 감쇠 계수는 얼마인가?

4. "고전적 전자 반경"에 대해 식 (5.4)에 주어진 치수가 정확함을 확인하고 r_o값이 2.817×10^{-15} m임을 보여라.

5. 200 MeV의 에너지를 가진 양성자가 생체조직을 통과할 때 1.2 MeV의 높은 운동 에너지의 전자가 발생한다. 충격 변수 b를 적절한 단위로 계산하고, 만일 동일한 b 값에 대하여 입자가 전자였다면 조직 내 전자의 운동 에너지는 얼마인가?

CHAPTER 06

방사선 화학

1 서론

앞 장에서 다루었듯이, 높은 운동 에너지 전자의 산란과 에너지 전달에 관한 이론의 발전으로 인해 매질 내에서 방사선과 분자 사이의 상호작용은, 초기 광자로 인한 것이 아니라, 광자의 산란반응으로 발생한 **높은 운동 에너지 하전 입자**에 의한 에너지 전달 때문이라는 것이 명확하다. 중성자와 생체조직과의 상호작용과 같은 특별한 경우를 제외하면, 이들 2차 하전 입자는 주로 고 에너지의 전자들이다. 이 입자의 상호작용의 결과로 전자의 운동 에너지의 일부가 흡수 매질의 분자에 전달된다. 그림 6.1은 20 keV 전자가 매질 내에서 충돌 사건당 전달하는 전형적인 에너지의 분포도이다.

2 에너지 전달 과정의 확률적 본성

전자가 진행하는 경로상에서 에너지를 주변 매질에 축적하는 확률적 특성은 통상적인 수학 공식으로는 적절하게 기술할 수 없다. 14장에서 자세히 설명할 **Bethe-Bloch**의 저지능 방정식은 연속적으로 감속 중인 전자로부터 매질로의 에너지 전달 과정을 묘사한다. 이때 에너지는 실제 자연현상과 같이 간헐적이고 불연속적인 방식이 아니라, 연속적인 방식으로 매질에 축적된다고 가정한다. 이를 **연속 감속 근사(continuous slowing down approximation)**이라고 한다. 이 근사법은 일반적인 물리 문제에서는 적합하지만, 매질 내에서 분자의 변형을 일으키는 확률적인 반응을 기술하기에는 부적절하다는 것이 밝혀졌다. 예를 들어 동일한 운동 에너지와 동일한 위치에서 출발한 두 전자의 트랙을 따라가보면, 각각 진행 경로상의 사건의 분포도 다르고, 트랙이 생기는 물리적인 위치도 다르다. 따라서 반응 빈도수가 매우 높은 LET의 방사선일 때에만 연속 감속 근사가 실제에 접근한다.

박차형, 방울형과 트랙형

그림 6.1에서는 선자에 의한 에너지 전달량은 넓은 에너지 범위에 걸친 불연속적인 사건에서 에너지가 축적된 결과임을 보여준다. Mozumder와 Magee(1966)는 이들 사건들에 대해 다음과 같은 간단하고 명료한 구분을 제시하였다.

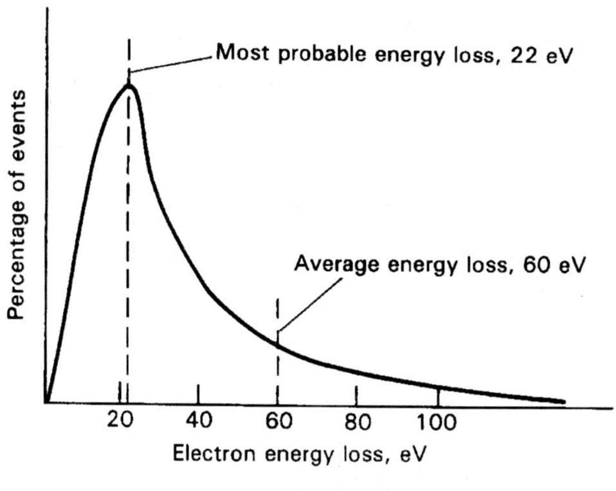

그림 6.1 20 keV 전자가 처음 충돌할 때의 에너지 분포 확률. 최빈 에너지 손실은 22 eV. 반응당 평균 에너지 손실은 60 eV. 최빈 값과 평균 값을 물의 1차 에너지 12.6 eV와 비교해보면 최빈 값은 겨우 2개의 물 분자를 이온화시킬 수 있는 정도라는 것을 알 수 있다.

박차형 (spur): 6 ~ 100 eV

방울형 (blob): 100 ~ 500 eV

짧은 트랙형 (short track): 500 ~ 5000 eV

위와 같은 구분은 2차 전자로부터 매질에 에너지가 전달된 후에 뒤따르는 사건 반응을 서술할 때 필요하다. 매질 분자에 흡수된 에너지는 분자로부터 1개 또는 그 이상의 전자를 방출시켜 표적 분자를 이온화하여 이온 쌍을 생성할 수 있다. 또한 궤도 전자를 기저 상태에서 상위 에너지 준위로 띄워 여기 상태로 만들 수도 있다. 이들 궤도 전자를 새로운 여기 상태로 올리는데 사용된 에너지가 이온화 에너지보다 큰데도 전자가 여전히 궤도에 남아 있다면 이런 과정을 **초여기(superexitation)** 과정이라 부른다.

이온화, 여기 및 초여기 상태의 분자는 매우 불안정하다. 따라서 이들에 의해 매질 내의 전기적인 형상이 재배열되고 다른 분자들과 상호작용도 발생한다. 어떤 경우에는 2차 전자의 산란 결과로 델타선이 생기기도 한다. 초기 전자와의 상호작용 결과 충분한 운동 에너지를 갖고 방출된 2차 전자들은 그 자신의 독립적인 트랙을 만든다. 이 새로운 트랙을 따라 발생하는 여러 사건 반응들은 앞에서 3종류 형태로 분류할 수 있다. Mozumder와 Magee(1966)에 의하면 1 MeV의 전자는 그 에너지의 65%를 개개로 분리된 박차형에, 10%를 방울형에, 20%를 짧은 트랙형에 축적한다고 한다. 짧은 트랙형은 델타선이 아니라, 2차 전자와의 산란 상호작용으로 인해 비교적 작은 양의 운동 에너지를 가진 산란 전자들이다. 짧은 트랙의 경우 모든 에너지는 다소 연속된 형태로 축적된다. 이런 반응들, 박차형, 방울형, 짧은 트랙형의 확률론적 특성은, 예를 들어, 물과 같은 물질에 미치는 방사선의 직접적인 작용을 이해하는데 매우 중요하다. 2차 전자의 상호작용 결과로 축적된 에너지는 박차, 방울 또는 짧은 트랙형의 작은 부피 내에 집중되는데, 그 양에 따라 여러 번의 이온화 또는 여기 과정이 뒤따를 수 있다. 이 작은 부피 내에서는 생성물들은 서로 반응할 수 있지만, 개개의 사건들은 상당히 떨어져서 발생됨으로, 이들 떨어져 있는 간헐적인 사건들의 생성물들 간에 상호작용을 하는 경우는 매우 드물다.

예를 들자면, 높은 운동 에너지를 가진 2차 전자가 평균 400 nm 떨어진 개별 박차형에 에너지를 축적한다고 가정하자. 매질이 물이라면 형성되는 H 라디칼은 보통 8×10^{-5} cm^2 s^{-1}의 확산 계수를 갖는다. 이 라디칼의 평균 수명인 1 μs 후에는 약 180 nm 정도의 거리까지 확산한다. 중요한 점은 박차형 상호작용은 높은 LET 방사선을 제외하고는 초기부터 발생될 것이다.

요약하자면 매질 내의 2차 전자의 직접 작용은 에너지를 작은 부피 내에 무작위적으로 축적한다. 1개의 2차 전자의 에너지 축적으로부터 1개~ 수개의 반응물이 생성된다. 작은 부피 내에서는 상호작용이 발생될 수 있으나 박차형, 방울형, 짧은 트랙형과 같이 개별적으로 떨어진 위치들 사이에서는 상호작용이 일어나기 어렵다. 박차형의 평균 반경은 1 nm 로 추산되며, 물일 경우 평균 6개 정도의 라디칼이 생긴다.

3 물의 방사선 화학

초기 방사선분해 생성물

물은 많은 생명체내에서 대부분을 차지하고 있는 물질로서 방사선이 입사되는 초기에 이온화와 여기 과정에 의한 에너지 전달 중 가장 많은 부분이 물 분자에서 일어난다. 생명체에 낮은 LET 방사선을 쪼일 경우, 2차 전자에 의한 물의 이온화 및 여기 작용이 직접적이고도 지배적인 반응이 된다. 그림 6.2는 물에 방사선이 입사하였을 때 처음 10^{-16}–10^{-12} 초 정도의 매우 짧은 시간 동안에 일어나는 초기 반응을 도시한 것이다. 이온화와 여기 작용의 결과로 다음과 같은 화합물들이 생긴다: 첫 번째 생성물은 여기 상태의 물 H_2O^*와 그것의 즉각적인 분해물인 H•와 OH•, 그리고 H_2O의 직접적인 이온화 작용으로부터 발생되는 H_2O^+와 e^-가 존재한다.

후속 라디칼 화학

앞서 결과 중간 생성물들은 물 분자 또는 수소 이온과 즉시 결합하여, 다음과 같은 생성물들을 만든다: 이온화된 물 분자는 H^+와 OH•로 분리된다. 이때 분리된 자유 전자는 물과 결합하여 H_2O^-를 만들고 그것은 다시 OH•와 OH^-로 분리된다. 또한 이 전자는 물과 반응하여 e_{aq}^-를 만들거나, 수소 이온들과 결합하여 OH•를 만든다. e_{aq}^-의 존재에 대하여 여러 해 동안 널리 논란이 되었으며, 이를 우세한 환원 라디칼인 H•, H_2O^-

그리고 몇 가지 특이한 형태라고도 여겨졌다.

Platzman(1953)은 이런 전자 e_{aq}^-(수화 또는 수용성 전자)의 존재를 제안하였고, 이후에 이 가설은 널리 받아들여지게 되었다. 이 e_{aq}^-의 존재는 이것의 반응 속도 측정과 고유한 흡수 스펙트럼 측정을 통해 실험적으로 그 존재가 확인되었다. 그림 6.2에서 수화 전자는 물과의 반응에서 상당히 안정하다. 반응률 상수(reaction rate constant)는 200 mol s^{-1} 정도이다.

요약하자면 처음 10^{-11} 초 매우 짧은 시간 동안에 형성되는 생성물들은 H•, OH•와 e_{aq}이다. 또한 H^+와 OH^-도 생기지만 그 존재가 물이 해리될 때의 분포와 같기 때문에, 처음 축적되는 이온화 에너지가 빠져나가는 곳이 아니라면 별로 중요하지 않다. 이 초기 반응들은 물질 확산과는 독립적으로 일련의 반응을 통해 물의 방사선분해 생성물을 만든다. 초기 방사선 사건에 의한 생성물들은 초기에 즉각 만날 수 있는 물 분자, 및/또는 수소 이온과 반응을 할 수 있다.

e_{aq}^-를 좀 더 살펴보자. 이 전자는 때로는 **수화 전자(hydrated electron)**라고도 불리는데 Platzman이 이름 붙인 **수용성 전자(solvated electron)**와 같은 의미이다. 물의 이온화 작용의 결과로 생긴 전자들은 주변과의 여러 번의 상호작용을 통해 운동 에너지를 잃으면서 마지막으로는 페르미 에너지에 접근한다. 전자가 충분히 감속되어 운동 에

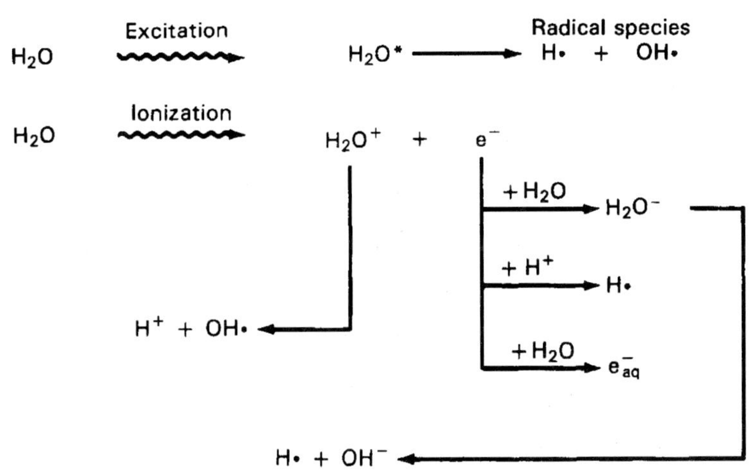

그림 6.2 물의 이온화와 여기에 의해 생기는 생성물들. 초기 물리적 사건이 일어난 후에 여기 또는 이온화된 물 분자들은 그림과 같은 방식으로 1차 생성물을 형성한다. 이것들은 다시 물 또는 수소 이온들과 반응한다.

너지가 100 eV 이하로 되는 동안 그림 6.2의 반응 중 하나에 의해 포획되지 않았다면, 즉 물이나 수소 이온들과의 반응이 없다면, 수화 전자 e_{aq}^-는 몇 개의 물 분자의 쌍극자(dipole)를 끌어당긴다. 이 새로운 전자는 중성의 물 속에서 약 2×10^{-4} 초의 비교적 긴 수명을 갖는다. 수화 전자는 자유 전자보다 더 안정적이다. 고속 전자의 첫 번째 이온화-여기 사건인 박차형에서 2~5개의 물 분자가 이온화되거나 또는 여기 된다. 이 라디칼 또는 여기 상태의 분자들은 상호간 수 nm 이내에서 형성된다. 이런 **활성 종(active species)**들은 $10^{-12} \sim 10^{-10}$ 초 사이에서 여러 반응을 일으키며 운동 에너지를 잃으며 생성된 위치에서 주변으로 점차 확산된다.

재조합

여러 활성 종들이 서로 가까이 있는 동안 발생할 수 있는 즉각적인 반응 중 하나는 초기 생성물들끼리 **재조합(recombination)**과 그것들의 운동 에너지가 열 에너지로 변하여 주위에 전달되는 것이다. 이온 쌍 뿐만 아니라 라디칼도 재조합을 할 수 있다. 그러나 시간이 지남에 따라 확산으로 서로 분리되어 수중 환경에서 효과적으로 희석되므로 재조합은 10^{-11}초 안에 종료되고, 그 후의 확산 제어 과정이 중요하게 된다.

화학적 단계

초기 반응에서 생성된 다양한 생성물들은 열화(thermalizatione) 과정 후에 3번째(또는 화학적) 단계가 시작된다. 이 단계는 모든 화학 반응이 끝날 때까지 지속된다. 이 반응들은 주로 트랙의 근처에서 발생하며 불균일 하다. 즉 반응 속도를 제어하는 라디칼들의 농도가 균일하지 않기 때문이다. 이런 반응의 전체 목록은 Chatterjee-Holley(1993) 책에 수록되어 있다. 이런 반응들은 매우 복잡하지만, 그 중 많은 반응 생성물은 그다지 중요하지 않다. 중성의 물에서 일어나는 반응의 종류는 다음과 같이 요약할 수 있다(균형식은 아님).

$$H_2O(\text{irradiated})$$
$$\Rightarrow H\bullet,\ e_{aq}^-,\ OH\bullet,\ H_3O^+,\ H_2,\ OH^-,\ HO_2\bullet,\ O_2,\ O_2^-,\ HO_2^-,\ H_2O_2,\ O_2^-.$$

H^+ 농도가 높은 산성 수에서는 수화 전자는 10^{-10} 초 이내에 양성자와 반응하여 수소 라디칼을 생성한다(그림 6.2 참조).

4 G 값: 방사선 화학에서의 수율 표현

방사선 화학 반응에서의 G값은 이온화 작용을 하는 하전 입자의 에너지 축적의 결과로 생기는 다양한 화학 종들의 **상대적 수율(relative yield)**을 비교해 볼 수 있는 편리한 수단이다. G값의 명시적인 정의는 다음과 같다. G값에는 적분 수율과 G와 미분 수율 G'의 두가지 형태가 있다. "**G값은 이온화된 2차 전자로부터 100 eV의 에너지가 매질에 축적된 결과로 생성되거나 파괴된 분자의 수**"로 정의한다. 미분 G 값인 G'는 다음과 같다.

$$G'(E) = \frac{dG(E)}{dE}, \tag{6.1}$$

식에서 $G(E)$는 에너지 E에 대한 적분 수율이다. $G(E)$를 수식으로 표현하기는 거의 불가능하다.

그 대신 LaVerne과 Schuler(1984)가 사용한 절차를 따를 수 있다. 그들은 G값의 실험 데이터와 에너지를 비교하여 가장 잘 맞는 점들의 값을 연결하는 방법으로 식 (6.1a) 값을 찾아 G'를 결정한다.

표 6.1 중성 pH 물의 초기 방사선분해 생성물과 G 수율[a]

Products	G value
e^-_{aq}	2.6
H•	0.6
OH•	2.6
H_2	0.45
H_2O_2	0.75

[a] From data compiled by Thomas (1967).

$$\int_{O}^{E} G' dE, \qquad (6.1a)$$

표 6.1에는 중성인 물의 1차 방사선분해 생성물들에 대한 초기 G값들이 나와 있다.

5 트랙에서의 반응: 청소제 역할

물과 라디칼의 반응은 그 자체로 흥미로운 과정이다. 방사선을 쪼였을 때, 어떤 생물학적 결과를 얻으려면 라디칼과 중요한 생체분자와의 화학적 상호작용이 일어나 궁극적으로 정상적인 세포기능에 간섭을 초래해야 한다. 방사선 화학자들은 조사된 물 속에 존재하는 라디칼과 기타 활성 종(reactive species)과 상호작용하는 화학 종들에 대해 **청소제(scavenger)**라는 용어를 쓴다. 이런 활성 종들과 상호작용을 일으킬 수 있는 어떤 분자의 형태라도 청소제가 될 수 있는데, 이들은 라디칼과 반응하여 물의 화학작용을 종식시키는 물질이다.

흥미롭게도, 모든 청소제의 분자 농도가 낮을 경우 이것들과 상호작용하는 라디칼의 분율은 광범위한 청소제 농도에서 거의 일정하다는 사실이 밝혀졌다. 왜 그럴까? 확산 중인 활성 종들을 살펴보면 그들과 청소제 간의 반응은 다른 물의 반응에 비해 "기본적인 반응(default reaction)" 이라는 것을 알 수 있다. 이는 청소제의 농도가 낮으면 활성 분자(라디칼)는 청소작용이 시작되기 전에 더 멀리 확산되기 때문이다.

Fricke 선량계

Fricke 선량계는 철 이온 수용액에 방사선을 조사하여 Fe^{2+}를 Fe^{3+}로의 산화 반응을 측정하는 시스템으로, 원래는 방사선량을 측정하는 도구로 개발되었다. Fricke 선량계의 수율 (G값)은 방사선원의 LET에 크게 의존함으로 지금은 이 목적으로만 제한적으로 사용한다. 그렇지만 물의 활성 종과 청소제 간의 상호작용에 대한 동적 거동과 화학적 특성을 조사하는데 매우 유용한 도구로 쓰인다. Fricke 선량계에서 산화철 이온 Fe^{2+}는 물의 방사화로 생긴 활성 생성물들을 제거하는 청소제 역할도 한다. Fricke 반응의 화학 방정식은 다음과 같다.

$$H\bullet + O_2 \Rightarrow HO_2\bullet, \tag{6.2}$$

$$HO_2\bullet + Fe^{2+} \Rightarrow HO_2^- + Fe^{3+}, \tag{6.3}$$

$$HO_2^- + H^+ \Rightarrow H_2O_2, \tag{6.4}$$

$$OH\bullet + Fe^{2+} \Rightarrow OH^- + Fe^{3+}, \tag{6.5}$$

$$H_2O_2 + Fe^{2+} \Rightarrow OH^- + Fe^{3+} + OH\bullet, \tag{6.6}$$

$$H\bullet + H_2O \Rightarrow OH\bullet + H_2. \tag{6.7}$$

식 (6.7) 반응은 산소가 없을 때만 일어난다. 이 식들을 주의 깊게 살펴보면 산소가 있을 때는 수소 라디칼, H•은 3개의 Fe^{2+} 철 이온을 산화시킨다는 것을 알 수 있다. 식 (6.2) 반응에서 수소 라디칼과 산소와의 반응에서 $HO_2\bullet$ 라디칼을 생성하고 그것은 다시 1개의 철 이온을 산화시켜 HO_2^-를 생성한다. HO_2^-는 수소 이온, H^+과 반응하여 H_2O_2을 만들고, H_2O_2는 2번째로 철 이온을 산화시킨다. 식 (6.6) 반응에서 생긴 OH^-는 3번째로 철 이온을 산화시킨다. 따라서 초기에 생긴 1개 수소 라디칼은 3개의 철 이온을 산화시키는 것이 분명하다.

방사선분해로 생성된 H_2O_2(식 (6.2)의 반응을 통해서가 아니라)는 2개의 철 이온들을 산화시키는데 1개는 직접 산화에 의한 것이고 다른 1개는 식 (6.6)과 같이 OH•의 생성 결과로 산화된 것이다. 끝으로 방사선분해로 생성된 OH• 라디칼 자체는 식 (6.5)의 1개 철 이온 산화를 담당한다.

따라서 이러한 반응을 이용하여 산성 pH의 산화 매질 속에 있는 철 이온에 대한 전체 G값을 예측할 수 있다. 즉 철 이온을 생성하는 경우의 전체 G값은 다음과 같다.

$$G(Fe^{3+}) = 2G(H_2O_2) + 3G(H) + G(OH). \tag{6.8}$$

식 (6.2)-(6.6)를 살펴보면 산소(6.2)와 수소 이온(6.4)는 용액 속에 있을 때는 둘 다 반응에 참여한다는 것을 알 수 있다. 산소가 없으면 G값은 다음과 같이 된다.

$$G(Fe^{3+}) = G(H) + G(OH) + 2G(H_2O_2). \tag{6.9}$$

앞의 논리를 따라 완전히 산화된 환경에서 식 (6.9)가 정확한지 독자들이 확인하기 바란다. 반응(6.7)은 기여도 G(H)를 일으킴에 유의하자. 다양한 반응물에서 일반적으로 받아들여지는 G값을 사용하여 철 이온의 G값을 재구성할 수 있다(철 이온의 생성과 같음). 여기에 사용되는 G값은 산성 용액에서의 방사선분해 생성물의 G값으로 표 6.1에 있는 값들과는 다르다는 점에 유의하자. 낮은 LET 값에서는 (예, ^{60}Co 감마선), G(H)는 3.65, $G(H_2O_2)$는 0.75, G(OH)는 3.15이다. 식 (6.8)을 사용하면 철 이온 생성시의 G값은 15.6이다. 산소가 없을 때의 $G(Fe^{3+})$ 값은 8.30이다.

Fricke 모델의 해석

Fricke 모델은 생체 시스템과 관련하여 무엇을 가르쳐 주는가?

1. Fe^{2+}와 같은 청소제 분자는 물의 방사선 조사로 생긴 라디칼 종들과 반응을 일으킬 것이다. 추정하자면, 세포내 적당한 환원성 분자 종(reductive molecular species)은 이 같은 방식으로 작용하여 산화된다.
2. 세포 환경에 존재하는 다른 분자 종(특히 산소)들은 이들 존재로 인해 화학적 결과가 많이 달라질 것이다.
3. 이온화 및 여기 반응에서 축적된 에너지 모두가 청소제의 화학적 변화를 일으키는데 사용되는 것은 아니다.

   예를 들어보자. 라디칼 쌍 H•과 OH•를 생성시키는데 평균 17 eV가 필요하고 Fricke 선량계로 100 eV가 축적된다면 5.88 쌍의 라디칼이 (H•와 OH•쌍에 대한 G값은 5.88) 생기고 Fricke G값은 다음과 같이 될 것으로 예상할 수 있다.

$$G(Fe^{3+}) = 0 + 3 \times 5.88 + 5.88 \quad \text{(in the presence of } O_2\text{)}$$
$$= 23.53.$$

   그런데 Fricke 선량계로 측정된 G값은 15.6이므로, 이는 초기 라디칼들 간에 상당 부분 화학반응이 발생하여 사라지게 되어 철 이온을 산화하는데 효과적이지 않다. 다시 말하자면, 방사선분해로 생긴 초기의 생성물들은 서로 반응하여 제거된다.
4. 또 경합하는 청소제들은 Fe^{3+}의 수율을 감소시킨다고 추론할 수 있다. 이 말은 다른 화학 종들이 존재하여 경쟁적으로 방사선분해 생성물들과 반응하면 Fe^{2+}가 보호될 것임을 의미한다.

6 직접 작용과 간접 작용

지금까지는 생체 시스템과 관련하여 물의 방사선 화학을 주로 다루었다. 물의 방사선분해 생성물들은 중요한 생체 분자와 활발한 반응을 하며, 이 중 높은 운동 에너지를 갖는 전자는 중요한 생체 분자에 직접 에너지가 축적되기도 한다. 후자의 경우 초기의 물리화학적 반응은 물 보다는 DNA와 같은 세포의 중요 구성요소의 분자에서 발생한다. 그 결과 중요 생체 분자 내의 원자들에 이온화 내지는 여기 반응이 일어나고 그 결과로 라디칼들이 생성된다. 이 라디칼은 물의 방사선분해 후 화학작용에서 생기는 것과 비슷한 반응을 거치는데, 여기에는 재조합 반응도 포함된다. 방사선 상호작용에는 아래와 같이 직접 작용과 간접 작용의 2가지 일반적인 유형으로 나눌 수 있다.

직접 작용

이 과정에서는 입자의 운동 에너지가 생체 관심 표적 분자에 직접 축적되며, 물의 방사선분해로 생긴 라디칼들은 개입하지 않는다. 선량-반응 관계는 일반적으로 다음 식과 같은 지수함수 식으로 표현된다.

$$E = E_0 e^{-kD}. \tag{6.10}$$

식에서 E_0는 손상되지 않은 정상 분자의 초기 개수이며, E는 선량 D를 흡수한 후의 남은 정상 분자의 개수이다. 또한 k는 **불활성화 상수(inactivation constant)**로 단위는 Gy^{-1}이다. k의 역수는 E_0를 $1/e$만큼, 즉 정상 분자의 수를 37%까지 줄이는데 필요한 선량이다. 이때 선량 D는 D_{37}, 또는 일반적으로 D_0라 부른다. 식 (6.10)은 생체 분자 내에서 직접 이온화 또는 여기 반응이 일어나면, 생체 분자가 생물학적 활성을 잃는다는 가정을 전제로 하고 있다. 이 식의 완전한 유도와 의미는 제7장의 표적 이론에서 다룰 것이다.

직접 작용에 의한 분자량

Hutchinson과 Pollard(1961)는 생체 표적 분자의 분자량과 표적의 크기 사이에는 일정한 관계가 존재한다는 것을 보였다. 이때 1회의 단일 사건으로 반응이 일어난다는 단일 사건 동력학(single event kinetics)이 정확하다면, '**표적의 크기가 바로 분자량**'라는 것을 보였다. 이온화 사건당 흡수된 평균 에너지에 대한 가정이 가능하다면, 불활성화 상수를 평가하여 식 (6.10)으로부터 표적 크기를 계산할 수 있다. 상호작용 당 평균 에너지를 75 eV(실험값)라 가정하자. 표적의 크기는 다음과 같이 불활성화 상수 k와 관계된다. 표적 크기의 단위는 그램(g)이다.

$$\text{target size (g)} = k \times \frac{75 \text{ eV per event}}{6.2 \times 10^{15} \text{ eV g}^{-1} \text{ Gy}^{-1}}. \tag{6.11}$$

선량 단위 Gy는 eV g^{-1}로 변환할 수 있다. 이 변환에 사용되는 상수는 6.2×10^{15} eV g^{-1} Gy^{-1} 이다. 표적의 크기를 달톤(dalton) 단위로 나타내면

$$\text{target mol. wt.} = N_a \times (\text{target size in grams}) \tag{6.12}$$

이다. 식에서 N_a는 아보가드로 수, 즉 6.023×10^{23} 분자/몰 이다. 식 (6.11) 및 식 (6.12)는

$$\text{target mol. wt.} = \frac{(7.28 \times 10^{11})}{D_{37}} \tag{6.13}$$

로 쓸 수 있다. 선량을 나타내는 이 단위들은 식 (6.11)에 사용된 상수 변환에 적합한 단위들이어야 한다. 또 D_{37}은 불활성화 상수의 역수로 분모에 나타난다.

그림 6.3을 보면, 단 1회의 이온화 작용으로 넓은 범위의 분자량을 갖는 생체 분자들이 생물학적 활동성을 잃는다고 결론지을 수 있다. 또한 이 자료는 1회의 이온화 작용으로 평균 75 eV의 에너지를 잃는다는 사실을 간접적으로는 나타내고 있다. 또한 그림 6.3의 직선 관계가 암시하는 것은 여러 분자들의 불활성화를 가져오는 상수 G값이다. 1개의 분자는 75 eV의 에너지가 축적되면 불활성화 되므로 G값은 75/100, 즉 1.35가 된다. 그림 6.3 실험 결과는 직접 작용은 물이 없는 건조한 상태에 있는 표적 분자의 방사선 조사일 때 이다. 물이 있는 조건에서 조사되는 경우에는 아주 다른 상태가 된다. 낮은

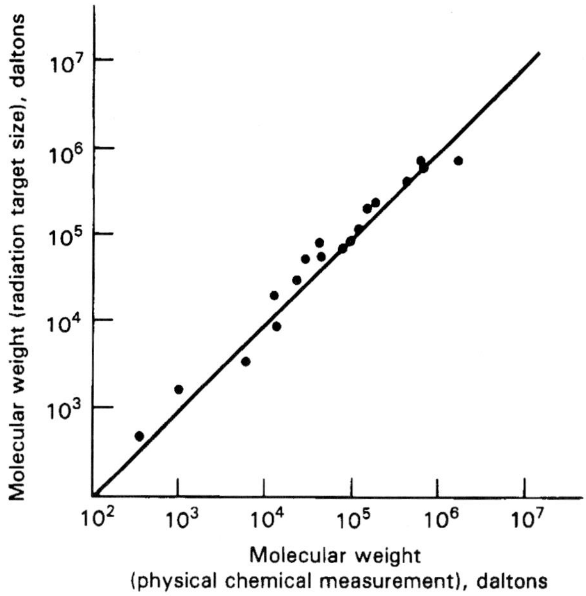

그림 6.3 물리화학적 방법으로 방사선 표적의 크기를 측정함으로써, 다양한 생물학적 활성 분자의 분자량을 결정할 수 있다. Hutchinson & Pollaed (1961)

LET 방사선이 조사될 경우, 물의 방사선분해 생성물들의 간접적인 작용이 표적에 지배적인 반응이 될 것이다. 그러나 이 경우에도 직접 작용도 표적의 불활성화에 어느 정도 기여한다.

간접 작용

간접 작용은 생물학적 중요한 생체 표적 내에 들어 있는 물의 방사선분해 생성물의 상호작용에 의한 결과물로 정의한다. 간접 작용의 중요한 특성은 이 메커니즘에 의해 생긴 손상은 물의 방사선분해를 통해 생성된 활성 라디칼 종이 중요한 생체 분자에 도달하여, 상호작용할 때에만 일어날 수 있는 손상이라는 점이다. 따라서 이 과정은 일반적으로 한정된 확산 현상에 의존하므로 선량-반응 관계는 복잡하다. 간접 작용은 용액에 대한 방사선의 직접적인 작용으로, 이때 형성된 용질 분자와 활성 용매 분자와의 상호작용으로 명시적으로 정의한다. 물은 생체 시스템의 주된 용매이므로 대부분의 간접 작용은 물 분자로부터 생긴 활성 종들의 상호작용의 결과이다.

간접 작용에서는 물의 방사선분해에서 생성되는 라디칼 중 "**어느 활성 종이 생물학적**

손상을 일으키는데 지배적인가?"를 가리는 것이 중요하다. 이 주제는 물의 방사선분해시에 특정한 라디칼에 대하여 특정한 반응성을 가진 청소제가 존재하는 경우, 모델 시스템에 방사선을 조사해 보면 알 수 있다. 여러 실험을 통하여, **수산기 라디칼(hydroxyl radical)** OH•가 중요한 생체 분자, 특히 DNA와 반응을 하는 지배적인 물질이라는 것을 보여준다(Chatterjee and Holley, 1993). 최근 들어 다른 라디칼인 과산소 라디칼(superoxide radical) $O_2•^-$도 중요한 역할을 한다는 의견도 있지만, 데이터가 설득력이 약하고 데이터의 기반이 되는 세포 실험은 과산화물 라디칼을 변환시키는 효소인 과산화 디스뮤타제(superoxide dismutase)가 없거나 활성도가 낮다(Samuni & Czapski, 1981).

표 6.1에서 물 속의 방사선분해 물질들의 G값을 살펴보면 수화 전자 e^-_{aq}의 G값은 수산기 라디칼 OH• 값만큼 크다. 그럼에도 불구하고 실험에서는 수화 전자는 OH•보다 생물학적 시스템에 손상을 덜 입힌다는 것으로 알려져 있다.

7 재조합, 복원 및 복구

재조합

방사선 조사 전의 상태로 분자를 복원시키는 것은 3가지의 메커니즘으로 가능하다. 그 하나는 전술한 "**재조합(recombination)**"이 있다. 재조합은 방사선 조사 직후, 물의 방사선 조사 분해 생성물들이 아직 가까이 모여 있는 경우로, 상호작용 초기 단계에서 생긴다. 시간은 보통 10^{-11} 초 이하이다. 재조합은 이온 쌍들 또는 라디칼 쌍들이 서로 접근하여 원래의 분자로 다시 조합되는 단순한 과정이다. 박차형으로 생성된 라디칼들이 확산 현상으로 각각 거리가 멀어질수록 재조합 가능성은 점점 줄어든다.

복원

복원(restitution)은 효소 또는 생촉매 단계의 개입 없이 원래의 화학적인 상태로 복구되는 메커니즘이다. 복원 시간은 10^{-3}초 이내이다. 화학적 복원은 여러 경로로 진행될 수 있으며 그 중 일부는 아직 알려져 있지 않다. 이 과정을 이해하는 데 유용한 예가 있다.

간접 작용이나 직접 작용의 결과로 DNA 분자내 특정 위치에 라디칼을 생기는 화학적인 사건을 가정하자. 이 라디칼들은 다소 영구적으로 손상을 고착하는 반응(예: 용존 산소와의 반응)을 하거나 또는 다른 분자와 라디칼 교환반응을 통하여 DNA 분자를 방사선 조사 전의 상태로 복원하고, 이때 다른 라디칼을 생성한다. 이 후자의 과정의 대표적인 예는 DNA 라디칼과 **황화수소(sulfhydryl)** 기 (또는 메르캅트 기) 지닌 분자와의 상호작용이며, 이는 DNA 분자가 복원되고 황화수소 분자가 아래와 같이 라디칼 화합물로 전환되는 반응이다.

$$\text{DNA}\bullet + \text{RSH} \Rightarrow \text{RS}\bullet + \text{DNA (with H restored)}. \qquad (6.14)$$

손상의 **효소적 복구(enzymatic repair)**는 시간이 조금 더 걸린다. 이들 반응들은 이 장의 뒷부분에서 자세히 다룬다. 이 복구 과정에 소요되는 시간은 수 분 또는 수 시간이 될 수 있다. (*역자 주: 식 (6.14)에서 여기서 R은 탄화수소 사슬을 나타냄)

8 세포 내 거대 분자 표적

생물학적으로 중요한 화학적 변형을 일으키는 이온화 방사선의 주된 표적은 세포 생존을 지배하는 DNA이다. DNA는 자가 복제(self-replication), 생화학적 재생(biochemical renewal), 세포 분열(cell division)에 필요한 유전 정보를 운반한다. 방사선 유도 손상의 일부는 물의 방사선분해 생성물의 간접 작용의 결과로 나타나고, 일부는 DNA 분자에 대한 직접 작용의 결과이다. DNA가 주된 표적이긴 하지만 세포 내의 다른 생리활성 분자들 역시 방사선 손상의 직 간접적인 반응의 결과로 불활성화가 된다. 그러나 세포 내에 DNA 이외의 다른 분자들인 경우, 심각한 기능 손상을 받지 않는 한 그 기능을 유지할 수 있다. 예를 들자면. 효소는 지속적으로 합성되고, 손상된 효소 분자는 제거 교체되기 때문이다.

그렇다면 DNA 분자가 방사선 손상에 대하여 특별하거나 독특한 감수성을 가지고 있어서, 세포 내 방사선 손상과 관련된 핵심 분자의 변화를 일으키는 것일까? 답은 "아니요" 이다.

앞에서 기술하였듯이 세포 내의 모든 분자는 직접 또는 간접 작용에 의해 방사선 손상을 받을 수 있다. DNA의 세포 생존과 자가 복제에 위해 결정적인 역할을 하는 가장 중요한 특성은 각 세포 내의 전체 유전자, 즉 **게놈(genom)**이 고유하다는 점이다. 이 DNA 분자에는 중복되는 정보가 거의 없으며, 비가역적 손상이 발생하면 세포의 기능과 생존에 필수적인 **유전자 코딩(genetic coding)**의 손실을 초래할 수 있다.

이 문제를 다른 관점으로 생각해 보기 위해, 세포 내의 필수 분자인 효소 분자에 손상이 생길 경우의 결과를 살펴보자. 이 효소가 큰 단백질 분자라면 그것은 직 간접 작용의 결과로 상당한 방사선 손상을 입을 것이다. 그 결과 효소 분자의 상당 부분에 상실이 발생하더라도 효소 기능 자체는 상실되지는 않는다. 게다가 세포는 중요한 생물학적 분자들을 지속적으로 "**대체(replace) 또는 교체(turns over)**" 한다. 궁극적으로 이런 세포의 분자 교체 기능은 DNA 분자에 저장된 코딩 정보에 의존한다.

표적 분자가 DNA 라는 증거

DNA가 표적 분자이며, DNA 변형이 세포기능에 비가역적인 변화를 가져온다는 실험적인 증거는 무엇인가?

1. **박테리오파지(bacteriophage)**나 바이러스 같은 단순 생물체인 경우, 이들의 DNA의 손상과 생물학적 기능 사이의 정량적인 관계를 설정할 수 있다. 단일 가닥 DNA를 갖고 있는 미생물에 **단일 가닥 절단(single-strand breaks, SSB)**을 직접 측정하고, 이중 나선 DNA가 있는 미생물에서 **이중 나선 절단(double-strand breaks, DSB)**의 측정 결과로 볼 때 **생물학적 불활성화(biological inactivation)**와의 정확한 상관 관계를 보인다.
2. 고등 생물의 경우는 DNA 손상과 생물학적 기능 상실 사이의 관계를 정량적으로 규명하기는 쉽지 않지만, DNA에서 단일 가닥 절단과 이중 나선 절단은 기능의 상실과 상관관계가 있다는 것은 잘 알려져 있다.

3. DNA 손상의 복구는 세포의 분열 능력 측정 결과로 부터 알 수 있듯이, 많은 생물체에서 세포 생존과 밀접한 관련이 있는 것으로 보인다.
4. 유전적 결함으로 인하여, DNA 손상 복구 능력이 결여된 세포는 정상 세포에 비하여 방사선 노출에 훨씬 민감하다.
5. DNA 손상의 복구를 차단한다고 알려진 화학 물질은 방사선 조사에 대한 세포의 민감도를 증가시킨다.
6. 끝으로, 물리화학적인 관점에서, DNA는 세포 내에서 가장 큰 분자이며, 세포의 분열 능력을 상실케 하는 방사선량 한도에서는, 세포 내 DNA 보다 더 작은 분자들에 광범위하고 심각한 손상이 발생될 가능성은 매우 낮다. 즉 DNA 손상이 가장 크다.

세포의 DNA 및 기타 생리활성분자에 대한 이온화 방사선의 직접적인 작용은 에너지 축적 부위에서의 결합 파괴 또는 라디칼 형성으로 쉽게 시각화 할 수 있으며, 이는 표적 분자의 불활성화로 이어진다. 그러나 물의 방사선분해 생성물들을 통한 DNA의 간접 작용은 보다 복잡하며, 이에 따른 여러 반응 경로들이 알려져 있다.

9 | 물의 방사선분해 생성물과 생체분자와의 반응

물의 방사선분해에서 생성되는 라디칼과 중요 생체분자 사이에는 여러 반응이 있다. 방사선 조사에 따른 세포 내의 **변형(alteration)**이나 DNA 손상 관점에서 반응들이 모두 중요한 것은 아니다. 그러나 각 반응의 상대적인 중요도는 아직 완전하게 이해되지 않고 있다.

1. 수소 원자의 추출:

$$R-H + H\bullet \Rightarrow R\bullet + H_2, \qquad (6.15)$$

$$R-H + OH\bullet \Rightarrow R\bullet + H_2O. \qquad (6.16)$$

2. 해리 반응:

$$R-NH_3^+ + e_{aq}^- \Rightarrow R\bullet + NH_3, \qquad (6.17)$$

$$R-NH_2 + H\bullet \Rightarrow R\bullet + NH_3. \qquad (6.18)$$

3. 부가 반응:

$$R-CH=CH-R + OH\bullet \Rightarrow RCHOH-CH\bullet-R. \quad (6.19)$$

방사선분해에 의한 DNA의 변형을 이해하려면 다음의 두 반응이 중요하다. 하나는 복원인데, 즉 2번째 분자를 희생시킴으로써 변형된 분자를 **비효소적(nonenzymatic)**인 방법으로 복원시키는 방법으로, 앞에서 논의한 바 있다. 그 예는 다음과 같은 것이 있다.

$$R\bullet + R-SH \Rightarrow R-H + R-S\bullet \quad (\text{restitution}). \quad (6.20)$$

다른 중요한 반응은 복원과는 반대되는 손상 작용으로서, 산소가 **손상 고정화(damage fixation)**에 기여하는 반응이다.

$$R\bullet + O_2 \Rightarrow R\bullet-\text{peroxide} \quad (\text{damage fixation}). \quad (6.21)$$

(6.21)의 반응에서 과산화 라디칼(peroxide radical)은 복원 과정을 진행할 수 없다. 이유는 이것이 원래의 라디칼, R● 보다 더 안정적이기 때문이다. 이런 이유로 산소와의 반응은 일반적으로 표적 분자에 돌이킬 수 없는 **비가역적인 변화(irreversible change)**를 야기한다. 그러나 이 과산화물의 형태가 최종적인 화학 생성물은 아니다. 때때로 화학적 복구로 불리기도 하는 복원과 손상 고정 반응들은 방사선 반응에 의한 변형을 다루는 9장에서 자세히 다룰 것이다.

DNA와의 반응

앞 장의 모든 반응들은 물의 방사선분해 생성물로서 원리적으로는 이들 모두 DNA와의 상호작용을 할 수 있다. OH●와 e_{aq}^-의 **반응 상수**는 거의 같으므로 이 둘은 거의 동일한 효율을 가지고 DNA와 반응할 것이라고 추정할 수 있다. 그리고 H●는 OH● 또는 e_{aq}^-에 비해 상당히 작은 반응 상수임으로 그 효율은 더 낮을 것이라고 예상된다. 이유는 아직 확실하지 않지만 **라디칼 청소** 연구에 따르자면 OH●가 가장 우세 반응 종"이라는 것이 밝혀졌다.

앞에서 언급하였듯이, DNA 손상에 대하여 보다 빠른 속도로 관심 물질과 반응하는 청소제를 도입하면 각 라디칼의 상대적인 기여도를 측정하는 것이 가능하다. 예를 들자면, 효율적인 OH• 청소제를 사용하면 DNA 손상에 중요한 역할을 하는 것으로 여겨지는 여러 종결점에 대한 방사선 조사 영향이 크게 감소한다. 이런 실험들은 모두 DNA 손상을 일으키는 핵심 반응물이 OH• 라디칼임을 보여준다. 실험을 통하여 측정된 반응 상수는 다음과 같다.

$$\begin{aligned} &\text{OH}\bullet + \text{DNA}, && 3 \times 10^{8}\ \text{mol s}^{-1}, \\ &\text{H}\bullet + \text{DNA}, && 8 \times 10^{7}, \\ &e_{\text{aq}}^{-} + \text{DNA}, && 1.4 \times 10^{8}. \end{aligned}$$

DNA에 손상을 일으키는 요인으로는 몇 가지 유형이 있다. Chatterjee-Holley(1993)의 몬테칼로(Monte Carlo) 모델을 사용한 DNA와 방사선과의 상호작용에 대한 연구에 따르면, DNA 분자에 주로 손상이 빈번히 발생하는 위치가 몇 군데 있다. 확산 현상이 지배하는 간접 반응에서 전체 DNA 분자 구조에서 특정 위치에서의 반응도는 위치에 크게 의존한다는 점을 정확하게 지적하였다.

1. 방사선 조사로 인해, 염기 또는 당 부분의 작용기가 비가역적으로 변형될 수 있으며, 이로 인해 잘못된 **뉴클레오티드(nucleotide)**가 존재한다. 그러나 희석 수용액 연구를 통하여 얻은 상대 수율은 건전한 DNA의 반응 상수를 예측하는 데는 신뢰도가 떨어진다. 수용액 내에서 DNA 당의 OH•에 대한 분자당 반응률은 일반적으로 구조화된 (감겨진) DNA의 동일한 당의 반응율 상수에 비해 5~10배 더 크다.
2. **푸린(purine)**이나 **피리미딘(pyrimidine)**에 광범위한 손상이 발생하면, 관련된 염기들이 DNA 분자로부터 떨어져 나갈 수가 있다. 결과적으로 DNA분자 내에 퓨린 또는 피리디민이 결여된 위치가 발생한다.
3. 염기 위치에서 형성된 라디칼이 DNA의 당-인산 골격으로 전달되는 메커니즘의 결과로 염기의 손실과 **사슬 절단(chain scission)**이 발생한다.
4. **디옥시리보스-인산 골격(deoxyribose-phosphate backbone)**의 손상은 DNA를 절단하여, 결국 단일 가닥 절단에 이를 수 있다. 이런 중요한 손상 정도를 단일-가닥 절단(SSB)으로 부른다. 이러한 **SSB 사슬 절단은 세포 내 효소 작용에 의하여 쉽고 빠르게 복구된다.**
5. 2개 이상의 인접 위치에서 발생한 디옥시리보스-인산 골격의 손상은 DNA 분자의 절단으로 이어질 수 있으며, 이를 이중 나선 절단(DSB) 또는 이중 가닥 절단이라

부른다. 독립적으로 발생된 SSB 2개가 서로 가까이 있을 때만 DSB를 일으킬 수가 있다. Chatterjee-Holley(1993)에 의하면 2개의 독립적인 SSB가 DSB를 이루려면, 10개 염기 쌍 거리 이내에서 있어야 하며, 일반적으로 염기상 6개 정도의 거리에서 DSB가 발생한다. 이 경우 **반데르 발스(van der Waals)** 힘에 의하여 수소 결합이 2개의 SSB를 하나의 DSB로 묶어주는 역할을 하기 때문이다.

앞에서 열거한 메커니즘들 중에 DNA 분자의 당-인산 골격 부위의 손상은 라디칼의 공격이 주된 원인으로 보인다. 염기에 대한 공격은 일반적으로 가닥의 절단을 일으키지 않는 것으로 보이며, 손상된 염기는 효소 복구 메커니즘을 가동하여 신속하고 효과적으로 복구된다. 바이러스와 박테리아파지 실험연구 결과, OH•는 DNA 분자의 디옥시리보스 부분에 있는 1', 2', 5', 4'번의 수소들을 공격하여, 그 중 하나를 빼내어 물을 만드는데, 이는 앞에서 설명했던 OH•가 DNA 손상을 일으키는 일반적인 메커니즘으로 볼 수 있다. 특히 이 작용이 빈번히 발생하는 위치는 **"4'"**번으로 보인다. 세포에는 황화수소(-SH) 기를 함유한 화합물, 예를 들어 **글루타티온(glutathione)**이 많이 들어있는데 이들은 복원 반응에 참여한다. 이 반응이 일어나면 DNA 분자는 원래 상태로 복원된다. 반면에 만약 산소가 존재하는 분위기에서 DNA 라디칼과 반응한다면, 손상이 고정되어 사슬의 절단으로 이어진다. OH•의 수명은 반응하기까지 수 nm를 이동하는 정도이다(반응 상수가 3×10^8 mole s^{-1}일 때의 분자의 확산거리). Ward(1988)는 OH•의 평균 이동거리를 3.5 nm로 추정하였다. **DNA의 이중 나선(DNA double duplex)**의 1회전 거리는 약 3.4 nm이고, 한 바퀴는 10개의 염기로 구성된다. 펼쳐진 이중 나선의 직경은 약 2 nm이고, 묶여진 크로마틴 섬유의 직경은 약 25 nm이다. 수산기(OH•) 라디칼이 짧은 수명 동안 DNA까지 확산하여 반응하려면, DNA 분자 내의 표적 위치에 매우 가까이 존재해야 한다.

10 DNA 사슬 절단

DNA의 1 가닥의 사슬이 절단되는 것은 세포에게 **치사적 사건(lethal event)**은 아니다.

이에 대한 복구 과정은 빠르고 효율적이며 비교적 오류가 없기 때문으로 보인다. DNA 각 가닥 간의 긴밀한 관계는 손상되지 않은 보완 가닥에서 누락된 염기를 정확하게 판독하여 손상된 염기를 올바르게 복원할 수 있게 한다. 일반적으로 SSB는 방사선 조사 유무에 관계없이 세포에서 흔히 발생하며, 복구하는데 문제가 없고 효율적이라고 여겨진다. 비교적 최근까지도 방사선 생물학계에서는 단일 가닥 절단은 세포의 복제와 분열에 관련된 세포 기능의 상실 측면에서 중요한 역할을 한다고 주장해 왔으나, 지금은 SSB는 세포기능 상실에 기여하는 경우는 드물다는 것이 일반적으로 받아들여지고 있다.

반면에 이중 나선 절단(DSB)은 세포에 미치는 영향이 훨씬 더 심각하다. 이는 손상을 복구하기 위한 적절한 **주형(tamplet)**은 쉽게 찾을 수 없으며, 또한 DSB 복구는 오류가 발생하기 쉬운 과정으로, 종종 유전체의 돌연변이 또는 생식능력의 상실로 이어진다.

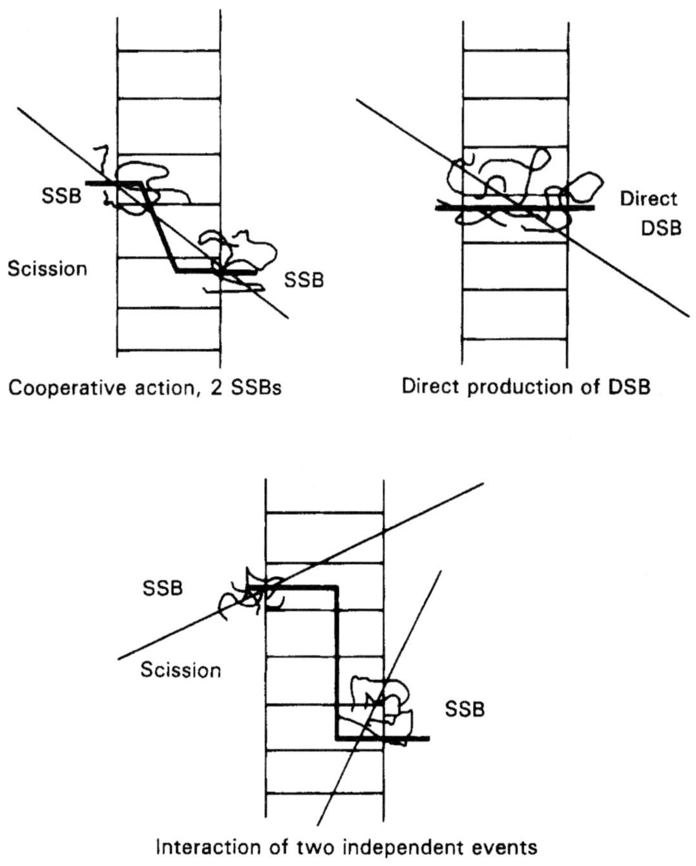

그림 6.4 DNA 분자에서 발생할 수 있는 사슬 절단 메커니즘(DSB). 고 에너지 전자의 경로는 직선으로 가정한다. 불규칙 선들은 물의 방사선분해 생성물들의 확산 경로이다.

DSB는 손상이 발생한 부위에 상당한 양의 에너지가 축적된 직접 작용의 결과로 두 개 가닥이 동시에 절단되거나, 골격 분자의 분리를 허용할 만큼 충분히 인접한 두 SSB의 협력적 상호작용으로 인해 발생한다. 절단된 부위의 사슬은 수소 결합에 의해 연결되어 있기 때문에, 이 결합의 총 에너지가 분자의 분리 여부를 결정한다. 앞서 기술한 SSB 사이의 거리가 염기 쌍 6~10개 정도이면 DSB로 이어질 수 있다. DSB 복구 메커니즘은 복잡하여 복구시 종종 오류가 발생하기 쉽다.

그림 6.4는 DSB 발생을 쉽게 이해할 수 있도록 두 메커니즘을 개략적으로 도시한 것이다. 그림은 단순화된 직접 작용의 결과를 나타낸 것으로, 높은 운동 에너지의 전자가 DNA를 통과하면서 에너지가 국부적으로 축적되며, 그 곳에 방사선분해 생성물이 발생하는 과정을 보여준다. 그림에서는 실제와는 달리 입사 전자의 진행경로가 바뀌는 상황은 다루지 않았다. 이러한 과정은 간접적인 작용의 결과로 발생할 수 있으며, 물의 방사선분해로부터 활성 종이 적절하게 분포되지만 에너지 전달 반응은 DNA 골격의 바로 근처에서 일어날 때 발생한다.

11 DNA 구조와 역할

염색질(chromatin) 구조

진핵 세포의 DNA는 자체 소기관(organelle)인 핵에 들어 있으며, DNA를 조밀하게 압축하여 치밀하게 감으려면 일련의 분자 구조 또는 형상 변형을 거쳐야 한다. 거의 10,000배의 필요한 응축을 달성하기 위해 여러가지 배열 구성 단계가 있으며, 그 중 가장 간단한 형상이 **뉴클레오솜(neucleosome)** 이다. 뉴클레오솜은 Kornberg (1977)가 처음으로 발견한 것으로 각각의 뉴클레오솜은 4개의 **히스톤(histone)**, 즉 H2A, H2B, H3 및 H4 각각 2개의 분자로 구성된 코어 디스크(core disk)로 구성된다. 이 히스톤에는 코어 주위로 이중 나선의 146개의 **염기 쌍(base pair, bp)**이 감겨져 있다. 개별 뉴클레오솜은 약 54 pb 연결(linker) DNA로 분리되어 있다. 형상 변형의 초기 단계에서는 직경 25~30 nm의 염색질 섬유소가 생긴다. 뉴클레오솜 배열을 솔레노이드 형태로 감으면 압축률이 약 40 정도로 보다 치밀 해진다. 추가 구조로 약 60,000 bp의 루프 도메인(loop domain)을 생성하는 **핵 기질 단백질(nuclear matrix protein)**을 활용하면 치밀화가 더 진행되어 압축률이 680~700 정도로 높아진다.

최종적인 패킹은 DNA **토포이소머라제(topoisomerase)**의 제어 하에 섬유를 **초나선(supercoiling)** 형으로 감음으로써 달성된다.

DNA 구조와 방사선 손상

이온화 방사선에 의한 DNA 손상에 관한, 핵 기질 단백질의 역할은 아직 완전하게 알려지지 않고 있다. 기질-DNA 간의 부착 지점들은 무작위적이 아니고 규칙적이라고 알려져 있다. 왜냐하면 이 부착 점들이 복제와 복구의 생화학적 메커니즘과의 관련 있을 뿐만 아니라, 유사분열시 딸세포의 염색체 분리에도 중요한 역할을 하기 때문이다. Chiu 등(1986)은 핵 기질 단백질이 방사선에 이온화됨으로써, **전사 활성 유전자(transcriptionally active genes)**와 교차 결합된다는 것을 보였다.

초나선으로 감겨진 DNA의 방사선 손상에 대한 연구는 어려우며, 간접적인 분석 방법과 실험을 활용해야 한다. 대부분의 실험은 **브롬산 에티듐(ethidium bromide, EB)**나 **요오드 피로피듐(propidium iodide, PI)** 같은 삽입 염료를 사용하여, DNA 감김 수를 바꾼 다음, 입자 크기 변화나 **전기영동(electrophoretic)** 방법으로 분자 **이동도(mobility)**를 측정하는 방법을 주로 사용한다. 일반적으로 EB가 나선 풀림에 미치는 영향과 EB 농도가 높을 때의 다시 감김에 미치는 영향을 관찰하면, 선량이 1-10 Gy 때에는 EB에 의해 유도되는 풀림이 억제되는 것이 보인다. 또한 5 Gy 이상에서는 EB의 되감기 효과가 완전히 사라진다. Roti-Roti 등(1993)은 이러한 발견을 다음과 같이 요약하였다.

> .... 그러나, DNA 초나선 관점에서 이러한 변화가 무엇을 의미하는지에 대한 해석은, 독립적인 뉴클레오티드 침전은 일어나지 않으며, 이와 함께 다양한 양의 단백질의 침전이 발생하는 것으로 보인다.

일부 연구에 따르면, DNA 루프의 안정성 또는 고정성은 다양한 세포주의 방사선 감수성에 중요한 역할을 한다. Kapiszewska 등(1989)은 방사선이 조사된 세포주인 L5178Y/R(저항성)과 L5178Y/S(감수성)에서 뉴클레오티드를 분리하여 방사선 노출로 인한 크기-빈도 분포를 측정했다. 선량이 3-12 Gy일때 PI 농도가 적절하면 초나선 되감기가 크게 억제되었다. 이때 감수성 세포주의 효과는 저항성 주에 비하여 뚜렷이 증가하였다.

방사선이 DNA 분자에 미치는 손상에 대해 DNA 구조가 어떤 역할을 하는지, 또 그것이 DNA 복구에 어떤 효과가 있는지에 대한 명확한 이해를 하려면 시간이 더 걸릴 것 같다. 7장에서는 세포 사멸에 대한 여러 수학적인 복구 모델들을 검토하고, 이를 통하여 게놈의 특성 변화 뿐 아니라, DNA 복구(repair) 및 잘못된 복구(misrepair)라는 개념을 발전시킬 것이다. 이 과정에서 DNA 형상은 중요한 역할을 한다. Roti-Roti 등(1993)은 **잠재적 치사 손상(PLD, potentially lethal damage)**의 복구에서 **DNA 부착(DNA anchoring)**이 중요한 역할을 한다고 제안했다. PLD란 Phillips과 Tolmach(1966)가 처음으로 제안한 개념으로, 세포의 생식적 온전성을 회복하기 위해서는 반드시 복구되어야 하며, 그렇지 않으면 세포의 복제 증식에 관련된 **클론생성 사멸(clonogenic death)**을 초래하는 손상을 말한다. Roti-Roti 등은 손상 고정이 초나선 기질 루프의 대규모 이완으로 인한 손상 복구에 실패한 결과일 수 있다고 제안했다. 이 개념을 발전시키기 위해서는 아직 많은 연구가 필요하다.

DNA 복구

이제는 이온화 방사선의 직접 또는 간접 작용에 의해 발생된 DNA 손상을 수리 복구할 수 있다는 것은 확실하다. DNA 이중 나선에서 발생하는 단일 가닥(SSB) 및 이중 가닥 파손(DSB)의 복구 또는 잘못된 복구에 대한 화학적 및 생화학적 메커니즘은 주로 이온화 방사선에 노출된 후, 모든 생명체의 생존 능력 또는 기능이 어떻게 될지를 결정짓는다. **"세포의 DNA에 대한 심대한 손상을 입히는 것은 DSB"**임을 반복해서 강조하고자 한다. 최근 Ward(1990)의 DNA 문헌 조사에 따르면, 다양한 연구에서 이온화 방사선 1 Gy당 15~60개의 DSB가 발생하는 반면에, SSB는 1000개 이상이 발생한다고 결론지었다. 이런 SSB는 높은 신뢰도로 효과적으로 복구되며 아마도 진핵 세포의 기능 상실에는 별로 기여하지 않는 것 같다. 이온화 방사선에 노출된 결과, DNA에 생기는 손상은 다음과 같다.

1. 이중나선 분자의 단일 또는 두 가닥 파손
2. **염기(base)**의 화학적 변형
3. **당 부분(sugar moieties)**의 화학적 변형
4. DNA 분자 자체의 DNA 관련 기질, 단백질 또는 뉴클레오티드에 대한 교차 연결 (cross linking)

DNA 복구 메커니즘을 자세히 설명하는 것은 이 책의 범위를 벗어난다. 자세한 내용은 최신 생화학 교과서나 분자 생물학 교과서에 잘 기술되어 있다. Watson 등(1987)의 책 11장 12장을 추천한다(추천 문헌 참조). 특히 이온화로 인한 방사선 손상 후의 DNA 복구 과정에 대한 분자 생물학을 자세히 알아보려면 Thacker 등(1992)을 참고 바란다. 어떤 경우이든 이 책의 목적상 DNA 복구 메커니즘 결과의 충실도(즉 오류 없는 복구)가 가장 중요하다.

절단 복구

DNA 복구의 주요 메커니즘은 **절단 복구(excision repair)** 과정이다. 절단 복구는 세포가 비복제 상태에 머무는 동안 한 가닥이 절단된 DNA 분자에서 우세한 현상이다. 절단 복구는 기본적으로 상보적인 가닥으로부터 복사할 수 있는 주형의 존재를 가정하므로 SSB의 복구에만 해당된다. 절단 복구에는 몇 가지 경로가 있으며, 이 모든 경로는 이중 가닥의 손상된 단일 가닥 갭(gap)을 제거한다. 이때 갭에는 3' **하이드록실 말단 (hydroxyl terminus)**이 항상 발생된다. 그런 다음 주형의 상대방 염기의 정보를 사용하여 갭을 재구성한다. 이 과정에서 DNA **중합효소-I(polymerase-I)**이 가장 중요한 역할을 하는 것으로 보인다. 유전적으로 DNA 중합효소-I 이 결핍된 세포는 SSB를 복구하는 능력이 매우 떨어진다. 절단 복구는 손상된 염기를 제거한 후에 DNA 분자를 재구성하거나 손상된 당 부분을 대체하는 데 중요한 역할을 한다.

세포가 감지한 염기 손상은 일반적으로 비정상적인 염기를 감지하여 제거하고 **푸린 또는 피리미딘 결여된 부위(AP site, apurinic or apyrimidinic site)**을 남기는, **글리코실**

라제(glycosylase) 효소의 작용에 의하여 교정된다. 이 "부위"는 절단 복구와 유사한 일련의 사건을 시작하는 AP **엔도뉴클레아제(endonuclease)**에 의해 감지된다.

오류가 발생하기 쉬운 복구

일부 바이러스나 박테리아에 **오류가 발생하기 쉬운(error-prone, SOS)** DNA 복구 과정이 존재한다. 이 과정은 포유류 세포에도 존재한다고 추정되지만 아직 입증되지는 않았다. 세포 내에 DNA 조각들이 축적되면 **recA**라는 단백질이 합성된다. 이 단백질은 상보적 가닥을 주형으로 사용할 수 없는 손상 복구에 특히 유용하다. 그러나 이때 적절한 정보 없이 염기가 삽입되는 등, 오류 발생률이 상당히 높아 상당한 **돌연변이 발생률(mutation rate)**로 이어지기 때문에 오류가 발생하기 쉬운 복구는 세포의 최후의 수단일 가능성이 높다.

DSB 복구

DSB의 경우에는 절단 복구용 주형으로서 상보적인 가닥이 없기 때문에 훨씬 복잡한 과정으로 진행된다. 필수 유전자 생산 단백질 recA가 결여된 효모 균주의 복구과정 연구를 통하여 알려진 바로는, 방사선에 의한 DSB의 복구에는 **재조합 복구(recombination repair)**가 중요한 역할을 하는 것으로 나타났다. 재조합 능력이 결여된 효모 균주는 방사선 손상에 매우 민감하다. $recA^-$ 결여된 박테리아에서도 동일한 방사선 민감성이 나타난다. 이런 형태의 재조합 메커니즘은 포유류 세포주의 DNA 손상을 복구하는데도 효과적인 것으로 나타났다.

재조합 복구과정은 DSB의 양쪽 끝에 있는 핵산분해 효소인 **엑소뉴클레아제(exonuclease)**에 의해 이중 나선의 1 가닥을 벗겨내는 것으로부터 시작된다. recA 단백질은 노출된 단일 가닥에 결합하여 상동 염색체의 **상동 이중 나선(homologous duplex)**과 가닥 교환을 시작하여 2개의 인접한 재조합 부위를 형성한다.

2개의 재조합 접합부가 절단되면, 2개의 이중 나선이 생기는데 그 속에는 원래의 재구성되지 않은 단일 가닥의 조각들이 남아있다. 그런 다음 이 단일 가닥 조각들은 DNA 중합효소에 의해 채워지고, 조각들은 DNA 연결효소인 **리가제(ligase)**에 의해 이중 가닥으로 다시 봉합된다.

이런 복구과정은 그림 6.5에 양식화 된 방식으로 도시되어 있다. 진핵세포에서 상동 재조합(homologous recombination)이 DSB 손상을 복구하는데 주요 과정으로 알려져 있다. 지금까지 포유류 세포에서는 재조합 복구가 어떤 역할을 하는지는 아직 확실히 알려져 있지 않다. 포유류 세포에 대해서는 다른 메커니즘들이 적용된다는 의견들이 있지만 아직 합의에는 이르지 못하고 있다.

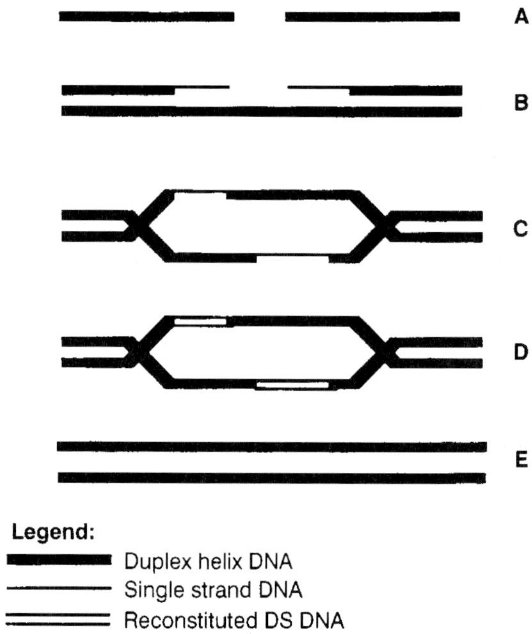

그림 6.5 재조합 복구 단계의 도식 설명

(A) DNA에서 DSB 발생.

(B) 파손된 양쪽에서 DSB 영역이 벗겨져 단일 가닥 영역을 형성. 이후 상동 이중 나선과의 결합이 일어남.

(C) recA 단백질의 영향으로 손상 분자와 온전한 상동 염색체의 이중 나선 사이에 2개의 재조합 연결부위가 생김.

(D) 재조합된 이중 나선에 있는 단일 가닥 영역이 DNA 중합효소에 의해 재건되고 DNA 리가제에 의해 봉합됨.

(E) 복구된 재조합 구조는 분리되어 2개의 온전한 2개의 이중 나선이 생성됨.

12 복구 충실도

SSB 복구의 충실도

7장에서 다룰 방사선 손상과 복구에 관한 모델들은 일정한 잘못된 복구 발생을 가정한다. 즉 방사선 손상으로 **클론생성(clonogenic)** 능력의 상실이나 세포의 사멸을 야기시키지 않는 경우에도, 유전자에 부정확한 정보를 더하여 돌연변이를 일으키는 오류의 발생을 가정한다. 이때 절단 복구의 오류율은 데이터 출처에 따라 다르나, 10^7–10^{11} 회중 1번 정도로 매우 낮은 비율이다.

더욱이 대부분의 경우에는 교정 효소는 이 낮은 수준의 오류 정보까지도 바로잡는다. 방사선 조사로 SSB의 발생수는 DSB 보다 100~200배 더 크지만, SSB 절단 복구는 신속 정확하므로 돌연변이나 복제 능력의 상실로 이어지지는 않을 것임을 유추할 수 있다. 반면에 **DSB의 재조합 복구는 유전체 복제에서 오류를 일으킬 가능성이 더 크다.**

DSB 재조합 복구의 충실도

최근까지 돌연변이 치사율에서 추론된 정보를 제외하고는 DSB 재조합의 잘못된 복구에 대한 추정치를 제공하는 정보는 거의 또는 전혀 없다. Löbrich 등(1995)은 DSB의 잘못된 재조합 비율을 직접 측정하는 실험방법을 제시하였다. 그들의 방법은 단일 사본 DNA 탐촉자를 **NotI 제한효소 조각(NotI restriction fragment)**에 교잡한 후, 펄스장 전기 영동에 의해 분자 크기에 따라 분리하는 것이었다. 정확한 DSB 끝부분들이 결합될 경우에만 건전한 조각이 재구성될 수 있다. 기존의 전기영동은 정확한 조합이든 아니든 모든 조합 사건을 측정한다. 펄스장 전기영동과 기존 직류 전기영동 방법을 비교하면 정확한 재조합 비율을 추정할 수 있다.

Löbrich 등은 80~160 Gy의 선량에 대해 5.8×10^{-3} breaks/Mbp/Gy의 파손률을 관찰하였다. 이때 정확한 재조합 발생률은 75%, 잘못된 재조합 발생률은 25%였다. 흥미롭게도 정확한 재조합은 방사선 조사 후 처음 2시간 후에 대부분 나타났다. 잘못된 재조합은 훨씬 늦게 방사선 조사 후, 2~24시간 만에 1/2 정도가 나타났다. 이러한

두 상태의 재조합에 대한 동적 현상은 과거에 **상간 염색체(interphase chromosome)**에서 발생한 **교환 수차(exchange aberration)** 현상에서도 보고된 바 있다.

참고 문헌

Chatterjee, A., and Holley, W. R. (1993). Computer simulation of initial events in the biochemical mechanisms of DNA damage. *Adu. Radiation Biol.* **17**, 181–226.

Chiu, S. M., Friedman, L. R., Sokany, N. M., Xue, L. Y., and Oleinick, N. L. (1986). DNA–protein cross links in nuclear matrix. *Radiation Res.* **107**, 24–38.

Hutchinson, F., and Pollard, E. (1961). In *Mechanisms in Radiobiology*, M. Errera and A. Forrsberg, Eds., Vol. 1, p. 85. Academic Press, New York.

Kapiszewska, H. H., Wright, W. D., Konings, A. W. T., and Roti–Roti, J. L. (1989). DNA supercoiling changes in nucleoids from irradiated L5178Y–S and –R. *Radiation Res.* **119**, 569–575.

Kornberg, R. D. (1977). Structure of chromatin. *Ann. Rev. Biochem.* **46**, 931–954.

LaVerne, J. A. and Schuler, R. H. (1984). Track effects in radiation chemistry: core processes in heavy particle tracks is manifest by the H 2 yield in benzene radiolysis. *J. Phys. Chem.* **88**, 1200–1205.

Löbrich, M., Rydberg, B., and Cooper, P. K. (1995). Repair of x–ray induced DNA doublestrandbreaks in specific NotI restriction fragments in human fibroblasts: joining of correct and incorrect ends. *Proc. Nat. Acad. Sci. U.S.A.* **92**, 12050–12054.

Mozumder, A., and Magee, J. L. (1966). Model of tracks of ionizing radiations for radical reaction mechanisms. *Radiation Res.* **28**, 203–214.

Phillips, R. A., and Tolmach, L. J. (1966). Repair of potentially lethal damage in x-irradiated HeLa cells. *Radiation Res.* **29**, 413–432.

Platzman, R. (1953). *Conference on Basic Mechanisms in Radiation Biology*, National Research Council Publication 305. National Academy of Sciences, Washington, DC.

Roti-Roti, J. L., Wright, W. D., and Taylor, Y. C. (1993). DNA loop structure and radiation response. *Adv. Radiation Biol.* **17**, 227–259.

Samuni, A., and Czapski, G. (1981). Radiation induced damage in Escherichia coli B: the effect of superoxide radicals and molecular oxygen. *Radiation Res.* **76**, 624–632.

Thacker, J., Wilkinson, R., Ganesh, A., and North, P. (1992). Mechanisms of resistance of ionizing radiations: genetic and molecular studies on Ataxia telangiectasia and related radiation sensitive mutants. In: *DNA Repair Mechanisms and their Biological Implications in Mammalian Cells*, M. W. Lambert, Ed. Plenum Press, New York.

Thomas, J. K. (1967). In: *Radiation Research*, G. Silini, Ed. North-Holland, Amsterdam.

Ward, J. F. (1990). The yield of DNA double-strand breaks produced intracellularly by ionizing radiation: a review. *Int. J. Radiation Biol.* **57**, 1141–1150.

추천 문헌

Altman, K. I., Gerber, G., and Okada, S. (1970). *Radiation Biochemistry*, Vol. I, Cells. Academic Press, New York.

Chatterjee, A., and Holley, W. R. (1993). Computer simulation of initial events in the biochemical mechanisms of DNA damage. *Adv. Radiation Biol.* **17**, 181–226.

Schwarz, H. A. (1974). Recent research on the radiation chemistry of aqueous solutions. *Adv. Radiation Biol.* **1**, 1–30.

Von Sonntag, C. (1987). *The Chemical Basis of Radiation Biology.* Taylor and Francis, London.

Ward, J. F. (1988). DNA damage produced by ionizing radiation in mammalian cells: identities, mechanisms of formation and repairability. *Prog. Nucleic Acid Res. Mol. Biol.* **35**, 95–125.

Watson, J. D., Hopkins, N. H., Robert, J. W., Steitz, J. A., and Weiner, A. M. (1987). *Molecular Biology of the Gene*, 4th ed., Vols. I and II. Benjamin–Cummings, Menlo Park, CA.

문제

1. 직경 1 cm 시험관에 담긴 10 cm^3 공기로 포화된 Fricke 선량 측정 용액을 ^{60}Co 감마선원으로 10분간 조사한다. 온도 30°C 일 때, 304 μm 파장인 광을 이용하여 1 cm 광경로에 대해 측정한 광학 밀도를 측정한 결과 조사 전에는 0.003, 조사 완료 후에는 0.260이었다.
   (a) 이 용액에 흡수된 총 선량(Gy)은 얼마인가?
   (b) 동일한 관에서 10 cm^3의 메탄올을 같은 조건으로 10분간 조사하면 흡수 선량은 몇 Gy인가? 메탄올의 Z/A는 0.562이고 Fricke 선량계의 Z/A는 0.553이다. 이 문제를 해결하기 위해 가정한 사항들을 설명하라.

2. ^{60}Co 감마선 조사에 의한 물의 방사선분해를 생각해보자. 0.8 N의 H_2SO_4 용액을 가정할 때, 활성 중간체들의 평형 상태 G 값은 각각 G_H = 3.65, G_{OH} = 2.95,

$G_{H_2O_2}$ = 0.85, G_{H_2} = 0.45이다.

(a) Fricke 선량계에서 공기 중 포화된 제2 철 이온 수율은 얼마인가?

(b) 만일 청소제가 존재하여 OH 라디칼이 너무 빠른 속도로 반응하여 OH와의 다른 반응이 불가능한 경우에, 동일한 제2 철 이온 수율은 얼마인가?

(c) H 라디칼의 확산 상수는 물에서 8×10^{-5} cm^2 s^{-1}이다. 원점에서 100 nm 거리를 확산하는 데 걸리는 시간을 계산하라.

3. 최대 10^5 Gy s^{-1}의 선량률에 대한 Fricke 선량계의 반응에는 변화가 거의 없거나 전혀 없다. 이때 10^5와 10^8 Gy s^{-1}의 수율(G 값)은 15.6에서 8로 떨어진다. 이러한 관찰 결과를 설명하라.

4. 물 반응물에 100 eV의 에너지를 포함하는 스퍼(spur)를 생각하자. 물 라디칼 쌍(H•와 OH•)을 생성하는 데에 17 eV의 에너지가 필요하고, 분자 생성물은 생성되지 않는다고 가정하자. 공기 또는 질소에서 조사할 때 철 이온 수율은 얼마나 되는가? 이 결과 값과 공기에서의 값인 15.6을 비교 설명하라.

CHAPTER 07

세포 생존 이론과 모델

1 서론

현대 방사선 생물학 이론의 상당 부분은 세포 생존 곡선(cell survival curve)에 기반을 두고 있다. 세포 생존 곡선이란, 방사선을 세포에 조사하였을 때, 방사선량과 세포 집단의 **생존율(fractional survival)**의 관계를 나타낸 것이다. 생존 곡선 실험은 보통의 경우 **체외 시험관내(in vitro)**에서 이루어지는데, 이는 동물에서 세포를 떼어내어 페트리(Petri) 접시에서 배양하고, 여기에 방사선을 조사한 후에 세포가 얼마나 살아 남아있는지 세포의 생존율은 측정한다는 의미이다. 1950년대 Puck 등(Puck and Marcus, 1955)이 포유류 세포를 체외에서 배양하는 독창적인 방법을 발견하기 전에는, 생존 곡선 실험은 주로 표준 미생물을 사용하는 방법으로 할 수 있는 실험, 즉 박테리아, 효모(yeast) 및 다른 단순한 생명체를 대상으로 한 실험에 국한되었다. Puck의 새로운 방법은 포유류 세포의 방사선 반응 연구의 새로운 지평을 열었다. 방사선치료 시 암세포의 사멸과 방사선에 노출된 후 암 발생률 등 다양한 세포 시스템에 대한 반응은 상당부분 세포 생존 곡선을 기초로 한 세포 생존 모델의 해석에 의존한다.

2 클론생성 생존

상기 세포 생존 실험에서 생존의 **종결점(end point) 또는 종말점**은 목적에 맞게 명확하게 정의되어야 한다. **클론생성 생존(clonogenic survival) 또는 클론원성 생존**이란 용어의 정의는 단일 세포가 페트리 접시 내에서 증식하여 **세포 군집(colony)**을 만들어 낼 수 있는 능력을 말한다. 다시 말해 클론생성 생존이란 한 세포 자체만의 생존 능력이 아니라, 자손 세대까지의 지속적인 번식 능력을 갖추는 것을 뜻한다. 이런 종결점은 하나의 세포의 기능과 신진대사가 지속되는 생존과는 구별되며, **생식 사(reproductive death)**이라고 부른다. 실제로 이온화 방사선으로는 세포의 호흡 및 대사에 영향을 주기는 매우 어렵다. 세포 생식 사에 필요한 선량의 100배 이상을 조사해도 세포의 대사와 호흡을 완전히 정지시키기는 어렵다. 방사선 생물학에서 생존 곡선과 선량-반응 관계로부터 클론생성 생존, 즉 세포의 생식능력을 측정하고 분석할 수 있다는 점을 강조한다.

클론생성 사멸 또는 세포생식 사멸은 한 세포가 상당한 세대의 자손을 이어갈 수 있는 **조상(clone)** 역할을 하는 능력을 상실하는 것으로 정의한다 이 정의에서 '상당한'이란 용어가 필수적인데, 이는 어떤 세포는 2~3 번 정도 분열을 한 후, 더 이상 번식을 중단할 경우도 있기 때문이다. 이러한 이유로 방사선 생물학에서는 클론생성 생존의 기능적 정의가 널리 통용되어 왔고, 보통 세포가 적어도 50계대의 **자손(offspring)**을 번식을 할 때, 클론생성 생존을 한다고 본다.

이들 연구에서 선량에 따른 세포 생존의 의존성은 방사선 생물학에서 중요하게 사용되는 분석 도구이다. 안타깝게도 광범위한 포유류 세포들의 방사선 감수성 또는 민감성은 이런 분석도구와는 잘 맞지 않는데, 이는 포유류 세포는 잘 분화하지 않으며, 분화한다 하더라도 분화 능력이 제한적이기 때문이다. 이러한 세포주로는 성숙한 신체 조직의 잘 분화된 세포들인, 뇌, 근육, 신경 및 골수의 다양한 비줄기 세포 분화 세포주가 포함된다. 클론생성 생존 종결점의 이런 단점은 기관계 차원에서 방사선 작용에 대한 이해와 해석을 어렵게 하는 요인이기도 하다.

다음 10장에서 생체내 환경에서 성장하는 정상 조직과 종양 조직의 방사선 감수성을 정량적으로 측정 평가하는 여러 방법들에 대하여 설명할 것이다. 이는 세포의 **체외 시험관내(in vitro)**에서 수행된 연구가 **체내(in vivo)** 연구에 통하여 입증될 수 있다는 점에서 매우 가치가 있는 연구이다.

3 Lea의 표적 이론 모델

세포 사멸에 대한 가장 초기의 해석 모델 중 하나는 Lea(Lea, 1955)가 제안한 모델이다. 이 모델은 세포 사멸에 대한 **표적 이론(target theory)**으로 널리 알려지게 되었다. Lea는 미생물의 사멸 데이터와 생리활성 분자와 방사선 불활성화 데이터를 사용하여 이 이론을 개발하였다. 이 모델은 일정한 한계 내에서 포유류 세포의 클론 생존에 광범위하게 적용할 수 있는 것으로 밝혀져 있다.

기본 가정

방사선 조사로 인한 클론생성 잠재력 상실을 설명하려는 수학적 모델의 이론적 근거에는 다음과 같은 몇 가지 가정을 상정한다.

1. 세포의 사멸(생식능력의 상실 또는 클론생성 사멸)은 다단계 과정의 결과이다.
2. 첫 단계는 세포의 임계 부피(또는 부피들)내에 에너지 흡수이다.
3. 흡수된 에너지는 이온화 또는 여기 작용을 일으키면서 세포 분자에 **상처(lesion)**를 준다.
4. 생물학적 수준에서 이러한 손상이 발현되면, 세포는 정상적인 DNA 복제와 분열 능력을 상실한다.

물론 세포 살상에 대한 최초의 모델을 작성한 Lea는 이 과정에서 DNA가 중요한 역할을 한다는 사실을 알지는 못했지만, 세포의 중요 분자에 대한 특정한 불활성화 손상이 필요하다는 사실은 예측했다. (DNA 모델은 1959년도에 J. Watson과 F. Crick이 제시함-*역자 주)

생체의 방사선 에너지의 흡수 작용은 비교적 잘 알려져 있으나, 화학적 또는 분자 손상의 메커니즘은 그렇지 않다. 그러나 세포 복제에서 DNA의 중요한 역할에 대한 현대 지식에 비추어 볼 때, 이 핵심 분자에서 분자적 손상이 발생하는 과정은 화학 수준에서 방사선의 직간접 작용에 대한 가설을 적용하면 합리적인 설명과 모델화가 가능하다. 그리고 생물학적 종결점으로서 분자적 손상의 발현은 아직은 자세히 밝혀지지는 않고 있지만, 이온화 방사선의 직간접적 작용으로 인해 DNA에 생성될 수 있는 비가역적인 결함에 대한 지식과는 확실히 연결되어 있는 것으로 알려졌으며, 이러한 결함은 모든 복구 과정이 진행된 후에도 여전히 존재한다.

Lea(1955)가 방사선 작용의 표적 이론 모델을 위해 제시한 필수적인 가정은 다음과 같다.

1. 세포 속에는 물리적으로 아직 규명은 되지 않았지만, 개별적인 방사선 표적들이 존재한다. 이들 방사선 민감 물질(표적 또는 표적들)은 일정한 물리적인 부피를 가지고 있다. 즉 표적은 실제로 물리적 공간을 차지하고 있는 실체이다.
2. 세포 내에는 이런 여러 개의 표적이 존재할 수 있으며, 그들 중 일부인 n가 불활성화되면 생식 능력이 상실된다. 그러나 표적의 정확한 개수는 미리 알려져 있지 않다.
3. 매질내 에너지의 전달과 흡수는 시간과 공간 상에서 개별적이고 무작위적인, 즉 확률적인 과정이다. 참고로 6장에서는 이런 에너지 축적 과정의 불연속성과 무작위성을 자세히 다루었다.
4. 방사선과 개별 표적과의 상호작용도 확률적이므로, 불활성화 사건들의 순서는 중요하지 않다. 단순히 2개 표적이 있는 경우에, 첫 번째 표적의 불활성화와 두 번째 표적의 불활성화에는 상호 인과관계는 없다.

4 생물학적 생존 곡선

모델 개발에 대하여 서술하기 전에, 클론생성 생존에 대한 선량-반응의 일반적인 특성에 대해 알아보자. 생물학적 세포 생존 데이터는 미생물이거나 포유류이거나 구별없이 2가지 함수 형태, 즉 "**지수(exponential)**형의 생존 곡선 또는 **어깨(sigmoid)**형의 생존 곡선"의 2가지 유형의 관계로 설명할 수 있다.

지수형 생존 곡선

지수형 생존 곡선 (그림 7.1A)은 반수체(haploid) 생물인 효모, 일부 박테리아, 포유류의 정자세포에서 발견된다. 그림 7.1B의 선형 로그 곡선은 다양한 생리활성 분자의 방사선 조사 후 생물학 기능의 생존 특성을 보여준다. 선량에 대한 로그 생존율이 선형적이라는 점은, 생리활성 분자의 활성을 잃는데 필요한 것은 단 한번의 불활성화 사건에 의한 것으로 보이며, 이런 특성은 넓은 선량 범위에서 다양한 생리활성 분자의 분자량을 결정할 수 있다는 것을 6장에서 다루었다.

이런 선형 로그 곡선 모양의 의미는 클론생성 잠재력의 손실이 선량과 지수적으로 관계하며, 아마도 이 관계는 단순하여, 어떤 세포의 생물학적 활성을 잃게 하려면, 한 번의 불활성화 사건만 거치면 된다는 것을 의미하기 때문이다. 그림 7.1(A)의 S/S_0의 산술적 그래프(비 로그적)은 생존율이 큰 곳에서는 거의 선형이나, 낮은 선량에서는 선형적인 특성을 보여주지는 않는다. 이 보다는 반로그(semilog) 그래프가 모든 생존율-선량 값에서 선형적이며, 이러한 특성이 수학적 분석에는 보다 적합하다.

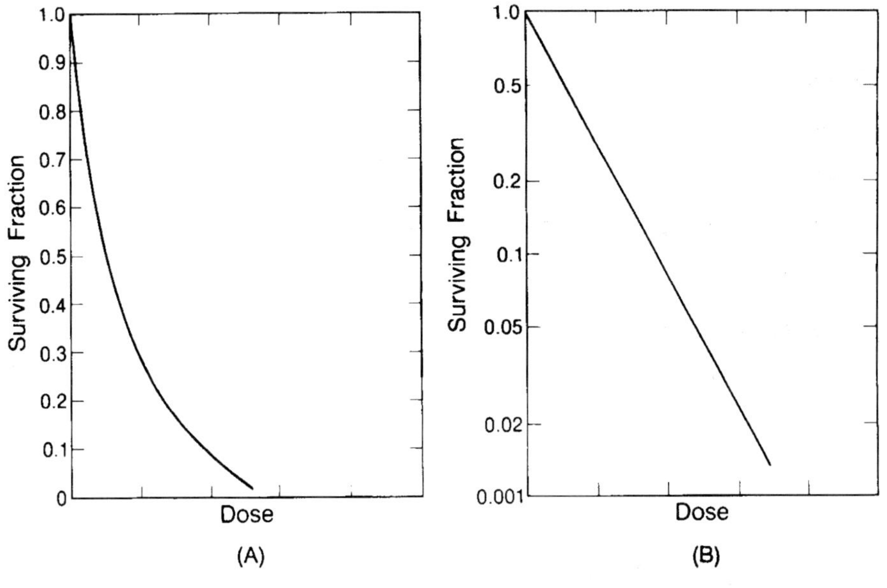

그림 7.1 (A) 선량의 함수로서 생존율이 지수 형태인 일반적인 생존 곡선 (B) 로그 스케일로 그린 선량 대 생존율 곡선. 여기서 생존율 S/S_o는 일반적으로 방사선생물학에서는 어떤 선량으로 조사한 후에 살아남은 세포 수, S와 조사하지 않았을 때, 즉 0 선량일 때, S_o때의 세포 수의 비를 말한다. 실험실에서는 S/S_o를 줄여 S로 표기하고 보통 생존율이라 부른다.

문턱형 생존 곡선

그림 7.2의 곡선은 이배체(diploid)인 효모와 거의 대부분의 포유류 세포의 생존 곡선 특성이다. 생존율을 로그로 도시한 그림 7.2B에서는 생존율이 높은 경우에는 어깨 부분이 존재하고 그후 생존율이 낮은 쪽에는 그림 7.1B의 1차항과 유사한 다소 직선 형태의 부분으로 구성된다. 곡선의 어깨 부분을 보자면, 상당한 손상이 축적되어야만 세포의 생식 능력이 상실됨을 유추할 수 있다. 따라서 Lea는 많은 표적 중 상당수인 n개가 불활성화 되어야만 클론생성 능력을 상실한다고 생각하였다. 이 추론으로 보자면 어떤 최소한의 선량이 표적에 투여되어야만 클론생성 능력의 상실이 일어난다는 것이 명백하다.

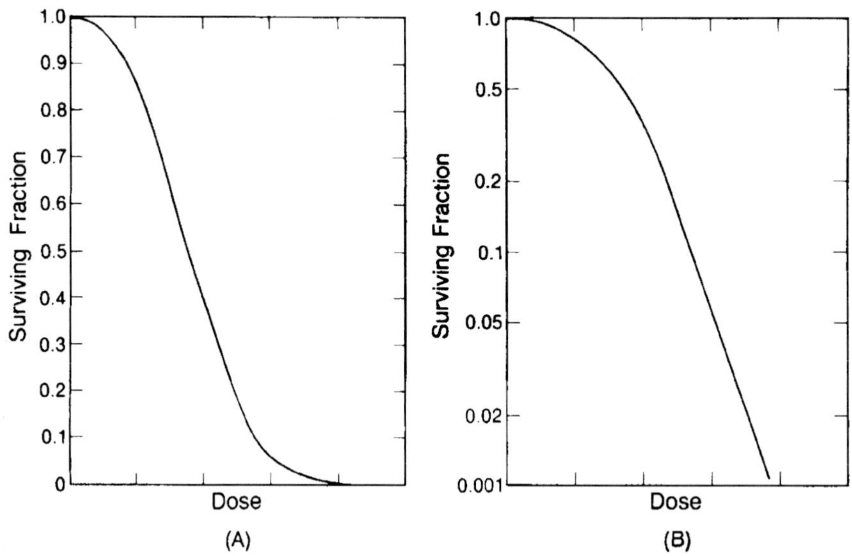

그림 7.2 문턱(threshold)형 또는 시그모이드(sigmoid)형 생존 곡선. (A) 선량의 함수로서 생존율을 산술적 스케일로 표시한 곡선. (B) 선량의 함수로서 반로그 좌표로 생존율을 표시한 곡선.

5 표적 이론 모델의 개발

표적 이론은 이 장 앞에 소개한 가정에 따라 Lea가 개발한 모델이다. 이를 위해 다음과 같은 가정, 표기법, 제한 사항을 제시하였다.

가정

1. 한 세포 집단이 낮은 LET 방사선에 노출될 때 **이온화 사건**들 사이의 상호작용은 드물다고 가정한다. 즉, 표적의 부피가 상당히 작을 때는 단일 표적내에서 여러 사건이 발생할 가능성은 낮다.
2. 한 세포내에는 **민감한 부피**, v들 또는 표적들이 들어있다.
3. 필요한 생물학적 손상을 일으킬 수 있는 (반드시 필요한 것은 아님) 에너지 흡수반응을 **활성 사건(active event)**이라 하자. 여기에는 이온 재조합과 라디칼 재조합와 같은 화학적인 복원 사건은 제외한다.
4. 부피 v내에 발생된 활성 사건을 '**타격(hit)**'이라 놓자.
5. 방사선에 노출된 세포들의 총 부피를 V라 하자. V는 방사선 장내에 있는 세포의 수와 평균 세포 부피를 곱한 값이다.
6. 활성 사건의 밀도를 D라 하자. 그러면 D는 선량에 비례하며 이를 모델 개발에서는 선량이라 하자. 이 항은 사용 단위에 관계없이 선택한 실제 선량에 적당한 비례상수를 곱한 값이다. (참고: 실제로 D는 단위 부피당 발생하는 사건 수)

식 유도

이온화 방사선에 의해 응집 매질에서 발생되는 다양한 에너지 흡수 사건 중에 활성 사건의 본질은 알려지지 않았지만, 그것이 물 (간접 효과) 또는 표적 구성 분자와의 직접적인 이온화 및 여기 사건을 일으키는 데는 매우 작은 양의 에너지가 관계하는 것은 확실하다. 작은 양의 선량이라도 활성 사건의 수는 매우 많다. 예를 들면 2차 전자로부터 전달되는 평균 에너지가 60 eV일 때에 한번의 활성 사건이 발생한다면, 선량 1 cGy (100 erg g^{-1})의 경우, 직경 20 μm 세포 내에는 약 4,000번의 사건이 발생한다.

개발 모델에서, 방사선에 노출된 세포 군에 어느 곳에서나 활성 사건이 일어날 확률은 v/V 비율로 주어진다는 것은 분명하다. 이는 총 사건 수 VD(전체 부피 × 단위 부피당 사건 수) 중에 vD(민감 부피 내의 사건 수 × 단위 부피당의 사건 수)가 민감 부피에 해당된다. 이 v/V 비율은 무차원의 변수로서 "**타격 확률(hit probability), ρ**"라 하자.

ρ는 매우 작은 값인데 이는 v가 세포 부피에 접근하면 세포 수의 역수가 되기 때문이다. 타격 확률의 의미는 단순한 기하적 개념으로, 타격 확률은 전체 부피에서 민감 부피가 차지하는 비율로 직접 측정할 수 있다.

이제 전체 세포 집단에서 발생한 총 사건 수는 $\mathscr{D} = VD$로 놓자. 총 사건 수는 노출된 총 세포 부피 선량(단위 부피당 사건의 수)의 곱이다. 이제 세포가 h번 타격될 확률은 간단한 이항 정리(binomial theorem)를 사용하면 3개 항의 곱으로 나타낼 수 있다.

$$\rho^h(1-\rho)^{(\mathscr{D}-h)}({}_{\mathscr{D}}C_h) = p(\rho, h, \mathscr{D}), \tag{7.1}$$

식에서 첫번째 항은 세포가 h번 타격 당할 확률, 두번째 항은 나머지 세포들이 타격 당하지 않을 확률, 세번째 항은 이항 계수로서 $\mathscr{D}$번의 사건에서 h번은 타격 당하고 $(\mathscr{D}-h)$번은 타격 당하지 않는 확률이다. 참고로 $\mathscr{D}$개 중 h개가 일어날 때의 이항 계수는 다음과 같다

$$({}_{\mathscr{D}}C_h) = \frac{\mathscr{D}!}{h!(\mathscr{D}-h)!}. \tag{7.2}$$

지금까지 모델 개발 과정의 논리는 순전히 물리적이었다. 이제 1개의 세포가 h번을 타격 당해도 살아남을 확률을 나타내는 함수 개념을 도입하자. 이 $H(h)$를 "**타격-생존 함수(hit-survival function)**"라 부르자. 이 함수의 본질과 그 형태는 일반적으로 알려져 있지 않다.

h 타격에 해당하는 순 확률 함수는 생물학적 타격-생존 함수에 맞게 조정하여, 주어진 ρ, h 및 $\mathscr{D}$에 대한 "**생존 확률,** P"에 새로운 의미를 부여할 수 있다. P는 타격 확률이 ρ인 2개의 사건 동안 h번 적중하면 생존할 확률이다

$$P(\rho, h, \mathscr{D}) = ({}_{\mathscr{D}}C_h)(\rho^h)(1-\rho)^{(\mathscr{D}!-h)}(H(h)). \tag{7.3}$$

생존 함수 $H(h)$의 특성에 따라 세포는 h = 1, 2, 3, ..., $\mathscr{D}$에 대해 0이 아닌 생존 확률을 가질 수 있으므로, 세포의 총 생존 확률은 최대 $\mathscr{D}$번 까지 모든 h값에 대한 생존 확률들의 합이다.

일반 생존 방정식

세포 당 총 생존 확률은 다음과 같다

$$S(\rho, \mathscr{D}) = \sum_{h=0}^{h=\mathscr{D}} P(\rho, h, \mathscr{D}!), \tag{7.4}$$

여기서, 모든 가능한 h값에 대한 P값을 합하였으므로, S는 타격 확률과 선량에만 의존한다. 각각의 h값에 대해 H(h)가 결정된다. 즉 $P(\rho,\ h,\ \mathscr{D})$ 은 식 (7.3)의 함수이다.

식 (7.4)는 표적 이론 모델에 대한 일반적인 생존 방정식이다. 많은 수학 공식이 그렇듯이 이런 일반적인 형식은 활용에 제한이 많다. 다행히도 변수와 함수들에 몇 가지 제한 값을 적용하면 일반 식으로부터 유용한 특별 해를 도출할 수 있다. 이 중 하나가 단일 타격 불활성화 모델이 있는데, 이는 앞 부분에서 도시한, 그림 7.1의 선량 대비 로그 생존율의 1차 함수형 관계로 기술된다.

단일 타격 모델

세포는 타격을 받지 않을 때만 생존할 수 있고, 한 번 이상 타격을 받으면 반드시 죽는다고 (즉, 클론생성 기능의 상실) 가정하자. 이들 모델을 적용함에 있어 세포가 죽거나 생존하는 것은 세포의 분열 기능을 잃는 것임을 상기하자. 이러한 가정을 타격-생존 함수 $H(h)(>1)$에 적용할 때, 단일 타격 모델로 표현하자면 $H(h)=0$이 된다. 타격이 없다면 즉 $h=0$이면 생존 함수 $H(h)$는 1과 같다. 이런 타격-생존 함수의 한계값들은 다음과 같이 해석할 수 있다: 즉 타격 수가 1 이상이면 세포는 죽으며, 즉 기능을 잃으며, 타격 수가 0이면 세포는 생존한다.

h가 1 이상이면 $H(h)$는 0됨으로, 이 특별한 경우 일반적인 생존 방정식은 다음과 같은 형태로 축소된다.

$$S(\rho, \mathscr{D}) = P(\rho_0, h=0, \mathscr{D}) = (1-\rho_0)^{\mathscr{D}}, \tag{7.5a}$$

또한 등가 관계로부터 다음 식이 성립한다.

$$(1-\rho_0)^{\mathscr{D}} = e^{\mathscr{D}\ln(1-\rho_0)}, \tag{7.5b}$$

$$S(\rho, \mathscr{D}) = P(\rho_0, h = 0, \mathscr{D}) = e^{\mathscr{D}\ln(1-\rho_0)}. \quad (7.6)$$

덧붙여 ρ_0값이 작을 때는(항상 그렇지만) $-\ln(1-\rho_0) \fallingdotseq \rho_0$이므로 $\rho_0 = P_0$라 두면 이 특별한 경우의 생존 식은 다음과 같이 쓸 수 있다.

$$S = e^{-p_0 \mathscr{D}}. \quad (7.7)$$

이 식은 단일 타격-생존 곡선에 대한 친숙한 표현이며, 6장에 있는 식 (6.10), 즉 생존 관계식으로부터 분자 무게를 결정하는 식과 동일하다. 이 식은 아직은 직접적으로 유용한 식은 아닌데, 이는 $\mathscr{D}$의 선량의 등가성이 언급되지 않았기 때문이다.

식 7.7에서 $\mathscr{D}$를 VD로 바꾸자. D는 단위 부피당의 활성 사건 수이다. 새로운 상수 p가 p_0V와 같다고 하자. 그러면 지수는 pD로 치환할 수 있다. 앞에서 언급하였지만 D는 선량이다. D를 Gy 항으로 표시하면 p의 단위는 Gy^{-1}가 된다. 변수 p를 **불활성화 계수(inactivation coefficient)**라 부르는데 6장에서 분자량 측정 방법을 설명할 때 사용하던 친숙한 용어이다.

평균 치사 선량 D_0는 불활성화 계수의 역수이며, 생존율이 초기 값의 $1/e$(즉, 37%)로 감소되는데 필요한 선량이다. D_0가 불활성화 계수의 역수이므로 식 (7.7)을 다음과 같이 D_0와 선량 D의 항들로 다시 쓸 수 있다.

$$S = e^{-D/D_0}. \quad (7.8)$$

선량 D_0에서 세포 당 표적의 평균 타격 수는 1이다.

6 다중 표적 단일 타격 생존

단일 타격 불활성화 모델은 고전적으로 큰 관심은 있으나, 방사선 생물학에서의 활용성은 제한적이다. 실제 많은 생존율-선량 데이터에서는 그림 7.2에서 보듯이 S자형 **시그모이드** 형태가 더 자주 나타난다. 가장 광범위하게 적용 가능한 표적 이론 모델의 일반적인 확장은 **다중 표적 단일 타격(MTSH, multi-target single hit)** 모델이다. 이 단일 타격 모델을 일반적으로 확장할 때에는, 각 세포 내에 다수의 표적이 존재한다고 가정한다.

이들 중 하나 이상이 불활성화 되어야 한다. 각 표적의 타격 확률은 동일하다. 더 명시적으로는 모든 세포의 부피, v는 동일하다고 가정한다. 아마도 이 가정은 다중 표적 단일 타격(MTSH) 공식의 가장 큰 약점 중의 하나일 것이다. 실제로 세포의 모든 표적이 동일한 부피를 가질 가능성은 낮다. 다행히도 표적의 수가 상당히 많은 경우, 표적 이론 모델은 큰 부피 차이가 아니면 부피에 대해서 민감하지 않다. 예를 들어 표적 수가 10개 이상이면 부피 차이에 대한 민감도는 그리 크지 않다.

가정

1. 세포 안에는 n개의 표적이 있다.
2. 각 표적의 타격 확률은 동일하다(q).
3. 한번의 타격으로 그 표적은 불활성화 된다(그러나 세포는 불활성화 되지 않는다)
4. 일반적인 경우 단일 타격 공식처럼 타격-생존 함수가 존재한다. 이 함수는 $B(b)$이다.

이런 가정을 가지고 이항 정리를 다시 한번 더 적용하면 세포 내에서 b개의 표적이 타격을 받은 세포가 생존할 확률은 다음과 같다.

$$P(q,b,n,D) = (1 - e^{-qD})^{b}(e^{-qD})^{n-b}({}_{n}C_{b})(B(b)). \qquad (7.9)$$

주어진 q, b, n, D에서 $(e^{-qD})^{n-b}$는 빗나갈 확률이고 $(1-e^{-qD})^{b}$는 타격될 확률이다. $({}_{n}C_{b})$항은 역시 n개중 b를 택할 때의 이항 계수이다.

MTSH 모델에 대한 타격-생존 함수 $B(b)$는 단일 타격 불활성화 모델에 사용된 것과 비슷한 방식으로 다음과 같은 제한 조건을 적용할 수 있다.

1. b가 n보다 작으면 $B(b)$의 값은 $P(q, b, n, D)=1$이라 가정한다.
   즉 n보다 작은 모든 타격 b에 대해 생존 확률은 1이다.
2. b가 n보다 같거나 크면 $B(b)=0$이고 $P(q, b, n, D)=0$이다.
   즉 b가 n보다 작으면 세포는 생존하며 b가 n보다 같거나 크면 세포는 죽는다.

이런 가정이 있으면 일반적인 생존 방정식(7.4)을 평가하는 것은 간단하다. 그러나 식을 자세히 보면 다음과 같은 사실을 알 수 있다. b가 n보다 작으면 생존 확률은 1이다. n번째 타격에서의 생존 확률은 0 이다. n번째 타격 확률은 식 (7.9)에 의해 $(1-e^{-qD})^n$로 주어진다. 이 n번째 타격으로 사멸이 확실하므로 $n-1$ 번까지의 타격에 대한 생존 확률인 1로부터 빼면 된다.

$$P(q, b, n, D) = 1 - (1 - e^{-qD})^n. \qquad (7.10)$$

단일 타격 수식화에서 사용된 것과 같은 이유로 이 식에서도 D가 처음으로 사용되었음에 유의하자. 타격-생존 함수에 적합한 한계를 개발하는 다른 접근 방법들도 가능하지만 방금 서술한 타격-생존 함수는 일반적인 생존 방정식의 수식화를 가능케 한다. MTSH 모델의 최종적인 형식은 다음과 같다.

$$S(q, n, D) = 1 - (1 - e^{-qD})^n. \qquad (7.11)$$

이 식에 대해 더 자세하고 알고 싶은 독자는 추가 참고문헌 Dertinger and Jung (1970)을 참조하기 바란다.

다중 표적 단일 타격(MTSH)의 특성

상기 식 (7.11)의 선량의 함수로 로그 생존율을 표시한다면 어떤 특성들이 나타나는가?

1. 각 로그 곡선은 생존율 0.1 이하에서는 직선이 되며, 이 경우 어깨 부분은 곡률에 더 이상 영향을 미치지 못한다.
2. 이 직선 부분을 세로축 0 선량과 만날 때까지 외삽하면 **표적 다중도(target multiplicity)** n 값을 얻는다.
3. 관계가 1차 지수 형태(단일 타격)의 상황인 $n=1$의 특수 경우를 제외하면, 모든 곡선은 어깨 부분이 있는데, 다중도 n이 클수록 그 폭도 커진다.
4. n이 1보다 큰 곡선은 0 선량에서는 기울기(dS/dD)가 0이다.
5. q는 지수 형태(단일 타격)에서와 마찬가지로 불활성화 계수의 차원과 특성을 갖는다.

6. $1/q$는 생존 곡선의 선형 부분에서 생존 확률이 $1/e$ (37%) 되는 선량으로서 D_0로 표기한다. D_0는 선량의 단위를 갖는다.

준문턱 선량

생존율 실험 데이터의 관계의 변수들을 계산하는 용도로 쓰이는 MTSH 식에는 또 다른 유용한 변수가 있다. 로그 생존율 대 선량 곡선의 직선 부분을 연장하여 생존율인 세로 좌표 값이 1.0인 곳과 교차점의 선량을 **준문턱 선량(quasi-threshold dose)**이라 부르고 D_q로 표기한다.

D_0, D_q, n 사이의 관계는 다음과 같으며 쉽게 증명할 수 있다.

$$D_q = D_0 \ln n. \tag{7.12}$$

단일 표적 다중 타격 모델

앞에서 설명한 두가지 모델 외에 **단일 표적 다중 타격(STMH, single-target-multi-hit)** 모델이라 불리는 3번째 함수가 존재한다. 이 모델에서는 1개의 표적이 n번의 타격을 받아야 불활성화된다. 이 모델의 수학식은 더욱 복잡하나 해는 존재한다(Dertinger and Jung, 1970). 이 모델의 생물학적 활용성은 별로 없는 것으로 보이며, 따라서 이 책에서는 MTSH와의 차별성에 대해 논의할 때 외에는 다루지 않을 것이다. STMH에는 조건부 확률이 사용되는데, 이는 단일 표적이 이미 타격을 받았는지 여부를 고려해야 하기 때문이다. 간단하게 둘을 비교하자면 MTSH 표적에 타격이 가해지면 그 표적은 더 이상 고려하지 않는다는 것이다. 왜냐하면 타격을 받은 표적은 이미 불활성화되어 그 후에 타격을 받더라도 표적이 더 이상 손상 대상이 아니기 때문이다. 반면에 STMH 모델의 경우 다중 타격으로 세포가 불활성화되고 제거될 때까지는 표적과 방사선이 만날 확률은 변하지 않는다.

다중 표적-단일 타격(MTSH) 모델의 단점

MTSH 모델에는 2가지 한계점이 있다. 이 때문에 방사선 생물학자들은 이 모델을 "수정"할 수 있도록 하거나, 아니면 이 표적 이론을 완전히 포기하고 대안을 찾으려 한다.

첫 번째 문제점은 MTSH 식의 특성상 n이 1보다 큰 경우, 선량 대 생존율 곡선은 선량이 0에서 기울기는 항상 0 이어야 한다는 것이다(앞 절의 특성 4). 실제 실험에서는 이런 요건이 충족된 경우는 없었다. 이런 결함을 보정할 수 있는 한 가지 방법은 방사선이 조사된 세포의 일부가 손상의 직접적인 작용 메커니즘을 통해 클론생성 기능을 잃는다고 가정하는 것이다. 이러면 전체 손상을 서술하는 함수는 통상적인 MTSH 식 이외에 단일 표적 단일 타격(STSH) 함수가 있다. 이를 고려한 수정 모델에 대한 식은 다음과 같다.

$$S(q, n, D) = e^{-q_1 D}\left[1 - \left(1 - e^{-q_n D}\right)^n\right]. \qquad (7.13)$$

이 식에서 q_1은 단일 타격으로 생긴 세포의 사망률에 대한 불활성화 계수이며 q_n은 통상적인 MTSH 모델에 대한 불활성화 계수이다. **식 (7.13)은 대부분의 포유류 세포 시스템과 2배체 이스트의 거동을 잘 서술한다는 실질적인 유용성을 가지고 있다.**

MTSH 모델의 2번째 문제점으로는, 이 모델을 적용할 수 있는 포유류 세포 시스템이나 어깨 영역 밖에서는 요건을 충족하는 진핵 세포 생물이 드물다는 것이다. MTSH 모델에서는 생존율 대 로그 선량의 그래프의 기울기는 일정하다. 그런데 실험에서 보다 자주 관찰되는 반응은 생존율이 감소하면 기울기가 지속적으로 증가하는 현상이다. 이런 단점을 수정할 수 있는 적절한 수학적 방법은 없으며, 이로 인하여 연구자들은 완전히 새로운 방법을 모색하게 되었다. 그 중 한 방법이 소위 분자 모델 또는 선형-2차 모델이라 불리는 방법이다.

7 세포 사멸에 대한 분자 모델

대체 모델의 필요성

Lea의 표적 이론은 1946년 처음 제안된 이래 (논문 발표는 1955년) 세포 생존 곡선을 설명하는 주된 도구가 되어왔으나, 실제 세포실험 데이터를 설명하는 데는 몇 가지 단점이 있음이 알려졌다. Lea는 생화학적으로 중요한 분자와 미생물에 미치는 이온화 방사선의 작용을 설명하기 위하여 이 모델을 개발하였다. 이런 목적으로는 그의 표적 이론 모델은 완벽하였다. 그러나 조직 배양 성장하는 포유류 세포주의 경험들이 쌓이면서, 이 표적 모델을 가지고는 다양한 세포주의 생존 데이터를 모두 적절히 설명할 수는 없다는 것이 밝혀졌다. 1960년대부터 몇몇 연구자들은 그들의 생존율 실험 데이터를 선량에 대한 1차 함수와 2차 함수를 함께 사용하면 더 잘 설명할 수 있다고 보고하였다. 이들 중 가장 인상적인 초기의 데이터 세트는 Neary 등(1967)의 것인데, 여기서 염색체 이상을 설명하는 식은 선형-2차 식이 MTSH 모델 수식보다 확실히 우수하다는 것을 보였다.

포유류 세포에서의 생식 능력 손실을 설명할 때, MTSH 모델의 결점은 무엇인가? 여기에는 이론적인 의미와 차이나는 2가지 중요한 결함이 있다.

1) 곡선 중 직선부분은 정말로 곧은 직선인가?

   MTSH 모델은 생존율 0.1 또는 0.2 이하에서는 로그 생존율과 선량은 선형적 관계로 예측한다. 그렇다면 곡선의 직선 부분 기울기로 부터 D_0(불활성화 계수 q의 역수)를 추정하는 것이 가능하다. D_0는 생존 곡선에서의 지수 함수 부분에서 생존율을 $1/e$로 줄이는데 필요한 선량으로 정의된다는 것을 기억하자. 자주는 아니지만, 포유류 세포주에서 D_0 값은 낮은 생존율에서 측정되기 때문에 '일정하지 않다'는 것이 알려졌다. 일반적으로 생존 수준이 감소하면 D_0는 감소하는 경향이 있다(q값은 증가). D_0 변동에 대한 가장 설득력 있는 증거는 Hall 등(1972)의 연구인데, 이들은 포유류 세포주의 생존 기간을 수십 년동안 추적하면서 D_0가 유의미하고 지속적으로 감소한다는 것을 발견했다.

2) 과연 초기 기울기는 '0'인가?

MTSH 모델에서 생존 곡선의 초기 기울기는 선량이 0이면 기울기도 0이 될 것이라 예측한다. 이는 실험적으로 측정하기 매우 어려운 값이지만, 대부분의 시스템에서 초기 기울기는 0보다 훨씬 작다는 증거들이 속속 나오고 있다.

효소 복구 작용의 역할

표적 이론은 일반적으로 시간을 중요한 변수로 고려하지 않는다. 즉 시간 경과에 따른 DNA의 효소 복구에 대한 가정은 하지 않는다. 사실, 표적 이론은 DNA를 민감한 표적으로도 정의하지도 않는다. 그러나 지금에는 DNA 손상의 복구는 방사선이 클론생성 능력을 상실케 하는 정도를 파악하는데 있어서 핵심적인 역할을 하는 것으로 알려져 있다.

지난 5~10년 동안 표적 이론을 대체하는 많은 이론들이 나와 앞서 제기된 문제점들을 해결하려고 하였다. 이들 중 적어도 2개 모델은 선량의 1차-2차항 형태로 표현되고, 몇몇 다른 식들은 특별한 조건하에서 1차-2차항 형식으로 축소할 수 있는 형태이다. 즉 생존율은 선량의 1차항과 2차항을 내포한 관계식으로 표현된다는 뜻이다. Kellerer와 Rossi(1971)가 제안한 이중 방사선 작용 이론은 현재로선 우수한 이론이긴 하나, 처음부터 새로운 방법론의 개발이라 보다는 경험적인 관측 결과를 설명하려는 경향을 보인다.

8 방사선 작용의 분자 이론

Chadwick과 Leenhouts(1981)는 상기 표적 모델의 결함을 수정하기 위하여 새로운 모델을 제안하였다. 그들은 이 모델을 분자 모델이라 불렀는데, 이 분야에서는 일반적으로 **선형-2차(linear-quadratic, LQ)** 모델이라고 부른다. 이 모델의 기본적인 가정은 다음과 같다.

가정

1. 세포에는 "특정 중요한 분자"가 있으며, 이것이 온전히 유지되어야 세포의 생식 기능이 유지된다. 이는 앞 절 표적 이론의 표적(또는 표적들)의 정의를 구체화한 것이다.
2. 이들 핵심 분자는 이중 나선의 형상으로 이루어진 DNA로 추정하며, 중대한 손상은 DNA 분자의 이중 나선 파손(DSB)으로 가정한다. (DSB는 단순히 2가닥 절단을 의미하지 않음-*역자 주)
3. 방사선 작용으로 직접적이든 간접적이든 DNA 분자 결합이 끊어지는 것(상처, lesion)으로 간주한다.
4. DNA의 손상은 특정 조건에서 복구가 가능하며, 복구 정도에 따라 방사선 생물학적 영향이 달라질 수 있다.
5. 복구 과정에는 물리화학적 재조합, 전하 이동 과정, 화학적 복원, 효소 복구 등이 포함된다.

이 모델은 방사선 에너지 축적 및 손상의 물리적 과정과 DNA 복구 또는 복구 부족을 통해 표현되는 생물학적 결과 사이의 간극을 메우고자 하려는 시도이다. 분자 모델에는 명시적으로 시간에 대한 역할은 없으나, DNA의 효소 복구가 핵심적인 사항임으로, 시간도 자연히 암묵적인 역할을 하고 있다.

분자 모델 개발

단위 질량당 **임계 결합(critical bond)**의 총 수를 N_0라고 하고, 적절한 조건에서 발생된 **파열(rupture)**이 단일 가닥 절단(SSB)으로 이어질 수 있다. 여기서 N_0는 표적 세포 내에 파열이 가능한 총 결합의 수이다. 그리고 N은 선량을 받은 후에도 온전히 남아있는 결합 수이다. 그리고 K를 단위 선량당 단일 결합 파열 확률 상수, D를 조사된 선량이라 하자.

$$\frac{-dN}{dD} = KN \quad \text{and} \quad N = N_0 e^{-KD}. \tag{7.14}$$

여기서 단위 질량당 단위 선량당 파열되는 결합 수는 $N_0 - N$이다.

$$N_0 - N = N_0 - N_0 e^{-KD}, \tag{7.15a}$$

$$= N_0(1 - e^{-KD}). \tag{7.15b}$$

이제 이들 결합 파열 후, 일어날 복구 효과에 대한 보정이 필요하다. 손상된 결합 중 복구된 분율을 r이라 하면, 복구되지 않은 분율은 $f = (1 - r)$이 된다. 따라서 앞 식에서 **비복구 상수(nonrepair constant)** f를 도입하면 다음 식이 된다.

$$N_0 - N = fN_0(1 - e^{-KD}), \tag{7.16}$$

이 식은 유효 DNA SSB 수를 알 수 있다. 이는 단일 가닥의 절단으로 이어지는 수이다.

DNA 손상을 일으키는 2가지 메커니즘

위에서의 논의는 DNA 분자 이중 나선 절단, 즉 DSB가 아니라 2가닥 중 1가닥의 절단인 SSB에 관한 것이다. DSB 상태가 되면 이 모델에서는 세포의 생식 능력을 상실하는 원인으로 간주한다. Chadwick과 Leenhouts(1981)에 의하면, DNA는 2가지 다른 메커니즘에 의해 2가닥 파손이 일어난다고 한다. 이들 메커니즘은 앞장의 그림 6.4에 도시되어 있다.

i) 한 번의 사건으로 두 가닥이 모두 끊어진다.
ii) 각 가닥은 독립적으로 끊어지며, 끊어진 2개 가닥은 이중 나선이 끊겨질 만큼 시간적 및 공간적으로 가깝다.

이 과정들 중 세포 사멸 특성을 평가하려면, 어느 것이든 DSB를 기술하는 수식이 필요하다. 첫 번째 메커니즘의 파열의 경우 단일 사건에 의해 두 가닥 절단이 발생한다. 두 번째 메커니즘의 경우, 2개의 서로 다른 가닥의 파열과 DSB를 위해 두 절단이 서로 충분히 가까워질 가능성에 대한 고려가 필요하다.

분자 모델의 유도

n_1 = 가닥 1에 있는 임계 결합(critical bond)의 수

n_2 = 가닥 2에 있는 임계 결합의 수(n_1과 n_2는 동일)

k = 단위 선량당 결합당 결합 파열의 확률 상수, 식 (7.14)에 있는 K와 유사하다. (상수 k는 각 가닥에 대해 동일)

f_1, f_2 = 가닥 1, 2에서 복구되지 않은 결합의 분율

이제 이들 메커니즘 i)과 ii)에 의해 발생되는 DSB 비율을 식별하는 새로운 변수를 도입하자. Δ를 메커니즘 i)을 통해 작용하는 선량 D의 비율이라 하자. 이 메커니즘에서는 한번의 사건으로 두 가닥이 절단된다. 또 $1-\Delta$를 메커니즘 ii)에 의해 작동하는 선량 D의 비율이라 하자. 그러면 메커니즘 ii)에 의해 각각의 가닥 1과 가닥 2에서 절단되는 단일 가닥의 수는 다음과 같이 된다. q는 세포당 절단되는 결합의 수라 하자. 세포 당 가닥 1에서 절단된 결합 수, q_1은 다음과 같다.

$$q_1 = f_1 n_1 [1 - e^{-k(1-\Delta)D}]. \tag{7.17}$$

가닥 2에서 절단된 결합 수는 아래와 같다.

$$q_2 = f_2 n_2 [1 - e^{-k(1-\Delta)D}]. \tag{7.18}$$

여기서 2개의 SSB가 DSB로 이어지려면 공간과 시간적으로 밀접해야 한다는 것은 확실하다. 따라서 표적 이론의 타격 함수와 유사한 새로운 변수인 **유효 인수(effective factor)**라는 매개변수를 도입하자.

유효 인수는 2개 SSB가 시간과 공간적으로 적절하게 연결됨으로써 1개의 DSB 절단이 발생할 가능성을 표현한다. 이 변수를 E라 하고, 세포 당 가닥 1에서의 SSB 수, 가닥 2에서의 SSB 수, 필요한 유효 인수의 곱으로서 메커니즘 ii)의 결과로 발생하는 평균 DSB 수를 나타낼 수 있다.

Q를 세포당의 DSB 수와 동일하게 설정하자. SSB의 경우와 유사하게 복구되는 DSB 수에 대한 또 다른 수정도 있어야 한다. 복구되지 않은 SSB의 비율에 대한 표기법에 따라, f_0을 복구되지 못한 DSB의 비율이라 하자. 그러면 메커니즘 ii)에 의해 형성된

복구되지 않은 DSB의 수는 다음과 같다.

$$Q_{\text{ii}} = En_1 n_2 f_1 f_2 f_0 [1 - e^{-k(1-\Delta)D}]^2. \tag{7.19}$$

비슷한 표기법을 사용하면, n_0는 DSB를 유지할 수 있는 부위들의 수(분명히 n_1 또는 n_2보다는 같거나 작다), k_0를 타격 확률 상수, f_0를 DSB의 미복구 분율이라 하면, 메커니즘 i)에 대해서는 처음 식 (7.16)으로부터 이중 나선 절단이 발생하는 방식으로 DNA 2가닥이 동시에 끊어지는 상황을 다음과 같이 쓸 수 있다.

$$Q_{\text{i}} = n_0 f_0 (1 - e^{-k_0 \Delta D}). \tag{7.20}$$

그러면 두 메커니즘 i)과 ii)의 작용 결과로 생긴 세포 당 DSB 수는 다음과 같다.

$$Q = n_0 f_0 [1 - e^{-k_0 \Delta D}] + En_1 n_2 f_1 f_2 f_0 [1 - e^{-k(1-\Delta)D}]^2. \tag{7.21}$$

또 하나의 매개변수를 도입하자. 즉 세포의 사멸과 DSB 사이의 비례 상수이다. 이 변수를 표적 이론에서의 타격-생존 함수인 $H(h)$와 유사하게 p라 부르자. p를 제외한 상수들을 묶으면(그 이유는 나중에 밝혀진다), 식 (7.21)은 다음과 같이 된다.

$$Q_p = p\left\{ \chi(1 - e^{-k_0 \Delta D}) + \phi(1 - e^{-k(1-\Delta)D})^2 \right\}. \tag{7.22}$$

여기서 상수 χ는 n_0와 f_0를 묶은 것이고, 상수 Φ는 E, n_1, n_2, f_1, f_2, f_0를 묶은 것이다.

식 (7.22)는 이제 선질이 Δ인 선량 D에 의해 발생된 치사적인 DSB 수를 나타낸다. 이것은 죽었거나 살아남은 세포의 비율을 의미하는 것은 아니다. 분명히 세포는 한 번만 죽을 수 있으며, 나머지 세포들에 가해지는 작용은 그 남아있는 적은 수의 세포들에 국한된다. 이것은 생물학에서의 통상적인 푸아송(Poisson) 형태의 세포 사멸 공식이다. 식 (7.22)를 불활성화 세포 분율로 변환하기 위해, 지수 형태의 식 (7.22)를 푸아송 변환식에 넣으면, 결과는 다음과 같은 사멸된 세포의 분율이 된다.

$$F_d = 1 - e^{-Q_p}. \tag{7.23}$$

선형-2차 수식

표적 이론 모델처럼 k와 k_0(타격 확률 변수)이 매우 작다고 합리적으로 가정하면, 식 (7.23)을 보다 단순화하고, 이 식을 다시 생존율 함수 형태로 표현할 수 있다.

$$S = e^{-p(\alpha D + \beta D^2)}. \tag{7.24}$$

이를 로그 방정식으로 표기하면 다음과 같이 D에 대한 1-2차 식이 된다.

$$\ln S = -p(\alpha D + \beta D^2), \tag{7.25a}$$

여기서,

$$\alpha = (f_0, n_0, k_0, \Delta) \quad \text{and} \quad \beta = \left(f_0, E, n_1, n_2, f_1, f_2, k^2, (1-\Delta)^2\right). \tag{7.25b}$$

p는 상수들을 묶을 때 포함되지 않게 됨을 유의하자. p는 DSB에 대한 생물학적 유효 인수이며, 이 인수는 다른 상수들과는 독립적으로 실험적으로 측정할 수 있다. 분자 모델은 널리 사용되고 있으며 p가 항상 다른 상수들과 분리되는 것은 아니다. 종종 문헌에서 모델의 식들이 p를 상수 α와 β로 묶기도 한다. 식 (7.25a)와 (7.25b)로부터 분자 모델이 왜 선형-2차 식이라 불리는지 알 수 있다. 자세히 보면 우측항에 선량이 1차 항과 2차 항으로 표현되어 있음을 알 수 있다.

또 다른 유용한 형태의 1차-2차 관계식은 선형화 된 식이다. 식 (7.25a)를 선량 D로 나누면 다음 식이 된다.

$$\frac{\ln S}{D} = -p(\alpha + \beta D). \tag{7.26}$$

식에서는 $(\ln S)/D$ 값 대 D를 그래프로 나타내면 선형 관계가 된다. 식에서 세로축의 절편은 $p\alpha$이며 기울기는 $-p\beta$이다.

그렇다면 **선형-2차 모델(linear-quadratic, LQ model)**은 생물학적으로 얼마나 유용하며 수학적으로도 측정된 자료에 보다 잘 맞는가? 전반적으로 포유류 세포의 생존 데이터 그래프는 선량의 1차 항과 2차 항의 합으로 나타내면 차이가 상당히 개선된다. 가장 큰 개선점은 선량이 0이면 기울기가 0이 된다는 개념적 어려움은 더 이상 존재하지 않는다. LQ 수식에서는 극한 기울기 값이 $-p\alpha$가 되는데, D가 0에 수렴하면 $\lim d(-\ln S)/dD$ 값은 $-p\alpha$에 접근하기 때문이다. 선량에서 2차항 계수 $-p\beta$는 $-p\alpha$에 비하여 항상 매우 작으며 낮은 선량에서는 2차항은 별로 기여를 하지 않는다.

LQ 모델은 실험 방사선 생물학자들이 널리 사용하는데, 실험 데이터에 잘 맞고 설명적으로도 유용하지만, 앞서의 모델의 기본 가정은 널리 받아드려 지고 있지는 않다. Kellerer와 Rossi(1971)의 이중 방사선 작용 모델, Tobias 등(1980)의 복구-잘못된 복구(repair-misrepair) 모델, Curtis(1986)의 치사적-잠재적 치사적 모델 등은 모두 Chadwick과 Leenhouts의 분자 모델과 같은 선형-2차 항들을 갖는 유사한 형태를 갖고 있다.

9 이중 방사선 작용 이론

이중 방사선 작용 이론(dual radiation action theory)은 Kellerer와 Rossi(1971)가 제안했으며, 부분적으로는 중성자의 생물학적 효과비(RBE)을 선량의 함수로 나타냈을 때, 선량이 감소함에 따라 RBE가 증가한다는 경험적 관찰 결과를 설명하기 위한 것이었다. 이들은 X-선(광자)은 2차 함수항의 효과가 상당하지만, 이에 비해 중성자의 효과는 선량의 1차 함수에 의해 지배되므로 이러한 감소 현상이 발생한다고 확신하였다. 중성자는 높은 LET 방사선이어서 LQ 모델에서는 생물학적 유효 선량의 대부분이 Δ 성분으로부터 나오지만, 이와는 대조적으로 X선의 유효 선량은 주로 $(1-\Delta)$ 성분으로부터 나온다. Kellerer와 Rossi는 그들의 연구가 LQ 모델보다 거의 10년을 앞선 연구이기 때문에 그러한 관찰을 하지 않았다.

배경

이중 방사선 작용 모델은 중요한 세포 부위에 손상이 일어나 불활성화가 일어난다고 본다. 모델 제안자들은 높은 LET 방사선은 선량이 낮을 때는 낮은 LET 방사선에 비해 큰 유효성을 보인다는 관찰 결과를 토대로 새로운 접근법을 시도하였다. 즉 두 RBE 값의 로그비를 높은 LET 대 낮은 LET의 기울기가 −1/2인 관계를 갖도록 설정하였다. 이때의 가정은 낮은 선량에서는 단일 중성자(높은 LET 방사선) 트랙만이 세포를 통과하여 세포의 불활성화를 일으킨다는 것이다. 이런 가정에서는 "상처(lesion)" 발생율은 흡수 선량에 비례한다. 이때 상처 발생율을 ε이라 하자.

$$\varepsilon = k_n D_n. \tag{7.27}$$

여기서 k_n은 중성자에 대한 비례 상수, D_n은 선량이다. RBE의 기울기가 −1/2이므로 RBE 관계성을 나타내는 표현식은 다음과 같다.

$$\frac{D_x}{D_n} = RBE = \sqrt{\frac{\lambda}{D_n}}, \tag{7.28}$$

또한 중성자 유효 선량은 X-선 등가 선량 D_x를 사용하면 다음과 같이 표현할 수 있다.

$$D_n = \frac{D_x^2}{\lambda}. \tag{7.29}$$

식 유도

식 (7.29)를 식 (7.27)에 대입하면 다음 식을 얻는다

$$\varepsilon = kD_x^2, \quad \text{여기서} \quad k = \frac{k_n}{\lambda}. \tag{7.30}$$

그들의 결론은 세포 불활성화는 높은 LET 방사선의 경우에는 단일 사건에 의해, 그리고 낮은 LET 방사선의 경우에는 선량의 제곱 항에 의한다는 것이었다. 분자 모델 Δ 항에 대한 관계는 명확하다. 또한 아래와 같이 X-선과 중성자의 상처 발생율이 같다고 제안한다.

$$\varepsilon = kD_x^2 = k_n D_n. \tag{7.31}$$

이 식을 보다 일반화 하면, 다음 식과 같다.

$$\varepsilon = k(\lambda D + D^2). \tag{7.32}$$

윗식에서 λ는 방사선 질에 의존하며, 낮은 LET 방사선의 경우에는 그 값이 매우 작다. 따라서 1차항 선량이 작음으로, 이온화 사건이 일어날 가능성이 낮아서 무시할 수 있다.

가정

생존율의 실험적인 관찰을 설명하고 세포 수준의 마이크로(미시) 선량(5장 참조)과의 개념을 통합하기 위해 Kellerer와 Rossi(1971)는 다음의 가정을 사용하여 **이중 방사선 작용 모델**을 제안하였다.

1. 세포가 이온화 방사선에 노출되면 세포에 **준상처(sublesion)** 발생하며, 그 수는 투여된 에너지(흡수 선량)에 정비례한다.
2. 생물학적 손상을 이런 2개의 준상처들의 상호작용에 통해 생기며, 이 상호작용은 상당한 거리에서도 가능하다.
3. 상처가 발생하면 생물학적으로 유해한 영향(표적 이론의 타격-생존 함수 유사함)으로 이어질 확률이 크다.
4. 특정거리 내에 있는 모든 준상처 쌍은 같은 상호작용 확률을 가진다. 준상처 민감거리보다 더 멀면 상호작용 확률은 0 이다. 즉 상호작용 확률은 거리의 계단 함수로서 특정 거리 이내이면 확률은 1, 그렇지 않으면 확률은 0 이다.

Kellerer와 Rossi 모델의 자세한 유도 과정은 그들의 논문(Kellerer and Rossi, 1972)에 있지만, 잘 요약된 설명은 Goodhead(1982) 논문에 찾을 수 있다. Goodhead에 의하면 평균 상처 수(준상처 수는 아님)는 다음과 같이 선량의 함수이다.

$$E(D) = \int_0^\infty E(z) \cdot f(z, D)\, dz. \qquad (7.33)$$

여기서 $f(z,\ D)\, dz$는 선량 D에 대해 특정 에너지 z와 $z+dz$ 사이에 있을 확률이다. 특정 에너지란 단위 질량당 단위 이온화 사건당 투여되는 에너지이다(4장 참조). 이는 방사선 유형의 속성으로서 LQ 모델의 Δ 함수와 유사성이 크다. 민감한 부위 내의 평균 상처의 수는 다음과 같이 쓸 수 있다.

$$E(z) = kz^2. \tag{7.34}$$

이 식에서 k는 시스템의 생물학적 특성이다. 특정 에너지 z는 준상처의 수를 직접 측정한 것으로, 가정 중 하나는 준상처가 특정 에너지와 직접적으로 관련되어 있다는 것이다. 준상처는 쌍으로 상호작용해야 하므로 z항은 제곱으로 표현할 수 있다.

$$\begin{aligned} E(D) &= \int_0^\infty E(z) \cdot f(z, D)\, dz E(D) \\ &= \int_0^\infty kz^2 \cdot f(z, D)\, dz = k\bar{z}^2(D). \end{aligned} \tag{7.35}$$

식에서 $\bar{z}(D)$는 선량 D에 대한 z 제곱의 평균값이다. 마이크로 선량 측정 실험을 통해, Kellerer와 Rossi(1972)는 이 식을 단일 사건에서 나온 특정 에너지 스펙트럼(z 스펙트럼)의 평균을 사용하여 다시 작성했다.

$$\bar{z}^2(D) = \frac{\bar{z}_1^2}{\bar{z}_1} D + D^2 = \frac{\int_0^\infty z^2 \cdot f_1(z)\, dz}{\int_0^\infty z \cdot f_1(z)\, dz} D + D^2. \tag{7.36}$$

여기서 $f_1(z)$는 각각의 단일 이온화 사건의 특정 에너지 z_1의 분포이다. 식 (7.36)에 있는 2개의 적분비를 ζ로 치환하면, 이중 작용 이론의 최종 식을 아래와 같이 표현할 수 있다.

$$E(D) = k(\zeta D + D^2). \tag{7.37}$$

생존 방정식

이 생존 방정식은 LQ 모델이 DNA의 이중 나선을 절단을 설명하듯이 그 효과를 기술한다. 통상적인 Poisson 변환도 세포의 생존에 대해 동등한 결과를 제공한다.

$$\frac{S}{S_0} = e^{-k(\zeta D + D^2)}. \tag{7.38}$$

이중 방사선 작용 모델의 의미

이중 방사선 작용 모델과 LQ 모델은 여러가지 이유로 비판을 받아왔다. LQ 모델과 관련된 비판은 앞에서 논의한 바 있다. 최근까지의 이중 방사선 작용 모델에 관한 비판은 중성자 RBE 대 선량과의 관계를 나타내는 경험적 증거들을 이 모델로 설명하기에 부적절하다는 것이다.

1978년 Kellerer와 Rossi는 이중 방사선 작용 이론의 일반화된 식을 소개하였는데, 그것은 상처 부위의 크기 개념과 2개의 상처의 상호작용 확률을 도입한 식이었다(Kellerer and Rossi, 1978). 최근에 Goodhead(1982)는 Kellerer와 Rossi가 제안한 **"민감 위치(sensitive site)"** 개념이 유지될 수 없다는 실험적 증거에 기반하여 개정된 모델을 비판하였다. 다양한 논점이 해결되려면 어느정도 시간이 걸릴 듯하다.

10 세포 생존에 대한 복구-잘못된 복구 모델

Tobias 등(1980)은 앞에서 설명한 모든 모델의 접근법과 확연히 다른 접근법을 제시했다. 이 모델은 DNA의 기하학적 구조과 상처의 위치를 고려하기보다는 DNA 복구 과정 자체를 더 명확하게 다룬다. 접근방식으로 생화학적 과정으로부터 몇가지 가정을 적용한 모델을 제시하였으며, 그 가정은 다음과 같이 요약할 수 있다.

가정

1. 물리적 에너지 전달 초기과정 후에 생체에 축적된 에너지가 이동하고, 궁극적으로 생체 시스템에 방사선 화학작용의 결과로 장수명 분자 종이 생성된다.
2. 방사선화학 단계 다음에, 다양한 생리학적 상태에서의 세포의 복구, 손상의 강화 또는 고정 등을 포함하는 여러 가지 생화화적 과정의 단계가 뒤따른다.
3. 세포가 살아남는 경우 **표현형(phenotype)**에 영구적인 변형이 나타난다.

복구-잘못된 복구 모델(RMR, repair-misrepair model) (그림 7.3)은 세포 당의 거대분자 상처를 선량(D)의 함수로 표시한다. 이 모델에서는 이런 상처들은 시간(t)에 따른 변형이 발생하며, 이에 따른 생존율(S), 치사율(L), 돌연변이율(M) 등이 포함된다. 또한 이 모델은 Tobias가 제안한 상처의 준위(U)가 "**미확정(uncommitted)**" 상처를 나타낼 수 있다고 가정하며, (U) 상처 변형의 결과로 다양한 복구 상태(R)를 설정할 수 있다고 제안한다.

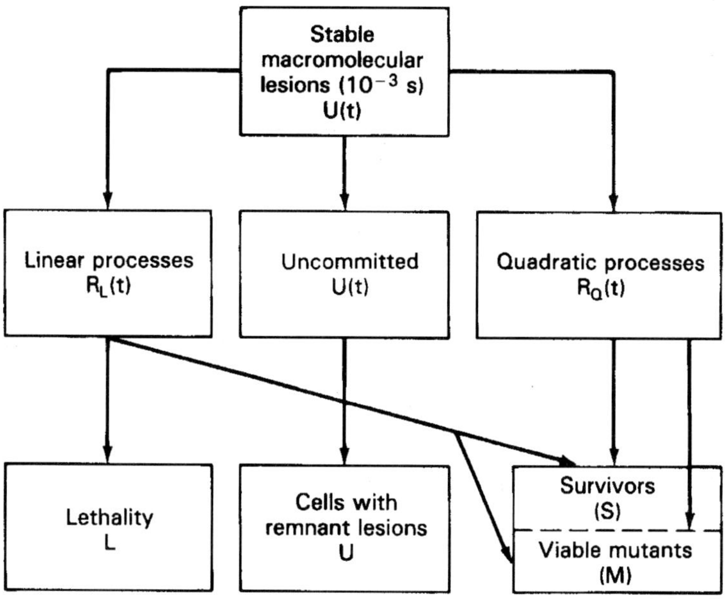

그림 7.3 복구-잘못된 복구 모델(Tobias, 1980).

복구와 잘못된 복구 모델의 수식화

모델의 가장 단순한 형태로 2개의 복구 상태(R)를 가정한다: R_L은 U개 상처 농도에 선형 항인 단일 분자 반응으로 인한 세포당 수율이고, R_Q는 2차형인 복구 과정의 세포당 수율이며, 여기서 수율은 U 상처 밀도의 제곱에 비례한다고 본다. U개의 상처가 반응 부피 내에서 균일하게 분포되어 있는 경우, U가 1보다 훨씬 크다면 반응율 R_Q는 $U(U-1) \fallingdotseq U^2$에 비례한다.

복구율에 비해 짧은 시간 동안에 낮은 LET 방사선을 조사한다고 가정하다면,

$$\frac{dU}{dt} = -\lambda U(t) - kU^2(t), \tag{7.39}$$

가 성립하는데, λ와 k는 각각 1차항과 2차항의 상수이다. 식 (7.39)를 시간 0부터 t까지 적분하면

$$U(0) - U(t) = \int_0^t \lambda U(t)\, dt + \int_0^t kU^2(t)\, dt. \tag{7.40a}$$

가 된다. R_L과 R_Q를 1차식 과 2차식으로부터 복구된 손상의 분율이라고 정의하면 R_L과 R_Q는 다음과 같다.

$$R_L = \int_0^t \lambda U(t)\, dt, \tag{7.40b}$$

$$R_Q = \int_0^t kU^2(t)\, dt, \tag{7.40c}$$

그러면 다음 식이 성립한다.

$$U(t) + R_L(t) + R_Q(t) = U(0). \tag{7.41}$$

Tobias 등은 주어진 세포와 상태에서 λ와 k는 시간과 선량에 관계없이 일정하다는 가정으로 U개 상처의 "소멸(decay)"과 R 상처에 대한 해법을 제안하였다. 만약 $U(0)$ 가 U_0이고 $R_L(0) = R_Q(0) = 0$, $U(\infty) = 0$, 및 $\varepsilon = \lambda/k$이면 아래의 식들이 성립한다.

$$U = \frac{U_0 e^{-\lambda t}}{1 + (U_0/\varepsilon)(1 - e^{-\lambda t})}, \tag{7.42}$$

$$R_L(t) = \varepsilon \ln\left[1 + \frac{U_0}{\varepsilon}(1 - e^{-\lambda t})\right], \tag{7.43}$$

$$R_Q(t) = \frac{U_0(1 + U_0/\varepsilon)(1 - e^{-\lambda t})}{1 + U_0/\varepsilon(1 - e^{-\lambda t})} - \varepsilon \ln\left[1 + \frac{U_0}{\varepsilon}(1 - e^{\lambda t})\right]. \tag{7.44}$$

식 (7.42), (7.43), (7.44)는 (7.40a)~(7.40c) 적분을 대입함으로써 식 (7.41)로부터 직접 유도 가능하다. 유도 과정은 그다지 중요하지 않으므로 여기에서 생략한다. U는 선량에 의해 결정되므로, 상기 방정식들은 단순히 1차 및 2차 복구 과정에서의 미확정된 상처의 변화율과 세포의 복구율을 나타낸다. 지금까지 선량은 변수가 아니지만 암묵적으로는 U_0에서는 내재되어 있다.

RMR 모델의 수식화에서 초기 상처 생성률이 선량과 선형적인 관계이며, 특히 시간 변수가 수식에 들어 있다는 점이 분자 모델이나 이중 방사선 작용 모델과의 독특한 차이이다. RMR 모델은 분자 모델과 마찬가지로 복구율에 대해 1차 및 2차항들을 가정한다. 그러나 Tobias 등(1980)은 여기에 독특한 추가 개념을 도입한다.

정확복구와 잘못된 복구

선형 및 2차 복구과정 모두 거대분자 손상의 **정확복구(eurepair)**나 **잘못된 복구(misrepair)**가 가능하다고 가정한다. 여기서 2개의 새로운 변수들을 도입하자. 선형항 복구과정에서 정확복구 확률을 Φ라하고, 2차항 복구 과정에서의 정확복구 확률을 δ라 놓자. 그러면 잘못된 복구의 확률은 각각 $(1-\Phi)$와 $(1-\delta)$이 된다. 그러면 단위 세포당 1차 과정에서 상처의 수를 R_{LE}(정확복구), R_{LM}(잘못된 복구)라 하고, 2차 과정에서 상처 수를 R_{QE}(정확복구)와 R_{QM}(잘못된 복구)에 대한 수식을 만들 수 있다.

원래 논문에는 RMR 모델에 관한 많은 제한적인 경우에 대한 수식 유도가 있지만, 여기에서는 간단한 2가지 사례만 검토한다.

사례 I: 1차는 정확복구 2차는 잘못된 복구

가정

모든 1차 과정은 정확복구, 즉 $\Phi = 1$, 이고 모든 2차 과정은 잘못된 복구이며 치사적이다. 즉 $\delta = 0$ 이다. 시점 t에 존재하는 잔여 상처들 역시 치사적이다. 앞의 모든 모델에서와 같이 Poisson 통계를 사용하면, 시간 t에서의 생존, $S(t)$는 방정식(7.42, 7.43 및 7.44)을 적용하여 선형 및 2차 복구의 비율과 잔여 상처의 비율 $U(t)$를 기술함으로써 다음과 같은 방정식으로 표현할 수 있다.

$$S(t) = e^{-U_0}\left[1 + \frac{U_0}{\varepsilon}(1 - e^{-\lambda t})\right]^{\varepsilon}, \tag{7.45a}$$

식 (7.45a)에는 선량에 대한 명시적인 설명은 없지만 U_0는 선량의 함수이다. 이는 앞서 논의된 모델뿐 아니라 다양한 문헌에서 U_0와 선량 사이의 관계를 다음의 식 중 하나로 설명될 수 있음을 시사한다.

$$U_0 = \alpha D \tag{7.45b}$$

$$= \alpha_1 D + \alpha_2 D^2, \tag{7.45c}$$

여기서 α, α_1, α_2은 모두 상수이다

사례 1에 대한 실제적인 생존 방정식이 되려면 추가적인 조건이 필요하다. 이는 변수 T로 복구에 필요한 최대 시간 $t_{\max}$와 관련 있는 인수이다. $t_{\max}$는 방사선 조사에서 유사분열까지의 시간 또는 복구되지 않은 상태에서는 복제할 수 없는 DNA 부분이 복제되는 시간이다. T는 다음과 같이 정의된다.

$$T = 1 - e^{-\lambda t_{\max}}. \tag{7.46}$$

그러면 생존율 S는 다음과 같이 표현할 수 있으며,

$$S = e^{-\alpha D}\left(1 + \frac{\alpha D T}{\varepsilon}\right)^{\varepsilon}. \tag{7.47a}$$

그리고 $\lambda t_{\max}$가 1보다 훨씬 크다면 $T \fallingdotseq 1$이므로 다음과 같이 된다.

$$S = e^{-\alpha D}\left(1 + \frac{\alpha D}{\varepsilon}\right)^{\varepsilon}. \tag{7.47b}$$

이 생존식의 표현은 일반적으로 실험 데이터에 잘 맞는 것으로 밝혀졌으며, 전반적으로 MTSH나 LQ보다 더 잘 맞는다. 어깨 부분의 생존 곡선은 MTSH보다 생물학적 데이터에 훨씬 더 잘 맞으며, 고 선량에서 생존 곡선의 지수 부분에 대한 적합성은 LQ 모델보다 더 잘 맞는다.

RMR 모델의 장점이면서도 약점인 것은 일반적이고 엄격한 가정이 없다는 것이다.

U 상처를 일으키는 선량-반응 관계는 고정되지 않고 실험 데이터에 맞춰 조정할 수 있다. 식 (7.47a), (7.47b)를 유도하는 과정에서 식 (7.45b, c)들은 상처율을 나타낸다고 가정하였다. 또한 모델에는 상당한 유연성이 있어 분할조사, 분할 선량, 연속 조사 조건 등도 다룰 수 있다.

종래의 다중 표적-단일 타격(MTSH) 모델과 비교

앞에서 설명한 기존 표적 이론은 타격 개수 m과 불활성화 상수 α에 대한 생존식을 다음과 같이 나타낼 수 있다.

$$S_m = e^{-\alpha D} \sum_{i=0}^{(m-1)} \frac{(\alpha D)^i}{i!}. \tag{7.48}$$

식 (7.47a)을 $\varepsilon = (m-1)$로 설정하는 급수로 확장하면 다음과 같이 된다.

$$S_\varepsilon = e^{-\alpha D} \sum_{i=0}^{(m-1)} \frac{(m-1)!}{i!(m-1-i)} \left(\frac{\alpha D}{m-1}\right)^i. \tag{7.49}$$

Tobias는 이러한 표현이 식 (7.49)의 선량 항 앞에 오는 i와 m의 상수와 선량 항의 상수 분배에 따라서 다르다고 생각했다. 단일 타격 생존 곡선($m = 1$)의 경우, 두 식은 모두 같은 $S = e^{-\alpha D}$ 형이 된다. 2회 타격 MTSH 생존 곡선($m = 2$)이면, $\varepsilon = 1$인 경우의 RMR 모델과 동일 형태의 생존 곡선이 생성된다. 이 후자 값은 $\lambda/k = 1$이므로 1차 복구와 2차 복구에 대한 계수는 동일하다는 것을 의미한다.

사례 II: 선형 복구가 항상 정확복구가 아닐 경우

선형 복구가 항상 정확복구가 아니라고 가정하면, 상수 Φ는 1.0과는 다른 값을 가진다. 여기서는 이 경우를 유도하지는 않으며, 관심 있는 독자는 Tobias 논문을 참조 바란다. 그러나 식의 최종 형태는 중요하다. 그 형태는 사례 I의 생존식과 같은 형태이나 선량항의 지수에 Φ가 추가된다.

$$S = e^{-\alpha D}\left(1 + \frac{\alpha D}{\varepsilon}\right)^{\varepsilon\phi}. \qquad (7.50)$$

식 (7.50) 형식의 중요한 결과는 낮은 선량에서 유한한 음(-)의 기울기를 갖는다는 것이다. 생존 분율 S가 1에 접근하면 식 (7.50)의 선량에 대한 첫 번째 미분함수는 $-\alpha(1-\Phi)$가 된다. 여기서 LQ 모델의 초기 기울기가 $-\alpha$임을 상기하자.

11 치사-잠재적 치사 모델

Curtis(1986)의 **치사-잠재적 치사(LPL, lethal-potentially lethal)** 모델은 Pohlit와 Heyder(1981)가 제안한 그림 7.4의 구조에 기반을 두고 있다. B, C 상처 수는 비례 상수 η_{AB}, η_{AC}에 의해 선량과 선형적인 관계를 가지고 있다. B의 상처가 선형항 과정에 의해 복구되면 상처 받지 않은 A 상태로 돌아간다. 그렇지 않으면 2차항 과정에 의해 B 상처들이 회복이 영구적으로 불가능하거나 치사적 상태인 C로 변환된다는 것이다.

가정

Curtis의 LPL 모델의 가정은 다음과 같다.

1. 그림 (7.4)의 B 상처는 공간적으로 분포되어 있고, 수명이 길며(수 분), 낮은 LET 방사선에 의해 세포핵에서 생성된 잠재적으로 복구가 가능한 상처다. 이 상처는 1차적인 효소 복구과정을 통해 B 상처를 다시 A 상태로 복구 가능하다. B 상처들이 복구되지 않으면 상호반응하여 C 상처를 생성하는데 C 상은 복구 불가능하며 치사적이다. 이 상호작용은 B 상처 수의 2차항 과정이다. 특히 이 모델에서는 B 상처들의 상호작용은 이들 사이의 거리와는 관련 없으며, B 상처의 총 수에만 관련된다.
2. 치사적 상처는 방사선 조사 시 거의 동시 발생하고, 가까이 있을 경우에는 매우 짧은 시간 내에 발생된다. 상수 η_{AC} 즉각적이고 비가역적으로 형성되는 단위 선량

당 생성되는 치사적 상처율을 나타낸다.

3. 상수 η_{AB}와 η_{AC} 는 2가지 다른 유형의 상처 생성에 대한 비례 상수이며, 각 상처 생성률은 선량율 D'에 각 상수를 곱한 값이다. 예를 들면 $\eta_{AC}D'$는 선량율 D'에 대한 치사적 상처 생성률이다. 상수 ε_{BA}는 단위 시간당 상처 복구율 상수이며 ε_{BC}는 단위 시간당 복구 불가능한 상처의 생성률 상수이다. ε_{BC}가 B 상처의 2개 분자 상호반응의 결과이므로 그 반응은 B 상처들의 농도로 표시되는 2차 함수 반응이다.

   이 모델이 다른 모델들과 구별되는 차이점들 중 하나는 "**이 모델은 선량율을 중요한 변수로 정의하고 있다**"는 것임을 유의하자.

4. 또 상처의 복구율은 상처의 수와 상관없다고 가정한다. 즉 복구 과정은 포화되지 않는다.

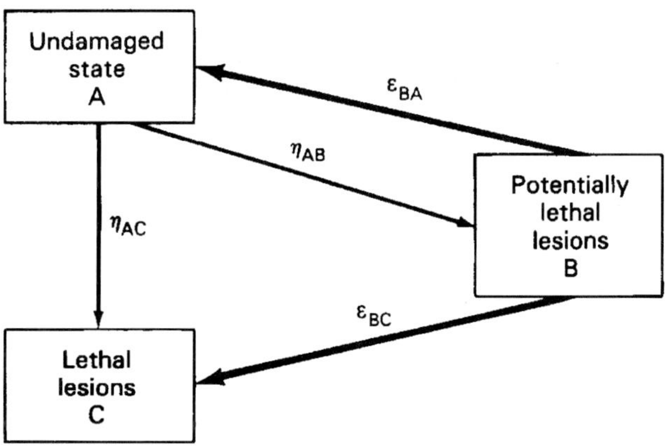

그림 7.4 방사선에 의한 치사적이거나 잠재적 치사적인 상처에 대한 가상 모델 및 복구 또는 상처 고정에 대한 가능 경로들. (Pohlit & Heyder, 1981).

방사선 조사 중의 반응

두 형태의 상처 수의 변화율에 관한 2개의 미분방정식들은 다음과 같이 쓸 수 있다.

$$\frac{dB(t)}{dt} = \eta_{AB}D' - \varepsilon_{BA}B(t) - \varepsilon_{BC}B^2(t), \qquad (7.51)$$

$$\frac{dC(t)}{dt} = \eta_{AC} D' + \varepsilon_{BC} B^2(t). \tag{7.52}$$

초기 조건이 $B - C = 0$, 즉 시간 0에서 각각의 상처의 수가 같으면 식 (7.51)과 (7.52)의 적분형은 다음과 같다.

$$B(t) = \frac{2\eta_{AB} D'(1 - e^{-\varepsilon_0 t})}{\varepsilon_0 + \varepsilon_{BA} + (\varepsilon_0 - \varepsilon_{BA}) e^{-\varepsilon_0 t}}. \tag{7.53a}$$

식에서

$$\varepsilon_0 = \sqrt{\varepsilon_{BA}^2 + 4\varepsilon_{BC}\eta_{AB} D'} \tag{7.53b}$$

이며

$$C(t) = \eta_{AC} D + \varepsilon \ln\left[\frac{2\varepsilon_0}{\varepsilon_0 + \varepsilon_{BA} + (\varepsilon_0 - \varepsilon_{BA}) e^{-\varepsilon_0 t}}\right] + \frac{(\varepsilon_0 - \varepsilon_{BA})^2 t}{4\varepsilon_{BC}} \tag{7.54a}$$

이다. 식에서 ε은 다음과 같다.

$$\varepsilon = \frac{\varepsilon_{BA}}{\varepsilon_{BC}}. \tag{7.54b}$$

방사선 조사 후의 반응

방사선 조사가 완료된 후에는 새로운 상처가 발생하는 소스(source)항은 더 이상 존재하지 않으나, 잔존하는 상처들의 복구 작용은 동일한 반응율로 계속된다. 모델로부터 적절한 미분 방정식을 세울 수 있는데, 관심 있는 독자는 Curtis(1986)를 참조하기 바란다. 시간에 대한 미분방정식을 적분하면 B 상처 수와 C 상처 수는 다음과 같다.

$$B(T + t_r) = \frac{N_{PL} e^{-\varepsilon_{BA} t_r}}{1 + \left(N_{PL}(1 - e^{\varepsilon_{BA} t_r})\right)/\varepsilon}, \tag{7.55}$$

$$C(T+t_r) = \frac{N_L + [1 + N_{PL}/\varepsilon](1 - e^{\varepsilon_{BA} t_r})}{1 + \left(N_{PL}(1 - e^{\varepsilon_{BA} t_r})\right)/\varepsilon} - \varepsilon \ln\left[1 + \frac{N_{PL}(1 - e^{\varepsilon_{BA} t_r})}{\varepsilon}\right]. \quad (7.56)$$

여기서 $N_{pL} = B(T)$, $N_L = C(T)$이며 t_r은 가용한 복구 시간이다. 이전과 마찬가지로 ε는 복구 상수의 비율이다. 시간 T에서 방사선 조사가 완료된다고 하면 적분식들의 초기 조건들은 $B(T)$는 시간 T에 대한 식 (7.53a)의 해이고 $C(T)$는 시간 T에 대한 식 (7.54a)의 해이다.

생존 함수

시간 $t = T + t_r$일 때의 생존율을 계산하기 위해 모든 상처, 즉 치사적인 상처(C) 및 잠재적 치사적인 상처(B)의 합은 치사적인 상처 수와 같다고 가정한다. 이는 B 상처를 복구할 시간이 더 이상 없기 때문이다. 상처들이 Poisson 통계에 따른다고 하고, 세포가 치사적인 상처가 없을 확률, 즉 시간 $T + t_r$일 때, η_{tot}가 C 상처와 B 상처의 합으로 표현되고, 이때 확률은 다음과 같다.

$$S = e^{-n_{\text{tot}}(T+t_r)}. \quad (7.57)$$

식 (7.55), (7.56)으로부터 $B(T+t_r)$와 $C(T+t_r)$를 치환하고 단순화하면 다음과 같다.

$$S = \exp\left(-(N_L + N_{PL}) + \varepsilon \ln\left[1 + \frac{N_{PL}(1 - e^{-\varepsilon_{BA} t_r})}{\varepsilon}\right]\right), \quad (7.58)$$

$$= \exp\left(-N_{\text{tot}}\left[1 + \frac{N_{PL}}{\varepsilon(1 - e^{-\varepsilon_{BA} t_r})}\right]^{\varepsilon}\right), \quad (7.59)$$

식에서

N_L = 조사 종료 시 치사 상처의 총 수,

N_{pL} = 조사 종료 시 잠재적 치사 상처의 수,

$N_{\mathrm{tot}} = N_L + N_{pL}$,

ε = 반응율 상수의 비, $\varepsilon_{BA}/\varepsilon_{BC}$,

t_r= 조사 종료 후, 가용한 총 복구 시간.

앞의 몇 가지 모델에서의 경우와 같이 식 (7.59)는 매우 복잡하게 보이나, 몇 가지 제한 조건을 적용하면 단순화 가능하다.

저 선량률 근사식

낮은 선량율의 정의를 “더 선량을 줄이더라도 생존율에 영향을 미칠 수 없는 선량”이라고 하면 잠재적으로 치사적인 상처(B)는 상호작용할 기회를 갖기 전에 복구될 것이다. 치사율이란 치사적인 상처(C)가 직접 형성되는 생성률에 의해 결정된다. 그 수식화는 다음과 같다. D'는 $\varepsilon_{BA}^2/(2\eta_{AB}\varepsilon_{BC})$보다 훨씬 작다. 그러면 ε_0(식 (7.53a) 참조)에 대한 식을 확장하고 미분식을 전개하면 낮은 선량에서의 생존 방정식은 다음과 같이 된다.

$$S = e^{-\eta_{AC}D}. \tag{7.60}$$

이 방정식은 Lea의 타격 이론 모델의 단일 타격 등 앞의 모델들과 유사한 형태이다

고 선량률 근사식

높은 선량율의 정의를 “생존 곡선 형태가 더 이상 선량율의 함수가 아닌 상태”라 하면, 또 다른 유용한 근사식을 얻을 수 있다. T가 $2/\varepsilon_0$보다 훨씬 작을 때는 생존 방정식은 다음과 같이 간략하게 된다.

$$-\ln S = (\eta_{AC} + \eta_{AB})D - \varepsilon \ln\left[1 + \frac{\eta_{AB}D}{\varepsilon}(1 - e^{-\varepsilon_{BA}t_r})\right]. \tag{7.61}$$

이 근사식 조건에서 선량율 제한은 특별한 것은 아니다. 조사 시간이 5분 이하라면, 대부분 포유류 세포주에서 이 기준을 만족할 것이다. 식 (7.61)은 일반적인 생존

방정식과 같으나 방사선에 의해 생긴 모든 상처들은 조사 후에도 여전히 존재한다고 가정한다.

1차-2차항 근사식

생존-선량 곡선 중 낮은 선량 영역해서는 식 (7.61)을 특별한 형태로 만들 수 있다. 자세한 유도과정은 Curtis(1986)의 참고문헌에 있지만, 일반적인 절차는 생존 함수를 로그 관계로 작성하고 그 관계를 다시 지수형 급수로 전개하는 것이다. 급수 중에서 2개의 항, 즉 선량의 1차항과 2차항만 남기고 나머지 고 차항을 무시하면 다음과 같은 생존식이 된다.

$$-\ln S = \left(\eta_{AC} + \eta_{AB} e^{-\varepsilon_{BA} t_r}\right) D + \frac{\eta_{AB}^2}{2\varepsilon}\left(1 - e^{-\varepsilon_{BA} t_r}\right)^2 D^2. \quad (7.62)$$

이 수식은 분자 모델의 생존식과 동일한 형태이나, 상수가 더 복잡하고 상수에 지수가 포함되어 있다. 이 형태를 분자 모델의 1차-2차 다항식으로 가시화를 위해 상수 α와 β를 식 (7.62)에서 선량의 1차항 계수와 2차항 계수로 취하면 다음과 같이 된다.

$$\alpha = \eta_{AC} + \eta_{AB} e^{-\varepsilon_{BA} t_r}, \quad (7.63a)$$

$$\beta = \frac{\eta_{AB}^2}{2\varepsilon}\left(1 - e^{-\varepsilon_{BA} t_r}\right)^2. \quad (7.63b)$$

낮은 선량 근사식의 1차 2차항 형태를 사용하여 Curtis는 C3H-10T1/2 세포의 공개된 생존 데이터를 분석하였다. 다른 연구자들이 이 식을 이용하여 데이터를 분석한 결과 α와 β 값은 각각 α = 0.1366 Gy^{-1}와 β = 0.02 Gy^{-2} 였다. LPL 모델의 선형-2차 근사식은 이 데이터 세트에 대해 최대 약 22 Gy의 선량으로 유지될 때, 이 값에서 세포 생존율은 10^{-4} 정도까지 낮출 수 있다.

12 종합

세포 생존에 대한 생물 물리학적 모델의 역사적인 발전을 따라가다 보면, 보다 복잡한 모델들이 결과적으로 상당하게 수렴하는 것을 볼 수 있다는 사실에 깊은 감명을 받는다. 일반적으로 선형-2차 함수 모델은 생존율 10^{-3} 정도까지는 적당한 근사식이나, 그 보다 낮은 생존율 영역에 대해서는 보다 정교한 모델이 필요하다.

또 다른 중요한 관찰은, 역사적으로 모델의 개발이 진행됨에 따라, **방사선 조사시간(irradiation time)**, **LET**, **복구율(repair rate)**, **분할조사(fractionation)**, **지연조사(protraction)** 등의 **노출 패러다임(exposure paradigm)**의 미묘한 사항들에 대한 관심과 중요성이 증가하고 있다는 사실이다. Tobias 등(1980)은 상처의 잘못된 복구와 관련된 경과시간을 수식에 추가하였으며, Curtis (1986)는 자신의 모델에 선량율을 명시적으로 포함시켰다.

또한 우리는 각각의 모델이 실제로 어떻게 적용되고 있는지를 볼 수 있다. 모든 모델들의 가정이나 수식 형식에 관계없이 단일 타격 효과에 대해서는 동일한 수식 형태에 도달하는 것을 보았다. 즉, 표적의 단일 사건에서 발생하는 모든 영향에 대한 선량-효과 관계는 표적 이론의 불활성화 상수와 동일한 1차 음의 지수로 설명될 수 있음을 알게 되었다. 그러나 이러한 합의를 넘어서 세부 사항으로 설명될 수 있는 것과 관련하여 여전히 많은 의견 불일치가 남아 있다. 이중 방사선 작용 모델은 상당한 비판을 받았는데, 이 모델에서는 SSB의 상호작용 거리 간격을 수 μm로 길게 정의하였는데, 생화학자들에 의하면 이런 상호작용은 몇 개의 염기 쌍 거리를 벗어나면 일어날 수 없기 때문이었다(Goodhead, 1982, 1992; Goodhead and Nikjoo, 1989).

우리는 이 책에서 반복적으로 LQ 모델을 언급할 것이다. 앞에서 언급된 이 모델의 단점은 RMR 모델과 LPL 모델에 의해 최소한 부분적으로는 해결되었지만, 여전히 단점을 가지고 있다. 그럼에도 불구하고 LQ 모델은 방사선생물학과 방사선치료 분야에서 굳건한 기반을 가지고 있다. 이는 LQ 모델이 지닌 수학적 단순성이 실제로 널리 채택되기 때문이라고 본다. 이 모델이 많이 사용되는 응용분야, 예로 방사선 분할조사를 사용하는 치료 계획 분야나 방사선치료 후의 부작용에 대한 최근의 연구에서는 생물학적 데이터는 LQ 모델의 제한 사항에는 별로 영향을 미치지 않는다. LPL 모델이 LQ 모델과 거의 같은 답을 준다고 해도, 선량과 선량-제곱항이 복잡하여 실험적 적용에는 별로 도움이 되지 않는다는 것을 이해하기는 어렵지 않다. 그러나 RMR 및 LPL 모델은 모두 복구 과정과 선량률의 생물물리학적 특성과 DNA 오류 복구 가능성에 대한 통찰력을 제공한다.

참고 문헌

Chadwick, K. H., and Leenhouts, H. P. (1973). A molecular theory of cell survival. *Phys. Med. Biol.* **18**, 78–87.

Chadwick, K. H., and Leenhouts, H. P. (1981). *The Molecular Theory of Radiation Biology*. Springer-Verlag, Berlin.

Curtis, S. B. (1986). Lethal and potentially lethal lesions induced by radiation--a unified repair model. *Radiation Res.* **106**, 252–271.

Goodhead, D. T. (1982). An assessment of the role of microdosimetry in radiobiology. *Radiation Res.* **91**, 45–76.

Goodhead, D. T., and Nikjoo, H. N. (1989). Track structure analysis of ultrasoft x-rays compared to high- and low-LET radiations. *Int. J. Radiation Biol.* **55**, 513–529.

Goodhead, D. T. (1992). Track structure considerations in low dose and low dose rate effects of ionizing radiation. *Adv. Radiation Biol.* **16**, 7–44.

Hall, E. J., Gross, W., Dvorak, R. F., Kellerer, A. M., and Rossi, H. H. (1972). Survival curves and age response functions for Chinese hamster cells exposed to x-rays or high LET alpha-particles. *Radiation Res.* **52**, 88–98.

Kellerer, A. M., and Rossi, H. H. (1971). RBE and the primary mechanism of radiation action. *Radiation Res.* **47**, 15–34.

Kellerer, A. M., and Rossi, H. H. (1972). The theory of dual radiation action. *Current Topics Radiation Res. Quart.* **8**, 85–158.

Kellerer, A. M., and Rossi, H. H. (1978). A generalized formulation of dual radiation action. *Radiation Res.* **75**, 471–488.

Lea, D. E. (1955). *Actions of Radiation on Living Cells*, 2nd ed. Cambridge Univ. Press, New York.

Neary, G. J., Preston, R. J., and Savage, J. R. K. (1967). Chromosome aberrations and the theory of RBE. III. Evidence from experiments with soft x-rays, and a consideration of the effects of hard x-rays. *Int. J. Radiation Biol.* **12**, 317–345.

Pohlit, W., and Heyder, I. R. (1981). The shape of dose-survival curves for mammalian cells and repair of potentially lethal damage analyzed by hypertonic treatment. *Radiation Res.* **87**, 613–634.

Puck, T. T., and Marcus, P. I. (1955). A rapid method for viable cell titration and clone production with HeLa cells in tissue culture: The use of x-irradiated cells to supply conditioning factors. *Proc. Nat. Acad. Sci. U.S.A.* **41**, 432–437.

Tobias, C. A., Blakeley, E. A., Ngo, F. Q. H., and Yang, T. C. H. (1980). The repair-misrepair model of cell survival. In *Radiation Biology and Cancer Research*, R. E. Meyn and H. R. Withers, Eds., pp. 195–230. Raven Press, New York.

추천 문헌

Dertinger, H., and Jung, H. (1970). *Molecular Radiation Biology*. Springer-Verlag, Berlin. (English edition; see, in particular, Chaps. 2 and 3.)

Elkind, M. M., and Whitmore, G. F. (1967). *The Radiobiology of Cultured*

Mammalian Cells. Gordon and Breach, New York.

Meyn, R. E., and Withers, H. R., Eds. (1980). *Radiation Biology in Cancer Research*. Raven Press, New York.

문제

1. 간단한 로그적 또는 그래픽적 수단을 통해 다중 표적-단일 타격 모델에 대해 $D_q = D_o \ln n$ 관계가 성립함을 보여라. 그리고 결과를 설명하라.

2. 다음은 방사선 조사 직후 시험관내에서 배양한 햄스터 세포주의 생존 데이터 이다.

선량(cGy)	생존율
0	1.00
50	0.85
100	0.52
150	0.33
200	0.16
250	0.064
300	0.024
400	0.0035

   (a) 이 데이터를 반로그 용지에 그리고, MTSH 매개변수 D_o, D_q 및 n을 결정하고, 이들 변수를 사용하여 MTSH 표현식을 작성하라.
   (b) 선형-2차 모델을 사용하여 데이터를 맞추기 위해 부분 (a)를 반복하라. $p\alpha$ 및 $p\beta$의 값은?

3. 단일 타격 생존을 표현식으로 나타낼 때, 표적 부피 V가 일정하다고 가정한다. 물론, 이 가정은 생물학적으로 일어날 가능성은 낮다. 생존 곡선의 모양이 표적 부피 변화에 얼마나 민감한지 살펴보자. 예를 들어 0.01에서 불활성화 상수 값을

취하고 다음 그래프를 그린다.

(a) 선량의 함수로 반로그 용지에 단순 지수에 대한 생존 함수를 도시하라.

(b) 절반의 세포가 나머지의 80%인 V를 갖는 혼합물을 가정할 경우에 대하여 도시하라.

(c) 절반의 개체군이 나머지의 10%인 V를 갖는 혼합물에 대하여 도시하라. (힌트: 활성화 상수의 차원은 무엇인가?)

CHAPTER 08

생존 곡선과 그 중요성

1 서론

7장에서는 방사선이 살아있는 세포에 미치는 메커니즘을 알아보기 위해 몇 가지 모델들을 논의하고 전개하였다. 방사선 생물학에서 세포의 생존 또는 비생존이라 함은 단일 세포가 생식하여 세포의 **군체(colony)**를 지속적으로 유지할 수 있는 능력의 유무로 정의한다. 이 능력을 클론원성 또는 **클론생성 잠재력(clonogenic potential)**이라고 부른다. 이런 클론생성 생존에 대한 정의는 미생물학에 오랜 역사를 갖고 있으며, 이를 근원으로 여러가지 정량화하는 방법들이 생겨났다. 개별 미생물 세포를 배양 접시에 **도포(plating)**한 배양한 후, 그것이 군체를 이루는 능력이 있는지를 육안으로 관찰하는 방법은 유용한 방법으로, 오늘날에도 포유류나 여러동물의 세포에 방사선을 조사한 후, 생존율을 측정하는 방법으로서 **군체 계수법(colony counting)**이 널리 사용되고 있다.

1950년 후반 포유류 세포주의 세포를 시험관내에서 기르는 방법이 개발되었다. 그 이전에는 정량적 방사선 생물학은 페트리 접시에 전통적인 미생물을 배양하고, 이것의 생존율을 집계하는 것이었다. 당시 클론생성 생존연구가 행해진 대표적인 생물은 대장균(escherichia coli), 균유사체 서브틸리(bacteroides subtilis), 사카로미세스

(saccharomyces sp.), 테트라하이메나(tetrahymena sp.), 그리고 다른 원생동물 같은 일부 하등 생물이었다. 그 후 Puck와 Marcus(1955)는 클론생성 도포 방법과 포유류 세포 배양기술을 획기적으로 발전시킴으로써 방사선생물학이 큰 진전을 이루게 된다. 그 이후 시험관내에서 배양된 여러 포유류 세포주에 대한 방사선 클론생성 생존을 조사하는 것이 가능하게 되었다.

배양(culture) 가능한 포유류 세포주의 본성을 이해하는 것은 매우 중요하다. 대부분의 세포주는 인간 기증자나 동물에서 제거된 암조직에서 유래한 '**불멸 세포(immortal cell)**'들이다. 이러한 암 세포주의 방사선에 대한 반응은 비암세포들의 반응을 반듯이 나타내는 것은 아니어서, 방사선 생물학자들은 암세포의 클론생성 생존 연구를 위해 형질이 전환되지 않은 세포주의 개발을 늘 추구하고 있다.

방사선 생물학에서 사용되는 대표적인 세포주들은 인간 자궁경부암에서 나온 **HeLa 세포**, 햄스터 폐암의 **V79 세포**, 햄스터 난소 암의 **CHO 세포**, 쥐의 **신경아교육종(gliosarcoma)**에서 나온 9L 세포, 인체 콩팥에서 파생된 **T1 세포** 등의 세포주이며, 자세한 것은 이 절의 나머지 부분에서 다룰 것이다. 이들 세포주는 모두 불멸의 성장성을 갖는 형질이 변환된 세포로 여겨진다. 1980년대 후반부터 90년대 초반에 걸쳐, 시험관내에서 형질이 변환되지 않은 인간 세포주의 지속적인 성장을 위한 몇 가지 혁신적인 기술이 개발되었으며, 이온화 방사선 조사 후 이들 세포주의 클론생성 생존에 관한 연구 결과가 몇 건 발표된 바 있다(Yang et. al., 1983).

2 클론생성 생존 곡선 기법

이 기법은 시험관내에서 성장하는 세포에 방사선을 쪼인 후, 세포의 생존율을 그래프에 도시한 생존 곡선이다. 도포된 세포들 중 살아남은 자손들의 군체를 이루는 세포의 로그 분율을 수직 축으로 하고, 방사선량을 수평 축으로 하여 그린 반로그 곡선이다. 클론생성 생존의 평가 기준은 보통 최소 50개 이상의 세포들로 한다. 그 중 일부 세포들은 몇 번만 분열하고 중지하는데, 이런 것은 클론생성 생존세포로 간주하지 않는다. 클론생성 생존 실험의 가장 중요한 요소는 방사선에 조사되지 않은 세포들의 기본적인 클론생성 잠재력을 확립하는 것이다. 일반적으로 포유류 세포주는 모두 완벽하게 군체로 성장하지는 않는다. 세포 생존율의 분모는 방사선을 받지 않은 세포들이 군체를 이룰 분율로서, 보통 0.5에서부터 0.9까지에 이른다. 조사받지 않은 정상 세포도 새로운 군체를 100% 이룰 수 있는 경우는 거의 없다. 생존 곡선기법의 정확성을 제한하는 또 다른 요소는 **도포 효율(plating efficiency)**이라 부르는 생존율의 변동성이다.

생존율의 결정

세포 시료는 도포 효율이 변함없이 잘 제어되는 실험실에서 이루어 지므로 방사선 조사가 없다면 도포 효율은 최고 상태로 유지되며, 적정한 수의 세포 군체를 확보하기 위해 플라스틱 용기에 이송하여 배양하게 된다. 이 용기에는 세포를 잘 자라게 하는 특정한 배지 물질을 넣고, 이를 적절한 산소와 탄산가스 환경을 갖춘 37° 도의 배양기에 넣는다. 이 과정에서 중요한 것은 배양 접시에 넣을 세포 수를 적절하게 선택해야 한다는 것이다. 보통 접시에 이식한 다음 20일 경과 후에 접시에 대략 20~50 개의 군체가 만들어지는 것이 바람직하다. 생존율이 매우 낮을 때는 많은 수의 세포를 심어 최소한의 군체 수를 확보해야 한다. 또한 생존 곡선이 확보되지 않을 때는 선행 지식을 활용하여 적절한 생존율을 추정 고려하는 것도 필요하다. 생존율 추정치의 신뢰성은 방사성 붕괴 계산 방법인 일반적인 Poisson 통계로 산정한다. 이때 군체 수의 표준 편차는 군체 수의 제곱근이 된다. 예를 들면, 50개 군체라면 표준 편차는 7.07, 즉 14%이고, 5개라면 표준 편차는 2.24 즉 45%가 된다.

피더 세포

Puck와 Marcus의 선구적인 실험으로서, 실험 대상 세포 중에서 신진대사 작용은 하지만 분열은 하지 않는 세포주를 접시 밑에 바르고, 그 위에 시험 대상 세포주를 심는 방법이 있다. 이 방법은 밑층의 미분열 세포주에서 위층의 세포주의 분열을 지원하는 데 필수적인 성장 인자를 제공한다는 독창적인 아이디어를 개발하였다는 점에서 성공적이었다. 그 이후 이 **피더 세포(feeder cell)** 또는 공급 세포 방법은 세포 생존 실험에 널리 사용되고 있다. 이 방법은 많은 수의 세포들을 미리 필요한 만큼 방사선에 조사하여 분열을 하지 못하게 한 후, 세포들을 접시에 발라 붙인다. 그 다음 실험 세포를 그 위에 조금씩 바른다. 최근에는 일부 세포주에서는 성장을 위한 피더 세포 층을 생략할 수 있는 배지도 개발되었다.

비교적 최근에 개발된 세포 배양의 한 방법으로 소위 불멸 세포주(확립 세포주라고도 함)가 아닌 일부 비불멸 세포들의 방사선 감수성을 검사할 수 있게 되었다. 이 방법으로는 현재 정상 조직과 종양 조직의 시험관내 세포 배양 방법으로 각 생존율 분석은 물론이고, 최대 수 10계대 동안 분열하는 비불멸 세포주의 생존율 분석도 가능하게 되었다.

3 포유류 세포 생존 곡선의 특성

7장의 생존 곡선들을 수학적으로 분석한 결과, 선량 대비 생존율의 로그 곡선이 클론생성 생존 데이터를 검사하는데 가장 유용한 형식이며, 관련 여러 데이터를 일반화하여 표시할 수 있는 형식이라는 것을 보여주었다. 그러면 어떤 매개변수가 분석에 유용할까? 7장에서 클론생성 생존율에 대한 **선형-2차 모델**이 제한적인 선량 범위 내에서 데이터를 효과적으로 표시할 수 있다고 제안한다. 이때 사용되는 $p\alpha$와 $p\beta$는 수학적으로는 유용하지만, 이를 사용하여 생존 곡선의 형태를 시각화 하여 표현하기는 어렵다. 이러한 이유로 다중 표적-단일 타격(MTSH) 모델이 방사선 생물학 문헌에 널리 사용되는데, 그 이유는 매개변수 n, D_0, D_q 값들을 알게 되면, 생존 곡선 모양에 대한 효과적인 도식과 해석을 할 수 있기 때문이다. 이 장에서는 이런 관행에 따라 MTSH 모델 위주로 기술하고 선형-2차 모델의 변수들은 보조적인 수단으로만 이용할 것이다.

그림 8.1은 포유류 생존 곡선의 일반적인 특성을 보여준다. 이 그림에서는 생존율에 대한 MTSH 모델 형식이 사용되었다. 세로 좌표는 생존율의 로그 값이고 가로 좌표는 선량이다. 이 곡선을 설명하는 매개변수로는 **불활성 상수 k**와 **외삽수(extrapolation number)** 또는 **표적 다중수(target multiplicity)**라 불리는 n이다. 불활성 상수 k는 로그 생존 곡선의 직선 부분의 기울기이다. 보통 k는 곡선의 직선 부분에서 생존율을 $1/e$로 줄이는데 필요한 선량이다. 표적 다중수, n은 생존 곡선의 직선 부분을 선량이

'0'이 될 때까지 연장한 세로 축 상의 값이다. 그림 8.1의 곡선 A는 표적 다중수가 '1'인 특별한 경우를 나타낸다. 이러한 곡선은 일반적으로 높은 선형 에너지 전달(LET) 특성의 방사선에 노출될 때의 세포 생존과 깊은 관련이 있다. 이는 기본적으로 표적의 다중수가 1인 특수한 경우로 일반적인 곡선 B가 퇴화된 형태이다. 그림 8.1의 D_q는 새로 도출된 변수로서 일반적으로 **준문턱 선량(quasi-threshold dose)**이라 부른다. D_q는 곡선의 지수함수 부분을 역으로 외삽 할 때 세로축 생존율 값 1.0과 만나는 곳에서의 선량 값으로 정의한다. 7장에는 D_q, D_0, n 사이의 관계가 기술되어 있다. 여기서 D_0는 **평균 치사 선량(mean lethal dose)**이고 수식의 형태는 아래와 같다.

$$D_q = D_0 \ln n. \tag{8.1}$$

이러한 수학적 접근 방법은 거의 모든 포유류 세포주의 생존율에 대해 체외 시험관내 실험 데이터로부터 얻은 생존 곡선의 일반적인 특성들을 매우 만족스럽게 설명한다. MTSH의 변수들은 세포주 종류에 따라 값들은 다르지만 그리 큰 정도는 아니다. 1956년

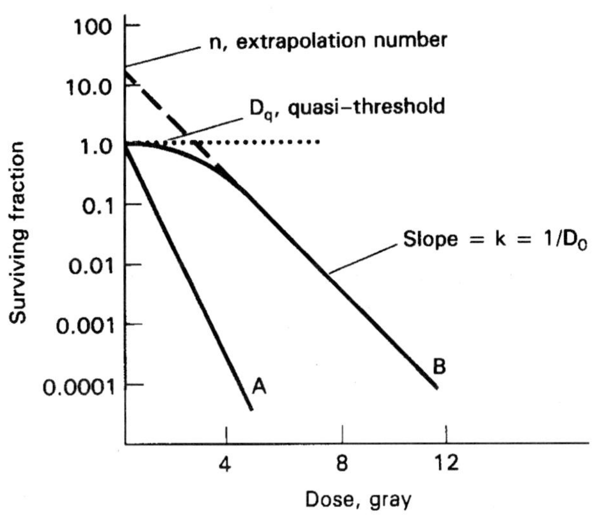

그림 8.1 다중 표적-단일 타격(MTSH) 모델을 사용하여 그린 포유류 생존 곡선의 일반적 특성. 곡선 A는 고 LET 방사선을 조사할 때의 전형적인 단일 표적 단일 타격(STSH)에 의한 세포 사멸을 나타내고, 곡선 B는 저 LET 방사선을 조사할 때의 전형적인 MTSH 의한 세포 사멸을 나타낸다. 곡선 B에서는 직선 부분을 역방향으로 외삽하면 표적 다중수, n을 얻는다. 준문턱 선량인 D_q는 $\ln n$ 직선과 생존율이 1.0 되는 부분의 연장선이 만나는 점에서의 선량 값이다. (윗 그림에 D_q의 지점이 잘못 표시됨-*역자 주)

처음으로 포유류 세포 생존 곡선이 발표된 이후, 연구된 여러 변수들 중 D_0가 가장 작은 변동을 보이고 있다.

D_0는 1.0~2.5 Gy 범위에서 변동하며 대부분의 세포주의 D_0 값은 1.2~1.5 Gy 값을 갖는다. 표적 다중수는 훨씬 변동이 크지만 대부분의 세포주에서 n = 1.5~20 외삽수를 갖는다.

그림 8.2는 세포 생물학에서 널리 활용되는 3종류의 세포 HeLa, CHO 및 T1에 대한 일반적인 생존 곡선을 보여준다. 이들 세포주의 출처는 앞서 기술한 바 있다. 역사적 관심의 대상으로 Puck과 Marcus는 인간 자궁경부암에서 유래한 HeLa 세포주를 사용하여, 인간 세포주 배양에 관련된 원천 연구와 방사선 생존 연구를 수행하였다.

HeLa 및 CHO 생존 데이터는 평균 치사선량 D_0의 3~4배 선량까지 MTSH 모델과 잘 맞으며, 이 변수들은 쉽고 신뢰성있게 추정할 수 있다.

반면, 인간 신장 유래(human kidney origin) 세포주인 T1 세포 생존 곡선은 MTSH 모델과 맞지 않으며, n과 D_0의 단일 값 추정치를 얻기는 어렵다. T1 세포주의 경우, 7장에서 설명한 선형-2차 모델에 데이터를 맞춰야 한다. 그림 8.2에 있는 데이터는 포유류 세포주들 사이에 볼 수 있는 일반적인 변동 범위를 나타낸다. 다중수가 2 정도인 HeLa 세포주는 다른 두 세포주보다 방사선에 훨씬 더 민감하다. CHO 라인은 보통 5~6의 다중수를 갖는다. 그러나 이런 다중수는 방사선 감수성이 중간 정도인 T1 세포주에 대해서는 거의 의미가 없다.

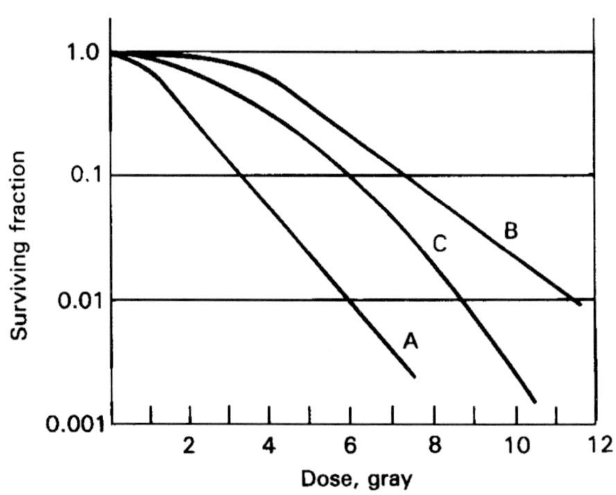

그림 8.2 조직 배양에서 성장한 3종의 포유류 세포주에 방사선을 조사한 후의 생존 곡선. (A: HeLa 세포, B: CHO 세포, C: T1 세포)

4 생존 곡선에서 어깨 부분의 중요성

1956년 이전에는 생존 곡선에서 어깨(shoulder) 부분의 중요성은 다분히 표적의 다중수를 설명하는데 머물렀다. 앞서 7장에서 방사선 표적 이론을 논의할 때, 이 곡선을 가지고는 생물학적으로 중요한 여러 기능 중 한 가지만을 설명할 수 있다는 점이다. 즉 타격 생존 함수는 세포가 지정된 횟수 이하의 타격을 견뎌낼 경우에만 세포의 생존 가능성을 설명할 수 있다. 이런 접근 방법은 그 후, 미생물 등 유기체들과 생리활성 분자들에 대한 직접적인 방사선 조사 실험연구 경험이 쌓이면서 점차로 확립되어, 이제 표적 이론을 가지고 여러 관련 실험 데이터를 적절하게 설명할 수 있게 되었다. 특히 중요한 것은 용액에서 방사선을 받은 활성 분자에 대한 생존 곡선(또는 이 경우 남아있는 생물학적 활성)의 어깨가 확실히 단일 타격 유형의 곡선 또는 때로는 MTSH 형 곡선 중 하나라는 관찰이었다. 용액 내에 있는 이러한 대형 생체분자는 복구가 불가능하며, 이를 근거로 표적 이론으로 MTSH형 곡선을 완벽하게 설명할 수 있었다.

1959년 Elkind와 Sutton은 포유류 세포에서 생존 곡선의 어깨 부분이 세포의 방사선 민감 시스템에서의 "**세포 손상이 복구되었다는 표시**"라는 획기적인 연구 결과를 발표했다. Elkind와 Sutton(1959)의 실험을 통하여, 우리는 방사선 생물학에 대한 이해를 보다 넓히는 중요한 계기가 되었다. 특히 관련 해석은 오래 기간에 걸친 여러 실험 데이터들 과도 잘 부합되었다. 이에 대하여 뒤에서 좀 더 자세히 다룰 것이다.

Elkind와 Sutton의 관찰 결과는 다음과 같다. 여기서는 데이터의 정량적인 해석은 시도하지 않는다. 이는 선량이나 생존율 등의 세부사항에 관심을 두는 것보다는 실험적인 의미를 파악하는 것이 더욱 중요하기 때문이다. 그림 8.3의 윗부분은 생존율이 0.1까지 낮아질 때의 가상적인 세포주의 정상적인 생존 곡선이다. 그림에서 중요한 점은 D_q를 그림과 같이 결정할 수 있다는 것이다. 이 미지의 세포주의 D_q를 약 2 Gy로 잡자. D_q를 정하고 나면, 세포 군집에 생존율이 0.1정도가 될 정도의 방사선, 이 경우에는 4.4 Gy 수준의 선량 조사가 가능하다. 조사받는 세포의 생존율은 선택된 생존율이 생존 곡선의 지수 영역에 위치하는 한 일정하다, 알려진 생존 수준으로 세포 군집에 방사선을 미리 조사하면, 아래 그림과 같은 새로운 생존 곡선이 생성된다. 더 이상의 조사를 받지 않은 세포들의 생존율은 새로운 생존 곡선에서 1.0이 된다(도포 효율 고려).

그 다음 나머지 먼저 조사된 세포들은 새로운 생존 곡선을 만들기 위하여, 추가적인 처치를 하지 않고 그대로 두면서 여러 시간 간격으로 다양한 선량 값으로 다시 조사한다.

그림 8.3의 곡선 A는 첫 번째 선량(때로는 조건 형성 선량이라고도 불림)과 2번째 선량 사이에 시간 간격이 없을 때의 생존 곡선이다. 이것은 생존 곡선이 정상적으로 진행되는 조건과 동일하기 때문에 당연히 예상되는 결과이다. 이는 마치 한번 조사에 의하여 선량이 제공된 것과 같다.

곡선 B, C, D는 선행 조사 후, 각각 30분, 2시간, 6시간 경과된 후, 다시 방사선 조사를 받은 경우의 생존 곡선이다. 시간이 지남에 따라 세포들은 방사선에 대한 감수성

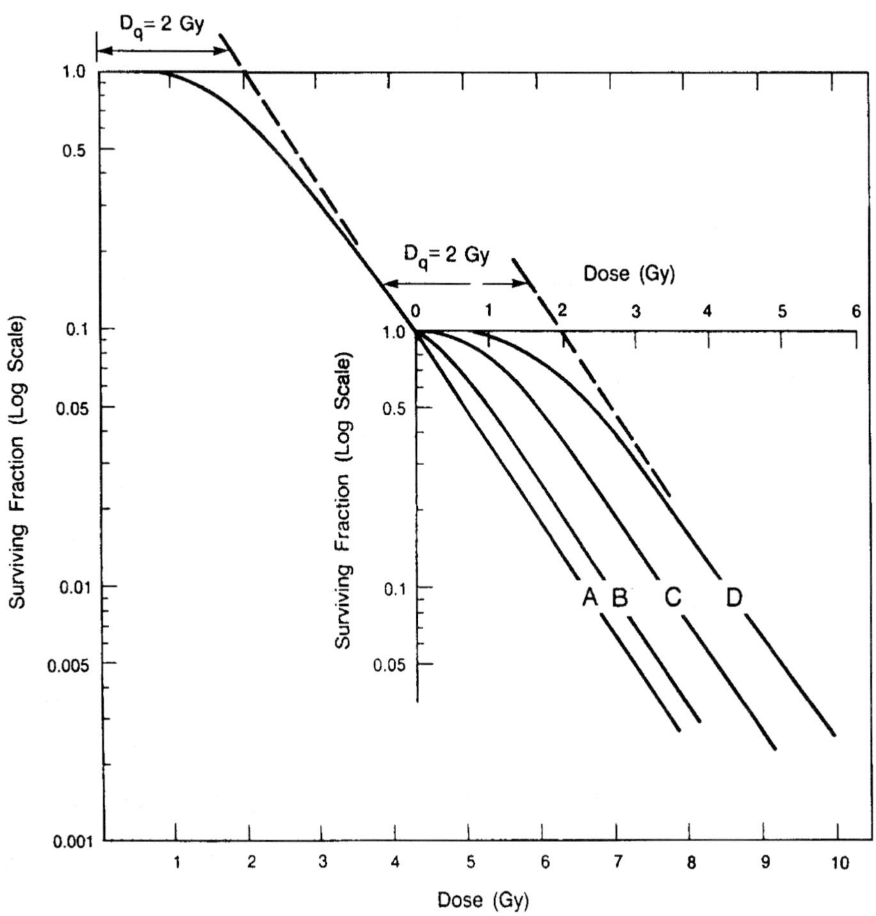

그림 8.3 Elkind-Sutton 실험. 먼저 세포 생존율이 0.1이 될 때까지 방사선을 조사한다. 사전에 방사선을 받은 세포들을 여러 차례 시간 간격으로 다시 방사선을 조사를 한다. 곡선 A는 시간 지연이 없는 경우이고, B, C, D는 각각 30분, 2시간, 6시간의 지연이 있는 경우이다.

이 점점 줄어들고 어떤 적절한 시간이 지나면 세포들의 감수성이 선행 방사선 조사만 받은 세포와 거의 같게 된다. 이에 대한 직접적인 증거는 선행 방사선 조사를 받은 세포의 D_q가 선행 방사선 조사를 받지 않은 세포의 D_q가 같다는 점이다.

저자들의 해석에 의하면, 시간이 경과하는 동안 복구 과정이 작동하여, 세포들이 종전의 방사선 감수성을 갖도록 되돌려 놓았으며, 그 과정도 비교적 빠르다는 점이다. 우리는 이 실험이 행해질 당시 (1959년)에는 이온화에 따른 방사선 손상으로 추정되는 세포내 표적에 대해서는 거의 알려진 것이 없다는 것과 DNA 복구에 관한 지식도 전무하다는 점을 상기하자. 또한 로그 생존 곡선의 선형부분의 기울기는 처음 방사선 조사와 나중 방사선 조사 사이의 시간 간격에 관계없이 동일하다는 점도 유의하자.

5 준치사 손상의 회복

준치사적 손상(sublethal damage) 또는 아치사적 장해 회복의 개념은 Elkind와 Sutton이 복구할 대상이나 방법에 대한 지식이 전혀 없는 상황에서 방금 설명한 실험을 통해 알게 되었다. 제어된 방사선 조사는 조절 선량 이후에 추가 방사선 조사가 이루어지지 않으면 생존율이 낮은 것으로 입증된 바와 같이 많은 세포를 죽인다.

그러나 살아남는 세포에도 추가 방사선 조사가 없으면 드러나지 않는 상당한 세포 손상이 남아있다. 이런 의미에서 생존 세포에 존재하는 손상은 준치사적(sublethal)인 상태에 있다. 이런 손상은 다른 일이 일어나지 않는 한, 세포에 **치사적(lethal)**이지 않다. 이 준치사 손상은 빠른 속도로 복구된다는 것도 분명하다. 여러 사람들이 보고한 준치사 손상의 복구의 측정된 반감기는 12~15분 범위이다. Elkind와 Sutton은 조절된 선량 5 Gy를 투여한 후 18시간 지나면 생존 세포가 준치사 손상을 완전히 복구한다는 결론지었는데, 이는 두 번째 조사 후의 생존율이 이전에 방사선을 조사받지 않은 세포의 생존율과 동일했기 때문이다. 그들은 첫 번째 선량에서 살아남는 세포군에 대해서만 추론할 수 있다는 점을 바르게 지적했다. 준치사 세포군에서 일정 부분 세포 손상이 복구되어 살아나는 경우도 있지만, 반드시 생존한다고는 보장할 수는 없다. 이러한 복구는 방사선을 조사해 보아야만 알 수 있다. 곡선 A의 방사선 조사가 수 분 정도로 빠르면, 준치사 손상의 복구는 생존 곡선 A의 모양과는 무관하다.

준치사 손상 해석

이러한 발견에 대한 해석은 7장에서 설명한 방사선 손상 및 복구의 "분자 모델"을 적용하여 분석할 수 있다. DNA는 생체 중요 표적이 분자 구조상의 변화를 겪으면 세포가 생식 능력을 잃는다는 것은 잘 알려져 있다. 분자 모델에 의하면 DNA에 대한 이러한 손상은 다음의 두가지 메커니즘에 의해 발생할 수 있다고 제안한다.

(1) DNA의 이중나선 모두에 직접 타격이 가해져 이중 가닥이 끊어지는 DSB를 일으키는 경우.
(2) DNA의 개별 가닥 파손(SSB)은 단일 가닥에서 발생하지만, "조건이 적절한 경우", 상호작용하여 DSB로 진행되는 경우이다.

DNA의 SSB 손상을 준치사 손상(SLD)을 빠르고 효율적으로 복구할 수 있다고 본다면, 상대편 DNA 나선의 근처에 두 번째 SSB가 있을 경우에는 이 손상들 간의 상호작용으로 인해 DSB가 만들어질 수도 있다. 따라서 복구되지 않은 SSB의 경우 세포의 생식 능력에 치사적인 DSB 손상이 발생할 수 있다. 이들 SSB가 신속하게 복구되면 세포의 완전성이 회복되고 추가적인 방사선 조사에도 내성이 생긴다.

이 책을 처음 쓸 당시, 이 가설의 수식화 된 결정적인 증거는 없었지만, 이후 관련 증거들이 점차 축적되면서 이 수식은 단순한 추정 이상의 것이 되었다. 보다 의미 있는 발견은 SSB의 **복구 동역학(repair kinetics)**이 준치사 손상의 복구 동역학과 잘 일치한다는 것이었다. 또한 이온화 방사선은 DNA와 작용하여 SSB를 쉽게 발생시킨다는 점도 잘 알려져 있다.

한편 최근에 DNA의 SSB들이 세포 생존과의 관련성이 없다는 주장과 관련 실험도 증가하고 있다. 이러한 우려를 제시하는 사람들은 DNA에는 일종의 "**준상처(sublesion)**"가 존재하여 가까운 준상처 부위와 상호작용을 할 경우, DNA에 중요하고 비가역적인 손상을 일으킬 수 있다는 데에는 동의한다.

SSB 가설에 반대하는 보다 설득력 있는 주장 중 하나는, **초연성(ultrasoft)** X-선으로 수집한 실험적 증거들이다(Goodhead et al., 1978; Thacker et al., 1980). 이 저자들은 탄소에서 발생시킨 280 eV Kα 초연성 X선을 사용하여 세포 시스템에 조사했다. 이 X-선으로부터 발생된 전자의 트랙 길이는 수 nm에 불과하고, 따라서 DNA에서 생긴 손상들은 최소한 그 정도로 가까이에 있어야 한다. 그럼에도 불구하고 이 X-선은 보통의 에너지가 큰 X-선 보다 효율적으로 세포를 죽이며 염색체 변환도 일으킨다. 이렇게 낮은 에너지의 X-선이면 독립적인 사건들로 부터 생긴 SSB의 간격은 수 nm를 넘지 않을 수 있다. 정상적인 고 에너지 X-선 조사의 경우, 손상들이 DNA 분자 내에서 불과 몇개 정도의 염기 쌍 거리만큼 떨어져 발생하는 경우는 자주 일어나지 않는다. 7장에서 염기 사이의 van der Waals 힘과 수소 결합들로 인하여, SSB는 염기 쌍 5~6개 정도의 거리로 떨어져야만 DSB 발생에 저항할 수 있다고 지적하였음을 상기하자. 시간이 좀 더 지나고 실험을 더 해봐야 이에 대한 문제를 더 명확하게 할 수 있다. 아직까지도 DNA의 준치사 손상 해석에 DNA SSB 모델은 유용하고 명확하다. 앞으로 이 준상처가 물리적으로 가닥의 절단이 아니라는 것이 밝혀지면, 이 해석은 계속 유효할 것이다.

고 및 저 선형 에너지 전달과 준치사 손상

분자 모델의 개념을 고려할 때, 고 LET 방사선과 저 LET 방사선 각각에 의한 세포 준치사 손상과 복구에 미치는 영향을 비교하면 여러 추가적인 정보를 알 수 있다. 분자 모델에서 선량의 A 생존율로 표시되는 고 LET 방사선은 단일 사건만으로 DSB 손상을 발생시키는 반면, 저 LET 방사선은 2개의 SSB 사건의 상호작용을 통해서야 비로서 손상을 일으킬 수 있다. 후자는 분자 모델에서 선량의 1-A 분율이다. 이에 대한 2가지 가능한 조합에 대한 데이터가 발표된 바 있다(Ngo et. al., 1981). 첫번째 경우는 저 LET의 선량을 먼저 세포에 조사한 다음, 고 LET 선량을 주는 경우이고, 두번째는 이와 반대되는 순서의 경우이다. 그림 8.4와 그림 8.5는 가상의 세포와 가상의 저 LET 방사선과 고 LET 방사선에 대한 데이터를 조사 순서대로 도시한 것이다. 이것은 Ngo 등의 자료들은 아니지만, 그들 연구 결과의 기본적인 특성을 도시한 것이다.

그림 8.4는 예상대로 고 LET 방사선이 저 LET 방사선보다 세포 사멸에 더 효과적이라는 것을 보여준다. 그림 하단의 고 LET 형 생존 곡선에는 어깨 부분이 없으며, 만일

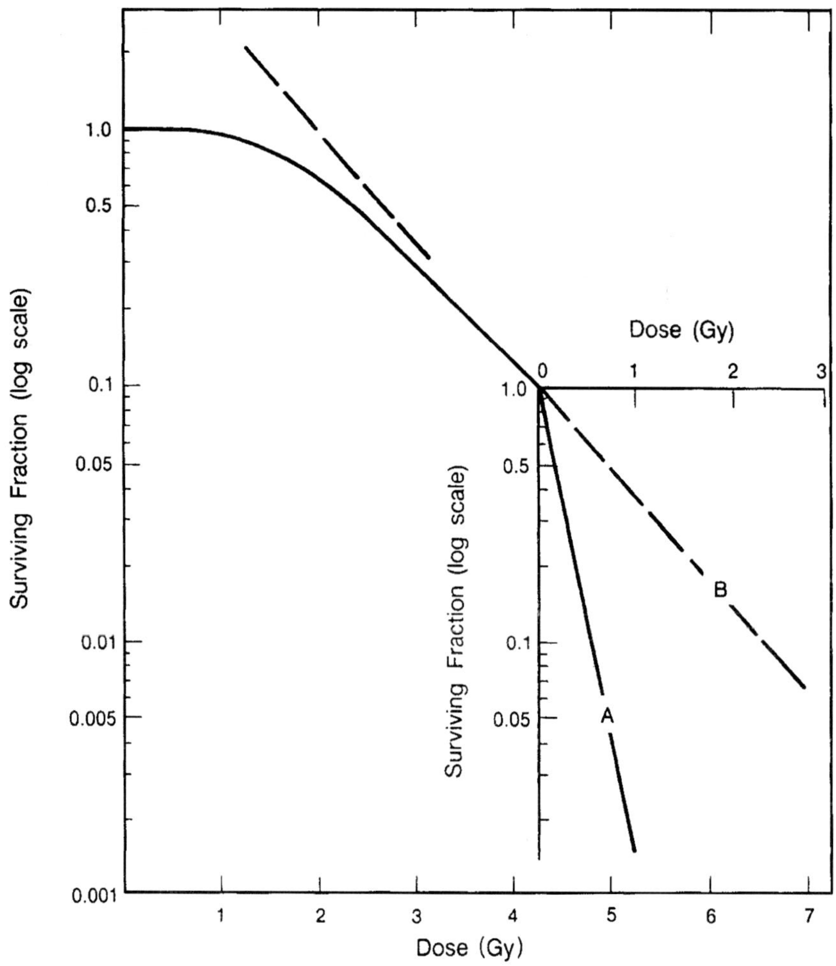

그림 8.4 저 LET 방사선으로 일정 선량을 먼저 조사한 후, 다음 고 LET 방사선으로 조사할 경우 Elkind–Sutton 실험에 대한 생존 곡선.
곡선 B는 두 번째 방사선 조사를 저 LET 방사선으로 하고 처음과 두 번째 조사에 시간 간격이 없는 경우의 생존 곡선이다. 곡선 A는 두 번째 방사선 조사를 고 LET 방사선으로 할 경우 예상되는 결과이다. 생존 곡선 A는 방사선 조사간에 시간 지연이 있는 없든 같은 모양이며, 저 LET의 시험 조사 후의 생존 곡선은 사전 방사선 조사를 받지 않았던 세포의 생존 곡선과 같게 된다.

세포가 방사선을 받지 않았더라도 어깨 부분은 없을 것이다. 복구 시간이 얼마나 경과하든, 심지어 Elkind 과 Sutton 이 그들의 처음 실험처럼 6시간이 경과한다해도 저 LET 방사선으로 전 처리를 한 후 고 LET 방사선으로 조사된 세포들의 생존 곡선을 보면 고 LET 방사선으로 조사를 하면 준치사 손상은 복구되지 않는다는 것을 알 수 있다.

물론, 저 LET 방사선으로 먼저 처리한 경우에도 동일한 준치사 손상은 존재하지만, 고 LET 방사선에 노출된 경우에 세포 생존과는 상관이 없다. 고 LET 방사선에 의한 세포 사멸은 DNA 두 가닥을 동시에 파괴하는 사건에 의하여 대부분 발생하며, 이런 방식의 세포 사멸은 기존의 SSB의 존재로 인해 감지가 가능한 정도로 촉진되지 않는다. 저 LET 방사선 조사 후, 고 LET 방사선 조사에 의해 준치사 손상의 복구가 되든 않든 복구 과정은 계속된다.

그림 8.5의 데이터의 해석은 다음과 같다. 고 LET 방사선 조사는 치명적인 DSB가

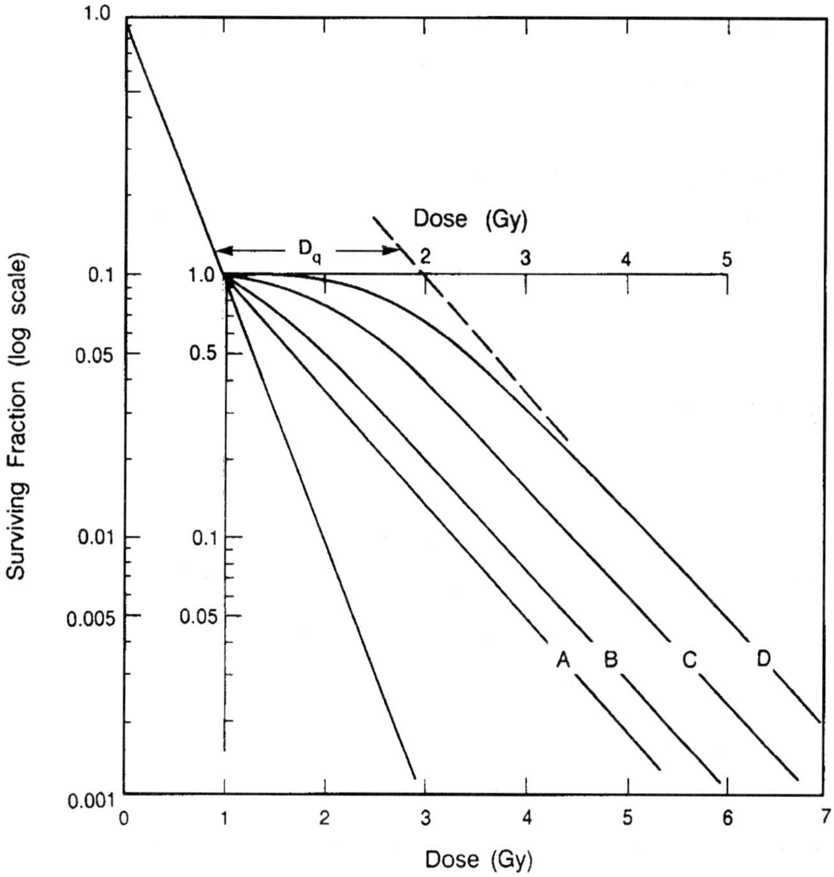

그림 8.5 고 LET 방사선 조사 이후 저 LET 방사선 조사 실험(Elkind-Sutton). 곡선 A는 LET 방사선 조사 이후, 즉시 고 LET 방사선을 조사하는 경우로서 낮은 LET 방사선 감수성의 대표적인 D_0를 갖고 있다. 곡선 B, C, D는 그림 8.3과 같은 시간 후(30분, 2시간, 6시간)의 데이터들이다. 표시가 없는 곡선은 연속적인 고 LET 방사선에 대한 것이다.

발생하는 단일 사건(타격)에 의하여 세포를 죽이며, 이 DSB는 상대적으로 느리고 어렵게 복구됨이 확실하다. 그러나, 비록 이 DSB가 생식 능력의 상실의 직접적인 원인이지만, 우세한 DSB 사건 중에서도 세포의 사멸과는 무관한 많은 SSB도 발생된다. 그러나 이러한 준치사 상처는 세포에 저 LET 방사선이 조사될 때 비로서 드러난다. 이는, 이전의 고 LET 방사선에 의해 생성된 SSB 사건과 상호작용할 수 있는 SSB를 생성하여 새로운 DSB로 발현될 수 있기 때문이다. 곡선 B, C, D에서와 같이 복구 시간이 허용되면 고 LET 방사선에 의해 생긴 SSB의 준치사 손상도 복구되며, 저 LET 방사선과 관련된 D_q가 새로 생긴다.

다른 유형의 방사선 손상 복구로 넘어가기 전에, 준치사 손상의 작동적 정의를 알고 이해하는 것이 중요하다. 이온화 방사선에 의해 세포에서 발생하는 준치사 손상은 추가 방사선 노출이 발생하지 않는 한, 보통 세포 사멸로 이어지지 않는 종류의 손상이다.

그리고 2번째 방사선 조사는 추가적인 손상을 일으켜 현존하는 준치사적 손상들과의 상호작용을 통한 DSB 발생으로 인하여 세포의 죽음으로 진행한다.

6 잠재적 치사 손상의 복구

잠재적 치사 손상(PLD, potentially lethal damage) 또는 장해는 Phillips와 Tolmach (1966)가 처음으로 제안하였다. 그 직후 Lyman과 Haynes(1967)는 효모를 가지고 잠재적 치사 손상과 그 복구 현상을 입증하게 된다. 이러한 유형의 세포 손상은 준치사 손상과는 기능적으로 매우 다르다. 아치사 손상이 세포를 죽게 하려면 추가로 방사선이 조사되어 부차적인 손상을 일으키고, 이들이 이미 존재하는 SSB와 상호작용을 일으켜야 하기 때문이다. 즉 준치사 손상은 추가적인 방사선 조사를 받아야만 나타날 수 있으며, 이때 방사선은 필히 저 LET 방사선이어야 한다. 일반적으로 PLD로 일컬어지는 잠재적 치사 손상(또는 장해)은 반응 결과를 바꾸기 위해 개입하지 않는 한 세포를 필연적으로 죽일 수 있는 부상(injury)으로 정의한다. 최근에는 이러한 개입(복구 과정)은 외부 개입이 있든 없든, 방사선 손상이 발생하면 세포에서 즉시 시작된다는 사실이 밝혀졌다. 이전 연구들은 모두 시험관내에서 성장한 세포에 대한 연구이지만, 방사선 조사 후 잠재적 치사 손상이 존재하는 조직 시스템에서는 복구도 가능하다는 보고도 있다(Gould et al., 1984; Little et al., 1973).

잠재적 치사 손상 복구의 발현

잠재적 치사 손상은 어떻게 드러나고, 복구되는 것은 어떻게 알 수 있는가? 이는 세포가 시험관내에서 성장하는 환경 조건을 적절히 조절하면 알 수 있다. 이온화 방사선에 노출된 후에 특정한 환경 조건에서 세포의 생존이 증가하는 현상을 보면, 이는 일반적으로 잠재적 치사 손상을 복구하는 것으로 본다. 물론 이러한 세포 생존은 다른 조건하에서는 감소될 수도 있으며, 이를 잠재적 치사 손상의 발현이라고 부르거나, 아마도 후자의 현상을 **PLD 복구 저지(PLD repair prevention)**이라고 부르는 것이 더 나을 수 있다.

고 삼투성 식염수를 이용한 잠재적 치사 손상의 고정

PLD는 DNA 복제와 유사분열 세포 주기를 통해 주기의 지속적인 진행에는 도움이 되지 않지만, 세포의 **영양적 기능(vegetative function)**에 적합한 환경에 세포를 둠으로써 복구될 수 있다. 이런 실험 목적에 알맞은 배지는 영양이 고갈된 것인데, 그것은 배지에 에너지원이 고갈될 때 까지의 세포 성장이 일어난 배지이다. 이런 배지는 방사선 조사를 받은 세포를 위한 대체 배지로도 사용된다. 대안으로 에너지원이 전혀 들어있지 않은 **균형 염(balanced salt)** 용액도 있지만, 이 환경은 세포에 더 적대적이어서 도포 효율이 상당히 낮을 수 있다.

다른 방법들도 있다. 예를 들어 페트리 접시에서 세포들이 **합류(confluency)**될 때까지 성장시키면 세포들은 정상적인 세포 주기를 벗어나려는 경향이 있다. 그 상태에서 방사선을 조사한 후, 바로 또는 몇 시간 후 **계대배양(subculture)**을 한다면 세포가 합류 상태로 계속 유지되고 보호되면서 차등적인 생존이 관찰된다. 이런 효과는 PLD의 복구에 기인한다. 후자의 경우 세포들이 **안정 단계 배양(plateau phase culture)**에서 채취할 때, DNA 복제에 들어가기 전에 시간이 오래 걸리기 때문에 PLD 복구가 더 오랫동안 지속될 수 있다.

PLD의 발현은 역으로도 증명할 수 있다. 세포를 조사한 직후 **고삼투 식염수**(0.5M NaCl)에 넣고 생존율을 측정한다면, 이러한 처리가 생존율을 감소시키는 쪽으로 나타날 수 있다(Raaphorst & Kruuv, 1976). 이 결과는 환경의 변화 여부에 관계없이 방사선 조사 후 세포에서 일부 PLD 복구가 진행중임을 보여준다. 이때 고삼투 식염수는 PLD를 돌이킬 수 없게 고정시켜 계속 복구 과정을 진행할 수 없게 만든다.

그림 8.6은 PLD의 복구에 따른 발현 요소들을 보여준다. 언급한 바와 같이 고갈된 배지에 놓으면 시간은 걸리지만 PLD 복구는 진행되나, 고삼투 식염수에 놓으면 PLD가 되돌릴 수 없게 고정된다. PLD 복구에 걸리는 시간은 준치사 손상 복구 때 보다 훨씬 더 길게 된다. 보통 PLD 복구 시간의 반감기는 수분이 아닌 1~2 시간 이상이다.

PLD 복구를 DNA의 이중 나선 파손(DSB)의 복구라는 관점에서 해석하자면, PLD 복구 환경이 DSB가 복구되는 동안에는 세포 주기 중에 DNA 복제를 방해한다고 해석하는 것도 가능하다. 지금 이런 생각은 가설이지만 매력적인 생각이다. 어떤 경우이든, DSB 복구 과정은 느리게 진행되고 오류가 발생하기 쉬움에도 불구하고, 대부분의 세포주에서 실제로 DNA의 DSB도 복구될 수 있다는 것이 알려져 있다(Resnick and Martin, 1976).

DNA의 DSB 복구가 PLD의 원인이라는 가설에 반대하는 주장 중 하나는, 이러한 복구가 DSB를 생성하는 방사선의 특성에 의존해서는 안 된다는 것이다. 불행히도 고

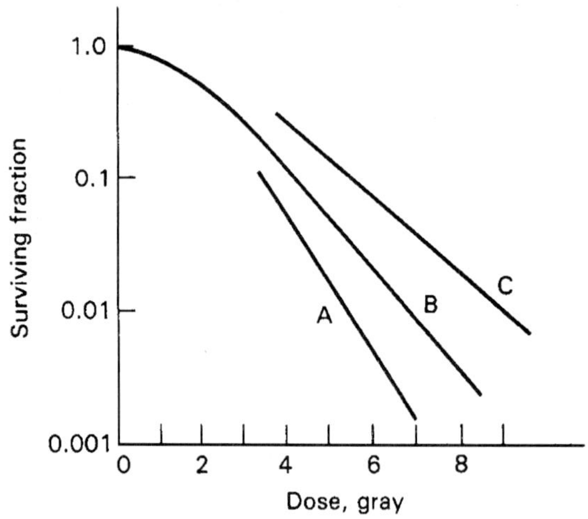

그림 8.6 잠재적 치사 장해(PLD)의 복구. 곡선 B는 표시된 세포주의 정상적인 생존 곡선이다. 세포를 조사한 후 몇 시간 동안(보통 6-24 시간) 고갈된 배지에 둔 후에 도포하면 곡선 C가 얻어진다. 세포를 조사 직후에 0.5 M 소금 용액에 몇 시간 둔 후에 도포하면 곡선 A가 얻어진다.

LET 방사선에 조사된 세포 시스템에서 PLD 복구를 입증하는 것은 불가능하다. 이는 고 LET 방사선에 노출된 후, DSB 상처의 특성이 SSB의 상호작용에 의해 생긴 상처와는 현저히 다를 가능성이 있다.

7 세포 생존과 세포 연령

세포의 수명 주기

Howard와 Pelc(1953)의 고전적 연구에서 세포가 복제되어 순환적인 방법으로 되풀이되는 "**수명 이력(life history)**"을 가지고 있다는 것을 입증한 이래, **세포 수명 주기(cell life cycle)**의 여러 단계에서 상대적인 방사선 감수성에 관한 관심이 매우 컸다. Howard-Pelc 모델은 이제 세포 생물학자의 일상 경험의 일부이지만, 여기서는 이를 간단히 요약한다.

세포 생물학 초기부터 알려진 표지는 **유사분열(mitoses)**이다. 이 특정한 주기 단계는 형태학적으로 구분이 명확하며 쉽게 관찰할 수 있다. 유사분열이란 모세포로부터 2개의 딸세포가 만들어지는 현상이다. Howard와 Pelc의 기여는 한 유사분열에서 다음 분열로 이르기까지 세포 수명 주기 내에 몇 가지 세부적인 분리된 단계를 추가로 정의한 것이다. 이들 단계는 형태학적 표지가 아닌 생화학적 표지로만 식별이 가능하다. 분열 중인 세포에 있어서 가장 중요한 단계는 2개의 딸핵에 유전체의 완전한 사본 2개를 분배되기 전에 DNA가 복제되는 단계이다. 이 단계는 연구된 모든 세포주에서 유사분열 사이의 시간 간격 중, 거의 중간 시점에서 발생하며, 일반적으로 유사분열 시간의 상당 부분을 차지한다. 이 단계를 합성 단계 또는 S기라 명명한다. S기 이전에는 DNA 복제 시작을 위한 생화학적 준비 단계가 있다. 이 단계를 G1기라 하는데 **합성전 휴지(presynthetic pause)** 단계라고 불리기도 한다. DNA 복제가 완료되면 세포는 유사분열을 위한 다음 단계로 넘어간다. 이 단계는 G2기 또는 **합성후 휴지(postsynthetic pause)** 단계라 부른다.

요약하자면, 세포의 수명 주기는 연속적인 순환 과정으로 볼 수 있는데, 유사분열에서 시작하여 복제 전 준비 단계인 G1기, DNA 복제 단계인 S기 그리고 복제 후 활동 단계인 G2기, 그리고 다음 유사분열로 순환한다. 세포 주기에서 이들 단계가 차지하는 시간의 상대적인 비율은 체외 배양 세포 또는 체내 세포주에 따라 매우 다양하다. G2기는 세포 주기 중에 짧은 기간에 불과하여 보통의 세포주에서는 유사분열 사이의 12~14 시간 중 1~2 시간 정도이다. S기는 대부분의 경우에 4~8 시간 정도이다. 가장 큰 변동은 G1기에 나타난다. 예를 들자면 배양중인 골수 세포와 같이 거의 없는 짧은 기간부터 긴 시간의 유사분열까지 매우 다양하다.

표 8.1은 실험실에서 널리 사용되는 2개 세포주, 즉 HeLa 인간 세포주와 CHO 햄스터 세포주의 세포 주기 별 체류 기간을 보여준다.

표 8.1 2가지 대표적인 시험관내 세포주의 세포 주기 시간

Cell cycle phase	CHO (hamster)	HeLa (human)
T_c (generation time)	11 h	24 h
T_m (mitotic time)	1 h	1 h
T_s (synthesis time)	6 h	8 h
T_{G2} (postsynthetic pause)	3 h	4 h
T_{G1} (presynthetic pause)	1 h	11 h

세포 연령과 방사선 감수성

세포 주기 또는 세포 연령이 방사선 감수성에 의존한다는 것을 최초로 밝힌 것은 Elkind와 Sutton(1959)가 준치사적 손상에 관한 그들의 기념비적 연구를 수행하는 동안 간접적으로 관찰한 결과였다. 2번의 방사선 조사를 시간 간격을 두고 시행한 한 실험에서, 그들은 조사 중에 휴지 시간이 증가함에 따라 생존율이 2시간 동안 단조롭게 증가하는 것을 관찰했다. 휴지 시간 동안에 세포는 37°C로 유지된다.

처음 2시간 간격 후, 방사선을 조사한 결과는 이들의 '준치사 손상 복구' 가설과 일치하였다. 그러나 2시간 이후에는 생존율이 감소하다가 다시 증가하는 **"방사선감수성 변동 (radiosensitivity fluctuations)"**을 보고했다. 또한 방사선 조사 사이의 세포 배양 온도를 앞서 37°C가 아닌 20°C로 유지하면 생존율은 37°C에서 나타나는 변동 현상 없이

단조롭게 증가한다는 사실도 발견하였다. 그들의 해석은 20°C에서는 복구 활동이 진행될 수 있지만, 37°C에서는 어떤 생리학적 상태의 변화가 이러한 변동을 가져온다는 것이었다.

Elkind와 Sutton의 선구적인 연구에 대한 그후 해석은, 37°C에서 세포 주기가 진행되면서, 세포들의 **부분적 주기동기(partial synchrony)**가 일어나며, 이런 동기현상으로 각 주기내 세포 분포가 변화하며, 주기의 방사선에 더 민감한 부분에서 세포 비율이 증가하거나 감소한다는 것이다. 그리고 20°C에서는 준치사 손상은 복구되나, 불리한 온도 조건으로 인하여 세포 주기의 진행이 방해를 받게 된다는 것이다.

이러한 초기 연구는 세포 주기의 다양한 단계에서 세포의 방사선 감수성에 대한 광범위한 보고로 이어졌다. 이들 중 중요한 두 가지는 HeLa 세포주에 대한 Terasima와 Tolmach(1963)의 보고와 햄스터 V79 세포주에 대한 Sinclair와 Morton(1966)의 보고가 있다.

그림 8.7에는 Sinclair와 Morton의 데이터를 도시한 것이다. 그들의 실험에서 세포는 유사분열 격동(shake-off)에 의해 동기화되어, 시간 $t = 0$에서 대부분의 세포들은 세포 주기의 유사분열 단계에 도달해 있었다. 유사분열 세포를 수집한 후 다양한 시간에서 세포를 6.6 Gy의 X-선 조사를 하고 클론생성 생존율을 측정하거나 또는 세포를 배양 배지에서 삼중수소 표지인 티미딘(thymidine)에 노출시켰다. 티미딘은 DNA 복제 단계에 있는 모든 세포에 표식을 붙인다. 이러한 데이터 분석을 통해 유사분열 세포 주기에서 세포의 나이에 따라 세포의 방사선 감수성에 큰 변동이 있음을 알 수 있다. 방사선 조사시(t=0)에 유사분열에 있는 세포와 G2기에 있고, 유사분열(수집 후 10~12 h)에 재 진입하는 세포는 단연 가장 방사선에 민감한 세포로 밝혀졌다. 이 세포 주기에서의 생존율은 가장 저항성이 높은 세포 주기에서 나타나는 비율의 1/4 이하이다. 가장 저항력이 강한 세포 집단은 DNA 복제 주기(후기 S기)가 거의 완료된 세포 집단이다. 그림 8.7에 도시된 DNA 합성 표식자 데이터는 세포 주기의 진행 상황을 보여준다. 표식 비율이 최대가 되는 기간은 DNA 합성이 일어나는 기간을 표시한다.

그림 8.8은 유사분열 세포들을 채취한 후, 여러 시간에 걸쳐 방사선으로 조사된 **동기화된 세포(synchronized cells)**에 대한 완전한 생존 곡선이다. 그림 8.8의 곡선에 대한 두 가지 두드러진 특징은 유사분열 및 G2기 세포에 대한 생존 곡선의 어깨가 없다는 것과 DNA 합성 주기에서 늦은 후기 S기의 세포에 대한 극단적인 방사선 저항성과

넓은 어깨가 존재한다는 점이다. 이런 민감도 차이의 크기 또한 놀랍다. 예를 들어 10 Gy 선량에서의 늦은 S기 세포의 생존율은 유사분열 및 G2기 세포의 생존율보다 로그 스케일로 2 단위 (~100배) 정도로 더 크다.

세포 연령이 방사선 감수성에 미치는 영향을 이해하는 것은, 표 8.1에 요약된 것처럼 세포 주기의 상대적인 시간 간격이 다양하기 때문에 상당히 복잡하다. Terasima와 Tolmach(1963)는 HeLa 세포를 사용하여 유사한 체세포 분열에서 채취된 동기화된 세포 집단을 사용하여 해당 세포주의 세포 주기 의존성을 입증했다. 비록 표면적으로 다르게 보이지만, 그들의 결과는 결국 햄스터 세포의 결과와 매우 비슷했다.

HeLa 세포주는 매우 긴 G1기 기간을 가지며(표 8.1 참조), 이 기간 동안 유사분열 중인 세포 또는 유사분열을 막 끝내는 세포와 관련된 방사선 민감 단계가 시작되고, 그후 G1기 중간에 높은 수준의 방사선 저항성이 뒤따른다. 다시 말하자면, HeLa 세포는 S기가 끝날 무렵에 뚜렷한 방사선 저항성을 갖는다는 것을 알 수 있다.

햄스터, 쥐 및 인간의 다양한 세포주를 대상으로 세포 주기 연령에 따른 방사선 저항성 변화를 시험하였다. 시험 결과 몇 가지 일반화가 가능하였다. 즉, 시험 대상 모든 세포주에 대하여 세포는 유사분열 직전, 도중, 직후에 가장 민감하였다. 또한 대부분의 세포주는 주기의 S기가 끝날 무렵에 방사선 저항성이 증가한다. 몇 가지 중요한 예외는 있다.

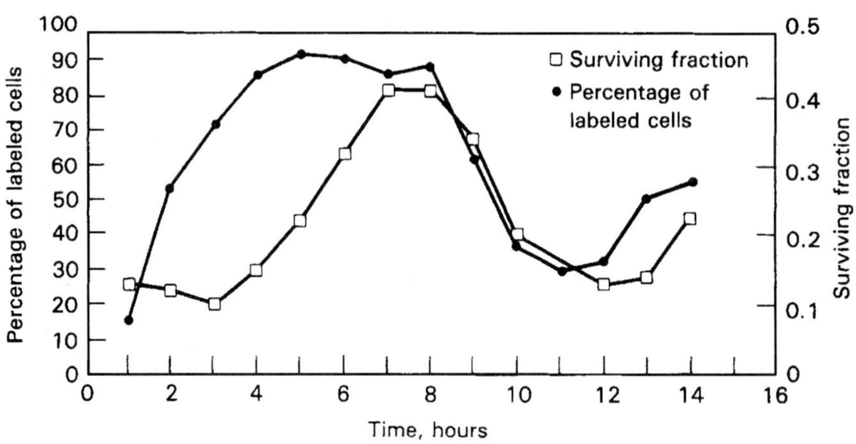

그림 8.7 실선 원으로 표시된 데이터(Sinclair 및 Morton, 1966에서 수정됨)는 시간의 함수로 DNA 합성 중인 세포 집단의 비율을 보여주며, 아마도 세포 주기의 S기에 있다. 열린 4각형은 250 kVp X선의 6.60 Gy 조사 후의 클론생성 분석에서 생존율을 보여준다.

9L 세포주로 지정된 쥐 신경교종에서 발달한 세포주는 세포 주기의 여러 단계에서 감수성을 거의 보이지 않았다. 그러나 이 세포주의 경우에도 S기 말 무렵 작지만 상당한 방사선 저항성이 증가함을 보인다. 생체내 조직 시스템에서 성장하는 세포의 주기 의존적 감수성을 평가하려고 시도한 몇몇 연구(Withers et. al., 1974)에서는 유사한 연령-반응이 입증되었다. 인용된 참고문헌에서 저자들은 위장관 융모(gastrointestinal crypt) 세포가 S기 끝 무렵에 동일한 높은 방사선 저항성을 보였고, 세포 주기 G1기 부분 중 적어도 일부 동안은 방사선 감수성이 증가한다는 것을 보였다.

이 연구에서 세포는 S기에서 세포를 차단하여 S기에서 적어도 부분적인 동기화를 생성하는 약물인 하이드록시우레아(hydroxyurea)의 투여에 의해 부분적으로 동기화되었다.

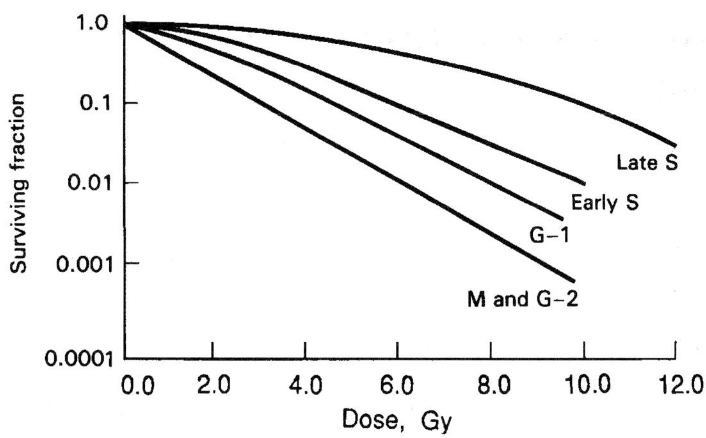

그림 8.8 상기 생존 곡선은 유사분열시 선택적으로 세포들의 동기화된 후, 여러 단계에서 선량에 따른 차이니즈 햄스터 세포주(V79)의 생존율.
M과 G-2 곡선은 수집된 후 즉시 방사선 조사 도포된 세포와, 나머지 단계는 유사분열에 재 진입 후 12시간 동안 수집 조사된 세포들에 대한 데이터를 나타낸다. (출처: Sinclair의 실험, 1968)

8 방사선 유도에 의한 세포 주기의 진행 지연

방사선에 의한 세포 분열의 지연 형상은 잘 알려져 있고 널리 입증되었다. 이는 세포

주기 중 G2기에서 진행의 일시적 차단을 겪는 것으로 보이며, 차단 기간은 방사선 선량과 방사선이 전달된 마지막 유사분열 후기로서 세포 연령에 따라 다소 달라진다(Leeper et. al., 1973). 동기화된 CHO 햄스터 세포를 이용한 이 연구에서 세포 주기를 통해 2가지 다른 유형의 차단 메커니즘이 존재함을 확인하였다. G2기와 분열 단계에서의 성장이 지연되는 원인은 세포가 조사되는 세포 주기와 조사 시간 간에 다소 선형적인 관계가 있다. 예를 들면, G1기 중간에서 1.5 Gy의 선량을 받으면 30분 지연으로 이어진 반면, 늦은 S기 또는 초기 G2기에서 같은 선량을 받으면 2-3 시간 지연이 발생했다. 후기 S기에서 동일한 조사에 대해, 3 Gy를 조사받으면 4시간 지연, 6 Gy를 받으면 6-7 시간 지연되었다.

많은 연구자들이 보고한 분열 지연 외에도 Leeper 등(1973)은 세포가 G1기의 초기에서 중반에 방사선을 받는다면, S기로 진입이 약간 지연된다는 것도 확인하였다. 최근의 연구에 따르면 G1기 지연을 완전히 확인하였으며, 이에따라 이 지연을 매개하는 메커니즘을 제안하였다(Bae et al., 1995).

조직화된 다층 세포 시스템에서는 단층의 세포들와 비교할 때, 방사선으로 인한 분열 지연 정도에 상당한 차이가 있다는 것이 제기되었다(Sweigert 및 Alpen, 1987). 또한 저자들은 투여된 방사선량에서 분열 지연에 대한 신뢰할 수 있는 선형 회귀(linear regression)도 발견했다. 단층 세포의 경우 지연은 13 분/Gy이었다. 타원체에서 성장한 다세포의 경우 분열 지연도 선형적이며, 지연은 32 분/Gy로 단층 세포의 2.5배로 길었다. 이런 발견에 대해 저자들의 설명은 없으나, 조사받지 않은 세포에 대한 세포 주기 시간은 단층 세포의 거의 2배로 길며, 추가 시간의 거의 대부분이 연장된 G1기간이라는 것도 관찰하였다.

9 메커니즘: 방사선 감수성, 진행 지연 및 세포 주기

세포 주기를 통한 방사선 감수성의 변화와 세포 주기 진행 지연은 독립적인 종결점이며, 공통 메커니즘이 있을 수도 있고 없을 수도 있다는 점을 이해하는 것이 중요하다.

세포 주기에 따른 방사선 감수성

현 시점에서 세포 주기의 각 단계에 따른 방사선 감수성의 변화 메커니즘에 대한 제안은 순전히 가설일 수밖에 없다. 왜냐하면 이 주제를 밝힐 수 있는 실험적 증거가 거의 없기 때문이다. 아마도 세포 주기 S기와 관련하여 가파르게 증가하는 방사선 저항성에 대한 메커니즘의 시각화가 더 쉬울 것 같다. 모든 세포 시스템이 DNA 복제를 위해 동원되기 때문이다. 이런 조건에서 게놈 복구가 극대화된다고 가정할 수 있다.

이것은 복제 분기점에서 DNA 복구가 가장 어려울 것이라는 6장의 설명과 일치할까? 아마도 그렇지 않을 것이다. 한 번에 게놈의 작은 비율만 복제되고 풀림과 나선 분리에는 분자의 짧은 부분만 포함되므로 복제 기구는 SSB 및 DSB 모두의 복구에 쉽게 적용될 수 있다. 모든 균주 유사분열 세포에 대한 생존 곡선이 매우 민감하고 어깨가 없는 것은 합리적인 설명이 될 수 있다. 이미 유사분열을 위해 재포장된 염색체의 DNA 손상 복구가 어떻게 이루어지는지를 시각화는 것은 어렵다.

세포 주기 진행의 지연

방사선 조사에 따른 세포 주기 진행의 지연에 대한 설명은 완전히 다른 문제이다. 1980년대 중반 이후로 세포 주기의 각 단계에 대한 타이밍 신호를 주는 제어 메커니즘과 관련하여 많은 지식이 축적되어 왔다. Nurse(1990)는 세포가 유사분열에 들어가도록 신호를 보내는 제어 메커니즘을 검토했다. 처음에 발견은 효모와 성게와 같은 하등 동물에 국한되었지만, 최근에는 배지에서 성장한 포유류 세포에도 동일한 메커니즘이 적용된다는 것이 밝혀졌다.

적어도 3개의 단백질 키나제(kinase p21, p34, p53)가 관련되어 있으며, 이들의 활성화는 **사이클린(cyclin)**이라는 단백질 그룹에 의해 매개되는 인산화 단계를 필요로 한다. 모든 사이클린의 특징은 비분열이 세포에서 낮은 농도로 존재하고, 이들이 제어하는 주기 단계가 시작되기 직전에 높은 농도로 상승한 다음, 단계가 시작된 후에 농도가 급격히 감소한다는 것이다. Bae 등(1995)에 의하면, DNA 손상 이후의 세포 주기의 정지는 체크 포인트라 불리는 일련의 네거티브 피드백 단계들에 의해 매개된다. 이러한 체크 포인트는 G1기 후반과 G2기 후반에 주로 작동한다. 다른 유전자 산물들인 **라민**

(lamin)은 유사분열 중 세포핵의 분리막을 분해하는 역할을 한다. Bae 등의 보고서는 방사선 유도 지연과 제어 단백질 간의 연결성을 가장 잘 설명하는 보고 중 하나이다. 그들은 p21의 조기 분해가 아마도 G1기 제어의 변화에도 관련이 있다고 결론지었다.

우리는 향후 몇 년 동안 세포 주기의 다양한 사이클린 및 기타 제어 단백질에 대한 방사선의 영향을 확인하는 많은 보고서를 볼 것으로 예상하며, 아마도 우리는 세포 주기 지연과 방사선 감수성 변화 사이의 연관성도 찾을 수 있을 것이다.

참고 문헌

Bae, I., Fan, S., Bhatia, K., Kohn, K. W., Fornace, A. J., Jr., and O'Connor, P. M. (1995). Relationships between G1 arrest and stability of the p53 and p21Cip/wafl protein following T-irradiation of human lymphoma cells. *Cancer Res.* **55**, 2387–2393.

Elkind, M. M., and Sutton, H. (1959). X-ray damage and recovery in mammalian cells in culture. *Nature* **184**, 1293–1295.

Goodhead, D. T., Thacker, J., and Cox, R. (1978). The conflict between the biological effects of ultrasoft X-rays and microdosimetric measurements and application. In *Sixth Symposium on Microdosimetry*, Brussels, Belgium, J. Booz and H. G. Ebert, Eds., pp 829–843. Commission of the European Communities, Harwood, UK.

Gould, M. N., Cathers, L. E., Clifton, K. H., Howard, S., Jirtle, R. L., Mahler, P. A., Mulcahy, R. T., and Thomas, F. (1984). The influence of *in situ* repair systems on survival of several irradiated parenchymal cell types. *British J. Cancer* **49**, suppl. 6, 191–195.

Howard, A., and Pelc, S. R. (1953). Synthesis of deoxyribonucleic acid in normal and irradiated cells and its relation to chromosome breakage. *Heredity* **6**, Suppl., 261–273.

Leeper, D. B., Schneiderman, M. H., and Dewey, W. C. (1973). Radiation induced cycle delay in synchronized Chinese hamster cells: Comparison between DNA synthesis and division. *Radiation Res.* **53**, 326–337.

Little, J. B., Hahn, G. M., Frindel, E., and Tubiana, M. (1973). Repair of potentially lethal radiation damage *in vitro* and *in vivo*. *Radiology* **106**, 689–694.

Lyman, J. T., and Haynes, R. H. (1967). Recovery of yeast after exposure to densely ionizing radiation. *Radiation Res.* **7**, Suppl., 222–230.

Ngo, F. Q. H., Blakely, E. A., and Tobias, C. A. (1981). Sequential exposures of mammalian cells to low and high LET radiations. *Radiation Res.* **87**, 59–78.

Nurse, P. (1990). Universal control mechanism regulating the onset of M phase. *Nature* **344**, 503–508.

Phillips, R. A., and Tolmach, L. J. (1966). Repair of potentially lethal damage in X-irradiated HeLa cells. *Radiation Res.* **29**, 413–432.

Puck, T. T., and Marcus, P. I. (1955). A rapid method for viable cell titration and clone production with HeLa cells in tissue culture: the use of x-irradiated cells to supply conditioning factors. *Proc. Nat. Acad. Sci. U.S.A.* **41**, 432–437.

Raaphorst, G. P., and Kruuv, J. (1976). Effect of tonicity on radiosensitivity of mammalian cells. *Int. J. Radiation Biol.* **29**, 493–500.

Resnick, M. A., and Martin, P. (1976). The repair of double-strand breaks in the nuclear DNA of *Saccharomyces cerevisiae* and its genetic control. *Mol. Genetics* **143**, 119–129.

Sinclair, W. K. (1968). Cyclic x-ray responses in mammalian cells *in vitro*. *Radiation Res.* **33**, 620–643.

Sinclair, W. K., and Morton, R. A. (1966). X-ray sensitivity during the cell generation cycle of cultured Chinese hamster cells. *Radiation Res.* **29**,

450–474.

Sweigert, S. E., and Alpen, E. L. (1987). Radiation induced division delay in 9L spheroid vs. monolayer cells. *Radiation Res.* **110**, 473–478.

Terasima, T., and Tolmach, L. J. (1963). Variations in several responses of HeLa cells during the division cycle. *Biophys. J.* **3**, 11–33.

Thacker, J., Goodhead, D. T., and Wilkinson, R. E. (1980). The role of localized single track events in the formation of chromosome aberrations in cultured mammalian cells. In *Eighth Symposium on Microdosimetry*, J. Booz and H. G. Ebert, Eds., pp 587–595. Commission of the European Communities, Harwood, UK.

Withers, H. R., Mason, K., Reid, B. O., Dubravsky, N., Barkley, A. T., Jr., Brown, B. W., and Smathers, J. B. (1974). Response of the mouse intestine to neutrons and gamma rays in relation to dose fractionation and division cycle. *Cancer* **34**, 39–47.

Yang, T. C., Stampfer, M. R., and Smith, H. S. (1983). Response of cultured normal human mammary epithelial cells to x rays. *Radiation Res.* **96**, 476–485.

추천 문헌

Elkind, M. M., and Whitmore, G. F. (1967). *The Radiobiology of Cultured Mammalian Cells*. Gordon and Breach, New York.

문제

1. 다음은 클론생성 잠재력을 살펴보기 위해, 방사선 조사를 받은 후 즉시 죽인 햄스터 세포주에 대한 생존 데이터이다.

선량(c Gy)	생존율(S/S_0)
0	1.00
50	0.85
100	0.52
150	0.33
200	0.16
250	0.064
300	0.024
400	0.0035

(a) 3주기 반로그 용지에 데이터를 그래픽으로 표시하라.

(b) 다중 대상-단일 타격 매개변수, D_0, D_q 및 n을 결정하라.

2. 1번 문제의 MTSH 매개변수를 사용하여 Elkind-Sutton 실험과 유사한 분할 선량을 도출하라. 200 cGy의 컨디셔닝 선량과 10시간의 복구 시간(최대 준치사량 복구)을 사용한다.

3. 완전히 산소화 된 조건에서 ^{60}Co감마선으로 조사된 차이니즈 햄스터 세포는 D_0가 150 cGy이고 외삽수가 5라고 가정할 수 있다.

(a) MTSH 동역학을 사용하여 10, 100, 200, 300, 400, 600, 1000 cGy에서 생존율을 계산하고 이 데이터를 반로그 용지에 표시하라. MTSH 계산 결과를 보이라.

(b) 세포 사멸을 위한 분자 모델의 선형화 된 형태(선형-2차 모델)를 사용하여 (a)에서 방금 얻은 데이터를 두 변수 $p\alpha$와 $p\beta$을 결정할 수 있는 방식으로 (a) 부분의 결과에 도시하라

(c) (a)와 (b)의 결과는 사용된 생존 방정식의 형태에 대한 생존 데이터의 감수성에

대해 무엇을 의미하는가?

(d) 이제 1200, 1500, 1800, 2000 cGy에 대한 MTSH 생존율을 계산하자. 다시 이 그림에서 $p\alpha$와 $p\beta$을 결정하고 MTSH 선에 LQ 선을 중첩하자. MTSH 또는 LQ 중 어느 모델의 적합도에 대한 고 선량 효과에 대해 어떤 결론을 내릴 수 있나?

CHAPTER 09

방사선 반응의 변경

1 서론

생체가 방사선에 노출되었을 때 방사선과의 반응에 의하여 그 내부에 새로 생겨난 물질들이 생체에 큰 영향을 미친다는 것은 잘 알려져 있다. 이러한 물질 중 일부는 방사선의 해로운 영향을 증가시키는 반면에, 일부는 방사선의 영향을 감소시키기도 한다. 대부분의 경우 새로 생긴 물질들이 생체의 화학적 특성을 변경하는 작용을 한다. 앞서 그림 4.1에는 생체에 방사선이 들어올 때, 초기에 일어나는 과정들이 순차적으로 자세히 기술되어 있다. 그러나 물리적, 물리 화학적 과정을 간섭하는 물질은 잘 알려져 있지 않다. 초기 과정이란 방사선이 들어와 생체물질과 초기 상호작용 사건을 일으킬 때, 주로 방사선 에너지를 흡수한 매질 분자의 여기와 이온화에 포함된 일련의 과정을 말한다. 그 다음 과정으로 물질들이 주변으로 점차 확산되는 현상이 일어난다. 이 단계는 방사선에 의해 생성된 라디칼이 매질로 확산되거나 또는 상호작용을 할 수 있는 **반응물(reagent)**이 상대적으로 방사선 에너지가 축적된 위치로 확산될 때로, 방사선과 중요 표적 분자와의 상호작용의 최종 결과를 간섭할 수 있는 다른 반응은 이 확산 단계에서 시작된다.

6장에서 방사선에 의해 생성된 라디칼의 화학작용을 제거하거나 종결시키는 제거 반응의 특성에 대하여 자세히 살펴보았다. 이러한 소거 반응 중 일부는 이 장에서 다시 논의할 것이다. 사실, 어떤 의미에서 가장 중요한 청소제는 주된 방사선분해 생성물과 반응하는 "**물**"이다.

2 물의 역할

물은 그 자체로는 방사선 작용의 직접적인 **조절제(modifier)**로 여겨지지는 않지만, 실제로는 물의 존재 유무가 우리가 방사선 반응을 제어하기 위해 사용할 수 있는 모든 **작용제(agent)** 중에서 가장 중요한 영향을 미친다. 물의 방사 화학적 중요성은 이 책은 물론 여러 문헌들에서 강조하고 있다. 물이 들어있는 매질 내의 모든 간접 작용의 메커니즘은 **수산기 라디칼**, **수소 라디칼**, **수화 전자**, e_{aq}^{-}의 생성 정도에 의존한다. 이런 활성 종들에 의한 여러 후속 화학 반응들은 생체 내의 **거대분자(macromolecule)**를 손상시킬 수 있는 매개체로 이어질 수 있다. 이러한 반응성 화학 종에는 H_2O_2, O_2^{-*}, HO_2^{*} 등 여러 물질들이 있다. 여러 종들의 상대적 중요성은 아직은 잘 알려지지 않았지만, 초기 OH^{*} 라디칼이 주요한 유해 종이라는 점은 잘 알려져 있다.

생체 물질의 경우, 물이 없는 상태나 건조한 상태에서 방사선을 받은 생체 분자나 세포는 방사선 노출로 인해 발생한 손상의 대부분이 직접적인 영향, 즉 표적 시스템에 고 에너지 전자들에 의한 직접적인 손상을 일으킨 결과이다. 생체 분자, 생물 시스템이 방사선을 받을 때, 다양한 수분 함유 상태에서 반응 비교에 관한 여러 데이터들이 발표되었고, 이를 Augenstein 등(1964) 이 심도있게 검토한 바 있다. 수분이 들어있는 수성 매질이 생체 방사선 감수성에 미치는 영향에 관한 특별한 관심을 끄는 예가 이 연구로부터 시작되었다. 이들은 두 종의 효소인, **콜린 에스테라제(choline esterase)**와 **아릴 에스트라아제(aryl esterase)**의 수분 함유량에 따른 방사선 감수성에 미치는 영향을 연구하였다. 이는 다소 오래된 데이터이지만 유익한 자료로서, 물의 방사선 영향에 관한 여러가지 조절 기능들이 작동하는 변경 작용을 설명하기 좋은 예이다.

그림 6.2에는 보다 단순한 물의 상호작용을 설명한다. 수화된 세포 시스템의 주요 화학 성분인 물은 2가지 방식으로 동적인 방사선 작용을 한다. 일반적인 수화 세포

시스템에서는 초기 이온화 사건 또는 여기 사건은 주로 물에서 발생된다. 이러한 초기 사건 후, 물은 이온화 또는 여기 사건의 생성물과 상호작용을 하여, 새로운 활성 물질을 만들고, 이어서 이 물질들은 세포 내의 필수 거대분자들과 상호작용을 하게 된다. 만약 세포 내에 물이 없다면, 최초의 이온화 및 여기 사건들은 표적 시스템의 거대 분자 안에서 직접적으로 일어난다. 이런 직접적인 영향은 일반적으로 물의 방사선분해 생성물을 통해 매개되는 간접 영향보다는 덜 효과적이다. 때로는 표적 분자의 특수한 분자 구조적 특성으로 인해 방사선 효율성이 향상될 수도 있다.

그림 9.1의 데이터는 단순 지방족 산의 방향족 에스테르를 가수분해하는 효소인 아릴 에스테라제에 대한 물의 "예상된" 반응 조절을 보여준다. 물의 농도가 증가함에 따라 이 효소를 불활성화하는 방사선의 효과도 선형적으로 증가한다. 이러한 증가는 이 그림에서 D_{37}의 감소로 나타난다. 효소의 감수성 증가가 물 라다칼을 통한 간접적인 작용의 결과라는 명확한 실험적 증거는 없지만, 실제로는 매우 강력한 증거가 있다. 나중에 살펴보겠지만, NO 또는 R-SH 화합물과 같은 물 라다칼에 대한 매우 활성적인 청소제 또는 흡수원의 존재는 민감도를 반전 크게 완화시킬 수 있을 것이다. 효소인 아릴 에스테라아제는 효소 작용을 위해 기능성 **메르캅토(mercapto, mSH)** 기의 존재에 의존한다. 생체에서 물 라디칼을 제거하는 경쟁 과정을 통해 이를 제거함으로써 이 작용기를 보호하는 것은 효소의 생물학적 활동을 보호하는 데 효과적이다. 외부 R-SH 화합물은 실제로 물 라디칼, 특히 OH*를 갖는 활성 반응기(active reactor)이다. 그리고 NO는 OH*를 제거하는 효과적인 반응물이다.

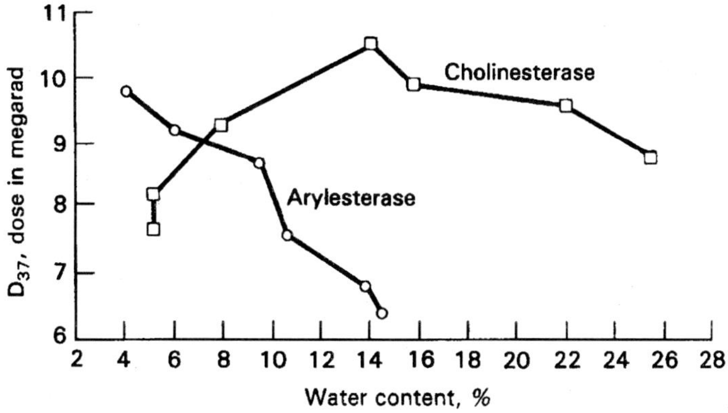

그림 9.1 두 종류의 효소의 물 함유량에 따른 상대적 방사선 감수성(Augustinsson et. al., 1961).

그림 9.1의 **아세틸 콜린테라제(acetyl cholinesterase)**의 복잡한 반응은 간단히 설명하기는 어렵다. 그러나 Augustinsson 등(1961)은 효소 활성에 의존하지 않는 비기능성 메르캅토 기를 포함하는 이 효소의 경우, 낮은 농도의 물이 존재하면 축적된 에너지가 비기능성 -SH기로 전달되어, 이를 통한 초기 이온화 및 여기 에너지가 효율적으로 제거된다는 가능성을 제안을 했다. 이 경우 표적 분자의 -SH기는 콜린 에스테라제의 효소기능에 그 활성이 필요하지 않기 때문에 그 자체로 효과적인 청소제라 볼 수 있다. -SH기가 고갈되고 물 농도가 증가함에 따라 방사선 작용의 매개체로서 물의 효율적인 간접 작용은 표적 분자-콜린 에스테라제의 방사선 감수성 증가로 나타난다.

일반적으로 진핵 세포(eukaryotic cell)의 수분 농도를 바꾸어 가면서, 방사선 조사 손상에 대한 물의 작용을 입증하는 것은 어려우며, 실질적인 의미도 없다. 그러나 박테리아로부터 모든 배아 유기체에 대한 일반적인 반응은 거의 동일하다. 앞절에서 설명한 실험에서 콜린에스테라제와 같은 일부 특수한 상황에서는 물의 제한된 농도 범위에서 손상의 보호가 제공되는 경우도 있지만, 일반적으로 물의 이온화 방사선의 손상 효과를 가중시킨다. 이러한 특수한 상황은 콜린에스테라제의 비기능적 -SH기에서와 같은 방식으로 반응물 사이의 특이한 관계로 인한 결과로 생각된다.

3 온도와 방사선 손상

Lea의 표적 이론을 비롯하여 이온화 방사선 작용에 대한 현대 이론들 모두 온도를 독립 변수로 명시적으로 규정하지 않는다. 그러나 광범위한 생체활성 분자, 파지 및 바이러스 등의 파괴에 요구되는 활성화 에너지가 측정되었으며, 이는 '0'이 아닌 것으로 밝혀졌다. 따라서 활성화 에너지는 0이 아님으로 이러한 활성화 에너지가 중요한 반응 과정에서는 온도의 영향이 존재한다. Augenstein 등(1964)은 생체분자의 이온화 방사선의 직접 작용에 대한 온도의 역할을 이해하는 데 큰 기여를 하였으며, Brustad(1964)는 온도 영향에 대한 모델을 수식화 하였다.

생체 민감한 부위에 방사선에 조사되어 직접적인 이온화로 생체분자들이 손상되는 경우, 손상에 대한 온도의 기여 정도는 비교적 둔감한 것으로 보인다. 이는 생체분자의 공유 결합에 포함된 전자 쌍을 완전히 분리하려면 충분한 에너지가 필요한데, 이러한 에너지는 온도에 의한 활성화 에너지보다는 훨씬 크기 때문이다. 만일 이런 부위의 결합 파손이 이온화 보다는 여기에 의한 것이라면, 완전한 분자 결합을 파괴하기 위해서는 활성화 에너지가 필요할 수도 있다고 본다. 이 현상에 대해서 Brustad(1964)가 제안한 관련 공식은 다음과 같은 형태이다.

$$C = \frac{1}{D_{37}} = C_0 e^{-\varepsilon/RT} + C_1 e^{-\varepsilon_1/RT} + C_2 e^{-\varepsilon_2/RT}. \qquad (9.1)$$

여기서 C는 방사선 조사에 의한 효소의 불활성 계수로서 절대온도 T의 함수이다. 이 식에서 앞서의 표적 이론인 단일 타격 불활성화 모델에서 불활성화 상수인 $1/D_{37}$은 분자의 63% $(1/e)$가 불활성화될 때 선량의 역수이며, 불활성화 에너지가 선량의 1차항이면 그 값은 $1/D_0$로 표시된다. 적절한 활성화 에너지를 결정하는 접근 방식은 Arrhenius 곡선의 일반적인 방법을 따른다.

식 (9.1)의 로그 C값은 절대 온도 K의 역 함수로 표시된다. 일반적인 Arrhenius 곡선에서는 생성물 수율 또는 반응물의 손실에 대한 로그 값을 절대 온도에 대해 표시한다. 이 경우, D_{37}은 수율과는 역수 관계이며, D_{37}이 클수록 단위 선량당 수율은 작아진다. 간단한 반응의 경우 Arrhenius 곡선은 ε/RT와 동일한 기울기를 갖는 직선이 된다. 몇 가지 반응이 동시에 일어나는 곳에서도 식 (9.1) 형식이 적용되며 일반화도 가능하다. 효소의 방사선 불활성화에 대한 대표적인 데이터로는 Fluke(1966)가 제안한 것이 일반적인데, 그 식은 식 (9.1)에서 첫 번째 계수 C_0가 0이거나 그에 가까운 값일 때이다. 두 번째 계수 C_1은 일반적으로 수 % 정도가 되며, 세 번째 계수 C_2가 C중 가장 큰 부분이다. 예를 들어 **리소자임(lysozyme)**에 대한 Fluke(1966)의 자료를 인용하자면 일반적인 데이터는 다음과 같이 쓸 수 있다.

$$C = \frac{1}{D_{37}} = 0.005 + 0.02e^{-620/RT} + 0.7e^{-2540/RT}. \qquad (9.2)$$

식 (9.2)의 중요한 의미는, 활성화 에너지가 존재하지 않는 C_0항이 있다는 것과, 건조 상태에서 방사선 조사를 받은 이 효소 리소자임의 경우, 불활성 계수에 기여하면서 온도 의존하는 두 번째 항과 세 번째 항이 있다는 것이다.

Augenstein 등(1964)은 일반적으로 관찰되는 '온도의 다중 성분 **변경 작용(modulating** action)'에 기반을 둔 모델을 제시했다. 그 들의 설명 중 한 가지는 열적 현상에 의하여 방사선 이온화가 발생한 위치에서 다른 중요 위치로 전하의 이동이 촉진되며, 이 경우 파괴 손상은 불활성화로 이어진다는 것이다. 또한, 그들은 중요 결합의 파괴를 유발하기 위해 충분한 추가 열 에너지가 제공되거나 이미 존재하는 경우, 핵심 부위에서 여기 에너지가 국소화 되면 생체분자의 잠재적인 불활성화로 이어질 수 있다고 제안한다. 그들은 온도 영역을 세 영역으로 나누었고, 그 효과는 전하 이동의 열적 활성화 또는 방사선 에너지 축적 부위의 결합 파손으로 인한 열적 강화 때문일 수 있다고 보았다.

온도: 100K 이하

이러한 낮은 온도 영역에서는 불활성화는 온도에 거의 민감하자 않으며, 초기 이온화 불활성화 사건은 전하 또는 에너지 이동 없이 중요 분자의 임계 위치에서 직접 발생된다는 것이다. 이 온도 영역에서는 전하 이동성은 매우 낮으며, 초기 사건은 중요 표적 부피에서 발생한다. 이러한 중요 부피는 일반적으로 전체 분자의 작은 부분이기 때문에, 매우 큰 불활성화 선량 값을 가질 것으로, 즉 단위 선량당 거의 손상되지 않을 것으로 예측되며, 실제로 이런 경우는 앞서의 Fluke의 표본 데이터에서 볼 수 있다.

온도: 100K ~ 170K

Augenstein 등(1964)은 이 온도 범위에서 표적 분자의 진동 및/또는 분자 회전 모드에 포함된 에너지와 결합된 여기자(exciton)의 이동이 여기 에너지가 핵심 부위에 집중하도록 하는 과정의 일부라고 제안했다. 이 과정에 필요한 활성화 에너지는 RT 정도로 작은데 이는 가설과 일치한다.

온도: 170K ~ 420K

이 온도 범위에서 활성화 에너지가 증가하면서 여러 복잡한 과정이 수반된다. 한가지 가능성은 이동하는 전하와 수소 결합의 수소 원자의 참여와 비틀림 모드(torsional mode) 사이의 협력적 상호작용으로 인하여 중요한 핵심 부위가 불활성화로 이어진다.

여러 실험에 따르면 생물학적 활성 분자의 불활성화는 일반적으로 관련 수소 결합에 의해 안정화되는 --SH:HS-- 구조의 파괴와 관련이 있는 것으로 보인다.

온도가 효소의 불활성화에 미치는 영향을 보다 간단히 설명하자면, 아주 높은 온도를 제외하면, 식 (9.2)에서 온도에 비의존적인 상수 부분은 이온화 사건에 의한 불활성화에 해당되고, 온도에 의존하는 부분은 여기 사건에 해당된다는 것이다. 이러한 해석의 결과는 적당한 온도에서는 이온화에 의한 불활성화 비율은 매우 작다는 것을 의미한다. 적절한 활성화 에너지가 제공될 때 이온화가 되는 여기 작용은 온도 효과를 통하지 않고는 직접적으로 발생하는 이온화작용과는 구별이 어렵다. 이 가정은 매력적이지만 아직은 검증되지 않았다.

물이 포함된 수성 매질에서 손상의 상당 부분이 물의 방사화학과 관련된 간접적 효과에 의한 것일 경우, 여기 된 물 분자의 전환을 위한 활성화 에너지는 실제로 작고, 또한 온도 의존성도 거의 없을 것으로 예상된다. 그러나 아직 이를 입증하거나 또는 반증할만 한 실험 데이터는 없다.

4 산소 효과

방사선 생물학 분야의 초창기 연구자들 중 일부는 산소의 존재 여부가 방사선이 생체 활성 분자나 생체 물질에 손상을 입히는 방사선 효과에 강력한 영향을 끼친다는 사실을 발견했다. 산소의 영향에 관한 최초 보고는 Schwarz(1909)의 보고서이다. 그러나 1950년대 초 방사선 반응의 **변경자(modifier)**로서 산소의 중요성이 주목받기 시작했다. Gray 등(1953)과 Thomlinson & Gray(1955)의 획기적인 논문은 방사선 생물학계에 산소의 유무에 대한 기본적인 중요성을 알렸을 뿐만 아니라, 더 나아가 방사선치료를 받는 악성 조직의 방사선 반응의 산소 감수성과 관련된 실질적인 중요성이 있음을 지적하였다. Thomlinson과 Gray의 논문에서 대부분의 종양 조직에 산소 부족 상태를 강조하고, 일부 종양 조직은 산소 결핍으로 인하여 방사선에 의한 세포 살상으로부터 세포가 보호되었을 가능성이 있음을 지적하였다.

생체 시스템에 내생적으로 존재하거나 여기에 더해지는 다른 화학 물질들의 상호작용이라는 보다 큰 그림을 보지 않고, 산소의 변경 효과를 논의하는 것은 어렵다. Alexander와 Charlesby(1955), 그리고 Ormerod와 Alexande(1963)가 제안한 감수성 화학물질과 보호성 화학물질의 상호작용에 관한 소위 경쟁 모델을 연구해보면, 이들 사이의 밀접한 상호관계를 알 수 있다. 이 경쟁 모델은 방사선의 직.간접 작용에 의한 라디칼이 생성된 후에 발생하는 일반적인 화학적 변화의 일부로 다음과 같은 단계를 제안한다.

1. 주요 사건은 직접 또는 간접 작용의 결과로 유기 분자의 라디칼이 생성된다:

$$RH \Rightarrow RH^{\bullet+} + e^{-} \Rightarrow R^{\bullet} + H^{+} + e^{-} \text{ (직접 작용),}$$

$$RH + OH^{\bullet} \Rightarrow R^{\bullet} + H_2O \text{ (간접 작용).}$$

2. 생체분자의 라디칼은 생체에 내생적이거나 외부로부터 추가된 **설프히드릴(sulfhydryl)** 화합물과의 상호작용에 의해 복원될 수 있다. 이들 혼합물 중 가장 유망한 것은 환원된 **글루타티온(glutathione)**인데 이는 대부분의 세포에 풍부하게 들어있는 물질이다. 반응 결과는 다음과 같은 화학적 복구이다.

$$R^{\bullet} + R'SH \Rightarrow RH + R'S^{\bullet} \text{ (화학적 복구).}$$

3. 이와 경쟁하는 반응은 산소와의 반응으로, 생체분자의 라디칼 상태를 고정하고 화학적으로 돌이킬 수 없는 비가역적 손상을 초래할 수도 있다. 이 반응은 산소의 민감 효과의 핵심 작용으로 간주된다.

$$R\bullet + O_2 \Rightarrow RO_2\bullet \text{ (산소에 의한 손상 고정)}$$

4. 많은 전자 친화성 화합물은 산소와 유사한 반응 결과를 보인다. 이러한 방사선 **민감제(sensitizer)**는 실제적으로 중요하며 이 장의 뒷부분에서 자세히 다룬다. 주어진 반응은 이러한 산화성 및 전자 친화성 화합물에 의해 일어나는 변환 가능성을 배제하지는 않는다. 민감제에 의해 손상이 고정된 생성물은 산소에 의한 손상 고정으로 인해 발생하는 생성물과 동일하지는 않다는 점에 유의하자.

$$R^{\bullet} + X \text{ (sensitizer)} + H_2O \Rightarrow ROH + X^{\bullet-} + H^{+}$$

(방사선 민감제에 의한 손상 고장).

5. 앞의 반응과 경쟁하는 또 다른 2가지 반응은 –SH 화합물이나 기타 첨가된 화학물질에 의한 물 라디칼의 제거 반응이다. 이 반응은 복구 반응에서 물 라디칼과 반응을 일으키는 물질인 RSH의 화학적 복구 작용과 비슷하다. 분자 산소는 세포 배지에서 **티올(thiol)**과 경쟁적으로 반응하여 둘 중 하나 또는 둘 다의 농도를 제한된 수준으로 감소시킨다. 물 라디칼과 서로 또는 설프히드릴 화합물과의 반응에 대한 속도상수는 매우 높지만, 비균질 반응 매질에서는 R–SH 청소제의 농도가 복잡한 역할을 한다.

앞서의 반응들은 방사선에 대한 **산소 민감작용(oxygen sensitization)** 또는 감작작용 대하여 실험이나 이론적 근거에 의한 해석에 더 큰 이해를 할 수 있게 도와준다. 그러나 산소 상호작용의 실제 메커니즘은 아직 풀리지 않았다. 많은 제안들이 제시되었으나 아직 완전한 것은 없다.

산소 효과비

산소의 효과는 일반적으로 **선량 변경 효과(dose modification effect)**로 설명할 수 있다. 즉, 선량 수준에 관계없이 산소와 무산소 조건에서 각각 방사선을 조사할 때, 각 경우의 생존율 간에는 일정한 비율이 존재한다. 또한 산소와 무산소 조건에서 동일한 수준의 생존율을 나타내는 선량에 대해서도 일정한 비율이 있다(그림 9.2 참조). 이 후자의 비율을 **산소 효과비(OER, oxygen enhancement ratio)** 또는 산소강화비라 부르며, 다음과 같이 정의한다.

$$\mathrm{OER} = \frac{\text{dose in } \mathrm{N}_2 \text{ for surviving fraction, } S/S_0}{\text{dose in } \mathrm{O}_2 \text{ for surviving fraction, } S/S_0} \tag{9.3}$$

OER은 동일한 생물학적 효과를 나타낼 때의 선량간의 비율이라는 것에 주목하자. 뒤에서 논의될 Alper 수식은 간단히 말하자면, 그 주요 변수는 산소와 무산소 상태에 대한 생존율이라는 것이다.

산소의 영향은 어디에서나 존재한다. 산소 효과는 본질적으로 모든 생물의 거의 모든 생체활성 분자에서 발견되며, 또한 방사선에 의해 분해되는 많은 비생물학적 활성 분자에

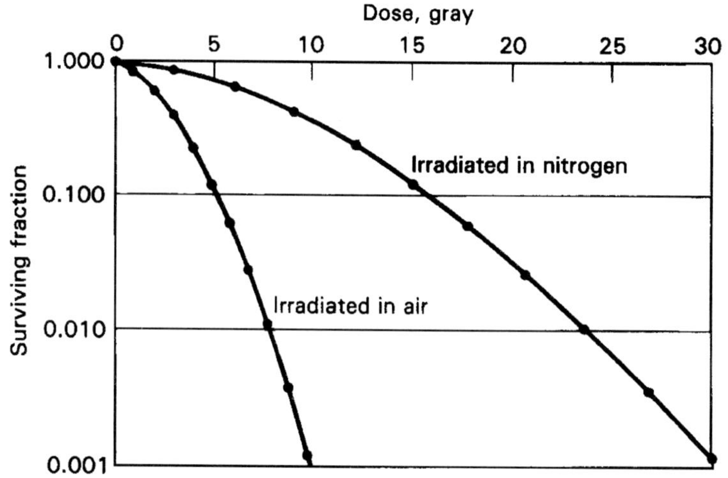

그림 9.2 가상적인 포유류 세포주의 산소 및 무산소 조건하에서의 생존 곡선.
(산소 효과율 (OER): 3.0)

서도 발견된다. 후자의 경우의 중요한 예는 Fricke 선량계로, 방사선에 의해 Fe^{2+}가 Fe^{3+}로 산화되는 것을 포함한다. 6장에서 설명한 것처럼 이 무기 산화 반응은 산소의 존재에 매우 민감하다. 모두 그런 것은 아니지만, 일반적으로 산소 존재 하에서 방사선에 의해 "선량-효과 관계"의 곡선 모양은 바뀌지 않는다. 단일 타격 동역학을 따르는 선량-효과 관계 (즉, 선형적인 선량 대 로그 생존율)는 산소 분위기나 질소 분위기에서 조사되는지에 관계없이 여전히 선형적이다. 그러나 특히 시험관에서 성장한 포유류 세포의 경우, 질소와 산소에서의 생존 곡선은 일정한 비율 관계가 아닌 경우도 보고된 사례가 있다. 특히 일부 연구자들은 산소 부족(저 산소) 상태에서 방사선을 조사할 경우, 생존 곡선의 어깨 부분의 폭이 상대적으로 감소했다는 보고도 있다. 즉, 낮은 선량에서 저산소-산소 관계의 일정한 비례관계가 유지되지 않는다는 것이다. 그러나 일반적으로 이런 경우는 드물다.

산소 농도 효과

그림 9.3에 있는 데이터는 Howard-Flanders-Alper(1957)의 기념비적 연구 결과로서, **산소 방사선감수성(oxygen radiosensitivity)**에 대한 산소 농도와 관계를 정의하기 위한 것이었다. 산소와 무산소 조건 모두에서 방사선 감수성은 10% 생존에 대한 선량의

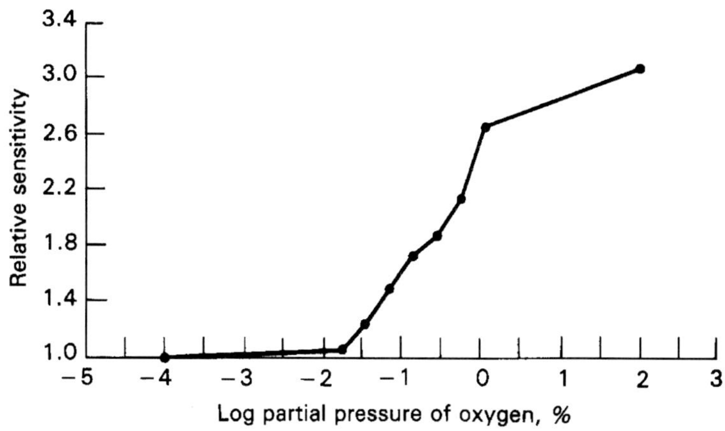

그림 9.3 배지 내 산소 분압의 함수로서 200 kVp X-선에 의한 유기체 Shigella Flexneri Y6R의 상대적 감수성. (이 자료는 Howard-Flanders와 Alper(1957)의 표를 로그 형태로 도시한 것임. 로그 PO_2의 산소농도 변환은 첨부 문헌 참조)

역수로 정의된다. 그들은 유기체 Shigella Flexneri는 모든 선량에 대해 지수 함수적인 생존 곡선을 나타내지만, 유기체 Escherichia Cold B/r의 경우에는 생존 곡선에 뚜렷한 어깨 부분이 있다는 것을 관찰하였다.

Howard-Flanders-Alper의 논문이 발표되었을 당시, OER 개념은 아직 정립되지 않았고 일반적으로 수용되지도 않아서 이들은 상대적 방사선감수성을 S/S_N으로 정의하기로 했다. 이는 산소가 없는 질소 분위기 조건에서의 10% 생존선량(S_N)을 주어진 산소 농도에서의 생존선량(S)으로 나눈 비율로 정했다. 그림 9.3은 그들의 데이터를 산소 농도(O_2 분압)의 로그 함수로 다시 그린 것이다 그림에서는 낮은 산소 농도에서 농도 효과를 더 명확히 할 수 있도록 변환하였다.

산소 감수성에는 분명히 농도에 대한 문턱 값이 존재한다. 모든 의도와 목적상 매질 내의 산소 분압이 0.0177% (log PO_2 = −1.75; 0.24 μM l^{-1})일 때의 상대적인 민감도는 여전히 1이다. 산소 분압 0.55% (log PO_2 = −0.26; 7.5 μM l^{-1})에서 상대적인 민감도는 1.00과 3.08의 중간인 2.05이다. 이 데이터 세트로는 문턱 최대값과 관련된 산소 분압은 이들 보고서에 있는 다른 데이터 세트에 있는 예들처럼 분명하게 나타나 있지는 않지만, 일반적으로 산소 농도 2-3% (log pO_2 = 0.30-0.48)에서 최대 감수성을 보인다. Howard Flanders 와 Alper가 연구한 여러 유기체와 기타 후속 연구에서 감수성의 일반적인 형태도 비슷하다. 즉 감수성은 산소 농도에 따른 문턱 값이 있는데, 그 값은 산소 분압이

1%의 수 1/100 보다 큰 경우가 거의 없다는 것과, 최고 감수성은 산소 분압이 2~3% (20 μM l^{-1} 이상) 이하에서 나타난다.

Howard-Flanders와 Alper는 두 종류의 박테리아(Shigella flexneri Y6R 및 Escherichia coli B/r)와 반수체 효모에 대한 방사선 사멸의 산소 감수성에 관한 그들의 데이터를 수식화하였는데, 그 후 보다 일반화되어 많은 유기체의 산소 감수성을 나타내는 데 사용하고 있다(Alper 식; Alper, 1956). 이 데이터는 대략 다음과 같이 설명할 수 있다.

$$\frac{S}{S_N} = \frac{m[O_2] + K}{[O_2] + K}. \tag{9.4}$$

이 공식에서 불필요한 혼란이 생겼는데, S/S_N은 식의 분자항에 산소 효율이 있는 OER의 역수와 매우 유사하기 때문이다. 그러나 Howard-Flanders와 Alper는 이 비율을 산소의 다양한 농도에서의 생존율과 질소가 있을 때만의 생존율(S_N)의 비로 정의했다. 산소농도가 0이면 ($[O_2]$ = 0), 무산소 생존율은 S/S_N = 1.0이 된다.

Dertinger와 Jung(추천 문헌 108~113쪽 참조)은 이 공식에 대한 계산이 1차(단일 표적) 불활성화에만 유효하다는 사실을 강조하는 Alper 공식의 초기 유도 방법을 제시했다.

상수 m과 K는 각 시스템 별로 결정되는 상수이다. 상수 m은 무차원이고, 상수 K는 리터 당 마이크로 몰(μM)의 차원을 갖는다. 이 때 산소의 농도 역시 같은 단위로 표시된다. K의 차원은 산소 농도$[O_2]$가 표시되는 단위에 관계없이 용존 산소의 농도를 나타내는 단위와 같다. 이때 유일한 요구 조건은 m과 K가 동일한 그림에서 결정되어야 한다는 것이다. 다행히도 두 상수 m과 K은 간단한 조작을 통해 계산할 수 있다.

$[O_2]$가 K 보다 매우 클 때,

$$\frac{S}{S_N} = \frac{m[O_2]}{[O_2]} = m. \tag{9.5}$$

식 (9.5)의 조건들은 농도-감수성 곡선에서 S/S_N 값이 최대인 영역에서 충족된다. 즉, 상수 m은 상대적인 최고 감수성이다. 상수 K는 K가 $[O_2]$와 같을 때, 다음과 같이 전제하면 다음과 같이 간단히 결정할 수 있다.

$$\frac{S_K}{S_N} = \frac{m[K] + K}{K + K} = \frac{K(m + 1)}{2K} = \frac{(m + 1)}{2}. \tag{9.6}$$

그러면 K의 계산은 그림 (9.3)과 유사한 그래프로부터 상대적 감수성의 최대값인 m을 결정하고 이 값을 식 (9.6)에 대입하면 된다. 추정된 m값을 사용한 식 (9.6) 풀이 결과는 K = $[O_2]$ 값에 대한 S_K/S_N 값이다. 그런 다음 K값은 상대적인 감수성 대 산소 농도 그래프에서 식 (9.6)으로 결정된 $[O_2]$에 해당하는 값을 읽으면 된다.

예) 그림 9.3의 데이터로부터 m이 약 3.1이란 것을 추정할 수 있다. 그러면 K는 이 그림에서 S_K/S_N = (3.1 + 1)/2 = 2.05 되는 곳을 읽으면 0.355%, 또는 분압 4.0 $\mu M\ l^{-1}$ 이 된다. 표 9.1에는 이들 Howard-Flanders와 Alper 방법으로 얻은 데이터가 있다.

Alper(1956)는 식 (9.4)의 의미를 주요 방사선 사건으로 인하여 발생하는 2가지 유형의 손상이 있는 경쟁 모델로 설명하였다. 유형 1의 손상은 산소의 작용을 통해서만 치사적이 되는 잠재적 치사인 손상이다. 유형 2의 손상은 표적에 언제나 치사적인 손상을 말한다. 제1형 손상은 앞서 설명한 화학적 복구 메커니즘에 의해 화학적으로 복구될 수 있다. 이 화학적 복구 과정은 산소를 이용한 손상 고정과는 경쟁적이다. 이 모델에 따르면 상수 m은 1형과 2형 소상의 상대적 수(n_1 및 n_2)와 관련이 있다.

$$\frac{n_1}{n_2} = m - 1, \tag{9.7}$$

또 K는 화학적 복구(k_{rep})와 산소 고정(k_{fix})이라는 2 과정에 대한 속도 상수 간의 비율이다.

표 9.1 몇 종류 미생물의 m 과 K 상수 값

Organism	m	K
Shigella flexneri Y6R	2.9	4.0
Escherichia coli B/r	3.1	4.7
Saccharomyces cerevisiae	2.4	5.8

[a] Determined by Howard-Flanders and Alper (1957).

$$K = \frac{k_{\mathrm{rep}}}{k_{\mathrm{fix}}}. \tag{9.8}$$

표 9.1의 데이터로부터 E. cold B/r를 예로 들자면, 두 유형의 손상 비는 n_1/n_2 = 2.11 이다.

Howard-Flanders와 Alper의 수학적 모델의 특별한 매력은 경쟁 이론을 통하여 산소 작용의 탄탄한 이론적 토대를 제공한다는 것이다. 더욱이 이 식은 고 LET 방사선과 관련된 산소 효과에 대한 적절한 설명도 제공한다. 뒤의 제14장에서 방사선의 LET가 증가함에 따라 OER도 1.0에 접근한다는 점에 주목하겠지만, 높은 LET 방사선에서 산소 감수성이 나타나지 않는 것에 대한 적절한 설명은 꼭 필요하다. 직접 효과 경로는 간접 효과와 마찬가지로 산소에 의해 동일하게 민감해질 수 있다는 것은 잘 알려져 있다. 이에 대한 좋은 예로는 물의 방사선분해 생성물에 대한 가능한 간접 효과가 없는 건조된 물질에 낮은 LET 방사선 조사에서 산소 효과가 관찰될 수 있다는 것이다. 식 (9.7)은 고 LET 방사선을 고려할 때 특히 유익하다. 고 LET 방사선에 의해 생성된 손상이 주로 유형 2(회복 불능)인 경우 m은 거의 없어지고 산소의 감수성은 감지되지 않는다.

산소 효과의 시간 의존성

산소의 효과에 대한 경쟁 모델은 방사선 조사 전 또는 후에 산소 가용성 대한 신중하게 수행된 **타이밍 실험(timing experiment)**을 통해 어느정도 검증될 볼 수 있다. 생물학적 손상을 일으키는 라디칼 종들은 반감기가 불과 수 밀리 초(ms) 이하로 예측되므로 시간 간격이 매우 짧고 타이밍이 정확해야 한다. 또한 조사 자체도 조사 시간이 변수가 되지 않도록 매우 짧은 시간내에 이루어져야 한다. 짧은 조사시간은 전자 선형가속기의 nS 또는 μS 정도의 짧은 펄스를 이용하면 쉽게 달성할 수 있다. 이러한 펄스 빔 실험 절차를 **펄스 방사선분해(pulse radiolysis)**라 부른다. 조사 전 또는 후에 산소를 빠르게 주입 혼합하기 위한 여러 방법이 개발되었다. 이 중 하나인 **산소 내폭법(oxygen implosion technique)**은 격막(diaphragm)을 시간 맞추어 터트려 산소가 반응기로 유입되게 하는 방법이다. 문헌에 이에 대한 많은 실험 데이터가 있다. 그림 9.4는 Michael 등(1973)의 실험자료로서, 방사선 조사 때 2 μs 전자빔 펄스를 사용하였고, 조사 전후

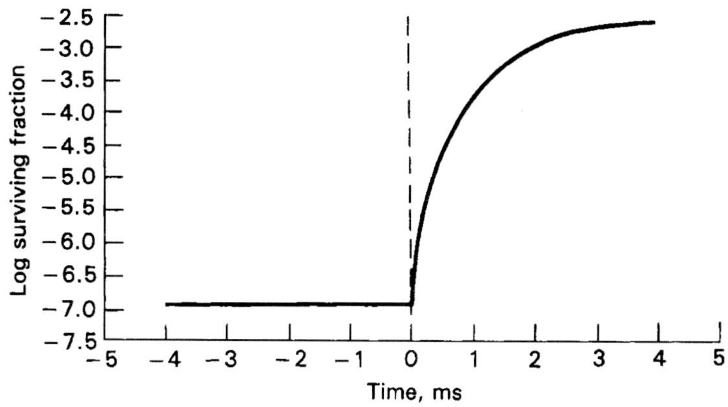

그림 9.4 Serratia Marscesens 박테리아에 280 Gy의 전자 빔 펄스 방사선을 조사하였을 때의 상대적 감수성. 산소는 조사 전이나('−' 시간) 조사 후 정해진 시각에서 가용하다. 여기서 생존율의 증가는 산소 감수성의 감소를 의미한다.

여러 시각에 내폭법에 의해 산소를 주입했다. 실험 대상은 Serratia Marscesens 박테리아이며, 산소 주입시 시간 분해능은 100 μs 수준이었다.

이 데이터는 산소 내폭법의 시간 분해능으로 결정된 ms의 짧은 시간에 방사선 조사 전에 산소가 이용 가능해지면 생물체의 방사선 산소 감수성이 완전히 발현된다는 것을 보여준다. 전자 빔 펄스 후 산소에 노출된 박테리아는 산소 감수성이 빠르게 감소하는 것을 볼 수 있다. 2 ms 정도의 시간에서 박테리아는 무산소 세포의 방사선 감수성을 나타내는데, 이는 방사선 조사 후 늦게 이용할 산소가 있어도, 산소가 정상적인 민감작용을 할 수 없었다는 것을 시사한다. Michael 등은 무산소 상태에서 방사선 조사를 받은 S. Marscesens에 관한 데이터를 검토한 후, 산소 의존적 손상은 약 500 μS의 반감기로 지수적으로 감소한다고 결론 내렸다.

Michael 등(1973)은 방사선 조사 후 산소를 추가하는 것이 방사선을 받은 생물체의 생존에 영향을 미치는 데 효과적인 기간이 매우 짧다는 점이 산소 효과에서 자유 라디칼 과정의 중요성을 확인시켜 준다고 제안했다. 이들의 또 다른 추론은 과수산기 라디칼 $HO_2^{\bullet}$ 또는 그 음이온 $O_2^{\bullet -}$은 핵심 생체 분자를 공격하는 물의 방사선 화학 작용에서 생기는 중요한 라디칼의 후보 종이 될 가능성은 낮다는 것이다. 과산화 라디칼 음이온인 $O_2^{\bullet -}$는 산소 분자와 **수화 전자**, e_{aq}의 반응으로 생긴다. 수화 전자는 정상적인 세포 내 환경에서 관찰되는 500 μs보다 훨씬 짧은 반감기를 가지며, 생체 내에는 효과적인 수화 전자 청소제가 많기 때문에, 수화 전자와 산소 분자와의 반응물의 역할도 배제할 수는 없지만 아주 제한적일 것으로 보인다.

많은 연구자들에 의해 그림 9.4와 유사한 실험이 반복 수행되었는데, 그 결과들은 상당히 일치하였다. 일부 연구에서는 방사선 조사 후, 산소 유입에 대한 시간-반응 곡선의 구조를 보여 주는데, 이는 산소가 아직 명확하게 정의되지 않은 적어도 2-3가지 메커니즘으로 작동할 수 있음을 시사한다.

산소 효과의 시간 의존성은 여러 시스템에서 평가되었지만, 박테리아와 효소 및 생체분자의 박막에 대해서만 데이터가 명확하였다.

그러나 포유류 세포 및 효모 세포에 대해서는 조사 후 산소의 가용성 효과를 연구하는 것은 어렵다. 시험관내의 포유류 세포 시험에 관한 연구로부터 중요한 결론이 도출되었다. 확실히 큰 치수의 시스템에 대한 노출 후 효과를 입증할 수 없는 것은, 산소에 대한 확산 속도가 제한 요인이 된다는 사실과 관련 있다. 따라서 산소의 작용 부위가 세포막 표면에 있는 것이 아니라 세포 내부 어딘 가에 있다고 추론할 수 있다.

산소 효과 메커니즘

이온화 방사선으로 인한 손상에 대한 산소의 **민감 효과(sensitizing effect)**가 처음 보고된 지 거의 80년이 지났지만 이, 효과를 일으키는 명확한 메커니즘은 아직도 불분명하다. 산소 영향에 대한 비교 경쟁 모델 방법은 일반적으로 받아들이지만, 어떻게 이런 경쟁 과정이 구체적으로 발생하는지에 대해서는 아직도 의견이 분분하다. 앞서 인용된 증거에도 불구하고 손상 고정 기능에 대하여 과산화물(superoxide) 라디칼의 중요성을 배제하는 것처럼 보였지만, 이 후보 메커니즘에 대한 관심은 여전히 많다. 현재는 과산화 음이온 라디칼은 물의 방사선분해 과정 중 적어도 2가지 메커니즘에 의해 생성된다고 알려져 있다. 분자 산소와 수화 전자의 반응 외에도 수소 라디칼과 반응도 있다. 이들 반응은 다음과 같다.

$$e_{aq}^{-} + O_2 \Rightarrow O_2^{\bullet -}, \tag{9.9}$$

$$H^{\bullet} + O_2 \Rightarrow HO_2^{\bullet} \Rightarrow H^{+} + O_2^{\bullet -}. \tag{9.10}$$

여기서 라디칼 HO_2^{*}와 O^{2*-}는 pK_a가 4.7인 평형 상태에 있다.

다른 중요한 물 라디칼 OH*는 분자 산소와는 자유롭게 반응하지 않지만, 생물학적 매질에 있는 포름산염 잔유물(formate residues)과의 중간 반응을 통하여, 과산화물을 형성에 대한 대체 경로가 제시되었다.

$$OH^{\bullet} + HCO_2^- \Rightarrow CO_2^{\bullet -} + H_2O, \qquad (9.11a)$$

$$CO_2^{\bullet -} + O_2 \Rightarrow CO_2 + O_2^{\bullet -}. \qquad (9.11b)$$

과산화물은 방사선 손상과 관련이 없는 많은 생물학적 과정에서 중요한 역할을 하는 것으로 알려져 있기 때문에, 산소 효과의 매개체(intermediator) 후보로 많은 주목을 받아왔다. 구리 및 아연과 같은 일부 전이금속 이온에 의해 매개되는 효소인 **슈퍼옥사이드 디스뮤타제(SOD superoxide dismutase)**는 슈퍼옥사이드 이온 라디칼에 작용하여 산소의 과산화수소로의 전환에 대한 촉매 작용을 한다. 이 효소는 생물학적으로 어느 곳에나 분포한다. 그러나 과산화물 라디칼의 역할에 관한 데이터들에는 상충되는 점이 많고 논쟁의 여지도 있다. 생화학적으로나 유전적으로 SOD 수준을 조절하는 실험이 수행되었으며, 그러한 연구가 효소와 그 기질의 중요성을 나타낼 것이라는 희망을 가지고 있지만, 아직 명확한 답은 나오지 않았다. 한 가지 흥미로운 연구는 Samuni와 Czapski의 연구인데, 이들은 조사 매질에 포름산염을 첨가하면 거의 모든 물 라디칼이 수퍼옥사이드 라디칼로 전환되지만, OER에 미치는 영향은 미미하다는 것을 보여주었다. 또한, 외인성 SOD를 첨가했을 때, 효소가 과산화물 라디칼을 파괴할 것으로 예상됨에도 불구하고 외인성(exogenous) SOD의 첨가는 OER에 영향을 미치지 않았다. 현재 실험적 검증시험을 통과한 다른 메커니즘은 제안되지 않았으며, 분자 산소의 경쟁 반응 메커니즘을 밝히는 것은 여전히 어려운 목표로 남아 있다.

5 티올과 방사선 반응의 변경

산소 효과에 대한 경쟁 모델은 산소가 방사선분해 손상을 입은 부위에서 손상을 복구할 수 있는 다른 종류의 화학 화합물과 경쟁적으로 반응한다고 가정한다. 다른 종류의 화합물은 주로 **티올(thiol)**들로서 세포 내부에 내재하는 것과 외부에서 공급도 가능하다.

앞부분에 설명한 반응들은 화학적 복구 과정이라고 부르며, 반복하자면 다음과 같은 과정이다.

$$R^{\bullet} + R'SH \Rightarrow RH + R'S^{\bullet}. \tag{9.12}$$

이 반응 결과로 방사선 의해 손상된 분자들이 복원되는 동시에 티올 래디칼 생성된다. 후자는 같은 종류의 2 분자가 만나 아래와 같이 재결합을 이룬다.

$$R'S^{\bullet} + R'S^{\bullet} \Rightarrow R'SSR'. \tag{9.13}$$

한편 초기 티올 화합물은 분자 산소에 의해 효과적으로 쉽게 제거될 수 있기 때문에, 방사선으로 생긴 라디칼의 존재와 무관하게 산소와의 경쟁도 별도로 진행된다. 또한 티올은 방사선분해로 생성된 물 라디칼과도 효과적으로 반응할 수 있지만, 중간 정도의 선량이 조사된 후 세포에 정상적인 농도로 존재하는 티올은 방사선 손상의 복구에 대한 효괴적인 메거니즘은 될 수 없다. 특히, 경쟁 활성 종인 방사신분해로 생싱된 물 라디칼의 소모가 매우 빠른 속도로 진행되는 과정에서는 상기 메커니즘의 영향은 크지 않다.

주어진 식에 따라 세포 내 티올이 중요한 생체활성 분자에 대한 방사선분해 손상을 효과적으로 제거하거나 복구하려면 티올이 세포환경 내에서 이동해야 한다. 세포 내 티올 함량의 대부분은 대형 단백질 분자에 티올 기로 존재한다. 이런 기는 보호 작용에는 최소한의 역할만 할 수 있다. 보호작용을 하기 위해서는 비단백질성 설프히드릴 기를 살펴보아야 한다. 이 중 가장 중요한 것은 유리 티올기를 포함하는, 자연적으로 발생하는 세포내 트리펩티드(tripeptide)인 환원된 **글루타티온(glutathione)** 이다. 세포질에는 유리 아미노산인 **시스테인(cysteine)** 및 그 대사물인 **시스테민(cysteamine)**이 소량있으나, 그것들의 농도는 매우 낮아 환원된 글루타티온 농도에 비해서는 중요하지 않다. 세포 내 글루타티온 외에도 황 함유 **폴리펩티드(polypeptide)**와 단백질이 세포 전체의 황 함량에 80% 이상을 차지하지만, 이 티올 황의 대부분은 2황화 형태인 R-S-S-R로 세포내 대부분의 단백질 분자들레 견고한 구조를 이루고 있다.

방사선분해에 의해 생성된 물 라디칼들과 산소와의 반응 속도는 매우 빠르며, 이러한 빠른 반응속도는 본질적으로 주변으로의 확산을 제한한다. 산소에 의한 라디칼 고정을 위한 속도 상수 대 티올에 의한 화학적 복구를 위한 속도 상수의 비율은 200~1000 정도의 범위로, 티올 농도가 매우 높지 않은 한, 산소의 손상 고정 경로가 지배적인 역할을 한다. 수년간의 연구에도 불구하고, 세포내 내생적인 티올에 의한 화학적 복구현상은 아직 풀리지 않은 문제로 남아 있다.

최근 세포 내에서 **GSH(glutathione)** 수준을 조절할 수 있는 2가지 화합물을 사용할 수 있게 되어, 방사선 방호에서 산소와 경쟁을 하는 GHS를 직접 평가할 수 있게 되었다. 이들 화합물은 GSH의 생합성을 방해하는 DL-buthione-S,R-sulfoxime(BSO) 및 2황화 형태(GSSG)로 산화시켜 GSH의 세포 내 수준을 감소시키는 diazene-dicarboxylic acid bis(N,N'-dimethylamide) (Diamide) 이다. 이외에도 몇 가지 화학 물질들이 세포 내의 비단백질성 -SH- 수준에 영향을 미치지만, 그 작용 메커니즘은 알려지지 않고 있다. 화학 물질 외에도 GSH 결핍 세포주를 이용하여 방사선 방호 차원에서 이 화합물이 중요성을 시험해 볼 수 있다. GSH의 역할과 그 농도에 영향을 미치는 약물에 의한 이 역할의 변형에 대한 데이터는 Biaglow 등(1983)l에 의해 자세히 검토되었다.

내인성(endogenous) 세포 내 티올의 효과를 다루는 보다 광범위한 데이터 중 일부는 GSH가 결핍된 돌연변이 인간 세포주를 사용한 Revesz(1983)의 데이터이다. GSH 세포주에 산소 또는 무산소 조건에서 방사선을 조사하면 DNA에서 SSB(즉, OER = 1.0)을 동일한 반면, GSH+ 계통의 SSB 수율은 전형적인 산소 증강 비율을 보였다. Revesz는 이 데이터가 산소 효과에 대한 경쟁 모델임을 뒷받침하고, 세포 내 티올의 방사선 보호 효과를 입증한다고 결론지었다. 세포 생존과 같은 다른 종결점에 대한 결과는 그리 확실치 않을 것 같으며, BSO(buthionine sulfoximine) 처리 세포에 대한 연구 결과는 아직도 모호하다. 어떤 경우든지 세포 생존에 대한 데이터는 GSH의 존재가 세포 생존에 미미하다는 것을 시사한다. 앞서 설명했듯이 라디칼들에 의한 손상 고정 반응에서 산소의 경우 매우 유리한 반응 속도 때문에 티올에 의한 보호, 즉 손상복구는 외부로부터 공급되는 외인성 티올 화합물이 첨가될 때만 중요해질 수 있다. 이런 경우 보호 효과는 명확하고 또한 널리 입증된 바 있다

외인성 티올에 의한 보호

티올의 작용 메커니즘에 대한 해석이 있기 전부터, 방사선 조사 직전에 많은 티올이 시험관내 세포 환경에 첨가되거나 심지어 동물에 주입된 경우에, 여러 방사선 손상 종결점에 대해 상당한 보호 효과가 있다는 사실은 이미 알려져 있었다. 이런 효과는 Patt 등(1949)이 처음으로 관찰하였다.

천연 아미노산인 시스테인과 그 탈카복실화 유도체인 시스테민은 모두 정상 세포에 존재하지만 농도는 낮다. 두 물질이 농도가 충분히 높다면 용액 내의 효소로부터 건강한 세포에 이르기까지 많은 생체 시스템에서 방사선에 의한 손상을 줄인다. **선량 변경 계수(dose modification factor)** (화학적으로 보호된 경우 동일 효과 수준에 도달하기 위해 보호되지 않은 선량 수준을 곱해야 하는 계수)는 이 두 화합물과 여러 관련 유기 티올에 대해 1.8에서 2.0 이상인 것으로 나타났다. **방사선방호제(radioprotector)**로서 효과적인 관련 티올들은 모두 공통적인 특징이 있다. 즉 −SH 기는 세포 내에서 가수분해(−SR ⇒ −SH) 또는 산화된 형태 환원 작용(RSSR ⇒ 2RSH)을 통해 유리되거나 잠재적으로 유리된다. 또한 티올에서 2개 이하의 탄소 잔기를 제거하는 강한 염기성 작용이 있어야 한다. 이들 화합물은 세포 내 또는 표적 분자 근처에 상대적으로 높은 농도로 존재해야만 방호 효과가 있는데, 이런 작용 메커니즘은 역시 단순하지 않다. 확실히 이런 화합물들은 중요한 생체 분자에서 탄소 기반 라디칼 부위를 놓고 산소 분자와 경쟁할 것이다.

이러한 화합물의 작용에 대한 또 다른 경로는 부분적으로 고 농도로 사용되기 때문에 수용성 매질에서 라디칼 청소제로서의 역할이다. 물의 3가지 중요한 방사선분해 생성물은 다음과 같은 반응에 의하여 고농도의 티올에 의해 제거된다.

하이드록실 라디칼

$$RSH + OH^{\bullet} \Rightarrow RS^{\bullet} + H_2O$$

또는

$$RS^{-} + OH^{\bullet} \Rightarrow RS^{\bullet} + OH^{-}, \qquad (9.14a)$$

반응 상수, $1\text{–}2 \times 10^{10}\ dm^3\ mol^{-1}\ s^{-1}$.

수소 라디칼

$$RSH + H^{\bullet} \Rightarrow RS^{\bullet} + H_2$$

또는

$$RSH + H^{\bullet} \Rightarrow R^{\bullet} + H_2S, \qquad (9.14b)$$

반응 상수, $1 \times 10^{9}\ dm^3\ mol^{-1}\ s^{-1}$.

수화 전자

$$RSH + e^-_{aq} \Rightarrow R^\bullet + SH^-$$

또는

$$RSH + e^-_{aq} \Rightarrow RS^- + H^\bullet, \qquad (9.14c)$$

반응 상수, $\sim 1 \times 10^{10}$ dm^3 mol^{-1} s^{-1}.

상기 모든 반응 속도의 상수는 약 10^{10} dm^3 mol^{-1} s^{-1}의 확산 제어 한계에 가깝기 때문에 이러한 반응은 티올이 충분히 고농도로 존재하는 경우에만 확산이 제한적인 생체 분자에 대한 산소 공격에 유리하게 경쟁할 수 있다. 덧붙여, 이러한 티올 화합물이 생체 분자 내의 탄소 중심 라디칼과 반응하면 효과적으로 정상 상태로 복원될 것이다. 라디칼 제거와 화학적 복구라는 2가지 반응의 상대적 중요성은 아직 잘 알려져 있지 않지만, 반응 속도와 농도의 확산 제어에 대한 이론적 관점에 볼 때 직접 물 라디칼들의 제거 과정이 우선적이다. 생물학적 거대분자의 탄소 중심 라디칼을 갖는 티올의 반응 속도는 일반적으로 물 라디칼과의 반응 속도의 1/100 내지 1/1000 정도이다.

합성 유기 티올

이미 1949년에 포유류를 대상으로 하여 방사선 조사 직전에 고 용량의 시스테인 또는 시스테민을 투여하면 치사율 50%인 선량(LD_{50})이 상당히 증가할 수 있다는 사실이 밝혀졌다(Patt et. al., 1949). 투여된 티올의 작용 기전은 세포 내의 내인성 티올의 역할과 동일하다. 모두 라디칼의 제거와 화학적 복구 메커니즘을 통해 작동한다. 효과적인 방사선 방호제인 티올의 특성은 내인성 화합물의 특성과 동일하다. 지방 족 사슬의 티올에서 2개의 탄소 잔기의 거리 이내에 강한 염기성 작용기가 있어야 방호작용을 한다. 티올은 즉시 이용할 수 있거나 숙주 대사활동에 의해 유리 티올로 쉽게 전환되어야 작용한다. **합성 유기 티올(synthetic organic thiol)**은 부분적인 독성으로 방사선 방호에 매우 제한적으로 적용되며, 효과를 보려면 조사 전에 몇 분 또는 최대 1~2시간 이내에 존재해야 한다. 그러나 계획된 방사선치료의 경우를 제외하고 우발적으로 방사선에 노출되었을 때에 대한 발전된 지식은 거의 없다.

그간 광범위한 화학적 합성 개발 프로그램을 통해 선량이 감소가 개선된 여러 화합물을 생산했다. 특히 그 중 하나는 방사선 조사로 인한 골수 줄기 세포의 사멸을 방지하기 위한 **선량 감축 인수(DRF, dose reduction factor)**가 2.4~3.0에 도달하고, 일부 종결점에 대해 DRF=3에 접근한 화합물이 개발되었다. 속칭 WR2721로 알려진 이 화합물은 화학적으로 **에틸 포스포로티오(S-(2-(3-))ethyl-phosphorothioic)** 산이다. 이는 미 야전군의 방사선 피폭에 사용할 합성 방사선 방호제를 찾기 위한 미 육군 의료 R&D 사령부 긴급 프로그램의 결과물이였다.

표 9.2 몇 가지 조직에서의 WR2721에 대한 DRF 및 혈액 수준

Tissue	Dose reduction factor	Blood/tissue concentration ratio
Bone marrow	2.4-3	3.5
Liver	2.7	5.3
Intestine	1.4-2.0	3.9
Kidney	1.5	0.1
Skin	2.0-2.4	3.3
Brain	1.0	*b*

[a] Data from Yuhas and Phillips (1983) and Phillips (1980).
[b] Not measured.

이 약물은 어떤 특정 in vitro 환경에서는 매우 효과적이지만 특정 조직들 예를 들면, 중추 신경계에서는 효과가 거의 없다는 것이 알려졌다(Yuhas and Phillips, 1983).

표 9.2는 여러 조직에서 WR2721의 선량 감축 인수와 혈중 수치를 요약한 것이다. 이 약물에 대한 반응의 광범위한 변동을 보이는 이유는 방호 활동을 위해 세포 내에서 화학적인 변형이 필요하기 때문이다. 이 약물이 활동 부위로 운반되는 능력은 물질의 용해도 특성에 크게 좌우된다.

표 9.2의 혈액 대 조직 비율은 WR2721의 효과에 대한 1차 근사치인데, 그 이유는 주로 대사 및 제거율의 **약역학(pharmacodynamics)**이 생체조직마다 다르기 때문이다.

어떤 경우든 WR2721는 다른 모든 티올 방호제들과 마찬가지로 효용성이 제한적이다. 이 화합물은 현재로선 가장 유망 방사선 방호제 보인다. 보다 향상된 합성 물질들을 찾는 활동은 급격히 줄어들었으며, 아직 새로운 티올 방사선 방호제 후보는 나오지 않았다. WR2721 및 기타 티올에 대한 임상 적용은 방사선 방호 혈액 수준에서 부수적 독성에 의해 제한된다. 독성 부작용에는 메스꺼움, 구토, 저혈압, 우울증 등이 포함된다.

6 니트로 방향족 방사선 민감제

Thomlinson과 Gray(1955)는 빠르게 성장하는 종양에서는 혈액 공급이 잘 되지 않기 때문에 일반 조직보다 산소 분압이 낮은 종양 조직에 방사선 방호 효과가 있음을 처음으로 지적했다. Thomlinson과 Gray가 제안한 조건 하에서 치료 목적으로 방사선을 조사하면 종양에서 종양 세포의 생존율이 예기치 않게 높아지고, 이러한 세포 보호는 혈액이 제대로 공급되지 않는 종양 부위의 국부적인 산소 결핍에 기인한다고 보았다. 방사선치료 실패의 원인이 되는 종양의 산소 결핍은 최근까지는 방사선치료에서 논쟁의 여지가 없다.

이로 인해 종양의 산소 결핍을 극복할 몇 가지 혁신적인 치료법이 적용되었다. 이러한 **첨단 방사선치료에는 중성자, π-중간자 및 중이온과 같은 높은 LET 방사선이 포함된다.** 또한 방사선 조사를 하는 동안 고압 산소에 환자를 노출시키는 방법도 시도했다. 그러나 이런 시술 중 어느 것도 특별히 치료 효과를 보이는 것은 없었다. 현재 종양 조직 무산소증이 치료 실패의 원인이라는 점에 대한 의심이 커지고 있다. Hlatky 등(1988)의 한 보고서는 포도당 결핍과 산소 부족이 치료 실패의 원인이라는 문제를 제기했다. 또한 그들은 산소 결핍이 있든 없든 주기가 맞지 않는 세포들 역시 방사선 저항성을 갖는다는 점도 지적하였다.

이런 의문에도 불구하고 산소 결핍 조직들의 방사선 민감도를 향상시킬 수 있는 화합물의 개발에 많은 연구가 진행되었다. 1970년 이래 전자 친화성 특성을 활용해 분자 산소와 유사한 방법으로 무산소 조직을 민감하게 만들 수 있는 화학 작용제에 대한 많은 보고가 있었다.

이러한 화학물질 중 가장 먼저 주목받은 물질은 2-메틸-5-니트로이미다졸-에탄올(2-methyl-5-nitroimidazole-1-ethanol)이었다(구조1 참조). 이 화합물의 일반명은 **메트로니다졸(metronidazole)**로서 항원충(antiprotozoan) 치료에 널리 사용되는 물질인데 상품명은 플라질(flagyl)이다.

니트로 방향족 화합물은 가장 광범위하게 연구된 화합물로서 그 중 일부는 임상시험을 거쳤다. 다양한 니트로방향족 민감제의 반응 효율과는 전자 친화도를 통해 작용하는데, 이들 약물의 산화 환원 전위와 관련이 있다. 이 화합물은 분자 산소보다 환원 전위가 낮으므로 방사선 감수성을 끌어내기 위해서는 훨씬 더 높은 농도에서 사용해야 한다.

그림 9.5는 이런 상황을 잘 보여주고 있는데, Whillans와 Hunt(1982)의 데이터는 몰 단위의 농도일 때, 분자 산소와 다른 니트로방향족인 **미조니다졸(mizonidazole)**의 상대적 효과를 보여준다. 산소와 동일한 수준의 반응을 일으키는 데 필요한 미조니다졸의 농도는 약 1,000배 정도는 되어야 한다. 이는 니트로방향족 화합물의 효과는 또한 비극성 및 극성 매질에서의 용해도에 크게 좌우된다. 그 이유는 화합물이 효과를 발휘하려면 이 약물이 작용 부위에 있어야 하기 때문이다.

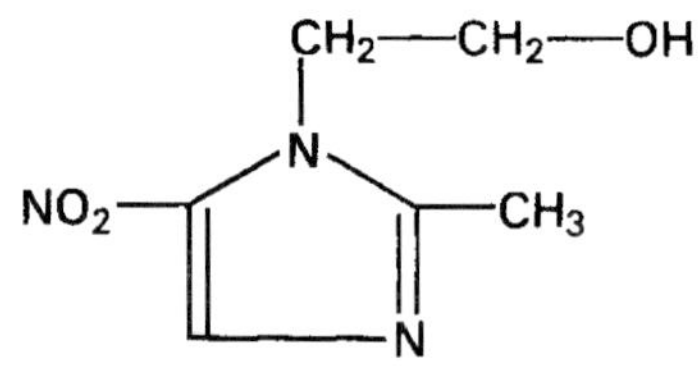

구조 1 2-Methyl-5-nitroimidazole-l-ethanol(metronidazole).

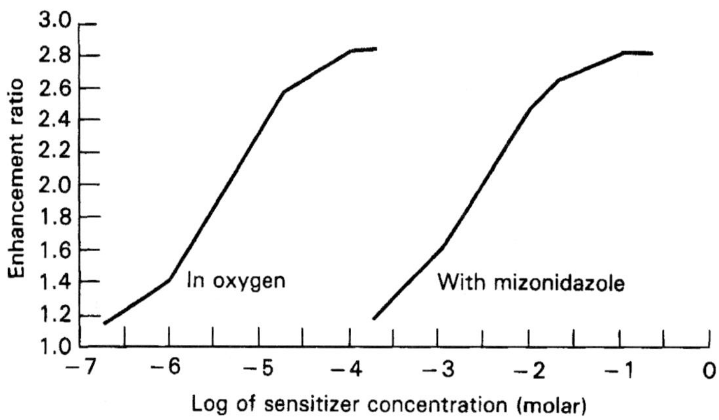

그림 9.5 산소(왼쪽) 또는 미조니다졸(Mizonidazole)(오른쪽)과 함께 방사선 조사를 받은 CHO 세포의 방사선 감수성 강화 현상.

니트로 방향족의 보호작용 메커니즘

니트로 방향족의 작용 메커니즘에 관한 선구적인 연구는 Chapman 등(1973)에 의한 **5-nitro-2-furaldehyde semicarbazone(Nitrofurazone)**을 대상으로 한 연구이다. 이 종류의 화합물이 산소 결핍 상태에서 방사선 손상에 민감하다는 관찰과 그림 9.5에서 확실히 니트로 방향족 화합물이 감수성에서 대해서 산소와 동일한 역할을 한다고 예측할 수 있다. 즉, 화합물은 중요한 생체분자(아마도 DNA)의 라디칼과 반응하여 물의 방사선 분해 생성물이나 직접적인 효과로 인하여 발생된 손상을 영구적이고 비가역적으로 복구한다. Chapman의 실험 데이터는 이런 가정을 확인시켜주며, 나아가 니트로 방향족 화합물이 물의 방사선분해 생성물들이 주로 $OH^{\bullet}$ 직접 반응한다는 것을 보였다. 또한 다른 연구자들은 니트로 방향족 화합물이 세포내 티올(예 GSH)과도 반응할 수 있음을 보였다.

요약하자면 니트로 방향족은 산소와의 경쟁적 역할로서 중요한 반응을 수행할 수 있지만, 효율성이 낮음으로 세포 내 훨씬 더 높은 약물의 농도가 요구된다. 완전 산소화된 조직에서는 거의 효과가 없기 때문에 **저산소 민감제(hypoxic sensitizer)**라고 불리는 니트로 방향족 화합물의 임상시험은 이미 1970년부터 시작되었다, 이 시험은 Dische (1985)에 의해 잘 요약되었다. 임상에서 저 산소 민감제가 야기한 주요 문제는 방사선 종양학자가 기존에 잘 입증된 분할 계획을 수정하여 약물의 반복 투여와 그에 수반되는 독성을 고려해야 한다는 것이다.

교모세포종(glioblastoma) 제어를 위한 한 암상시험에서는 18일 동안에 9회 분할치료라는 수정된 치료 계획을 사용했다. 민감제는 분할 치료 계획의 단점을 보완했을 수도 있었지만 그 뿐이었다. 동일한 질병에 대한 2번째 시험에서는 정상적인 분할 치료를 수행하였는데 저 산소 민감제로서의 효과는 없었다. 아직도 이 약물의 독성이 주요한 문제로 남아있다.

7 5-할로겐 치환 피리미딘에 의한 감수성

산소 또는 그 유사체의 작용과 전반적으로 관련이 없는 메커니즘에 의해 작용하는 또 다른 부류의 방사선 민감제는 5번 위치에서 할로겐 원자로 치환된 **피리미딘(pyrimidine)**이다. 이와 관련된 주요 피리미딘은 우라실(uracil) 염기다. 우라실에서 할로겐 원자 치환의 중요성은, 할로겐 치환기를 적절하게 선택하면 치환기의 van der Waals 반경이 메틸기의 반경과 매우 유사하여 생성물이 생물학적으로 메틸 치환 우라실처럼 처리된다는 것이다. 5번 위치가 할로겐 원자로 치환된 **우리딘(uridine)**은 **티미딘(thymidine)**에 특화된 합성 경로에 의해 DNA에 통합되기 위해 티미딘과 경쟁적으로 대사된다. 이러한 치환은 정상적인 상황에서는 경쟁력이 매우 낮아 DNA에 할로겐화 피리미딘은 거의 나타나지 않는다. 그러나 **할로피리미딘(halopyrimidine)**에 의한 세포의 티미딘 합성 효소 억제는 DNA에서 티미딘을 합성하는 정상적인 경로를 부분적으로 차단하고 할로피리미딘을 세포 DNA에 통합하는 경쟁 경로의 발현을 허용한다. 그 결과 티민(thymine)이 일반적으로 차지하는 위치에 할로겐화된 유사체를 포함하는 복제된 DNA가 생성된다. 가장 자주 사용되는 유사체는 **5-브로모우라실(bromouracil)**이며, 이는 DNA 생성물에서 정상적인 티미딘 위치의 일부에 5-브로모데옥시우리딘(5-bromodeoxyuridine)으로 나타난다.

예를 들어 5-브로모데옥시우리딘의 민감 작용은 앞서 기술한 모든 다른 방사선 반응 변경제들이 나타내는 작용과는 매우 다르다. 할로 피리미딘의 경우, 민감제는 DNA 분자에 결합하기 위해 DNA 복제 중에 세포 내에 존재해야 한다. 티미딘의 할로겐화 유사체가 조사 당시 DNA에 이미 존재하는 경우에만 작용이 일어난다. 5-브로모데옥시우리딘을 민감제로 사용하는 경우, 최대 감수성을 달성하려면 적어도 세포의 2배 시간 동안 약물을 주입하여야 한다(Raaphorst et. al., 1985). 약물이 DNA에 결합되지 않으면 민감작용은 일어나지 않는다.

5-bromouridine을 DNA에 결합시켜 감수성을 일으키는 메커니즘은 방사선분해 절단에 대한 이 구조의 브롬(Br) 원자가 특이적으로 반응하는 것으로 생각된다. 구조 2는 우라실릴 라디칼의 생성을 보여준다. 그림과 같은 메커니즘에 의해 DNA를 방사선 작용으로 파손시키는 직접 작용 경로는 확실히 중요하나, 물 라디칼을 통한 다른 간접 작용들도 동등하게 중요할 것이다.

이런 유형의 잘 알려진 유일한 반응은 구조 3에 표시된 일련의 반응에 따라 수화 전자와 bromo-deoxyuridine 잔류물과의 상호작용이다.

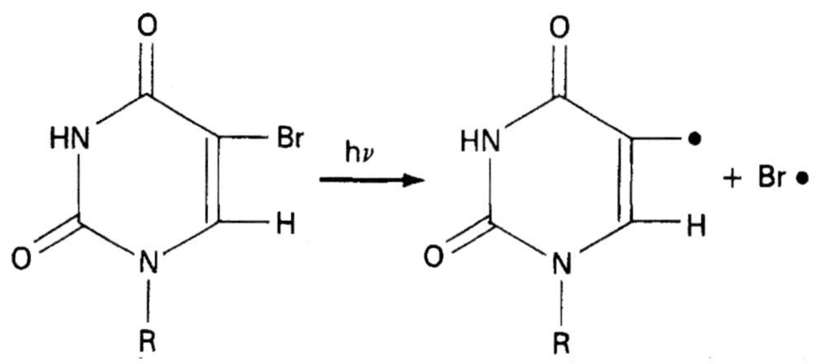

구조 2

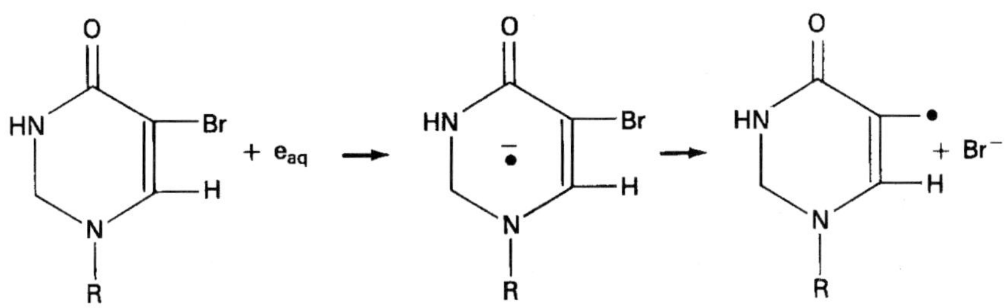

구조 3

참고 문헌

Alexander, P., and Charlesby, A. (1955). Physico-chemical methods of protection against ionizing radiations. In *Radiobiology Symposium 1954*, Z. M. Bacq and P. Alexander, Eds. Butterworth, London.

Alper, T. (1956). The modification of damage caused by primary ionization of biological targets. *Radiation Res.* **5**, 573–586.

Augenstein, L. G., Brustad, T., and Mason, R. (1964). The relative roles of ionization and excitation processes in the radiation inactivation of enzymes. *Adv. Radiation Biol.* **1**, 228–266.

Augustinsson, K., Jonsson, G., and Sparrman, B. (1961). Effects of ionizing radiation on arylesterase and choline-esterase. *Acta Chem. Scand.* **15**, 11–15.

Biaglow, J. E., Varnes, M. E., Clark, E. P., and Epp, E. R. (1983). The role of thiols in cellular response to radiation and drugs. *Radiation Res.* **95**, 437–455.

Brustad, T. (1964). Heat as a modifying factor in enzyme inactivation by ionizing radiations. In *The Biological Effects of Neutron and Proton Irradiations*, Vol. 2, pp. 404–410. International Atomic Energy Agency, Vienna.

Chapman, J. D., Greenstock, C. L., Reuvers, A. P., McDonald, E., and Dunlap, L. (1973). Radiation chemical studies with nitrofurazone as related to its mechanism of radiosensitization. *Radiation Res.* **53**, 190–203.

Dische, S. (1985). Chemical sensitizers for hypoxic cells: a decade of experience in clinical radiotherapy. *Radiother. Oncol.* **3**, 97–115.

Fluke, D. J. (1966). Temperature dependence of ionizing radiation effect on dry lysozyme and ribonuclease. *Radiation Res.* **28**, 677–696.

Gray, L. H., Conger, A. D., Ebert, M., Hornsey, S., and Scott, O. C. A. (1953). The concentration of oxygen dissolved in tissues at the time of irradiation as a factor in radiotherapy. *British J. Radiol.* **26**, 638–648.

Hlatky, L., Sachs, R. K., and Alpen, E. L. (1988). Joint oxygen glucose deprivation as the cause of necrosis in a tumor analog. *J. Cell Physiol.* **134**, 167–178.

Howard–Flanders, P., and Alper, T. (1957). The sensitivity of microorganisms to irradiation under controlled gas conditions. *Radiation Res.* **7**, 518–540.

Michael, B. D., Adams, G. E., Hewitt, H. B., Jones, W. B. G., and Watts, M. E. (1973). A posteffect of oxygen in irradiated bacteria: a submillisecond fast mixing study. *Radiation Res.* **54**, 239–251.

Ormerod, M. G., and Alexander, P. (1963). On the mechanism of radiation protection by cysteamine: an investigation by means of electron spin resonance. *Radiation Res.* **18**, 495–509.

Patt, H. M., Tyree, E. B., Straube, R. L., and Smith, D. E. (1949). Cysteine protection against x-irradiation. *Science* **110**, 213–214.

Phillips, T. L. (1980). Rationale for initial clinical trials and future development of radioprotectors. In *Radiation Sensitizers*, L. W. Brady, Ed., pp. 311–329. Masson, New York.

Raaphorst, G. P., Azzam, E. I., Borsa, J., and Sargent, M. D. (1985). In vitro transformation by bromodeoxyuridine and x-irradiation in C3H–10 T 1/2 cells. *Radiation Res.* **101**, 279–291.

Revesz, L. (1983). Studies with glutathione deficient human cells. In *Radioprotectors and Anticarcinogens*, O. F. Nygaard and M. G. Simic, Eds., pp. 237–274. Academic Press, New York.

Samuni, A., and Czapski, G. (1978). Radiation induced damage in Escherichia coli B: the effect of superoxide radicals and molecular oxygen. *Radiation Res.* **76**, 624–632.

Schwarz, G. (1909). Über Desensibilisierung gegen Röntgen–und Radiumstrahlen. *Münchner Med. Wochenschr.* **56**, 1217–1218.

Thomlinson, R. H., and Gray, L. H. (1955). The histological structure of some human lung cancers and the possible implications for radiotherapy. *British J. Cancer* **9**, 539–549.

Whillans, D. W., and Hunt, J. W. (1982). A rapid mixing comparison of the mechanisms of radiosensitization by oxygen and mizonidazole in CHO cells. *Radiation Res.* **90**, 126–141.

Yuhas, J. M., and Phillips, T. L. (1983). Pharmacokinetics and mechanisms of action of WR–2721 and other protective agents. In *Radioprotectors and Anticarcinogens*, 0. F. Nygaard and M. G. Simic, Eds., pp. 639–653. Academic Press, New York.

추천 문헌

Dertinger, H., and Jung, H. (1970). *Molecular Radiation Biology*. Springer-Verlag, Berlin.

von Sonntag, C. (1987). *The Chemical Basis of Radiation Biology*. Taylor and Francis, London. (See particularly Chapters 10 and 11.)

문제

1. 어떤 포유류 세포주의 D_0가 120 cGy이고 외삽 수가 12이다. OER은 2.81의 값으로 선량 변경 특성이 있는 것으로 나타났다. Alper-Howard-Flanders 방정식에서 m의 값은 얼마인가?

   이 세포주에 대해 OER이 산소 분압의 함수로서 아래와 같다

$[O_2]$ (%)	OER
0.1353	1.10
0.223	1.20
0.2865	1.33
0.3679	1.64
0.6065	1.88
0.7788	2.19
1.00	2.59
1.75	2.77
2.50	2.81

   같은 식에서 K의 값은 얼마인가? 이 세포주에서 1형과 2형 손상의 비율은 얼마인가?

CHAPTER 10

정상 조직과 종양 조직의 방사선생물학

1 서론

우리는 앞서 논의한 연구에서 방사선에 대하여 생체조직이 예측한대로 반응할 것으로 생각한다. 원론적으로 이런 일반적인 관찰에 예외는 거의 없지만, 종종 생리적, 호르몬적, 항상성 조절 상태에 있는 생체조직의 방사선 변경 효과에 대해서는 아직 완전히 이해되지 않고 심지어 인식조차 되어있지 않다. 생체조직의 여러 반응들은 세포 주기 내의 상태, 예를 들면, 세포의 **산소화 상태(oxygenation state)**에 의해 크게 영향을 받는다(Hlatky et al. 1988). 대사 물질의 공급과 대사 후의 생성물질의 제거 과정 역시 생체조직의 반응을 변경시키는데 중요한 역할을 한다. 외부에서 조직에 가해지는 각종 제어 인자들 역시 중요한 역할을 한다. 예를 들자면, 생체조직의 조절 성능을 담당하는 호르몬 물질들은 중요한 조절 역할을 담당한다.

조직이나 장기의 방사선 민감도의 가장 중요한 측면은 일반적으로 해당 세포 시스템과 관련된 생식 활동 상태에 집중된다. 이러한 증식 상태는 모든 포유류 종의 조직에 따라 매우 다양하다. 극단적인 경우가 중추 신경계 조직인데, 그중 일부는 생물체의 성체 생활 동안에 분열을 전혀 하지 않는 클론생성 능력의 상실과는 무관한 종결점의 특성을 갖고 있다. 이와 반대 극단의 경우로는 조혈 기관인데, 이런 세포들은 시험관내 배양

속도에 근접하는 기하 급수적인 속도로 증식을 한다.

2 포유류 조직의 세포 사멸

8장에서 우리는 생존 곡선에서 정의된 세포 사멸에 대해 자세히 논의하였다. 생존 곡선의 정의에 의하면 한 세포가 자손을 생산할 능력을 상실하는 것은 실제적으로 생존을 지속하지 못하는 비생존의 경우로 본다. 이런 종결점을 쿨론원성 또는 클론생성 세포 사멸이라 정의한다. 정상 조직과 종양 조직의 경우 세포 사멸의 정의는 훨씬 더 복잡하다. 클론생성 잠재력이 시험관내 또는 조직화된 조직에서 세포주를 유지하는 데 필수적인 요소라는 것을 알고 있지만, 복잡한 조직 시스템에서는 다른 중요한 문제들이 있다. 정상적인 세포의 노화도 이런 중요한 문제 중의 하나이다. 또 다른 문제는 잘못된 시간에 잘못된 위치에 있는 세포를 제거하는 것이다. 이에 대한 예로는 원발성 종양 조직으로부터 다른 곳으로 옮겨진 종양 세포의 전이나 염증 과정의 해소 등을 들 수 있다.

클론생성 능력의 종결점을 떠나서 실제 세포의 소멸을 포함하는 세포의 사멸은 적어도 2가지 유형으로 정의할 수 있다. 일반적으로 세포 손상이나 산소 또는 필수 대사물질의 부족으로 인해 발생하는 급성 병리학적 세포 사멸을 **괴사(necrosis)** 라고 한다. 괴사는 세포가 부풀어 오르고 궁극적으로는 용해되어 세포의 내용물들이 세포 외부 공간으로 유출되는 현상이다. 괴사는 일반적으로 염증 반응을 동반한다. **신생물(neoplasm)**의 경우 괴사는 빠르게 성장하는 종양에서 가장 자주 발견되며, 종양 덩어리가 혈액 공급을 초과하여 자라면서 종양 부위에서 산소와 에너지 공급이 부족해진다. 이 경우에 염증은 괴사 과정의 특징과는 다르다.

이와는 대조적으로 세포의 노화 또는 세포 개체군의 조절 작용으로 인한 세포 사멸의 경우를 세포 **자살(apoptosis)**이라고 한다. 이 특징적인 과정은 세포핵과 세포질이 수축된 다음 이웃 세포나 대식세포(macrophage)가 죽은 세포를 분해 단편화 하여 포식 작용을 하는 과정을 포함한다. 이때 죽은 세포의 내용물은 일반적으로 세포 외부 공간으로 누출되지 않으므로 염증도 생기지 않는다. 세포 자살에 수반되는 과정은 염증이 없으므로 조직학적으로 잘 나타나지 않는다.

세포 개체 수와 세포 노화를 조절하는 메커니즘으로서 세포 자살 개념은 수십 년 동안 이어져왔지만, 세포 자살에 대한 메커니즘은 90년대에 와서야 폭넓은 연구가 시작된다. 세포 자살에 대한 관심은 종양 억제 유전자와 종양 유전자(oncogene)가 세포 자살 과정의 핵심 제어 인자라는 발견에 의해 촉발되었다(Lowe et. al., 1993; Clarke et. al., 1993; Little et al., 1995). 이러한 연구의 주요 초점은 **p53 종양 억제 유전자(p53 tumor suppressor gene)**의 역할이었다. p53 유전자는 유전자 안정성, 세포 주기 진행 및 DNA 손상에 대한 세포 반응을 조절하는 유전자를 활성화할 수 있는 **전사 활성자(transcriptional activator)**이다. p53 생성물의 합성은 이 유전자가 변이되지 않은 형태로 존재하는 많은 정상 세포주에 세포 사멸 유도에 깊게 관여하는 것으로 알려져 있다. 돌연변이로 인해 이 유전자가 상실되면 세포 자살을 할 능력도 잃게 된다. 방사선 병리학에서 중요한 발견은 G1기 세포에 소량의 DNA 손상이 있어도 p53 생성물과 결합하여 궁극적인 세포의 자살을 유발한다는 것이다. 림프계통 세포가 손상된 후, 고 농도의 p53 유전자 생성물을 만든다는 것은 **방사선 병리학(radiation pathology)**에서는 중요한 의미를 지닌다. 특히 이는 저 선량의 이온화 방사선의 경우에 해당한다. 분명히 p53 생성물의 생성은 세포 자살 과정의 시작에는 충분하지 않지만, 확실히 필요하다(Little et. al., 1995).

세포 자살에 관련된 또 다른 중요한 유전자는 **bcl-2 유전자(bcl-2 gene)**이다. 이 유전자는 신경 세포, 골수 세포, 림프구를 포함한 많은 포유류의 세포 유형에서 생리학적 세포 사멸 (세포 자살)을 차단하는 단백질을 부호화(encoding) 한다. 또한 이 유전자는 여러 유해 물질이 작용한 후에 세포의 사멸을 예방할 수 있다(Vaux and Weissman, 1993).

현재로서는 이온화 방사선 노출 후 세포가 죽는 메커니즘인 세포 자살의 역할은 아직 분명하지 않다. 특히 p53의 작용적 역할과 bcl-2의 반대 역할에 대한 상대적인 중요성은 불분명하다. 그러나 G1기 세포의 DNA에 작은 흠집과 오류를 탐지하는 기능은, 방사선에 조사된 조직을 회복하고 유전자 오류정보(genomic misinformation)를 줄이는 데 중요하다.

3 조직 내 세포 집단의 본성

정상 조직과 악성 조직에서 **세포 집단 동역학(cell population kinetics)**의 본질에 대한 초기의 체계적인 연구 중 하나는 Gilbert와 Lajtha(1965)의 보고였다. 그림 10.1은 포유류(그리고 일부 다른 생물체)의 기관과 조직에서 발견되는 다양한 세포 동역학 시스템을 분류한 것이다.

그림에서 각 시스템의 정의는 다음과 같다(분류 D, E, F의 이중 화살표는 구획(compartment)된 세포 중 1개가 유사분열을 하여 2개의 딸세포의 발생을 나타냄).

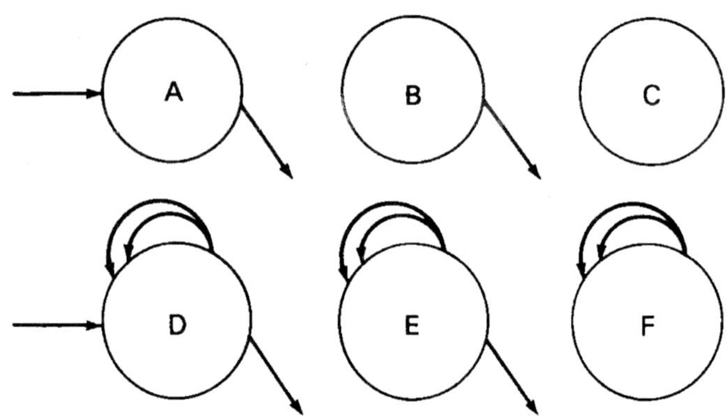

그림 10.1 Gilbert and Lajtha(1965)가 제시한 시스템 내의 세포 동역학 분류.

A. 단순 통과 집단(simple transit population): 완전한 기능을 하는 세포들이 구획에 추가되는 한편, 노화되거나 무작위로 파괴되는 세포들은 이 집단에서 사라진다. 이 범주에 속하는 **기능성 종말 세포(functional end cell)**의 예는 많다. 예로, 끊임없이 교체되는 정자(spermatozoa)와 적혈구 또는 혈액의 다른 말단세포를 들 수 있다.

B. 감소 집단(decaying population): 세포수는 시간이 지남에 따라 교체 없이 감소한다. 포유류 암컷의 난모(oocytes) 세포가 그 예이다. 이런 부류의 세포군은 포유류에서는 드물지만 곤충에서는 흔하다.

C. 폐쇄 정적 집단(closed static population): 개체의 일생 동안 세포 수는 증가 감소하지 않는다. 실제로 이런 세포 집단이 존재할 가능성은 낮다. 중추 신경계의

분화된 뉴런이 정체 집단의 예로 인용되지만, 이런 집단에서도 세포 수는 감소하는 것 같다.

D. 분열 및 통과 집단(dividing transit population): 통과하는 세포 외에도 구획 내에서 세포의 분열이 일어나 들어오는 세포보다 나가는 세포가 더 많아진다. 이 모델에서는 구획 내 세포의 수는 거의 고정이 되었다고 가정한다. 줄기 세포를 따라 분열과 증식을 하는 혈액세포 유형(예: 골수의 전적혈구모 세포(proerythroblasts cell)이 이러한 유형의 세포 집단의 예이다.

E. 줄기 세포 집단(stem cell population): 지속적인 생존을 위해 자립에 의존하는 자립형 세포군이다. 이런 유형의 세포주의 모든 자손은 **줄기 세포 풀(stem cell pool)**이 지속적으로 존재하는가에 달려있다. 모든 자체 유지 분열 세포 집단에는 이러한 **전구체 풀(precursor pool)**이 있어야 한다. 예로는 지속적인 정자 생성 또는 조혈을 담당하는 줄기 세포를 들 수 있다.

F. 폐쇄 분열 집단(closed dividing population): 이런 세포군은 신생물 성장(neoplastic growth) 모델, 즉 종양성 성장 모델로 잘 표현할 수 있다. 종양의 초기 성장 단계에서는 구획에 들어오거나 나가는 세포는 없다. 장기적으로 종양 성장은 아마도 줄기 세포 집단으로 가장 잘 표현될 것이다. 이는 종양이 커짐에 따라 세포 사멸, 대사 및 기타 영양소 부족으로 인한 성장 억제, 매우 가변적인 분열 속도가 있기 때문이다. 눈의 수정체에서 세포 재생을 담당하는 상피 세포(epithelial cell)는 이러한 유형의 집단의 또 다른 예이다.

4 세포 집단의 동역학과 방사선 손상

이 절에서는 앞에서 설명한 세포 시스템의 집단 및 **재집단(repopulation)**의 동역학에 대해 논의한다. 9장에서는 개개의 세포가 분열에서 다음 분열까지의 세포 주기를 통해 방사선 감수성 변화 문제를 논의하였다. 여기에서는 세포 집단의 전체적인 동역학과 그 방사선 감수성에 대해 논의한다. 앞절의 설명을 보자면, 그림 10.1의 D, E, F 경우의 동역학 형태들은 방사선 손상에 매우 취약하다는 것이 자명하다. 그 이유는 세포의 클론생성 사멸의 경우 이온화 방사선의 주요 표적은 유전체이며, 유전체는 복제가 완료된 G2기 및 유사분열 M기 동안에 방사선 손상에 가장 취약하다는 것이 밝혀졌기 때문이다 유전체의 동적 복제 활동에 대한 교란(disturbances)의 중요한 결과는 클론생성 능력의 변화이다. 실제로 이런 경우로 시스템 중 가장 민감한 집단은 줄기 세포 유형인 조직(E)일 것이며, 이는 결함을 대체할 전구체가 없기 때문에 지속적인 클론생성 잠재력에 따른 지속적인 기능에 의존한다. 줄기 세포 활동에 의존하는 조직의 궁극적인 기능적 생존 가능성은 방사선 노출 후 구획을 복원하고, 궁극적으로 기능적으로 유능한 자손을 생산할 수 있을 만큼 살아남은 클론생성 줄기 세포의 수가 충분한지에 여부에 따라 결정된다. 가장 저항성이 강한 조직은 이전 구획에서 세포의 공급이나, 구획 내에서 분열이 필요하지 않는 조직이다. 폐쇄 정적 모델(C형)인 중추 신경계가 이런 경우인데, 이 경우 높은 방사선 저항성을 보이는 것은 세포의 복제 및 교체가 필요 없기 때문일 수 있다.

성장 분율과 그 중요성

증식하는 조직의 동역학을 서술하는 매개변수로서 **성장 분율(growth fraction)** 개념은 Mendelsohn(1962)이 처음 제안했다. 그는 방사성 물질로 표식이 된 세포들을 통해, DNA 합성시 성장 중인 종양 조직에 있는 세포는 모두 다 활발한 증식 과정에 있는 것이 아니라는 것을 관찰하였다. Lajtha(1963)는 자신의 연구와 다른 연구들을 근거로 이런 세포는 활발하게 증식하지는 않지만, 증식 상태로 재진입(reenter)할 수 있는 상태인 세포 주기의 G_0기 개념을 제안했다. G_0기 세포는 대사 결핍의 결과가 아니라, 조절 활동에 의해 활발하게 분열하는 집단에서 제외된 세포로 간주된다. 산소, 포도당 또는 기타 대사 물질을 제거함으로써 가역적인 방식으로 세포가 활성 분열을 멈출 수도 있다는 것이 밝혀졌다(Hlatky et al., 1988). 따라서 결핍된 영양소가 회복되면 세포가 다시 활발하게 증식하게 된다.

정상적으로 분열하는 세포 집단에서 분열하지 않는 세포의 명명법에 대한 혼동을 해결하기 위해, Dethlefsen(1980)은 조절 또는 영양 상태보다는 기능에 따라 2가지 세포의 종류를 구분하기 위해 보다 넓은 범위의 용어인 휴면(Q) 세포와 증식(P) 세포라는 용어를 쓰자고 주장했다.

성장 분율이란, 클론생성 능력이 있고 실제로 DNA 복제 및 세포 분열 과정에 있는 활성 세포가 전체 집단에서 차지하는 비율로 정의한다. 여러 가지 성장 분율을 추정하는 기법들이 있는데, 대부분은 활발하게 분열하고 있는 세포에 방사성 표지물인 DNA 전구체를 사용하여 추정한다. 자세한 계산 방법은 Steel(1977) 책을 참조 바란다.

성장 분율을 결정하는 간단한 방법 중 하나는 시험관내 또는 체내 시험에서 세포들을 DNA 합성을 위한 적절한 방사성 표지(lable) 물질이 들어있는 배지에 노출시키는 것이다. 대표적으로 자주 사용되는 표지 물질은 **^{3}H-티미딘(^{3}H-thymidine)**이다. 이 방사성 표지 물질을 세포 배지나 건강한 동물에 주사한 후, 세포 1주기 동안 (보통은 0.5 주기 동안) 이들로 부터 방출되는 방사선량을 측정한다. 이러한 조건에서 DNA를 합성하여 세포 주기의 S기를 통과하는 모든 세포에 방사성 표식이 지정되고, 이는 방사선 사진 촬영으로 식별할 수 있다. 표지가 붙는 세포의 백분율을 성장 분율이라 하는데, 이는 모든 방사성 표식이 있는 세포는 적어도 한 번은 S기간을 통과했기 때문이다.

성장 분율에 대한 방사선 생물학적 중요성은 1980년대 후반 새로운 데이터가 나올 때까지는 불분명했다. 1980년대 들어 Dethlefsen은 방사선 생물학적 반응에서 휴면 세포(quiescent cells)의 역할이 만족스럽게 설명되지 않았다고 지적했다. 최근 여러 연구에 따르면, 세포 주기를 벗어난 세포는, 잠재적 치사 손상을 더 많이 복구할 수 있는 것으로 나타났는데, 이는 단순히 세포가 DNA를 복제하기 전에 더 많은 시간이 남아있기 때문이다.

Rodriguez 등(1988)에 따르면, 잠재적 치사 손상을 훨씬 더 많이 복구하는 것은 실제로 세포 주기에서 벗어난 세포에서 이루어졌다는 보고이다. 다른 여러 논문에서도 이런 사실은 확인되었다. 자신의 세포 주기를 벗어난 세포 (현탁액에서 성장한 다세포 종양 구형체(multicellular tumor spheroid)는 구형체에서 분리된 후 세포 주기로 다시 진입하는데 최대 6시간이 걸린다.

DNA 손상 복구에 필요한 효소의 농도가 비주기성 세포에서도 고갈될 수 있다는 것이 가능하다고 보이지만, 아직 입증되지는 않았다. 그럼에도 불구하고 추가 시간을 고려하면 보다 낮은 농도의 복구 효소로 효과적인 복구를 진행할 수 있다. 요약하면, 현재 여러 증거를 볼 때 이 규칙에 대한 몇 가지 드문 예외는 있지만, 일반적으로 비주기성 세포가 주기성 세포보다 방사선 조사에 저항성이 더 큼을 시사한다.

5 정상 조직과 종양 조직에서의 세포 동역학

정상 조직과 종양 조직은 모두 G1-S-G2-M기의 세포 주기 모델을 따르는 세포 동역학 형태를 가지고 있으며, 실제로 종양의 세포 주기 관련 매개변수들은 다른 성장 조직들과 비교하여 크게 다르지 않다. 전체 세포 주기 시간과 S기 DNA 합성에 소요되는 시간은 종양 조직과 정상 조직에서 매우 비슷하다. 그러나 종양이 지속적으로 성장하여 혈관 형성이 필요한 크기에 도달하면 일부 동적 특성에 상당한 차이를 보인다. 정상 세포의 경우, 배아 초기에서 생겨 생애내 지속되는 **정연한 혈관형성(orderly vascularization)** 과정을 통해서 산소와 영양소가 무리 없이 세포들에 공급되며 생존이 보장된다. 반면에 대부분의 종양은 혈관이 없는 세포군에서 발생하며, 종양이 어느 정도 성장한 후에나 혈관이 발생한다. 종양에서 혈관 공급의 발달은 정상 조직에서 발생하는 혈관 생성 인사의 활동에 달려 있다. 일반적으로 종양에서 새로 생기는 혈관들은 상당히 혼란스럽고 무질서하다. 이런 불규칙성으로 인해 일부 종양 조직은 산소와 영양소 공급원으로부터 너무 멀리 떨어져 있어 세포 생존이 불가능하다. 종양의 또 다른 부분은 복제 없이 세포의 생존에만 적합한 영양분과 산소 공급만 받는다.

Tannock(1968)과 동료들은 종양 세포와 근처 혈관 사이의 형태학적 관계를 조사했다. 그들은 가장 가까운 혈관으로부터 반경 85~100 μm 밖에서 죽었거나 죽어가는 세포를 발견하였다고 보고했다. 또한 성장 분율은 혈관 근방에서 가장 높았고, 혈관에서 멀어질수록 감소하는 것으로 나타났다. 괴사 영역은 약 100 μm의 거리에서 발견되었다. Tannock 등은 효과적인 산소 확산 거리와 성장 분율 감소, 그리고 궁극적으로 괴사 사이에 강한 상관 관계가 있음을 제안했다.

최근의 연구 결과에 따르면 산소 부족 뿐 아니라 포도당 부족도 성장 분율의 감소와 세포 사멸과 괴사로 이어질 수 있음이 밝혀졌다. 산소와 포도당, 젖산을 포함한 여러 영양소와 대사 물질들은 종양 세포의 증식 및 휴면 상태를 결정짓는 중요한 역할을 한다(Hlatky et al., 1988).

정상 조직과 종양 조직 사이의 중요한 차이점 중 하나는 종양에 들어있는 **휴면 세포**의 분율이다. 정상 조직의 질서 있는 혈관 구조로 인하여 세포군이 증식하는 구획에서 휴면 구획으로 이동하는 것은 영양소 부족의 결과가 아니라 조직의 성장과 발달을 조절하는 정상적인 성장 인자와 자연적으로 발생하는 억제제의 활성의 결과일 것으로 보인다. 이런 정상 조직의 휴면 세포는 Lajtha가 G_0기라고 명명한 세포이다. 종양 세포도 영양이 부족하면 휴면 상태가 되고 심지어 죽기까지 한다. 지금 답할 수 없는 질문은, 정상 조직의 휴면 세포가 종양의 휴면 세포와 동일한 DNA 복구 특성과 증식 활동으로의 이동 제어를 가질 것으로 기대할 수 있는지 여부이다. 실험 데이터들은 종양의 휴면 세포에 관한 것으로, 그것을 확대 해석하는 것은 위험하다.

6 정상 조직과 종양에서의 세포 생존 모델

앞 장에서 논의된 세포의 생존 데이터는 시험관내 조직 배양에서 자란 세포에 적용되며, 이러한 데이터를 일반화하여 정상 조직이나 종양 조직의 방사선 반응을 예측하는 것은 분명히 가능하지 않다. 다행히도 다소 방해받지 않은 생체 내 환경에 있는 정상 조직과 종양 조직의 방사선 감수성을 검사할 수 있는 여러 혁신적인 시스템들이 개발되었다. 이러한 분석 시스템 중 다수가 정상 조직 및 종양 조직의 방사선 감수성과 복구 능력에 대한 깊은 통찰력을 제공한다. 이래에서 자세히 살펴보자.

7 종양 조직의 방사선 생물학적 민감도 모델

조직화된 생체조직 시스템의 민감도 평가를 위한 초기의 시도들은, 주로 종양 조직의 방사선 민감도를 확인하는데 집중되었다. 이는 부분적으로 이러한 신생 종양 조직이 정상 조직에서는 할 수 없는 분석 기회를 제공했기 때문이다. 숙주(host)로부터 수용동물(recipient animal)로의 세포주의 **동계 이식(syngeneic transplantation)**이 가능하며, 이런 현상은 생체 내 조직 시스템의 중요한 특성이다. 종양이 자라고 있는 숙주에 방사선을 조사한 후, 조사되지 않은 정상적인 수용 동물에 종양 세포를 이식하고 조사된 종양 세포의 성장 반응을 관찰하는 것도 기능해졌다. 이로서 방사선 요법으로 암을 치료할 때 발생하는 **종양 생물학(tumor biology)**을 이해하는 데에도 관심이 높아졌다. 암세포의 민감도에 따른 산소의 역할과 Q 세포 분율, 그리고 복구 또는 재증식 등의 특성 확립은 중요하다. 전반적인 목표는 실용성이다. 즉 **방사선으로 환자의 암을 제어하는데 있어서 치료 효과를 극대화하는 반면, 동시에 방사선에 노출된 정상 세포의 손상을 최소화하는 것이다.**

Hewitt 희석 분석

포유류 조직에 대한 최초의 생체 내(in vivo) 분석시험은 Hewitt와 Wilson(1959)이 **동종 쥐 종양(syngeneic mouse tumor)** 계통을 사용하여 개발한 것이다. 그 당시에 쥐의 복강(peritoneal cavity)에서 성장한 여러 종양 세포주가 개발되었다. 이들 종양 세포는 숙주의 복강에서 계속 자라게 하거나, 때로는 채취하여 외부에서 조작할 수도 있다. 복강에서 계속 자라게 둔다면 동물은 결국 죽게 된다. Hewitt과 Wilson은 숙주 동물의 사망을 종결점으로 이용하면, 방사선이 조사된 종양 세포의 클론생성 능력을 측정할 수 있겠다는 획기적인 생각을 했다. 그림 10.2는 10 Gy(1,000 rad)의 단일 방사선 선량점에 대한 Hewitt 방법의 요약을 보여준다. 쥐 복강 종양 P388로부터 채취된 세포를 사용하였다. 방사선이 조사되지 않은 세포를 기증 동물(donor)로부터 채취하고, 여기에 종양 세포를 **현탁액(stock suspension)**을 사용하여 일련의 희석액을 준비했다. 전형적인 미생물학적 유형의 2성분 희석 방식으로 저 농도 세포의 현탁액을 만들어, 숙주 동물 1/2을 죽일 수 있는 적합한 수의 세포를 동물 몸 속에 주입하였다. 사용된 종양 세포주의 경우 동물 1/2을 죽이는 데 필요한 세포 수는 약 2~3개이다. 적은 수의 동물(5~10 마리)에 동일한 개수의 세포를 주사하고 생존을 추적한다. 동일한 절차를 사용하여, 방사선량이 각기 다른 경우의 추가 실험을 수행한다. 각 세포 조사시의 선량과 생존율 데이터를 그림 10.2에 도시하였다. 여기서 그래프 또는 계산에 의해 '**치사율 50% 선량(LD_{50})**'을 알 수 있다. 그리고 동일한 절차로 세포 채취 전에 계획된 선량의 방사선을 조사한 다음, 조사된 세포를 채취하여 현탁액을 만든다.

숙주 동물에 여러가지 선량 값으로 방사선을 조사하고 각 선량에 대해 설명한 대로 현탁액을 주사를 놓는다. LD_{50} 값들을 사용하면 생존 곡선을 작성할 수 있다. 그림 10.2의 오른쪽 그림은 단 1회 방사선 조사를 한 예이고, 왼쪽은 방사선 조사를 받지

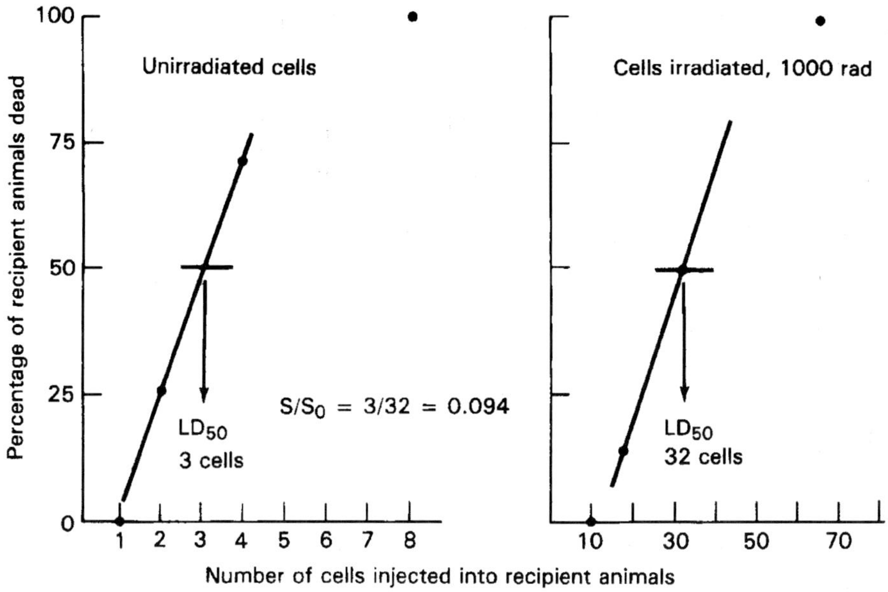

그림 10.2 Hewitt 희석 분석법에 대한 전형적인 데이터.
종양 세포는 방사선을 조사한 또는 조사하지 않은 숙주 동물에서 각각 세포를 채취한다. 이를 희석시켜 숙주 동물에 설정된 세포 수를 주사한다. 각기 선량을 받은 동물 세포를 주입하고 각각의 생존율을 관찰하면 주입 세포가 숙주 1/2을 죽이는 LD_{50}을 정할 수 있다. 상기 예에서 선량 10 Gy의 방사선을 조사한 후의 생존율을 계산하였다. 생존 곡선을 완성하려면 여러 선량 값에서의 분석 작업을 반복해야 한다. 그림의 데이터는 Andrews와 Berry(1962)가 다시 분석한 자료이다.

않은 경우이며, 두 경우 모두 생존율이 계산되어 있다. 나머지 선량에 대해서도 각각의 생존율을 추정하고, 선량 대비 생존율의 생존 곡선을 위와 같은 방법으로 그린다.

Hewitt 희석분석 방법은 방사선에 대한 종양 세포의 감수성에 관련된 여러 중요한 연구에 사용된 수단이다. 그림 10.3은 그러한 연구의 좋은 예이다. Andrews와 Berry (1962)는 3종류의 쥐 종양, 2종의 백혈병, 1종의 육종에 대한 생존 곡선을 개발했다. 그 중 일부는 Berry자신의 미 발표 데이터이고 다른 일부는 Hewitt가 제공한 것이다. 클론생성 생존 곡선은 무산소 및 여러 유산소 조건 모두에 대해 개발되었다.

3 종류 세포주 모두 유산소 또는 무산소 세포에 대해 동일한 곡선으로 표시할 수 있었으며, 그려진 선은 적절한 산소화, 산소 농도 조건에 적합했다. 이들 세포의 산소 효과비(OER)는 약 2.4였으며, 이는 시험관내에서 조사되고 시험관내에서 클론생성 생존을 분석한 세포주의 2.8 정도와 크게 다르지 않았다. 유산소 조건에서 조사된

세포들에 대한 D_0는 약 150 cGy였으며, 이 데이터 세트에 대한 외삽 수치, n은 약 3~4였다.

희석 분석 시스템의 중대한 단점은 복수 액에서 배양된 기증 동물의 세포가 일반적으로 복강 속에서 세포 수가 상당히 많을 때 방사선 조사를 받는다는 것이다. 이런 조건에서는 조사시 세포들이 충분히 산소를 공급받는지가 확실하지 않다. 이것이 사실이면 세포에는 상당한 무산소 보호 가능성이 있으며, 결과적으로 방사선 조사에 대한 세포의 저항성이 과대 평가된다. Berry의 연구에서 보고된 데이터는 그러한 저산소증에 대해서는 영향을 받지 않는 것으로 보인다. D_0(유산소) 값은 약 150 cGy로서, 많은 세포 시스템의 시험관내 연구에서 측정된 선량 값과 상당히 일치한다. OER이 2.4 정도이면 in vitro 시스템에서 발견되는 2.5–2.8 과 크게 다르지 않다. 이 연구에서 보고된 세포주에 대해서는 적어도 방사선 조사 중에 적절한 산소 공급이 있었을 것이다.

이 방법의 또 다른 약점 중 하나는 조사된 종양 세포가 복수 배지에서 자라는 동안 클론생성 잠재력을 발현할 수 있어야 한다는 것이다. 예를 들면 대부분의 백혈병은 이런 환경에서는 쉽게 자라므로, 일반적으로 수용 동물의 50%를 죽이는 데 1~3개의 세포만 접종하면 된다. 방금 설명한 Berry 데이터의 경우, 육종 세포는 숙주 동물의 50%를 죽게 하려면 80개 이상의 세포 접종이 필요하였다. 그러나 많은 경우 세포 성장도 잘 보이지 않고 분석도 불가능하였다. 이런 단점을 피하기 위해 다른 분석 방법들이 개발되었다.

허파 군집 분석 시스템

Hill과 Bush(1969)는 Hewitt 분석 방법을 변형하여 고형 종양에서 유래한 세포의 클론생성 생존율을 측정하였다. 원리적으로 이 분석은 같은 유전자를 가진 쥐들의 허파에서 세포의 군집 형성 능력을 결정함으로써 종양 세포의 클론생성 생존율을 측정한다. 체내에서 방사선 조사를 받거나 또는 절개해서 세포를 분리한 후에 시험관내에서 조사를 받은 종양 세포들을 수용 쥐에 각각 주입한 후, 18~20일 차에 죽이고 허파를 해부하여 그 속에 있는 종양 군집 수를 세는 방법이다. Hill과 Bush는 주입된 세포 수와 허파에서 형성된 군집 수 사이에는 선형적인 관계를 입증할 수 있었다. 실험적으로 방사선 조사된 세포와 함께 고 선량으로 조사된 비클론생성 세포를 주입한 경우 허파 군집(lung colony)

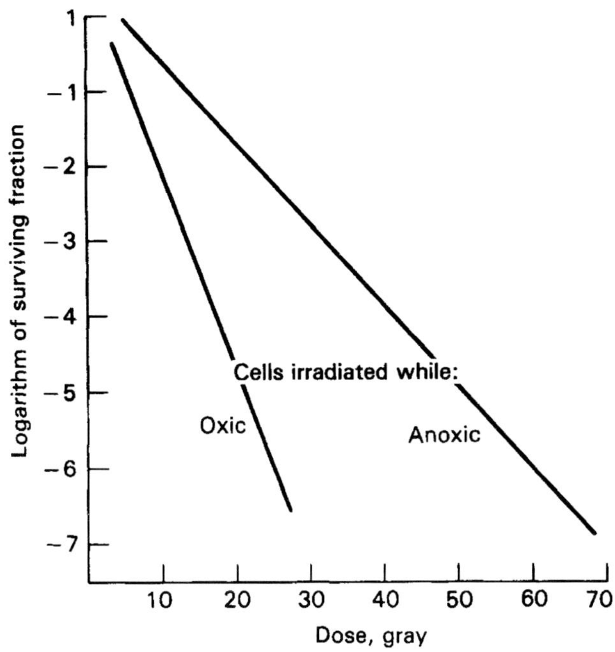

그림 10.3 Berry(1964)가 쥐의 백혈병과 육종에 대해 Hewitt 분석법을 통해 얻은 생존 곡선. 실제 데이터는 그림에 표시되지 않지만, 그려진 선 주위에 빽빽하게 흩어져 있다. 세포는 기증 동물로부터 정상적으로 채취한 것들이거나, 또는 무산소 생태를 만들기 위해 죽인 후 수분 후에 채취했다.

수가 크게 증가한 것으로 나타났다. 일반적으로 이러한 절차를 통해 클론생성 생존자로부터 형성된 군집의 수는 10~50배 증가하였다. 그들은 이러한 증가에 대한 메커니즘을 파악하지 못했지만, 숙주 동물 측의 면역반응 때문은 아니라고 생각된다.

또한 그들은 일관된 생존 곡선을 얻었고, KHT 이식성 육종의 경우 D_0는 134 cGy였으며 외삽 수는 약 9.5 였다. 이들 데이터는 Hewitt 분석법에서 동일한 종양에 대해서 얻은 값과 잘 일치하였다. 이러한 일치는 허파 군집 분석을 검증할 수 있을 뿐 아니라, 고형 종양에 방사선이 조사되고 희석 분석법으로 시험된 KHT 세포는 부분적인 저산소증으로 인한 방사선 손상으로부터의 보호가 거의 없음을 보여준다.

허파 군집 분석의 중요한 한계점은 세포를 동일한 유전자를 가진 숙주 쥐, 즉 종양이 유래된 동일한 유전자형의 근친 교배 쥐 계통에 주입해야 한다는 것이다. 아직 이런 실험 사례가 있다는 공개된 증거는 없지만, 다른 마우스 계통의 세포뿐 아니라 누드 마우스(nude mouse) 같은 인간과 다른 종의 세포에서도 허파 군집 분석을 수행할 수 있어야 한다. 특히 누드 마우스 계통은 면역학적 반응이 거의 없으며, 유전자가 다른 세포주도 거부반응 없이 잘 자란다.

종양 성장 및 종양 "치료" 모델

종양 세포의 클론생성 잠재능을 시험해 볼 수 있는 모델은 매우 제한적임으로 대부분의 종양 방사선 생물학에서는 일반적인 종양 생물학 용도로 개발된 도구들을 사용한다. 이러한 도구 중 일부는 정확한 정량화를 달성할 수 없다는 본질적인 한계 때문에 방사선 영향 연구에 있어 다른 도구보다 더 가치가 있다.

종양 부피 대 시간

종양 방사선생물학에서 널리 사용되고 상대적으로 강력한 분석 도구는 종양 성장 곡선인데, 이는 일반적으로 동일 유전자의 숙주 쥐 또는 쥐의 옆구리에 부분에 세포 접종물을 이식한 후, 시간에 따른 종양의 부피를 측정하여 얻는다. 이식된 종양에 대한 성장곡선을 간단하게 적용하려면 종양 부피가 증가하는 속도를 분석하는 것이다. 방사선 효과 분석을 위해 종양이 미리 설정된 부피에 도달하기까지의 시간을 측정할 수도 있다. 종양 부피 측정은 아무래도 부정확하다. 부피는 보통 2개 이상의 성장하고 있는 종양의 크기를 캘리퍼로 재어, 측정 평균값으로 부피를 계산하여 결정한다.

종양에 방사선을 조사한 후, 시간에 따른 종양부피 변화는 그림 10.4와 같다. 조사된 종양은 잠시 동안 성장이 둔화되고 이어서 종양 부피가 줄어드는 기간이 있다. 이런 감소는 국소 괴사, 영양소 부족, 또는 방사선 노출과는 관련 없는 다른 이유로 발생한 정상 세포의 손실분을 대체할 수 없기 때문으로 보인다. 이는 방사선 조사 결과로 인한 세포의 간기 사멸(interphase death) 때문은 아닌 것 같다. 살아남은 클론생성 세포가 증식함에 따라 종양의 재성장이 관찰된다. 즉 살아남은 클론생성 세포들이 세포 손실을 능가하는 후손을 생산한다. 방사선 의존성 반응의 측정 기준은 세포 부피가 방사선 조사 당시 관찰된 값에 다시 도달하는 시간이다. 이 시간은 그림 10.4에 표시되어 있으며, 조사 시점의 종양 부피가 조사 후에 이 값에 도달할 때까지의 시간으로 측정된다. 이러한 시간을 성장 지연(growth delay)이라고 한다. 종양의 방사선생물학적 반응을 시험하기 위한 성장 지연 모델의 중요한 한계는, 상당수의 이식 가능한 종양들이 조사 후에도

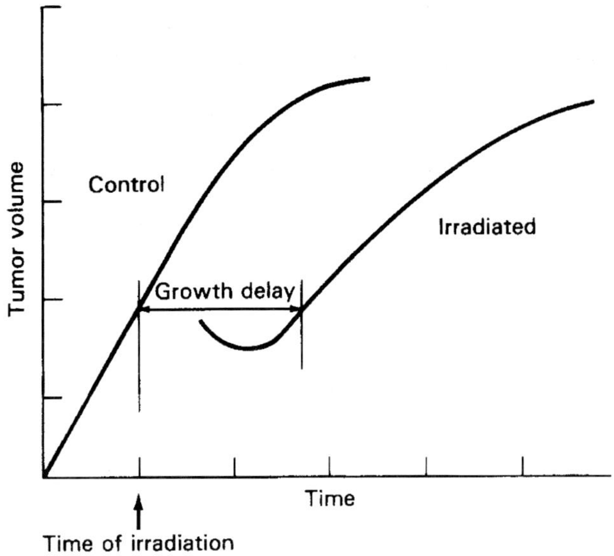

그림 10.4 세로 축은 수용 쥐 옆구리에 접종물을 이식한 후, 시간에 따른 종양 부피의 변동. 가로축은 이식 후의 시간이며 보통 2-3주를 넘지 않는다. 조사시간은 수직 화살표로 표시되어 있다. 많은 종양 세포주의 경우 기하급수적인 성장이 시작되기 전에 짧은 지연이 있지만, 기하급수적 성장 시에 방사선이 조사되면 이는 별로 성장에 중요치 않다.

부피의 감소를 보이지 않는다는 점이다. 아마 이렇게 부피가 줄어들지 않는 이유는 성장중인 종양에서는 세포 손실 분율이 작기 때문일 것이다. 방사선 조사가 이루어지면 유능한 클론생성 세포에서 다시 증식이 일어날 때까지 클론생성 활성이 줄어든다. 재증식의 결과 다시 성장이 시작되기 전의 얼마동안 일반적으로 종양의 작은 종양의 세포 손실 부분은 종양 부피의 감소로 이어지지 않는다. 이러한 경우에는 시간 대비 종양 부피를 더 간단하게 측정하고 미리 설정된 부피에 도달하는 데 걸리는 시간을 활용하는 것이 필요하다. 대안으로, 대조 종양과 조사된 종양에 대한 시간의 차이를 종결점으로 삼을 수도 있다.

종양 재성장 곡선의 대안적인 분석은 숙주 동물에서 자라는 종양의 부피의 시간에 대한 반로그 그래프를 사용하여 분석할 수 있다. 성장하는 종양의 상대적 부피는 방사선이 조사되지 않은 종양의 초기 부피에 대한 값으로 1.0을 사용한다. 종양 재성장이 생존 클론생성 세포 수의 함수라고 가정하면, 여러 조사 선량에 대한 재성장 곡선의 선형 부분은 '0' 시간 세로 좌표로 다시 외삽하고, 이 역 외삽에 대한 상대 종양 부피를 조사된 종양에서 클론생성 세포의 생존율로 취한다.

이러한 데이터로부터 생체 내에서 방사선 조사에 대한 생존 곡선을 도출할 수 있다. 이런 생존 곡선은 생존 분율 정상 범위의 작은 부분에 국한될 것으로 보인다. 사실 추정 생존율 0.05 이하에서는 이런 연구를 수행하기는 어렵다. 이런 측정은 원래 성장하는 이식 세포군에서 방사선에 민감한 증식 세포의 비율을 알수 없다는 비판을 받는다. 방금 논의한 역외삽법에 의한 분석의 신뢰성에 대한 중요한 제한은 종양 재성장율이 생존 클론세포 수의 단순한 함수가 아닐 가능성이다. 이것은 거의 확실한데 많은 연구자들이 **종양 층 효과(tumor bed effect)**를 관찰했기 때문이다. 이 효과는 아마도 혈관 조직의 발달에 관련된 방사선 조사 결과에 의한 가능성이 가장 크며, 혈관 조직의 발달은 종양이 작은 크기를 넘어선 후에 이에 따른 실질적인 종양의 성장 속도가 결정되기 때문이다.

TCD_{50} 종양 치료

종양 생물학에서 널리 사용되는 또 다른 종결점으로는 이식된 종양을 "치료"하는데 필요한 선량이다. 이 모델에서는 종양을 숙주 동물들에 이식한 후, 동일한 기간에 다수의 이식된 종양에 여러 등급별로 선량을 조사한다. 종결점은 종양의 성장이 제어되는 특정한 선량을 받은 동물의 비율이다. 이 국소 제어 지수는 각 선량에 대해 그래프로 표시할 수 있으며, 동물의 50%에서 종양 성장을 제어하는 데 필요한 선량은 다양한 통계 기법을 통해 추정할 수 있다. 이 값을 일반적으로 **50% 종양 치료선량(50% tumor cure dose TCD_{50})**이라 한다.

8 종양의 방사선생물학적 반응

희석 분석, 허파 군집 분석, 1차 세포 배양 및 시험관내 조직 배양 등을 포함한 다양한 종결점들을 사용함으로써, 동물과 인간의 모두의 다양한 종양 세포주의 방사선 생물학적 반응을 다소 명확하게 정의할 수 있게 되었다. 단지 몇 가지 중요한 예외를 제외하고, 광범위하고 장기적인 실험적 용도에 사용된 다양한 종양 세포주는 형질전환된 불멸 세포주(transformed and immortal cell line)로서 파생된 세포 유형과 조직의 범위를 고려할 때, 일반적으로 안정적이고 관련 생존 매개변수가 그다지 가변적이지 않은 클론생성 생존 특성을 갖는 것으로 밝혀졌다.

8장에서는 HeLa, T1 및 CHO 세포주를 비교함으로써 이들 세포주의 변수 범위를 보여주었다. 앞의 두 세포주는 인체에서 나온 것이며, CHO는 차이니즈 햄스터에서 나온 것이다. 일반적으로 평균값의 대략 2~3배에 해당하는 D_0 범위와 보통 실험실에서 사용되는 모든 형질이 전환된 세포주에 대해 5~20 사이의 n값(외삽 수치)의 범위를 찾는다. 이러한 일반화에서 DNA 손상 복구 메커니즘에 유전적인 결함을 가지고 있는 세포주는 제외되어야 한다. 이런 세포주의 예로는 색소성 건피증(xeroderma pigmentosum) 또는 모세혈관 확장증(ataxia telangiectasia) 환자로부터 인간 유래 세포주들이다. 이 세포에서는 이온화 방사선 또는 자외선으로 인한 DNA 손상복구 능력이 완전히 없는 것은 아니더라도 상당히 감소한다. 이런 특별 세포주는 방사선 노출 후의 DNA 복구의 본질을 탐구하는 데는 독특한 가치가 있지만, 일반적인 종양 방사선 생물학에는 특별한 통찰력을 제공하지는 않는다. 이런 세포주의 생존 곡선은 외삽수가 1이고, D_0가 다른 세포주에서 측정된 값보다 작다는 특징이 있다.

자연적으로 발생하는 악성 종양에서 성장한 새로 파생된 배양 시스템의 생존 곡선 매개변수에 대해 다소 다른 발견이 보고되었다. Fertil과 Malaise(1981, 1985)와 Malaise 등(1986)은 인간 종양으로부터 유래된 세포주들의 방사선 감수성을 규명하기 위해 많은 노력을 기울였다. 그들은 형질이 전환되지 않은 **섬유아세포(fibroblasts)** 및 다수의 인간 종양 세포주에 대한 데이터에 가장 잘 맞는 곡선은 선형-2차(LQ) 모델이라고 주장했다. 그들은 7장에 언급된 세포 사멸에 대한 보다 진보된 모델에 데이터를 맞추려는 시도하지 않았다.

Fertil과 Malaise는 생존 곡선을 LQ 모델에 맞추어 분석한 결과 극단적인 경우들을 발견하였다. 형질이 전환되지 않은 섬유아세포가 방사선에 가장 민감했으며, 이것의 생존 곡선은 일반적인 지수형 함수로 잘 설명되었다. 즉, MTSH 모델 용어로 표현하자면 단일 타격 특성을 가졌다는 것이며, LQ 용어로는 α 항이 지배적이고 β 항은 0이거나 무시할 수준이라는 것이다.

두 번째 보고서에서 Film와 Malaise는 자신의 데이터 뿐만 아니라 인간 종양에서 새로 추출한 세포주의 방사선 감수성에 대한 데이터를 수집한 여러 다른 연구자의 데이터도 분석했다. 그들은 생존 곡선의 변수로 정의된 종양의 방사선 감수성과 2 Gy의 단일 선량 조사 후 세포의 생존과의 관계를 얻을 수 있었다. 일반적으로 이 선량은 인체 악성 종양의 치료에서 일일 조사 분량으로 사용되며 종양의 치료 가능성에 대한 좋은 지표를 제공한다. 그러나 Fertil과 Malaise는 생존 곡선 변수들로부터 이들 간에 어떤 상관관계가 존재한다는 것을 명확히 입증하기는 어려웠다. 이들은 1985년 논문에서 2 Gy 조사 후의 생존율에 반영된 방사선 민감도와 종양 치료 가능성에 대한 가장 신뢰할 수 있는 지표가 선형-2차(LQ) 모델의 1차 항에 대한 계수인 α의 크기임을 보였다. 앞으로 11장에서 살펴보겠지만, 낮은 선량 조건에서 분할당 선량은 LQ 식의 2차항 선량항이 억제되고, 1차 선량항이 강조되는 경향이 있기 때문이다. 현대 방사선치료 계획에서 통상적인 분할 방사선 조사는 하루 2 Gy로서 α가 우세항이 된다.

이 저자들은 다양한 세포주의 방사선 민감도를 3개 그룹으로 나누었다. 거기에는 방사선치료에 대한 종양 반응성과 밀접한 상관관계가 있다. 치료 가능성이 높다고 알려진 림프종은 유래 세포주 중에서 방사선에 가장 민감하였으며, 흑색종은 종양 치료에 대한 저항성이 가장 높았으며, 배양시험에서 세포 생존의 저항성이 가장 컸다.

방사선 조사에 의해 종양 부피가 줄어드는 것과 같은 종양의 즉각적인 반응이 있다고 해서, 종양을 치료할 가능성이 꼭 높다고 할 수는 없다. 왜냐하면 반응의 정도는 종양 시스템의 많은 세포 동역학 매개 변수에 의해 결정되기 때문이다. 세포 주기에서 벗어난 소수의 세포와 관련된 높은 세포 손실 인자와 높은 성장 인자는 고유한 세포 방사선 감수성과 관련이 있으며, 부피 변화로 측정할 때 종양의 높은 수준의 반응성을 나타낸다. 반면에 치료 가능성은 방사선 조사가 끝난 후 남아 있는 클론생성 세포 몇 개가 종양을 재생성할 수 있는 능력에 복잡하게 의존하기 때문이다.

9 종양 세포의 저산소증과 방사선감수성

9장에서 제시된 세포의 **방사선감수성(radiosensitivity)**에 미치는 산소의 변경 작용에 대한 광범위한 검토에 의하면, 조직이나 세포에 심한 산소 부족, 즉 무산소증(anoxia)이 일어날 수 있는 환경에서는 이온화 방사선의 손상으로부터 상당한 방호를 기대할 수 있다는 점이 반복적으로 강조되었다. 그리고 체내에서 성장 중인 종양에서 심한 저산소증(hypoxia)이 변경될 조건에 대한 참고 자료도 제공한다.

현탁액에서 배양된 세포의 경우, 배양 조건들을 잘 조절하면 이러한 무산소증 상태와 이에 수반되는 방사선 방호가 발생하는 것을 방지할 수 있다. Hewitt 희석 분석등과

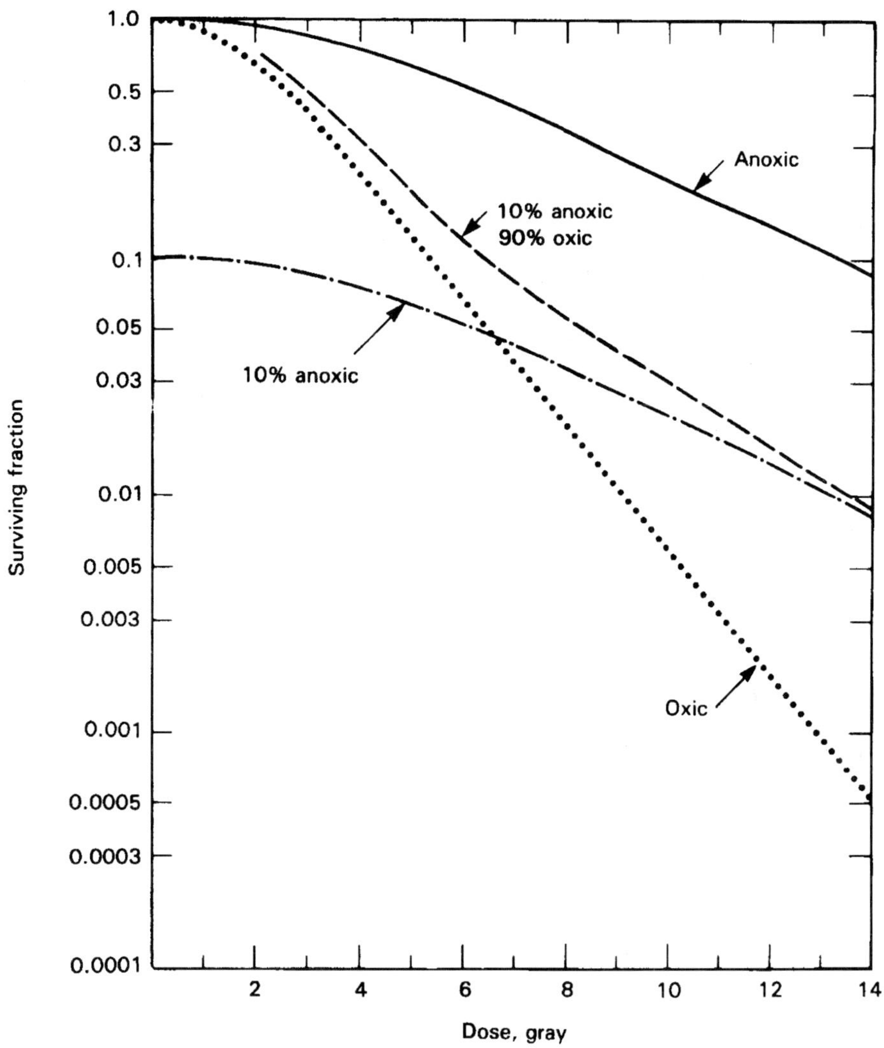

그림 10.5 일부 저산소 세포들을 포함하고 있는 세포 현탁액에 방사선을 조사할 때의 생존 곡선. 완전 무산소 세포군과 완전 산소 세포군에 대한 생존 곡선을 표시한다. 세포 혼합물에 10% 저산소 세포가 포함되어 있는 경우에 대한 생존 곡선 결과도 보인다. 산소 및 무산소 세포의 생존 데이터를 고려하여, 이 곡선을 분석하면 혼합물 내에서 저 산소 세포 분율을 추정할 수 있다.

같은 조직분석 시스템의 경우, 적절한 하에서의 산소 결핍은 방사선에 손상에 대한 방호 효과가 분명히 있다. 그림 10.3은 숙주 동물을 죽이거나 또는 복강에서 성장하는 세포의 수를 매우 높은 수준으로 유지하여 의도적으로 무산소 상태로 만든 세포들에 대한 방사선 방호 특성을 보여준다. 그림 10.5는 완전히 산소화된 세포와 혼합된 저산소 세포의 분율을 검출하고 정량적으로 측정할 수 있는 방법을 보여준다.

그림 10.5에 표시된 대시선(dash) 생존 곡선의 방사선 저항성 "꼬리"(10% 무산소 세포)는 종양 세포에서 흔히 관찰되는 현상이며, 이는 두 세포 집단이 혼합되어 있으며, 그 중 일부는 나머지 집단에 비해 방사선 저항성을 가지고 있음을 나타낸다. 이 저항성 분율은 저산소증과 이 상태가 제공하는 방사선보호 때문일 수 있다.

Thomlinson과 Gray(1955)의 고전적 연구는 성장과 재성장 중인 종양의 저산소증과 재산소화(reoxygenation)에 대한 이해의 기초를 마련했다. 그림 10.6 (Thomlinson, 1967)은 저자가 제안한 과정을 보여준다. 아주 어린 종양은 너무 크기가 작아 근처 정상 조직의 모세혈관에서 산소가 효과적으로 확산되는 거리 내에 있기 때문에 산소 공급이 잘 된다. 종양이 계속 성장함에 따라 종양 중 일부는 확산되는 산소에 쉽게 접근할 수 없기 된다. 종양의 산소 공급은 인접한 정상 조직에서 발생하여, 종양 부피를 관통하는 새로이 형성된 혈관의 발달에 의존해야 한다. 이러한 **신생혈관생성(neovascularization)**은 정상 조직의 혈관처럼 혈액 공급에 체계적이지 않다. 종양의 부피가 커지면 대사 유지에 필요한 산소가 부족한 영역이 생기고, 따라서 일부 종양 세포는 무산소 상태가 되기도 한다.

그림 10.6은 성장하는 종양에서 산소 결핍 세포의 비율이 수 %까지 증가할 수 있으며, 일부 종양 유형에서는 최대 10%까지도 증가할 수 있음을 보인다. Thomlinson 모델에 의하면, 종양에 방사선을 조사했을 때 (그림의 R_1 위치) 방사선에 민감 세포일수록 완전한 산소공급을 받은 세포들은 죽으며, 남은 저산소 세포는 대사용 산소가 부족하여, 죽고 죽어가는 환경에 놓인다. 종양 부피가 줄어들어 산소 요구량이 감소하면 저산소 세포의 재산소화가 가능해지며, 이는 무산소 분율이 거의 0에 빠르게 감소하는 것으로 나타난다. 이 **재산소화** 기간이 지나면 종양이 다시 성장하기 시작하고, 이후 완전한 세포 주기가 반복된다.

인간 종양에 대한 **분할 방사선치료법(fractionated radiotherapy)**의 재산소화 단계의 중요성이 신중하게 다시 검토되고 있다. 그 이유 중 하나는, 무산소 세포를 최적화로

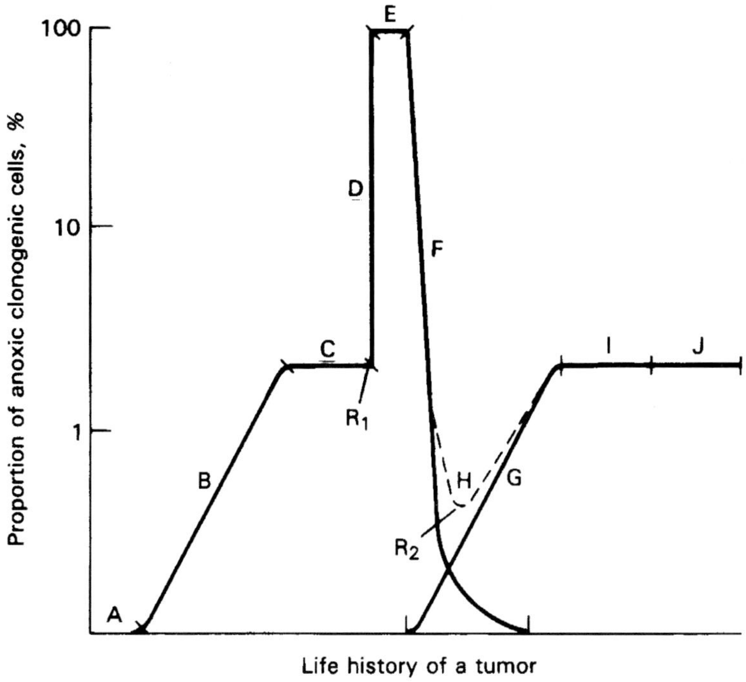

그림 10.6 방사선 조사된 종양에서 무산소증과 재산소화 발생.
구간 AB는 무산소 세포 비율이 증가하는 구간. C는 종양의 특정 정상 상태에서 무산소 세포의 비율. D는 민감한 산소화 된 세포의 죽음으로 인하여 R_1 시간의 방사선 조사 후 무산소 분율이 급격히 증가하는 구간. E는 무산소 비율이 최대인 구간. 그 후 재산소 공급 단계인 F로 급히 떨어짐. 구간 G I J 는 반복 과정 (저자 허락을 받아 게재).

죽이려고 설계된 치료 방식(고 LET 방사선 및 고압 산소 조건에서 방사선 조사 등)들이 특별히 성공적이지 않았기 때문이다. 그림 10.6에 따르면, 분할 치료의 2번째 조사를 위한 최적의 시간은 저 산소 클론생성 세포의 개체수가 최소인 곡선의 H 지점이 된다. 최근 데이터에 의하면, 재산소화 현상은 실제로 조사 직후에 발생하며, 또한 조사가 진행되는 동안에도 발생할 수도 있다. Kolstad(1964)는 산소 전극을 사용하여 실제로 치료하는 동안 재산소화가 상당히 진행된다는 것을 측정했다.

9장에서 조직의 산소 압력과 OER 사이의 관계에 대하여 자세히 논의하였다. 조직의 산소 분압이 0.03%(0.45 μM l^{-1}) 정도에서는 연구대상 미생물의 무산소 방호 효과가 상당 부분 사라졌다. 분압이 0.5%(7.2 μM l^{-1})에서는 거의 모든 무산소 방호 효과가 없어졌다. 포유류 세포를 이용한 실험실 실험에서는 실제로 산소를 완전히 배제한 무산소 방호를 달성하기 위해서는 여러가지 세심한 주의가 필요하다.

Shrieve 등(1983) 및 Shrieve와 Begg(1985)는 100 ppm 정도의 산소 농도 분위기 속에서 단층 세포가 괴사 없이 생존한다는 것을 보였다. 이러한 관찰을 고려할 때, 추가적인 실험과 임상 조사만이 인간 종양의 방사선치료에서 재산소화의 역할을 결정할 것으로 보인다. 최근 종양의 방사선 감수성에서의 휴면 세포의 역할에 대한 관심이 높아지고 있으며, 이는 현재 중요한 고려사항이다.

10 생체 내 정상 조직 분석 모델

정상 조직의 급성 반응

생체 내 정상 조직의 방사선 감수성을 결정하기 위해 조직 내 클론생성 세포의 생존율을 직 간접으로 측정할 수 있는 다양한 분석법이 개발되고 있다. 이러한 분석은 일반적으로 세포 재생 시스템으로 살아있는 포유류의 조직, 즉 이 장의 앞부분에 설명된 Gilbert와 Lajtha 분류방식 중 'D 유형'에만 중요하다. 이러한 분석으로 개발된 클론생성 생존 곡선으로부터 조직의 클론생성 세포의 방사선 감수성을 설명할 수 있다. Hewitt 희석 분석법은 이러한 분석에 유용한 도구로 보이나, 이 분석에서는 성장할 정상 조직의 단일 세포 현탁액을 만드는 데는 성공하지 못하였다.

포유류 기관 중 주요 세포 재생 시스템은 다음과 같다.

1. 조혈계 (골수)
2. 피부
3. 위장관
4. 고환 (정자 재생)
5. 눈의 수정체

포유류에는 모발, 중추 신경계의 특정 부분 등과 같은 세포 재생 시스템들이 있지만, 이러한 시스템은 방사선 반응에서 그다지 중요한 역할을 하지 않는다.

상기 주요 세포 재생 시스템 각각에 대해 유용한 분석법이 개발되었다. 다음 절에서는 이에 대하여 간단한 설명을 하고 조직의 방사선 감수성을 추정하는 방법을 간략하게 논의한다.

조혈 기관: 군집 형성 단위

군집 형성 단위(CFU: colony forming unit) 분석 시스템은 Till과 McCulloch(1960)가 개발한 방법이다. 이 분석법은 숙주 동물의 **비장(spleen)**에서 행해짐으로 **CFU-S 분석(CFU-S assay)**으로 알려지게 되었다. 이 분석은 방사선을 받지 않은 기증자로부터 골수 이식을 받은 방사선이 조사된 설치류의 비장에 거시적으로 보이는 **결절(nodule)**이 생긴다는 관찰에서 시작되었다. 이러한 결절은 골수이식 분야의 많은 연구자에 의해 관찰되었지만 Till과 McCulloch는 조혈 세포 분석 시스템에 대한 결절의 정량적 유용성을 인식하게 되었다. 이 분석법은 비장의 결절이나 군집의 개수를 세는 것에 의존함으로 **비장 군집 분석(spleen colony assay)**이라고도 불린다. 그림 10.7에는 한 가지 분석법 메커니즘이 도시되어 있다.

조혈 계통에 대한 CFU-S 분석은 골수 재생 세포 시스템의 특성에 따라 달라진다. Till과 McCulloch가 처음으로 분석법을 개발했을 당시, 조혈 세포의 세포 재생 시스템은 기능적으로 다기능성을 가진 단일 줄기 세포로 보였다. 즉, 단일 줄기 세포 유형은 골수의 모든 기능적 말단 세포들, 즉 적혈구, 과립구, 단핵 세포, 혈소판 및 기타 세포 유형들의 전구체로 생각되었다. 이제는 이러한 견해는 완전하지 않은 것 같고, 현재는 줄기 세포 구획 내에는 여러 계층적 수준이 존재하며, 각 수준에서 최종 기능성 세포주에 대한 줄기 세포 역할의 수준은 보다 더 관여하고 덜 다재다능 해진다.

골수 세포의 현탁액을 같은 동종의 치사적 방사선을 받은 숙주 쥐에 주입하면 이 동물에서 순환하는 세포 중 일부가 비장에 자리잡게 되는데, 이런 세포들이 클론성 줄기 세포라면 골수 기능 말단 세포의 군집이 생길 것이다. 많은 연구자들은 비장 군집을 형태학적 특성에 대해 경사하고 기능적 말단 세포를 확인했을 때, 결절에서 발견되는 대부분의 세포는 단일 형태학적 계열에 속한다는 것을 관찰했다. 즉 이식된 세포의 자손은, 예를 들어 모든 적혈구 전구체, 모든 백혈구 전구체 또는 기타 특징적인 세포이다. 이를 통해 군집이 단일 클론성, 즉 단일 클론생성 줄기 세포에서 발생한다고 내릴 수 있다. 때때로 결절에서 혼합 배양이 관찰되는데, 이는 이식된 세포가 줄기 세포 계층에서 충분히 초기단계에 위치하여 다기능적 발달 경로를 제공할 수 있음을 시사한다.

Becker 등(1963)은 형성된 모든 군집에서, 혼합적 기능이든 또는 단일 기능이든 모두 단일 클론임을 입증했다. 다기능 발현 능력이 있는 줄기 세포는 발달 경로에서 초기 단계에 있기 때문에, 최종 세포 자손을 만들려면 다소 시간이 더 걸린다. 이것이 사실이며, 동물을 희생하는 비장 채취 시간을 최대 2주까지 연장하면 더 많은 다기능 군집들이 발견된다. CFU-S 하위 군집 특성은 숙주 쥐에 세포 현탁액을 주사한 후, 7, 10, 13일이 경과할 때 주로 데이터를 측정한다.

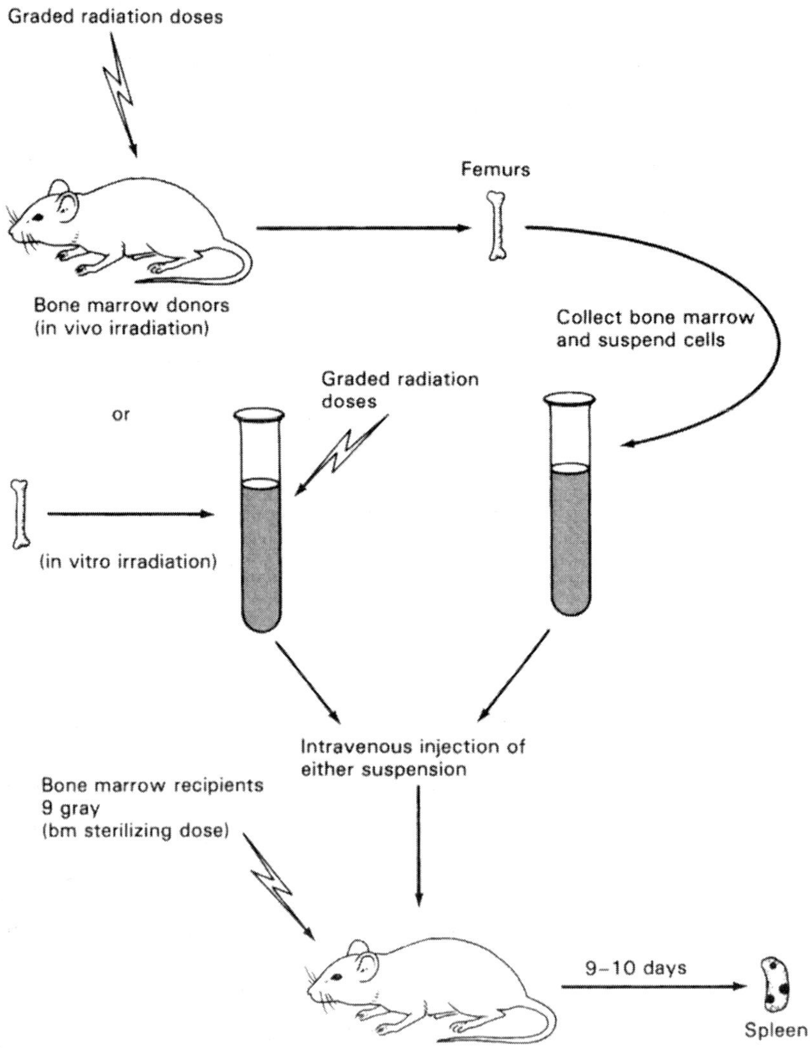

그림 10.7 Till과 McCulloch가 개발한 군집 형성 단위(CFU-S) 분석법.
이 분석은 생체 내 또는 시험관내에서 기증자의 골수에 방사선을 조사를 통해 그림의 표시대로 수행한다. 건강한 쥐 또는 쥐로부터 모은 골수를 현탁액 속에 두어 차등별로 선량을 조사한다. 그런 다음 채집된 골수는 치사적 선량을 받은 숙주 쥐에게 주입된다.

군집 형성 단위(CFU)의 방사선 감수성

CFU 분석법은 이러한 세포들에 대한 완전한 생존 곡선을 개발하는데 사용되었다. 세포는 여러 선량 등급으로 방사선이 조사되며, 예상 생존율에 따른 적절한 희석액은 치사적인 조사량을 받은 숙주 동물에 주입된다.

13일째의 비장당 결절 수가 15개 정도를 초과하면 개별 군집의 수를 세기가 어려움으로, 결절의 수가 최대 15~20개를 유지하도록 희석액을 주의해서 준비해야 한다. 희생 시간을 앞당기고 결과적으로 더 작은 군집을 고려하면 비장당 최대 25개의 군집을 정확하게 세는 것도 가능하다. 건강한 쥐에 방사선을 조사하거나, 건강한 쥐에서 채취한 세포를 조사하여 현탁액을 만들고 이를 세포 풀(cell pool)로 사용하여 기증하게 된다. 2가지 방법으로 방사선 조사한 결과, 그들 사이의 방사선 감수성 차이는 작고 사소한 불일치만 있었다. Till과 McCulloch가 시험관내에서 조사된 쥐 골수 세포에 대한 MTSH 변수들은 외삽 수는 n = 2.5이고 D_0 = 105 cGy 였다. 생체 내에서 조사한 동일한 세포에 MTSH 변수들은 외삽 수 n = 1.5이고 D_0 = 95 cGy 였다. 많은 다른 연구자들의 실험들서도 비슷한 결과를 보였다. 골수 세포의 방사선 감수성에 대한 일반적인 특징은 어깨가 거의 또는 전혀 없는 거의 지수적으로 세포 사멸이 일어나고 D_0가 약 1 Gy라는 것이다. 생체 내 조사와 시험관내 조사 사이에 관찰된 외삽수의 차이는 많은 연구자들에 의해 측정되었기 때문에 의심의 여지는 없다.

이러한 차이의 근거는 확실하게 알려지지는 않았지만, 생체 내 방사선 조사의 경우, 세포 채취와 숙주 동물에 주입시키는 약 2시간 동안, 세포가 다른 단계 아마도 휴면기 또는 G_0기에서 세포 구획에서 CFU 구획으로 이동한다는 의견이 제시되었다. 낮은 외삽 수치에서 예측할 수 있듯이, 방사선 노출의 영장 또는 분할에 의해 골수 세포에 제공되는 방호는 제한적이다. 표준 Elkind-Sutton 분할 선량 실험에서 측정된 준치사 손상 복구는 D_0를 1.5배 이상 증가시킬 수 있는 경우는 드물다. 주입 전에 CFU-S를 유지하면 도포 효율이 크게 저하되기 때문에 노출 후 조사된 세포를 유지하여 관찰할 수 있는 잠재적 치사 손상(PLD) 복구 정도는 일치하지 않는다. CFU의 거의 지수적 생존 특성 때문에 PLD의 복구는 어떤 경우이든 작고 중요하지 않을 가능성이 높다. CFU-S의 방사선 반응의 다른 특성은 예측과 같다. 모든 반응 조절제들은 예상한 대로 작동한다. 화학적 보호제가 활성화되고, 무산소 상태가 세포를 보호한다.

골수 세포의 방사선 감수성을 독립적으로 확인해보면 우리는 CFU 분석법이 골수 세포의 방사선 감수성을 측정하는 실제적인 방법이라는 믿음을 가지게 된다. 동종 골수 세포는 적절한 세포 수가가 확보된다면 치사적인 방사선 조사을 받은 쥐를 구제할 수 있다. 이 종결점을 사용하여 방사선이 조사된 기증자로부터 받은 골수 세포에 대해 동일한 생존 변수들이 발견되었다. 그러나 CFU-S는 원시 골수 줄기 세포와는 동일하지 않으며, 성숙 분화되는 골수 줄기 세포 구획의 하위집단을 나타낸다는 점을 인식해야 한다. 10일 CFU-S의 방사선 감수성은 다양한 쥐 계통에 대한 LD_{50}와 상관 관계가 없으며, CFU-S를 사용한 분할선량 실험은 분할선량 LD_{50}을 예측하지 못한다.

최근에는 골수 줄기 세포의 단일 클론 배양을 시험관내에서 성장시키는 광범위한 기술이 개발되었다. 이런 방법들은 모두 CFU 분석법이 발견한 것과 비슷한 생존 변수들을 제공한다. 종종 단일 클론 배양은 거의 지수적인 세포 사멸 특성을 보이며, 외삽 숫자는 종종 1과 크게 다르지 않다.

흥미롭지만 널리 사용되지는 않는 CFU 분석법 종류 중 하나는 정맥주사 후 비장의 군집으로 성장하는 백혈병 또는 림프종 유형 세포의 방사선 감수성을 측정하는 방법이 있다 Bush와 Bruce(1964)는 이 방법으로 림프종 계통의 방사선 감수성을 측정한 결과 Hewitt 희석 분석법에서 얻은 결과와 다르지 않고, CFU-S의 생존 변수와 일치하는 결과를 얻었다.

곧 살펴보겠지만, 골수 세포에 대한 낮은 외삽 수치로 인해 이 개체군은 포유동물의 세포 재생 개체군 중 방사선에 가장 민감한 개체군 중 하나이다. 결과적으로 이 기관은 생존에 영향을 미치는 다른 세포 재생 시스템보다 훨씬 낮은 선량으로 생존에 대한 선량 제한을 받게 된다. 오직 **정자세포(spermatogonia)** 만이 골수 클론 보다 더 민감한데, 그러나 이 세포는 생존에 필수적인 것은 아니다.

위장관 크립트 세포 분석

위장관(gastrointestinal tract)은 **융모(villi)**로 덮여 있으며, 융모는 장의 내막층의 기저부에서 돌출된 작은 유두 모양 돌기이다. 이 융모는 확장된 표면적을 제공하여 장의 흡수와 분비 작용을 하는데, 외부 표면은 위치적으로 잘 정돈된 일반적인 세포 재생 시스템으로 구성되어 있다. 융모 기저부, 내막 벽에는 이 집단의 줄기 세포가 위치한 **위장관 크립트(Lieberkühn crypt)**가 있다. 융모 표면의 가장 아랫쪽 부분에는 대부분 분열하는 세포 집단이 있다. 그 위로 융모의 위 끝부분에는 분열 분화하는 세포 영역이 있고, 그 다음에는 완전 분화되어 기능하는 세포 영역이 있다. 융모의 대부분의 신진대사 (흡수 및 분비) 활동은 구조상 먼 쪽 1/3 부분에서 이루어진다. 일반적으로 포유류의 경우 이 집단이 완전히 교체되는 데 걸리는 시간은 약 4일이다.

위장관 내벽이 방사선에 민감하다는 사실은 오래전부터 알려졌으며, 이러한 민감성은 방사선 조사된 장에서 체액과 전해질이 대량으로 손실되는 것으로 나타난다. Withers와 Elkind(1970)는 이 세포 재생 시스템의 줄기 세포에 대한 정량적 검증법을 개발했다. 조직학적으로 준비된 소장의 횡단면(보통 쥐의 빈 창자가 시험 시스템임)을 조사한다면, 방사선 조사 후 융모의 소실 정도가 다양하다. 매우 높은 선량에서는 융모들은 조사 후 4일만에 완전히 소실된다. Withers 와 Elkind는 방사선 선량이 너무 높지 않아 위장관 크립트 세포들이 완전히 사멸되지 않아, 장 융모에서 가시적인 클론생성 활동의 징후를 감지할 수 있었다. 그들은 작은 수의 클론생성 세포에 남아 있는 클론생성 활성의 결과로 장 융모 크립트 세포의 재증식이 발생한다는 가정하에, 융모 클론생성 크립트 세포 생존에 대한 선량-반응 곡선을 개발할 수 있었다. 이들 데이터로부터 간단한 통계 분석을 통해, 1개 이상의 생존 줄기 세포에 크립트 세포가 재생되었을 가능성을 추정할 수 있었다.

단일 크립트에서 클론생성 기능의 결정 기준은 완전히 객관적인 것은 아니다. 방사선 조사 후에 3.5~4일 되는 쥐를 희생시켜, 빈 창자의 한 부분이 통상적인 생체조직학적 방법으로 준비하는데, 그 부분은 소화관의 장축에 대해 가능하면 직교되는 부분을 취한다. 이들 단면 부분을 검사해보면 크립트가 예상되는 곳에는 어둡게 염색되고, 세포분열이 활발한 중심부가 존재함을 알 수 있다. 만약 방사선 선량이 충분히 크다면, 이 때 융모는 평탄하게 되고 기능성 흡수세포들은 제거된다. 횡단면에서 재생되는 크립트의 수를 기록하고, 단일 크립트에서 하나 이상의 클론생성 줄기 세포가 생존할 가능성에 대한 보정이 이루어진다.

이 분석에서는 세포가 독립적으로 생존하고 크립트에 있는 단일 클론생성 생존 세포가 재증식에 충분하다고 가정한다. 동물희생 시 보이는 재생 크립트의 개수가 x이고, 조사되지 않은 동물의 둘레당 계산된 크립트의 개수가 N이라면, 조사에 의해 사멸된 크립트의 분율 f는 다음과 같다.

$$f = \frac{N - x}{N}. \tag{10.1}$$

분율 f는 생존 **클로노젠(clonogen)**이 없는 크립트의 분율 나타낸다. 생존 크립트에 대해 생존 클론성 유전자 수는 1, 2, ..., n이 될 수 있는데, 크립트당 생존 클로노젠 수는 푸아송 분포로 표현할 수 있다. 여기서 크립트당 평균 생존 클로노겐 수는 $-\ln f$이다. 그러면 융모 둘레당 수정된 세포 생존율은 다음과 같다

$$f' = N(-\ln f) \tag{10.2a}$$

$$= N\left(-\ln \frac{N - x}{N}\right). \tag{10.2b}$$

일부 사람들은 f'가 조사되지 않은 정상적인 빈 창자 단면의 둘레당 융모 수보다 큰 숫자라는 사실로 인해 혼란스러워 한다. 여기서 f'는 원주당 살아남은 클론 생성 세포의 수이지 원주당 살아남은 크립트의 수가 아니다.

위장관 크립트 세포의 방사선 감수성

위장관 크립트 세포는 방사선에 대한 반응 측면에서 다른 포유류 세포 재생 시스템과는 크게 다르다. Withers와 Elkind의 보고서(1970)에 따르면, 이 세포들의 D_0를 약 1 Gy라 제시했는데 이는 다른 세포주에 대한 값과 크게 다르지 않다. 그러나 위장 크립트의 클론생성 세포들은 선량이 9~10 Gy을 넘어설 때까지 방사선 효과가 거의 나타나지 않는 점이 특이하다. 여러 연구자들에 의하면 그 외삽수는 50 ~ 수 100 사이에 있다고 한다. 특히 급성 방사선 노출에 대한 생존 곡선을 가지고 외삽 수를 결정하는 방법은 그리 만족스럽지 않았다. 곡선 어깨(또는 D_q)는 매우 크기 때문에 D_0의 아주 작은 변동은 외삽 수치의 매우 큰 변동을 유발하기 때문이다.

위장관 융모 세포의 외삽 수를 결정하는 가장 좋은 방법은 8장에 나와 있는 Elkind-Sutton의 준치사 손상 복구 방법을 활용하는 것이다. 초기 선량 조사 후 생존 곡선의 구성을 위한 적당한 시간이 지연된 후, 생존 곡선을 이동시키면 D_q 측정치를 찾을 수 있고, 외삽 수는 통상적인 $D_q = D_0 \ln n$ 식으로부터 추정할 수 있다. 자세한 내용은 8장에 나와 있다. 방금 설명한 방법을 사용하면 외삽 수는 100에서 400까지

다양하게 추정된다. 오래된 "거대군체 분석(macrocolony assay)"을 사용하여 Withers는 위장 크립트 세포에 대해 외삽 수를 300으로 보고했다. 위장관 크립트 세포들에 대한 생존 곡선에서 어깨 부분이 넓다는 것은 이 세포들이 준치사적 손상을 복구할 수 있는 큰 능력을 가지고 있음을 의미한다. 이 조직에 있는 SLD의 복구는 조사 후 3-6 시간 후 거의 완료된다는 것이 다양하게 입증되었다. 높은 복구율로 인하여 조사 중에도 상당한 복구가 발생할 수 있으므로, 선량율을 위장관 손상에 대한 매우 중요한 영향을 미침을 알 수 있다. SLD 복구율이 높은 곳에서는 위장관 크립트 세포의 잠재적 치사 손상의 복구 현상은 입증하기 어렵다. 또한 크립트 세포에 대한 산소의 선량 조절효과도 입증하기 어렵다. Withers와 Elkind's(1970)의 보고서에는 동물에게 방사선 조사 시 공기를 호흡할 때와 산소를 호흡할 때의 생존 매개변수에 차이가 없음을 발견하였다. 무산소증 실험은 조사 후 동물이 3.5일 동안 생존해야 하기 때문에 수행하기 어렵다. 무산소가 선량 변행 효과를 가지고 있다는 것은 의심의 여지가 없으나 쉽게 입증할 수는 없다.

쥐 위장관 크립트 세포의 방사선생물학적 특성들은 여러 연구자들에 의해 크립트 세포 분석 이외에 다른 방법으로 확립되었다. 방사선 조사에 대한 소화 기관의 반응을 평가하는 방법 중 일반적으로 많이 사용되는, 방사선 조사 후 4-6일 만에 동물의 사망을 유발하는데 필요한 선량을 평가하는 방법이다. 사망의 원인은 전적으로 크립트 클론생성 세포의 소멸에 따른 소화관의 박리 때문인 것으로 여겨진다. 9 Gy 선량까지는 넓은 어깨 부분이 있어 4일이 경과해야 사망에 도달하며, 그 후에는 사망률이 급속히 증가하는데, 이는 D_0가 크립트 세포 분석법에서 발견된 것과 비슷하다는 것을 시사한다. 4일 치사율 분석법과 크립트 세포 생존특성 사이에 1 : 1 상관관계를 끌어낼 수 있다고 잘못 알고 있다. 줄기 세포로부터 융모 재증식은 4일만에 완료되지 않으며, 4일째 사망의 생리학적 메커니즘은 아직 규명되지 않았다.

정자생성 및 생체 내 분석

성숙한 정자(sperm) 생성은 고전적인 계층적 세포 재생시스템에서의 세포 분열과 기능 성숙의 결과이다. 인간의 경우 초기의 **정자 줄기 세포(spermatogonial stem cell)**에서 성숙한 정자(spermatozoa)까지의 경과시간은 약 60일이고 쥐의 경우는 약 40일이다. 사정액에서 성숙한 정자의 수의 감소는 정자의 계층적 조상 세포 수가 고갈되기 시작할 때까지는 중요하지 않다. 줄기 세포 발달 사슬의 여러 단계에서 방사선 감수성은 매우 다양하다. 표 10.1은 쥐의 정자 발달 단계를 보여준다.

표 10.1의 계층적 모델의 광범위한 세부사항은 정자 생성 과정의 복잡한 방사선 감수성이 원인이다. 여러가지 생체 내 분석법이 개발되었으나, 발달 사슬의 진행 단계에 따라 다른 결과를 얻게 된다.

표 10.1 쥐의 정자 생성 발단 단계

Cell type	Days to mature spermatozoon	LD_{50} (cGy)
Type A spermatogonia (types A_S, A_1, A_2, A_3, A_4)	35–45	200 +
Intermediate spermatogonia	32–35	20
Type B spermatogonia	30–35	100
Primary spermatocytes[a]	20–35	
Resting (preleptotene)		200
Leptotene		500
Zygotene		500
Pachytene		Unknown
Diplotene		800
Diakinesis		900
Secondary spermatocytes	20–22	1,000
Spermatids	7–20	1,500
Spermatozoa	0–7	50,000

[a] Meiotic stages

고환 무게 감소 분석

방사선 생물학 개발 초기에 몇몇 연구자들은 방사선 조사 후에 고환에서 극적인 무게 감소가 있다는 것을 관찰했다. Alpen과 Powers-Risius(1981)는 이 관찰을 정량적 분석 도구로 개발하기 위한 여러 접근 방식을 검토했다. Kohn과 Kallman(1954)는 이 방면의 선구자지만, 이 현상에 대한 진정한 생존 곡선을 찾은 사람은 J. S. Krebs 이었다. 불행히도 Krebs은 결과 발표 전에 사망했지만, Alpen과 Powers-Risius(1981)는 그것을 논문으로 발표하였다.

고환 무게 감소에 관한 그의 연구는 방사선 조사 후 무게 감소는 2가지 요인 때문이라는 가정에 바탕을 둔다. 즉 고환의 무게 중 방사선에 민감한 부분이 있어, 방사선 조사 후 이 부분이 급격히 감소하며, 이때 감소된 무게 로그 값은 선량과 선형적으로 관계가 있다는 가정이다. 고환 무게의 나머지 부분(대략 1/2 미만)은 방사선에 저항하는 것으로 여겨지지만 역시 선량의 지수 함수적으로 감소한다.

무게 변동은 다음 식으로 표현된다.

$$W_D = W_S e^{-k_s D} + W_I e^{-k_I D}, \qquad (10.3)$$

여기서 W_D는 선량 D 조사 후의 고환의 총 무게이고, W_S는 선량이 0일 때 고환의 방사선 민감 부분의 무게이고, W_I는 선량이 0일 때 고환의 방사선 둔감 부분의 무게이다. k_S 및 k_I는 방사선 조사 후, 민감 부분(k_S)과 둔감 부분(k_I)의 무게 감소에 대한 불활성화 상수이다.

그림 10.8의 데이터는 이 방법을 사용하여 Alpen과 Powers-Risius가 발표한 데이터이다. D_0는 방사선 민감 분율이 $k_S = 1/D_0 = 0.01111$이고 W_S가 150 mg인 경우, 90 cGy이다. 방사선에 민감하지 않은 분율은 18 Gy($k_I = 1/D_0 = 0.000556$)이고 W_I은 110 mg이다.

고환 방사선 감수성 - 무게 감량 방법

방금 설명한 보다 더 정교한 방법을 사용하든, Kohn과 Kallman(1954)의 간단한 무게 감량 방법을 사용하든 결론은 거의 동일하다. 고환 무게 중 방사선에 둔감한 부분은 세관을 둘러싸고 있는 **세르톨리(sertoli)** 세포와 결합 조직으로 구성되어 있다. 이러한 세포 유형은 방사선 저항성이 있으며 D_0가 18 Gy 이상이며, 이 관찰은 일반적으로 분열되지 않는 세포 집단의 방사선 감수성과 일치한다.

방사선 감수성 분획으로 표현된 무게 감소는 성숙한 정자와 그 일부 조상 세포의 손실을 나타내지만, 이런 세포는 분열하지 않고 성숙하는 형태로 방사선 저항성을 가진다. 무게 감소는 아마도 유형 B **정모세포(spermatogonia)**로부터 1차 2차 **정세포**

(spermatocytes)와 정자생성이 중단됨을 나타낸다. 후자의 결론은 최대 무게 감소는 방사선 조사 후 약 28일째에 발생한다는 사실에서 이끌어 낼 수 있는데, 28일은 쥐의

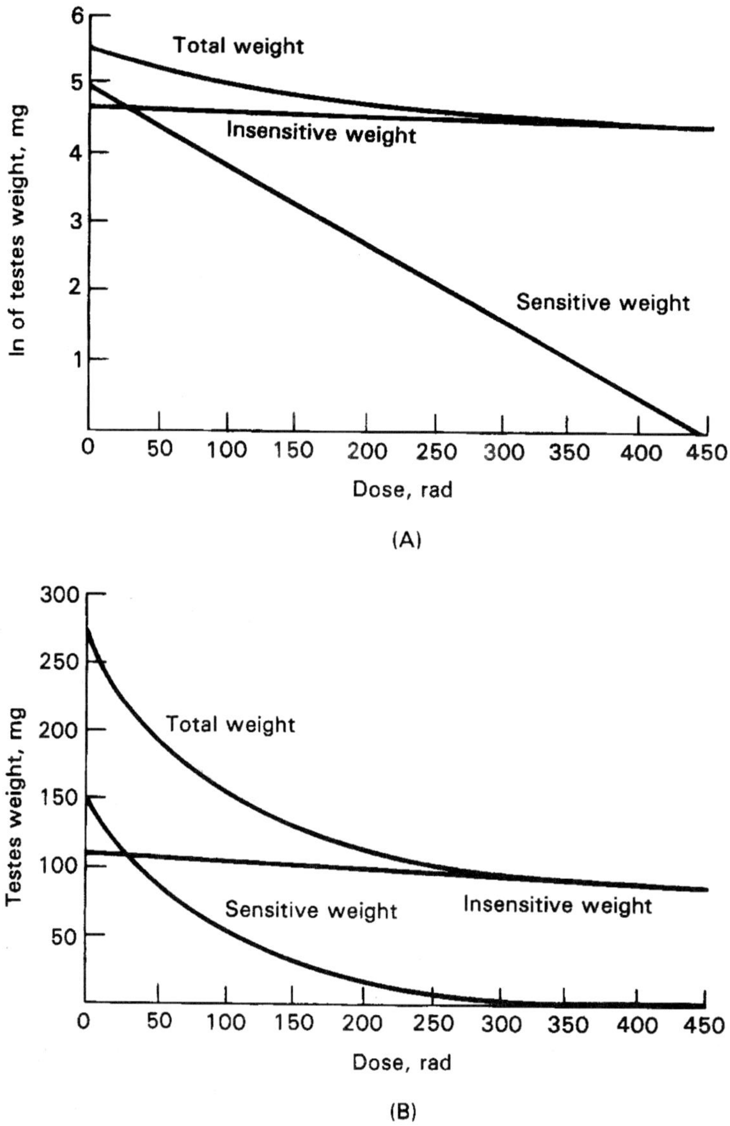

그림 10.8 Alpen과 Powers–Risius(1981)가 설명한 Krebs 방법에 따라 방사선 조사 후 28일 후의 쥐 고환 무게 그래프 (A) 조사 선량 증가에 따른 전체 고환 무게, 민감 부분 및 둔감 부분의 무게에 대한 자연 로그 그림. 유도된 선들은 지수식 적용에 적합하고 민감한 무게와 둔감한 무게의 선량 의존성이 모두 지수식이라고 가정함. (B) 패널 A의 산술적으로 그린 동일 데이터.

B형 정모세포가 정자로 변환하는 데 걸리는 시간이다. B형 세포가 생성 경로에서 대부분의 증식을 차지한다는 사실과 따라서 체중 감소의 대부분을 차지한다는 사실이 이 결론을 뒷받침한다.

그러면 무게 감소 곡선에서 B형 정모세포에 대한 D_0가 80-90 cGy 수준인 것을 추정할 수 있다. 이 방법으로 도출된 생존 곡선에는 어깨가 없으며, 이는 분할조사를 연장해도 노출 시간이 세포 증식을 방해할 만큼 짧다면 결과에 미치는 영향이 거의 없다는 관찰과 일치한다. 따라서 이런 세포 유형은 노출 후 상당한 복구 능력을 가지고 있지 않다는 결론이 도출한다. Kohn과 Kallman의 초기 연구를 포함한 많은 다른 연구에서 선량이나 선량 분할이 방사선 조사 반응을 바꾸지 못한다는 같은 결론에 도달했다. 그러나 이러한 일반화에는 다음과 같은 중요한 예외가 있다.

세뇨관 재생 클론생성 분석

Withers 등(1974)은 크립트 세포 클론생성 분석의 일반적인 주제를 활용했다. 세뇨관 내 클론생성 세포의 생존 곡선은 재생 후 35-40일째에 조사된 고환의 세뇨관을 현미경으로 검사하고 정모세포 요소와 그후 정세포로 재생산된 증거를 보이는 세뇨관의 백분율을 기록하여 추정했다. Withers 등은 이 종결점을 사용하여 최대 8 Gy의 선량에서 세뇨관 재생 활동에 거의 영향이 없고 이보다 높은 선량에서는 약 1.8 Gy의 D_0를 갖는 지수형 생존 곡선이 있음을 발견했다. 13 Gy에서도 상당한 세뇨관 재생이 있었다. 또한 이 연구에서는 시험 중인 정모세포 계층의 줄기 세포 시스템에 대한 상당한 복구 능력도 나타났다. 우리는 이 분석 시스템이 정자 발달 계층구조에서 완전히 다른 세포의 방사선 감수성을 측정한다는 결론만 내릴 수 있다. 다른 연구자들은 Alpen과 Powers-Risius 측정 결과와 극명하게 대조되는 Withers 등의 결과를 따르지 않았다.

고환의 방사선 감수성 요약

정자세포 계층구조의 세포 방사선 감수성에 관한 상충되는 데이터는 표 10.1의 마지막 열에 제시된 데이터를 보면 이해할 수 있다. 이 데이터는 세포학적인 기준을 사용한 Oakberg와 Clark(1961)가 측정한 이 계층구조의 다양한 인자들에 대한 LD_{50}이며, 현재에도 사용 가능한 데이터만큼 신뢰할 수 있다. 예상대로, **정자세포(spermatids)**와 **정자(spermatozoa)**와 같은 분열하지 않고 분화(differentiating)하는 후기 형태는 방사선에 의한 세포 사멸에 매우 저항력이 크다. A형(약 2 Gy의 LD_{50}를 갖는 가장 원시적인 줄기 세포)을 제외하고 정자세포 계열의 줄기 세포는 방사선에 매우 민감한 경향이 있다. 중간 및 B형 정자 세포들의 LD_{50}는 각각 약 20 cGy와 1 Gy로 방사선 가장 민감 취약하다. 이러한 세포 유형 중 어떤 것이 주어진 분석에 관여하는지 항상 명확한 것은 아니다. 앞 앞서 언급한 B형 정모세포는 무게 감량법으로 결정한 생존 곡선에서 가장 많이 표현될 가능성이 높다. 만약 그렇다면 이는 분획 연구에서 확인된 바와 같이 복구 능력이 매우 작거나 거의 없는 줄기 세포들이다. Withers 등(1974)은 세뇨관 재생 분석이 가장 초기이자 가장 원시적인 줄기 세포의 생존을 나타낸다고 제안했다. 그러나 우리는 그들이 발견한 매우 높은 방사선 저항성 때문에 후기에 매우 저항성이 있는 형태 중 일부가 관여했을 가능성이 있다고 제안하고 싶다. 어떤 경우이든 그들의 연구에서 어떤 세포주가 나타나든 복구 능력이 있다는 증거가 있다. 실제로 가장 초기 세포의 방사선 민감도를 후자의 방법에 의해 측정할 수는 있으나, 이 세포 집단의 매우 낮은 성장 분율이 추가적인 방사선 저항성을 제공할 수 있다. 인간 남성의 경우 고환에 2.5 Gy 정도의 선량을 가하면 수년간 불임이 될 수 있으며, 약 6 Gy 선량을 가하면 영구 불임이 발생한다.

피부의 방사선감수성 분석

논의할 포유류의 나머지 세포 재생 시스템은 피부이다. 모든 포유류의 표피는 세포 재생 시스템으로, 표피 줄기 세포는 표피의 기저층(basal layer)에서 발견되는 세포이다. 모든 계층 구조에서 줄기 세포는 분열하고 분화하는 세포 집단을 제공하며, 피부의 경우, 성장이 진행됨에 따라 이러한 세포는 표피 바깥쪽으로 이동하여 궁극적으로는 각질화 과정을 거친다. 죽은 각질 세포들은 피부의 비늘처럼 표층으로부터 떨어져 나간다.

Withers(1967)는 피부 표피(epidermis)에 대한 원위치(in situ) 클론생성 분석법을 개발했다. 이 분석법은 그의 여러 클론형성 생체 내(in vivo) 분석법 중 첫 번째였다.

이 분석은 고선량(30 Gy)으로 조사된 표피 "해자(moat)"를 이용하여 작은 피부 섬으로 분리하는 것으로 해자는 조사되는 동안 차폐되는 중앙섬을 둘러싸게 된다. 결과적으로 고리 형태의 피부에 세포가 완전히 파괴되고 그 안의 피부 섬에는 다양한 선량의 방사선을 조사할 수 있게 된다. 이때 방사선을 여러 등급으로 조사한다면 조사된 피부 섬의 50%에서 **결절성 재성장(nodular regrowth)**이 발생하는 선량을 결정할 수 있다. 이 선량을 하나의 클론생성의 생존과 관련된 선량으로 본다. Wither의 방법에서는 피부의 cm^2 당 생존 세포수와 생존 곡선을 구한다.

결과 곡선은 진정한 생존 곡선은 아니므로 어깨 부분, 즉 D_q를 직접 측정할 수는 없지만 분할 선량 조사 기법을 사용하여 간접적으로 측정할 수는 있다. 이 방법에서는 24시간 간격으로 방사선을 분할조사한다. D_q는 단일 선량에 대한 생존 곡선과 분할 선량에 대한 생존 곡선 간의 선량 간격이다. Withers는 D_q는 약 3 Gy, D_0는 약 1.35 Gy임을 발견했다. $D_q = D_0 \ln n$이라는 익숙한 식을 사용하면 외삽 수 n을 추정할 수 있다. Withers는 원래 데이터를 사용하여 외삽 수 $n = 12$를 발견했다.

피부의 방사선 감수성

표피의 기저 세포는 생체 내 및 시험관내에서 다른 포유동물 세포주와 크게 다르지 않은 D_0를 가지고 있다. 외삽 수 12는 방사선 분할조사 또는 낮은 선량율에 대해서는 상당한 방사선 방호를 제공한다. 이 기법은 표피 파괴에 대한 점수 매기는 것이 비교적 쉽고 피부 조직도 쉽게 구할 수 있기 때문에, 피부는 방사선 생물학자들이 다양한 종류의 선량 변경 종결점을 살펴보는 데 널리 사용되는 유용한 도구이다.

11 포유류의 급성 치사 반응

온전한 포유류가 상당히 높은 선량의 이온화 방사선에 노출되면, 일련의 특징적인 생리학적 반응이 발생하고, 선량이 더욱 높아지면 중요 장기 계통의 **기능부전(failure)**으로 사망할 수 있다. **급성 방사선 증후군(acute radiation syndrome)**의 특성은 다양한 정상 조직 시스템의 반응에 대하여 설명될 뒤의 몇 절의 결론을 통해 충분히 예측이 가능하다. 우선, 방사선 **급성치사 반응(acute lethal response)**에 대한 한계를 정의해야 한다. 방사선은 암발생이나 다른 **후기 영향(late effects)**과 같은 인체 장기 계통의 변화를 초래할 수 있으며, 이는 결국 장기적으로 사망으로 이어질 수 있다. 관습적으로 우리는 몇 분부터 최대 몇 개월 이내에 발생하는 사망을 급성치사 반응으로 정의한다. 그 보다 긴 장기적 영향은 11, 12장에서 자세히 다룬다.

방사선이 주요 장기에 미치는 영향

앞서 우리는 세포 분열 시에 DNA를 복제해야 하기 때문에, 분열 중인 세포는 이온화 방사선으로 인한 손상과 사멸에 훨씬 더 민감하다는 것을 반복해서 살펴보았다. 한 가지 중요한 예외를 제외하면, 포유류의 분열 조직에 미치는 방사선 영향은 급성 방사선 증후군의 원인이 된다. 이 장의 서두에서 조직 내의 세포 집단의 특성(그림 10.1)을 논의하였으며 중요한 세포 분열이 일어나는 3가지 세포 집단의 유형을 보았다. 즉, 분열 중인 과도기적 집단인 D형, 줄기 세포 집단인 E형, 폐쇄 분열 집단인 F형이다. 이들 중 D, E형 집단만 정상 조직에서의 방사선 영향을 예측하는데 중요하다. F형은 성장 중인 종양 집단을 표시한다. 첨언으로 F형 종양의 특성은 인간 종양의 방사선치료에서 이온화 방사선 작용의 기초가 된다는 점에 주목하자.

치사적인 방사선 감수성에 중요한 조직으로는 조혈 기관(주로 성체 포유류의 골수), 위장관, 피부, 정자세포, 모낭 등을 들 수 있다. 이중 뒤의 두 유형은 사망이나 질병과는 관련이 없다. 피부는 넓은 부위에 고 선량의 비침투성 방사선을 조사하는 드문 경우에만, 피부의 세포 복제 실패가 심각한 질병이나 사망의 원인이 될 수도 있다.

조혈 기관

골수는 순환 혈액에 나타나는 과립구와 기타 백혈구, 혈소판, 적혈구 등의 세포가 생성되는 중요 장소이다. 말초 혈액의 또 다른 세포인 림프구는 골수에서는 많이는 생성되지 않으며, 고유한 방사선 감수성을 가지고 있어 별도의 논의가 필요하다. 성숙한 백혈구, 혈소판 및 적혈구는 일련의 성숙하고 분열하는 세포(D형)를 생성하는 줄기 세포 집단(E형)의 산물이다. 말초 혈액에서 나타나는 성체 세포는 유사분열 후의 세포이므로 전구체 세포에 비해 방사선 손상에 훨씬 강하다.

1~수 Gy의 이온화 방사선량에 대하여, 백혈구, 혈소판, 적혈구의 말초혈액 수치의

반응은 해당 혈액 요소의 수명과 분열이 중단된 전구체 부분을 소진하는 데 필요한 시간에 따라 결정된다. 예를 들어 사람과 개의 경우, 적혈구 수명은 약 100일이다. 말초 혈액 내에 세포 연령 분포를 고려하면 줄기 세포와 전구체의 구획이 소진되는 즉시, 이들 세포 수가 다소 단조롭게 감소하는 것을 볼 수 있다. 그림 10.9는 치사량의 절반 정도의 선량에 대한 개의 일반적인 혈액학적 반응을 보여준다. 이 데이터는 Alpen 등(1958) 보고서에서 발췌하여 재구성한 것이다.

말초 혈액의 핵 세포 중에서 **과립구(granulocyte)**는 세균 감염 방어와 염증 조절 반응 때문에 매우 중요하다. 성숙한 과립구의 경우 생존 시간은 몇 시간에 불과하다. 과립구 수의 급격한 감소는 처음 몇 시간 내에 발생하는데, 주로 백혈구 노화로 인한 것이다. 과립구 수의 감소를 나중에 설명할 전구체 구획의 비우기 시간과 직접 연관시킬 수는 없다(그림 10.9A). 특히 후손(decedent) 백혈구 수가 심각하게 감소한 점에 주목하자.

혈소판은 백혈구와 동일한 기준, 즉 전구 **거대핵세포(megakaryocyte)** 구획을 소진하는 시간과 말초 혈소판의 수명에 의해 결정되는 패턴을 따른다. 그림 10.9(B)는 동일한 동물 세트와 동일한 선량에 대한 이런 변화를 보여준다. 방사선 조사 후 약 8일이 지나야 혈소판 수의 급격한 감소가 나타난다.

그림 10.9(C)는 250 kVp X-선량에 대한 생존한 개와 사망한 개의 **적혈구용적률(hematocrit)** 값들을 나타내고 있다. 이 값은 말초 혈액의 적혈구 수를 충실하게 반영한다.

이 값들의 느린 감소는 적혈구의 정상적인 노화와 골수 전구체의 생성 중단 또는 감소와 관련 있다. 비생존자군에서는 출혈로 인한 적혈구의 추가 감소가 있는데, 이는 혈소판 수의 동반 감소와 관련이 있다.

말초 혈액 요소가 고갈되면 **골수 증후군(bone marrow syndrome)**이 나타난다. 다시 그림 10.9를 보면 혈소판과 과립구 수가 심하게 고갈되면 적어도 2가지 중요한 결과를 초래한다는 것이 분명하다. 혈소판은 혈액 응고에 꼭 필요한 성분으로 농도가 떨어지면 심각한 출혈이 발생한다. 생존하지 못한 개에 대한 데이터를 조사한 결과, 혈소판 수치가 매우 낮은 수준으로 떨어지면 혈액 적혈구가 감소하고, 이 감소는 직접적 방사선 영향이 아닌 적혈구에 대한 혈액 손실의 결과임을 알 수 있다. 과립구의 손실은 골수 증후군의 다른 요소, 즉 광범위한 감염의 원인이 된다.

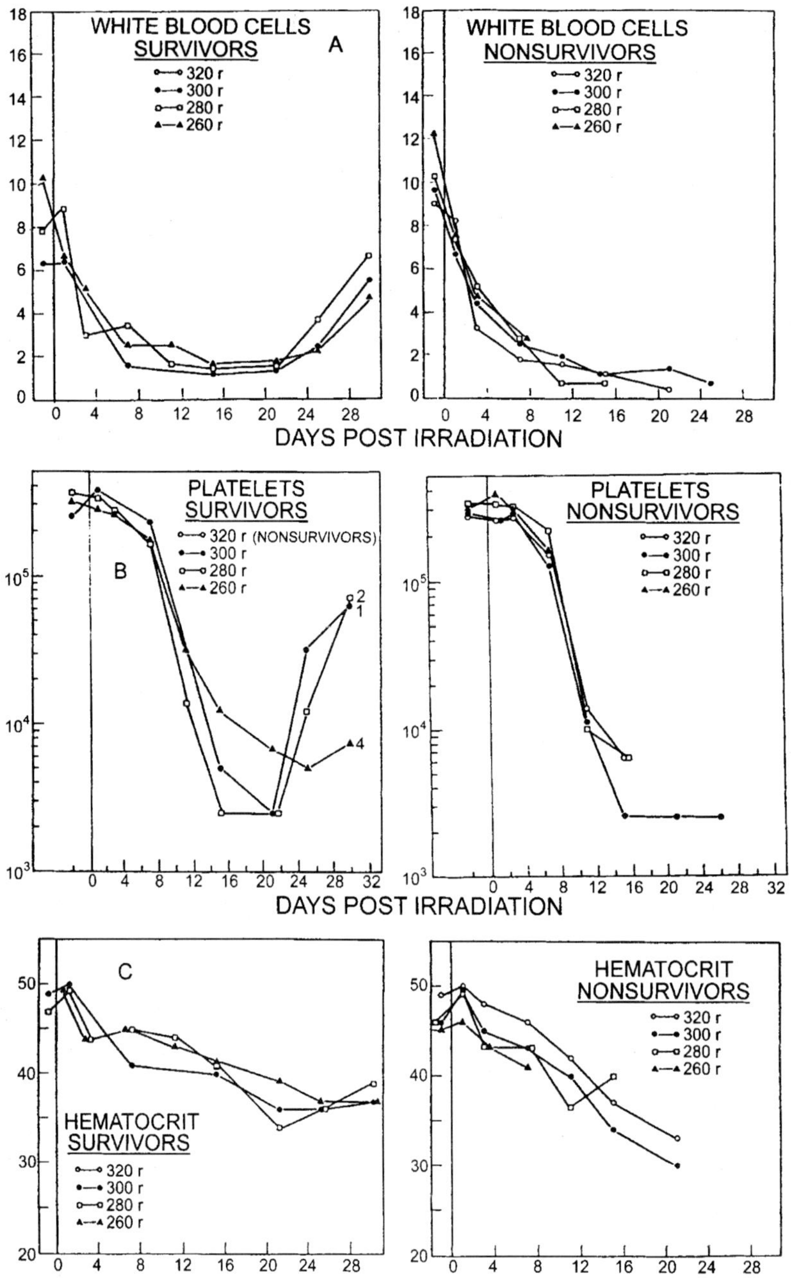

그림 10.9 250 kVp X-선을 균일하게 조사한 개의 혈액학적 데이터.
선량은 뢴트겐이지만 여기에서는 cGy로 읽는다.
(A) 생존 개체와 죽은 개체의 말초 혈액 백혈구 수의 데이터 (B) 동일한 개체들에서의 혈소판 수 데이터 (C) 이 개체들의 Hematocrit 데이터.
Alpen등(1958), Radiology에서 재인쇄, 북미 방사선학회의 허가를 받아 발췌 및 재구성.

회복 기간

동물이 생존하려면 남아있는 기능적 다능성의 줄기 세포들이 골수 속에서 분열하고 성숙하는 세포 흐름을 재생해야 한다. 말초 요소들에 대한 이 회복 시간은 과립구의 경우에는 1주 정도부터, 적혈구의 경우 몇 주까지 다양하다.

위장관

위장관의 주된 분열 세포는 소장내의 흡수 융모를 덮는 세포 집단이다. 세포 재생 시스템으로서의 위장관 형태는 앞에서 위장관 크립트 세포 분석의 관련 개요를 설명하였다. 거의 모든 포유류 종에서 융모를 덮는 크립트 세포의 분열과 성숙에 결리는 시간은 3~5일 정도이다. 거의 모든 유사분열 활동은 크립트 세포의 초반기에 이루어진다. 이 세포는 위장관에서 물과 전해질을 흡수하는 역할을 하며, 만약 이들이 없어지면 손상된 장을 통해 생존에 필수적인 요소들이 심하게 손실된다. 그 결과 **라이베르긴 크립트(Leiberkiihn crypts)**의 유사분열을 멈출 정도의 선량을 받은 후에는 심한 설사가 발생한다. 크립트 세포 분석으로부터 예측한 바와 같이, 이 세포 시스템에서의 세포 분열을 차단하려면 10 Gy 이상의 선량이 필요하다. 위장관 증후군의 발현은 방사선량에 따라 대개 4-6일이 걸린다.

회복 기간

방사선량이 너무 높지 않아 크립트 줄기 세포가 완전히 사멸되지 않으면, 줄기 세포 분열에 의한 성숙한 크립트 세포로의 진행 과정이 다소 빠르게 진행된다. 이렇게 된다면 크립트 세포 구조와 기능은 10일 이내에 복구된다.

림프계

림프계는 림프절, 비장, 가슴샘에 있는 전구체 줄기 세포 구획으로 구성된다. .이 시스템은 분열, 분화하는 D형 세포 재생 시스템이다. 이 세포 재생 시스템은 다른 유사 시스템과 동일한 방사선 조사 결과가 적용된다. 이러한 결과는 순환 사슬의 어느 위치에 있든지 활발하게 분열하는 세포 유형에 대한 클론생성 잠재력의 손실로 특징지어질 수 있다. 이러한 손상의 결과는 앞에서 서술한 다른 세포 재생 시스템의 경우와 동일하다. 발달 사슬 전체에 걸쳐 세포 수가 감소하며, 이는 궁극적으로 최종 생성 세포 수의 감소로 나타난다. 그러면 보통 발견할 수 있는 말초 위치 어디에서나 최종 세포 유형의 세포 수가 감소된다. 림프계의 최종 세포 유형은 성숙한 림프구로, 말초 혈액, 림프절, 비장 및 흉선에서 발견된다.

방사선 생물학의 오랜 수수께끼 중 하나는 성숙하고 분열하지 않는 림프구의 방사선 감수성이다. 성숙한 림프구의 수명은 잘 알려지지 않고 종류마다 다르지만 대개 20일 정도이다. 이 수수께끼는 선량이 수 10 cGy에 불과하더라도 방사선 조사 후 몇 시간 이내에 말초 혈액 내의 림프구 수는 급격히 줄어든다는 것이다. 이 세포는 유사분열 후의 세포이므로 일종의 **간기 사멸(interphase death)**을 겪었다고 생각해 볼 수 있다. 최근까지도 세포의 간기 사멸의 메커니즘은 잘 알려지지 않았다. 이 장의 앞부분에서 우리는 세포 사멸에 대해 논의하였는데, G1 세포 DNA에 최소한의 손상이 가해지면 림프구는 이런 형태의 세포 자살 과정에 특히 민감하다는 점을 언급하였다. 다른 간기 세포에서는 볼 수 없는 간기 림프구의 세포 사멸에 대한 이러한 특별한 감수성은 림프계열 세포가 최소한의 자극으로 엄청난 양의 p53 유전자 생성물을 만들기 때문으로 보인다.

중추 신경계

이온화 방사선이 중추 신경계에 미치는 영향을 2가지의 선량 수준으로 살펴보자. 인체에 낮은 선량을 조사하면 (1 Gy 이하) 불쾌감과 구토 증상이 일어난다. 이런 메스꺼움과 구토 증상에 대한 정확한 메커니즘은 아직 알려지지 않았으나, 뇌 속의 구토 관련 중추에 직접적인 영향을 미치는 것으로 보인다. 이 현상은 머리 부위에만 방사선을 조사할 때도 나타날 수 있다.

주로 과거에 플루토늄 집합체의 우발적인 핵분열 사고로 인하여, 인간의 매우 높은 선량 노출의 경우, 또 다른 중추신경계(CNS) 증후군으로 정의되었다. 100 Gy를 초과하는 선량에 피폭된 사람은 거의 즉각적으로 방향 감각을 잃고, 노출 후 몇 시간 내에 복합적인 중추신경계 및 심혈관 기능 부전으로 사망했다. 메스꺼움과 구토 등의 저선량 CNS 영향의 경우, 노출부터 증상 시작까지의 시간이 매우 짧기 때문에, 이러한 고선량 영향은 세포 사멸 메커니즘의 근거가 될 수 없을 것 같다. 이런 초 고선량 영향에 대해서는 Fanzer과 Lushbaugh(1967)가 자세히 기술한 바 있다.

인간 급성 방사선 증후군

사람의 급성 방사선 증후군의 임상적인 발현은 선량, 선량률, 노출의 균일성, 제공되는 치료 범위 및 개인의 감수성에 따라 크게 다르다.

선량이 1 Gy 이상 2 Gy 미만의 선량에 노출된 후, 3주 중간 또는 4주가 될 때까지는 임상적인 징후는 거의 없다. 이 정도 선량이면 일부 사람에는 조기 메스꺼움이나 구토가 일시적으로 나타날 수도 있다. 노출 범위 상한선인 2 Gy가 되면 3주 내지 4주차에는 증세가 더욱 심해진다. 이 선량에서의 증상은 탈모, 창백함, 전반적인 권태감(malaise), 설사, 점막 표면의 염증이 시작된다. 2 Gy 이하의 선량에 노출된 개인에 대한 치료는 전적으로 보조적이며 증상 완화를 위한 것이다. 이 선량에 노출된 사람은 사망할 가능성은 없다. 저 선량에서는 치료 없이도 노출 후 2주 만에 증상이 대부분 회복된다.

5 Gy 선량 수준에서의 반응은 노출이 균일할 경우 인간의 LD_{50}에 해당하며, 거의 즉각적으로 나타나며, 의료적 치료가 제공되지 않으면, 모든 환자는 초기 메스꺼움과 구토를 경험하게 된다. 곧 이어 두번째로 메스꺼움과 구토 증상이 시작될 것이며, 이런 증상의 해결은 불가능하다. 3주차가 되면 설사 증상이 뚜렷이 나타나며, 출혈, 창백, 염증 또는 점막 표면의 감염 등의 증상을 보이는 골수 증후군이 시작된다. 4~6주차가 되면 치료받지 못한 사람의 절반이 쇠약해지고, 진행성 감염과 염증을 거쳐 결국 사망에 이른다.

이 선량 범위에서의 치료 가능한 경우는, 무균격리, 혈소판 및 백혈구 농축액 수혈을 통한 혈소판 및 백혈구 결핍 치료와 영양 보충제 및 항생제 투여로 구성된다. 6-7 Gy 이하의 선량에 피폭되면 집중 치료를 통해 거의 모든 경우 사망을 예방할 수 있다.

치사률 100%의 선량을 초과하는 경우, 즉 짧은 시간 내에 10 Gy 이상의 균일한 피폭을 받으면 첫 날부터 메스꺼움과 구토가 심하고 하루 이틀 후에는 설사가 뒤따른다. 첫 주에는 메스꺼움, 구토, 설사가 심하고, 곧 이어 발열, 인후 및 기타 점막 염증, 광범위한 감염, 출혈 등의 합병증이 뒤따른다. 3주차 말에는 이러한 증상들이 점진적으로 악화되어 탈진과 사망으로 이어진다.

방금 설명한 임상 양상은 중요한 방식으로 상호작용하는 3가지 다른 임상 증후군의 발현으로 발생한다. 이 3가지 증후군과 그에 수반되는 징후는 다음과 같다.

1. **신경계 증후군(neurological syndrome)**: 선량에 따라 주로 두통, 무기력, 간헐적

과잉행동, 비정상적인 감각 장애, 정신착란이 나타나며, 고 선량에는 탈진이 발생한다. 20 Gy를 초과하는 매우 높은 선량에서는 중추신경계와 심혈관계가 급성 붕괴되어 쇼크와 즉각적인 사망을 초래한다.

2. **위장관 증후군(gastrointestinal syndrome)**: 메스꺼움, 구토, 식욕 부진, 설사 및 무기력감을 보인다.
3. **혈액학적 증후군(hematological syndrome) (골수 증후군)**: 이 증후군의 첫번째는 림프 조직과 골수의 기능저하로 인한 징후를 포함하기 때문에 더 사실적이다. 이 증후군과 관련된 징후는 혈액학적 **전혈구감소증(pancytopenia)**, 출혈, 감염 및 **빈혈(anemia)** 등이다.

인간 급성 방사선 증후군에 대한 자세한 설명은 Cronkite와 Bond(1956) 저서를 참조 바란다.

선량률 또는 시간연장 영향

방사선을 천천히 조사할 경우, 조사 **시간연장(protraction)**의 영향은 관련 생체조직 시스템의 회복을 허용하며 방사선 노출에 대한 영향을 줄인다. 이러한 영향의 감소는 앞 절에서 설명한 복구 및 회복에 대한 실험실 연구를 통해 예측이 가능하다. 위장관 크립트 세포는 복구 시간이 몇 시간에 불과할 정도로 짧다. 방사선 조사시간을 연장시키면 위장 장애 증후군의 임상적 발현을 상당히 줄일 수 있다. 반면, 골수 클론생성 세포는 골수 CFU의 생존 곡선에서 보듯이, 어깨가 거의 없는 매우 긴 복구 반감기를 가진다. 결과적으로 골수 증후군은 방사선 조사를 천천히 하여도 조금 밖에 완화되지 않는다.

12 배아와 태아에 미치는 방사선 영향

고려해야 할 나머지 정상 조직 시스템은 성장 중인 **배아(embryo)**와 **태아(fetus)**이다. 이들의 성장은 지속적인 세포의 분열과 관련된 것으로, 배아와 태아 세포들도 다른 분열 조직들과 비슷한 방사선 민감도를 가지고 있을 것으로 추정된다. 정상 상태의 분열 조직과의 중요한 차이점은 이들이 방사선에 의해 고갈된 세포 집단을 회복하기 위해 호출할 수 있는 휴지 또는 G_0 세포 집단이 없다는 것이다. 따라서 이상 세포를 교체하고 보충할 가능성은 매우 제한적이며, 이로 인해 태아 사망 또는 발달 장애가 생길 수 있다. 발달 중인 배아에 관한 중요한 질문은 초기의 배아 세포들이 얼마나 오랫동안 **분화전능성(totipotent)**를 유지하는가이다. 일단 세포가 발달 경로에 들어서면, 방사선에 의해 죽거나 손상된 세포를 대체할 수 없게 된다.

인간 배아의 경우 수정된 **접합자(zygote)** (또는 수정란)은 세포가 빽빽하게 뭉친 **모룰라(morulama)**로 발전되며, 이때까지 각 세포는 분화전능성을 유지하는 것으로 보인다. Mole(1992)의 연구에 의하면 Handyside는 미공개 논문에서 4~8개의 인간 태아의 세포로부터 1~2개의 세포를 제거해도 임신은 정상적으로 진행된다고 밝혔다.

수정 전 **생식자(gamete),** 즉 생식세포에서 생긴 유전적 변화로 인한 태아에서 정상으로 보이는 변화와 새로운 생물체에서 발생하는 변화 사이에는 항상 명확한 구분이 있어야 한다. **돌연변이 효과(mutational effect)**는 자손에게 유전되며, 본질적으로 확률적으로 발생된다. 즉, 낮은 선량에서도 확률은 낮지만 발생되며, 돌연변이 효과가 발생하지 않는 선량의 임계 값은 없는 것으로 추정된다. 태아에서 볼 수 있는 비유전적 변화는 유전되지 않는 배아 발달 초기의 **원기(anlage)** 단계에서 세포가 죽는 결과로 보이며, 여기에는 포유류 세포의 통상적인 생존 곡선과 관련된 문턱 선량이 존재한다.

인구 중 유전적 근거가 없는 주요 선천성 기형은 신생아 중 5-8%에서 발견된다. 방사선으로 인해 생긴 이상은 자연적으로 발생하는 기형을 고려하여 판단해야 한다. 자연적으로 발생하는 선천적 기형과 방사선 유발 기형 모두 세포 사멸보다는 **체세포 돌연변이(somatic mutation)**의 결과일 가능성이 높으며, 이는 발달 세포주에 결함이 있는 것으로 보인다.

인간 및 설치류에 수 cGy 정도로 낮은 선량에서도 선천성 기형이 보고되었기 때문에, 자궁에서 성장 발달하는 유기체를 구성하는 분열 세포들에도 특이한 방사선 감수성이 있는지 의문이다. 이에 대한 답은 지금까지 관찰 결과를 살펴보면, 이런 세포주들의 특별한 방사선 감수성은 필요치 않을 것 같다. 배아 및 태아 발달에서 특정 기능을 담당하는 세포 집단(예, 사지 및 눈)에서 세포 수가 작은 경우, 예를 들어 더 이상 전체 분화능력을 갖지 않는 2~4개의 세포 또는 단지 수 10개의 세포가 복잡한 태아 발달의 기원이 되는 경우, 이들 세포 중 일부가 죽었을 때 발달 결과에 극적인 영향을 미칠 수 있다.

원기 세포가 다른 포유류 세포 집단의 전형적인 경우라고 가정하고 세포 생존율을 계산해보자. 예를 들어 외삽 수가 4이고 D_0가 100 cGy이라고 가정하자. 50 cGy의 선량을 조사할 때 발달 프로그램을 담당하는 세포의 생존 확률은 다음과 같다.

$$\frac{S}{S_0} = 1 - (1 - e^{-D/D_0})^n = 1 - (1 - e^{-50/100})^4 = 0.976. \quad (10.4)$$

그러면 세포 1개를 죽일 확률은 0.024이다. 다르게 표현하자면, 이 세포가 주어진 발달 과정에 참여한다면 이런 방식으로 방사선을 받은 100명 중 2명이 발달 이상을 갖게 된다. 변수가 동일하고 선량이 10 cGy이라면 발달 이상이 나타날 확률은 10,000 중 1명에 해당되는데 이 수치도 인구적 측면으로는 어느정도 우려되는 결과이다.

"이러한 계산을 통해 우리는 방사선 노출의 결과로 발생하는 발달 이상에 대한 가능한 메커니즘과 시기에 대한 통찰력을 얻을 수 있다." 배아와 태아 성장 일정은 복잡하고도 세밀하다. 태아 발달 중 여러 시기에 몇 개의 세포만이 완전한 장기 시스템 또는 **표현형 특성(phenotypic trait)**의 최종적인 발달을 담당하는 결정적인 시기가 있을 것이다. 이 시기에 몇 개의 세포가 파괴되거나 체세포 돌연변이가 발생한다면 발달 일정이 부분적으로 또는 완전히 붕괴될 수도 있다.

설치류 태아의 발달 순서에 따른 방사선의 영향

배아와 태아에 미치는 방사선의 영향에 관한 초기 연구로 Rugh(1964)의 연구가 있다. 이 데이터는 오래되었으나 여전히 중요하며 최근 연구에서는 세부사항 외에는 추가된 사항은 별로 없다. Rugh의 연구 모델은 쥐였으며 그림 10.10은 그의 연구 결과를 요약한 것이다.

자궁 내 발달 단계는 편리하게 3단계로 설명된다. (1) 착상전(preimplantation), 수정된 난자가 자궁벽에 부착되기 전의 기간 (2) 배아발생(embryogenesis), 기관 분화 및 발달 기간, 때로는 기관 발생(organogenesis)이라고도 함. (3) 태아 성장(fetal development) 단계, 성장과 신장의 시기, 또한 일부 후기 기관의 형성이 일어나는 시기이다. 이러한 각 기간은 방사선 조사 시 뚜렷이 다른 반응을 보인다.

착상전 기간

이 기간 동안 수정된 난자는 나팔관을 통해 자궁에 도달한다. 자궁 벽에 착상되기 전, 태반의 형성과 함께 수정란은 여러 차례 분열을 하지만 방사선 조사로 이들 중 일부가 소실되면 배아(수정 산물)의 생존 능력이 상실된다. Mole(1992)이 설명한 Handyside의 연구 이전에는 착상 전에 배아에서 1~2개의 세포만 잃어도 태아가 사망할 것이라고 주장했다. Handyside의 연구에 의하면 초기 착상 전, 배아의 남아있는 세포에는 충분한 분화 전능성이 있어 생존과 정상적인 발달 성장이 가능하다. 일반적으로, 특히 쥐의 경우 초기 착상 전, 배아에 방사선을 조사한 결과 일반적으로 여러 태아를 낳는 동물의 한배의 새끼 수가 감소하는 것으로 관찰된다. 자궁을 절개하여 주의 깊게 살펴보면, 착상 후 지속적인 성장을 하지 못하는 초기 착상 부위를 발견할 수 있다. 배아가 사망 전에 착상에 실패하면, 이런 손실의 징후는 보이지 않는다. 인간의 경우 착상 전 기간의 이러한 손실은 합리적으로 감지될 수 없다.

쥐 경우, 임신 첫 날 10 cGy 정도의 선량이 조사되면 수정란이 죽을 수 있다. 또한 같은 정도의 선량을 쥐에 조사하면 빈 흡수 부위가 증가하는 것으로 나타났다. Russell(1954)은 쥐의 임신 후 1~2일 동안에 약 0.2 Gy 선량이 투여되면 착상 전 사망률이 80% 정도에 이를 수 있다고 밝혔다.

초기 착상 전 시기에 배아에 방사선을 조사하여 선천적 기형이 생기는 경우는 드물다. 배아는 살아남거나 죽거나 둘 중 하나이다. 이 규칙에 대한 드문 예외는, Rugh가 한 실험으로, 수정 후 며칠 동안 때때로 방사선 조사를 한 결과 태아에 **무뇌증(exencephaly)** 발생을 관찰했다.

장기형성 기간

쥐의 경우 대략 수정 후 6일에서 13일까지, 인간의 경우 임신 9일 또는 10일에서 40일까지 이어지는 배아 기간은 태아기로 향후 존재하게 될 모든 기관 계통의 발달과 분화가 시작되는 시기이다. 앞서 제시된 추론에 따르면, 각 기관 발생 단계는 소수의 **원기 세포(anlage cell)**에서 시작되고, 대체 줄기 세포 집단이 없는 상태에서 배아의 세포의 분화 전능성의 특성이 빠르게 사라지기 때문에, 이런 중요한 시기에 소수의 세포만 손실되더라도 선천성 기형이 발생할 수 있다. 그림 10.10과 같이 Rugh가 제시한 발달 계획에 따라 각 계통은 발달 단계에 진입함에 따라 차례로 **방사선 유도 기형**에 취약해진다.

방사선 조사로 인해 이상 유발에 취약한 가장 초기 발달 요소는 그림 10.10에 표시된 중추 신경계 요소이다. 그림에서 보듯이, 본질적으로 모든 발달적 특성은 적절한 시기에 방사선 조사로 변화될 수 있다. 기관 형성의 후기 단계는 대부분 골격 요소와 눈, 치아 및 일부 의형적 특징과 같이 성장 및 발달 기간이 더 긴 일부 요소의 지속적인 발현을 포함한다. Russell과 Russell(1954)는 기관 형성 기간 중에 1 Gy의 선량이 조사되면 기본적으로 모든 배아에 기형을 유발할 수 있다고 주장한다. 또한 15~20 cGy 범위의 선량은 상당한 수의 기형을 유발한다는 보고도 여러 건이 있다.

쥐에서 가장 큰 감수성이 나타나는 기간은 수정 후 9~12일이다. 인간의 경우, **기관발생 달력(organogenetic calendar)**을 비교해 보면, 쥐와 유사한 최대 감수성 기간이 임신 4주~5주 사이임을 예측할 수 있다. 사람 임신의 경우, 조기에 임신을 발견하여 방사선 노출을 피하는 것이 매우 중요하다. 태아기 또는 신생아 사망은 지속적인 생명 유지에 적합하지 않은 기형으로 인해 발생할 수 있으며, 이러한 증상은 기관 형성기 중에 1~2 Gy 정도의 선량만 으로도 높은 빈도로 발생할 수 있다. 발달 장애의 또 다른 후유증은 발달 중에 세포 손실로 인해 발생하는 체중이 작은 아이의 출산이다.

태아 성장 단계

임신 단계에서 주된 활동은 성장과 신장이다. 일부 장기는 태아 발달 말기에 늦게 완료되며, 이때 방사선 조사로 인해 일부 발달 이상이 발현할 수도 있다. 이 발달 단계에서는 다량의 선량 투여를 할 때 신생아의 사망을 초래할 수 있고, 태아 단계에서의 방사선 조사로 쉽게 발견하기 어려운 기능 장애도 일으킬 수도 있다. 태아의 방사선 노출에 의해서 성장이 다소 지연될 수 있다. 자궁에서 1 Gy 이하의 선량에 피폭된 아기에게서 나타나는 특별한 특성으로는 머리 크기가 작은 **소두증(microcephalia)**을 들 수 있다.

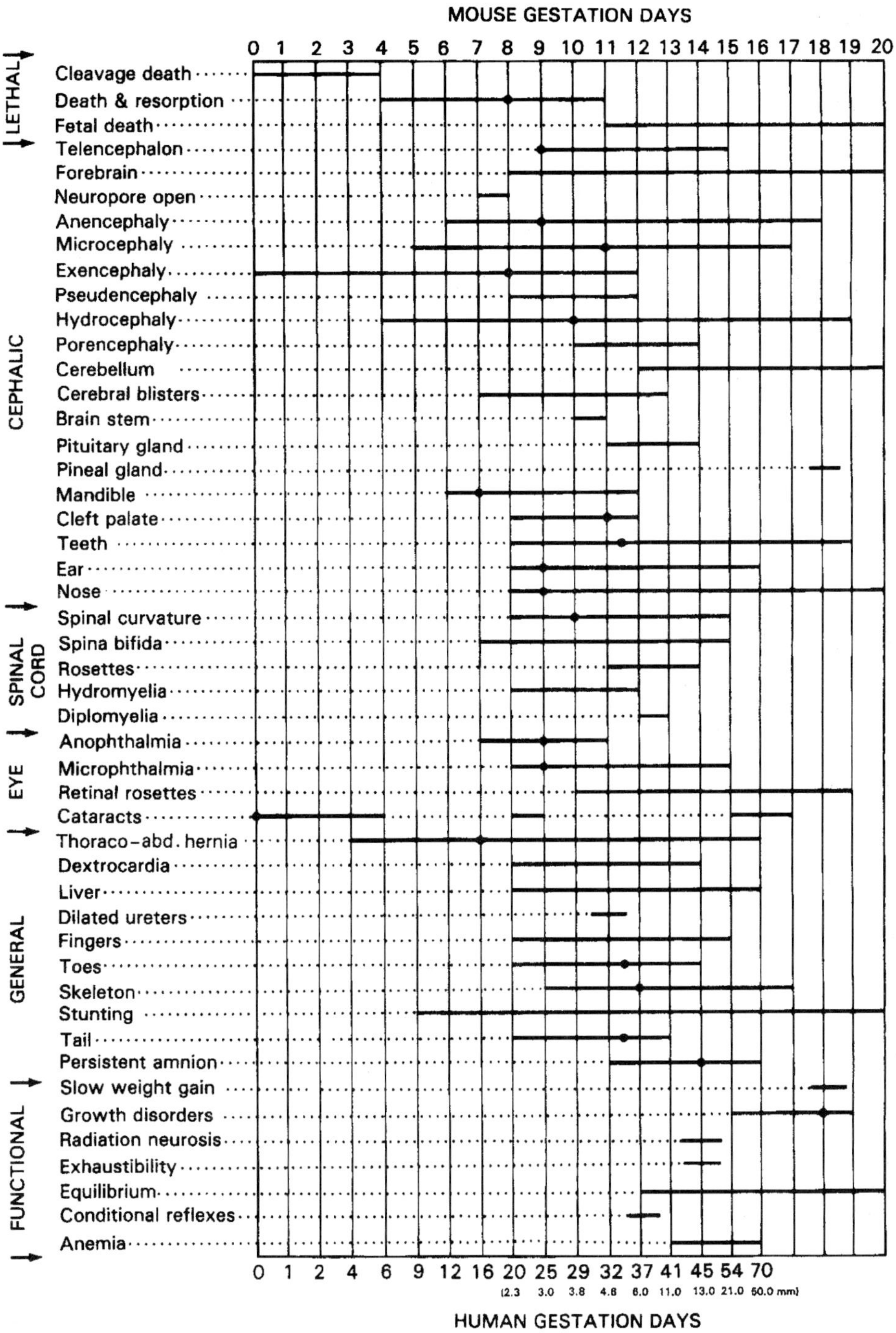

그림 10.10 쥐의 수정부터 만삭까지 각 발달 에피소드의 최대 방사선 민감도 기간과 그로 인한 선천적 기형 유형. 도시한 선상의 큰 점은 최대 민감도 시점을 나타낸다. 아래 눈금은 인간 배아와 태아의 발달 중 상대적 시간을 표시한 것이다 Rugh(1964).

쥐 태아의 생존

수정란

쥐 난자가 수정된 직후 방사선 조사된 쥐의 생존 변수들이 측정되었다. 세포 배양에서 개별 **수정란(fertilized zygote)**의 생존은 Pampfer와 Streffer(1988)의 단일 표적 동역학(single-hit kinetics)의 1차 지수항 관계식과 잘 맞았다. 즉 $N/N_0 = e^{-kD}$로서 어깨 부분이 없는 식이다. Friedberg 등(1973)은 훨씬 규모가 큰 실험에서 비슷한 방법을 사용하여 데이터를 MTSH 식에 적용해 보았는데, 외삽 수가 1.15로서 Pampfer와 Streffer가 발견한 1.0에 비해 크게 다르지 않았다. 두 그룹 모두 불활성화 상수 k의 역수가 1 Gy에 가까운 것으로 나타났다.

아직 설명되지 않은 이상 현상으로는 초기 단계인 **2세포 배아(two cell conceptus)**에서 방사선 저항성이 있다는 것이다. 이때 불활성 상수는 0.007 cGy^{-1}이고 1차항 불활성회식의 역수는 150 cGy이다. Rugh 등(1969)은 2개의 수정란을 동시에 죽이려면, 두 세포의 불활성화가 거의 동시에 발생해야 한다고 제안하였는데, 이때 불활성화 상수를 계산해보면 이 가정과 일치했다. 따라서 결론은 이 단계에서 두 세포는 모두 **만능 분열 능력(totipotent)** 즉 전증성이 있다는 것이다.

쥐 배아

체내에서 조사된 배아의 생존 곡선에는 상당한 크기의 어깨가 존재한다. 설치류 배아의 경우 1.5 Gy까지 선량 조사일 때 5~8일 까지는 죽지는 않았다. 대부분의 연구자가 내린 결론은 상당한 수의 분화전능 세포들이 남아서 방사선 조사로 죽은 세포들을 대체한다는 것이었다. 아직도 세포 사멸 모델 중 어느 것도 배아의 반응을 제대로 설명하지 못한다. 이는 그리 놀라운 것은 아닌데, 우리는 지금까지 대규모 세포 집단을 대상으로 생존율을 다루었기 때문에, 이들 자료는 단일 세포의 클론생성 측정과는 크게 차이나기 때문이다.

동물실험 결과 해석을 인체에 적용

설치류의 연구 결과를 요약하자면, 태아 또는 배아 세포는 이온화 방사선에 대해 특별한 민감성을 보이지 않으며, 일부 발달 단계에서는 이러한 기관계통들이 시험관내에서 배양되고 조사된 포유류 세포주보다 덜 민감하다는 것이 분명해 보인다. 그러므로 이온화 방사선에 노출로 인한 기형 발생 가능성은 신중하게 다시 검토해야 한다는 것은 분명하다. UNSCEAR(1986)의 보고서(추가 자료 참조)는 중요 기관 형성 과정 중에 방사선 노출에 대해 다음과 같이 언급한다.

> .... 인간의 경우, 실험 동물에서 관찰된 유형의 기형적 영향은 드물다. ....
> 최신 자료에 따르면 인간에게 나타날 가능성이 가장 높은 발달이상 유형은 **정신 지체(mental retardation)** 현상이다.

이온화 방사선의 기형 유발 현상에 관한 가장 신뢰할 수 있는 정보의 출처는 일본 원폭 생존자들로부터 수집한 자료들이다. 의학 분야에서 방사선을 사용한 초창기 시절의 방사선에 피폭된 환자로부터 얻은 정보도 상당하지만, 그 당시 의사들이 정보를 잘 이해하지 못했기 때문에 관찰의 신뢰성은 그리 높지 않다. 원폭 생존자의 태아 발달에 미치는 영향과 관련된 연구 결과에 대한 최신의 간결한 설명은 Mole(1992)의 보고서를 참고하기 바란다.

중증 정신 지체

원폭으로 임신 중에 방사선에 노출된 결과로 인한 심각한 **정신 지체(SMR, severe mental retardation)**가 16명에서 발견되었다. 그중 12명은 자궁 내 피폭된 선량이 1~5 Gy였다. 그러나 중증 정신 지체가 기형 발생에 전적으로 기인하는지는 확실하지 않다. 이는 피폭시의 산모의 선량도 높았으며, 일부 영향은 방사선에 의하여 태아의 산소 공급 부족이나 영양 부족으로 인한 영향 때문일 수도 있다.

소두증

Miller와 Blot(1972)은 자궁 내에서 피폭된 원폭 생존자의 머리 크기가 작다고 보고했다. 이들 저자에 따르면 머리 크기에 대한 영향은 1 Gy 또는 그보다 약간 낮은 자궁내 선량에서 관찰할 수 있었다. 그러나 이들은 임상 의학에서 널리 사용되지 않는 기준을 사용했기 때문에, 이러한 결과는 보편적으로 받아들여지지 않고 있다. Mole(1992)은 일반적으로 머리 둘레 머리 크기와 신체 크기 사이의 불균형에 큰 변동이 있음을 지적했다. 소두증에 대한 임상적 기준은 두개골 둘레가 출생 체중 그룹의 평균에서 4 표준편차 범위를 벗어난다는 조건이다. 그러나 Miller와 Blot(1972)은 정상에서 단지 2 표준 편차를 벗어나는 기준을 사용했다. Mole이 지적한 바와 같이, 방사선 조사를 받지 않은 정상적인 신생아 750명 중 약 1명은 머리 크기가 평균에서 3 표준 편차의 크기를 가질 것이다, Miller와 Blot의 수치들은 그래도 통계적으로 의미가 있는 것으로서 그들의 결과를 전적으로 거부할 이유는 없어 보인다.

그러나 소두증 발생에 대해서는 또 다른 요인도 고려해 볼 수 있다. 1 Gy 정도의 높은 선량에 노출된 산모는 급성 방사선 증후군과 관련된 심각한 임상적 영향을 받으며, 이로 인해 소두증은 자궁내 방사선의 직접적인 영향이 아닐 수도 있다는 것이다.

참고 문헌

Alpen, E. L., Jones, D. M., Hechter, H. H., and Bond, V. P. (1958). The comparative biological response of dogs to 250 kVp and 100 kVp X-rays. *Radiology* **70**, 541-550.

Alpen, E. L., and Powers-Risius, P. (1981). The relative biological effect of high-Z, high-LET charged particles for spermatogonial killing. *Radiation Res.* **88**, 132-143.

Andrews, J. R., and Berry, R. J. (1962). Fast neutron irradiation and the relationship of radiation dose mammalian cell reproductive capacity. *Radiation Res.* **16**, 76-81.

Becker, A. J., McCulloch, E. A., and Till, J. E. (1963). Cytological demonstration of the clonal nature of spleen colonies derived from transplanted mouse marrow cells. *Nature* **197**, 452–454.

Berry, R. J. (1964). On the shape of x-ray dose-response curves for the reproductive survival of mammalian cells. *British J. Radiol.* **37**, 948–951.

Bush, R. S., and Bruce, W. R. (1964). The radiation sensitivity of transplanted lymphoma cells as determined by the spleen colony assay method. *Radiation Res.* **21**, 612–621.

Clarke, A. R., Purdie, C. A., Harrison, D. J., Morris, R. G., Bird, C. C., Hooper, M. L., and A. H. (1993). Thymocyte apoptosis induced by p53-dependent and independent pathways. *Nature* **362**, 849–852.

Cronkite, E. P., and Bond, V. P. (1960). *Radiation Injury in Man.* Thomas, New York.

Dethlefsen, L. A. (1980). In quest of the quaint quiescent cell. In *Radiation Biology in Cancer Research*, R. E. Meyn and H. R. Withers, Eds., pp. 415–435. Raven Press, New York.

Fanzer, H., and Lushbaugh, C. C. (1967). Radiation death from cardiovascular shock following a criticality accident. Report of a second death from a newly defined human radiation death syndrome. *Arch. Path.* **83**, 446–460.

Fertil, B., and Malaise, E. P. (1981). Inherent cellular radiosensitivity as a basic concept for human tumor radiotherapy. *Int. J. Radiation Oncol. Biol. Phys.* **7**, 621–629.

Fertil, B., and Malaise, E. P. (1985). Intrinsic radiosensitivity of human cell lines is correlated with radioresponsiveness of human tumors: Analysis of 101 published survival curves. *Int. J. Radiation Oncol. Biol. Phys.* **11**, 1699–1707.

Friedberg, W., Hanneman, G. D., Faulkner, D. N., Darden, E. B., and Deal, R. B. (1973). Prenatal survival of mice irradiated with fission neutrons or 300 kVp X-rays during the pronuclear-zygote stage: survival curves, effect of dose protraction. *Int. J. Radiation Biol.* **24**, 549–560.

Gilbert, C. W., and Lajtha, L. G. (1965). The importance of cell population kinetics in determining the response to irradiation of normal and malignant tissue. In *Cellular Radiation Biology*, pp. 474–497. Williams and Wilkins, Baltimore.

Hewitt, H. B., and Wilson, C. W. (1959). A survival curve for mammalian cells irradiated *in vivo*. *Nature* **183**, 1060–1061.

Hill, R. P., and Bush, R. S. (1969). A lung colony assay to determine the radiosensitivity of the of a solid tumor. *Int. J. Radiation Biol.* **15**, 435–444.

Hlatky, L., Sachs, R. K., and Alpen, E. L. (1988). Joint oxygen glucose deprivation as the cause of necrosis in a tumor analog. *J. Cell Physiol.* **134**, 167–178.

Kohn, H. I., and Kallman, R. F. (1954). Testes weight loss as a quantitative measure of x-ray injury in the mouse, hamster, and rat. *British J. Radiol.* **27**, 586–591.

Kolstad, L. (1964). *Vascularization, Oxygen Tensions and Radiocurability in Cancer of the Cervix*. Scandinavian University Books, Stockholm, Sweden.

Lajtha, L. G. (1963). On the concepts of the cell cycle. *Cell Comp. Physiol.* **62**, 143–145.

Little, J. B., Nagasawa, H., Keng, P. C., Yu, Y., and Li, C. Y. (1995). Absence of radiation induced G 1 arrest in two closely related human lymphoblast cell lines that differ in p53 status. *J. Biol. Chem.* **270**, 11033–11036.

Lowe, S. W., Schmitt, E. M., Smith, S. W., Osborne, B. A., and Jacks, T. (1993). p53 is required for radiation induced apoptosis in mouse thymocytes. *Nature* **362**, 847–849.

Malaise, E. P., Fertil, B., Chavaudra, N., and Guichard, M. (1986). Distribution of radiosensitivities for human tumor cells of specific histological types. *Int. J. Radiol. Oncol. Biol. Phys.* **12**, 617–624.

Mendelsohn, M. L. (1962). Autoradiographic analysis of cell proliferation in spontaneous breast cancer of C3H mouse. III. The growth fraction. *J. Nat. Cancer Inst.* **28**, 1015–1029.

Miller, R. W., and Blot, W. J. (1972). Small head size after *in utero* exposure to atomic radiation. *Lancet* **2**, 784–787.

Mole, R. H. (1992). Expectation of malformations after irradiation of the developing human *in utero*: the experimental basis for predictions. *Adv. Radiation Biol.* **15**, 217–301.

Oakberg, E. F., and Clark, E. (1961). Effect of dose and dose-rate on radiation damage to mouse spermatogonia and oocytes as measured by cell survival. *J. Cell Comp. Physiol.* **58**, Suppl. 1, 173–182.

Pampfer, S., and Streffer, C. (1988). Prenatal death and malformations after irradiation of mouse zygotes with neutrons or X-rays. *Teratology* **37**, 599–607.

Rodriguez, A., Alpen, E. L., Medonca, M., and DeGuzman, R. J. (1988). Recovery from potentially lethal damage and recruitment time of noncycling clonogenic cells in 9L confluent monolayers and spheroids. *Radiation Res.* **114**, 515–527.

Rugh, R. (1964). Why radiobiology? *Radiology* **82**, 917–920.

Rugh, R., Wohlfromm, M., and Varma, A. (1969). Low dose X-ray effects on the precleavage mammalian zygote. *Radiation Res.* **37**, 401–414.

Russell, L. B., and Russell, W. J. (1954). An analysis of the changing radiation response of the developing mouse embryo. *J. Cell. Physiol.* **43**, Suppl. 1, 103–149.

Shrieve, D. C., and Begg, A. C. (1985). Cell cycle kinetics of aerated, hypoxic and reaerated cells in vitro using flow cytometric determination of cellular DNA and incorporated bromodeoxyuridine. *Cell Tissue Kinet.* **18**, 641–651.

Shrieve, D. C., Deen, D. F., and Harris, J. W. (1983). Effects of extreme hypoxia on the growth and viability of EMT6/sf mouse tumor cells *in vitro*. *Cancer Res.* **43**, 3521–3527.

Steel, G. G. (1977). Basic theory of growing cell populations. *Growth Kinetics of Tumors*, Chap. 2. Oxford University Press, New York.

Tannock, I. F. (1968). The relation between cell proliferation and the vascular system in a transplanted mouse mammary tumor. *British J. Cancer* **22**, 258–273.

Thomlinson, R. H., and Gray, L. H. (1955). The histological structure of some human lung cancers and the possible implications for radiotherapy. *British J. Cancer* **9**, 539–549.

Thomlinson, R. H. (1967). Oxygen therapy--biological considerations. In *Modem Trends in Radiotherapy*, T.J. Deeley and C. A. P. Wood, Eds., pp. 52–72. Butterworths, London.

Till, J. E., and McCulloch, E. A. (1960). The radiation sensitivity of normal mouse bone marrow cells determined by quantitative marrow transplantation into irradiated mice. *Radiation Res.* **13**, 115–125.

Vaux, D. L., and Weissman, I. L. (1993). Neither macromolecular synthesis nor myc is required for cell death via the mechanism that can be controlled by bcl-2. *Mol. Cell. Biol.* **13**, 7000–7005.

Withers, H. R. (1967). The dose-survival relationship for irradiation of epithelial cells of mouse skin. *British. J. Radiol.* **40**, 187–194.

Withers, H. R., and Elkind, M. M. (1970). Microcolony survival assay for cells of mouse intestinal mucosa exposed to radiation. *Int. J. Radiation Biol.* **17**, 261–267.

Withers, H. R., Hunter, N., Barkley, H. T., Jr., and Reid, B. O. (1974). Radiation survival and regeneration characteristics of spermatogenic stem cells of mouse testes. *Radiation Res.* **57**, 88–103.

추천 문헌

Elkind, M. M., and Whitmore, G. F. (1967). *The Radiobiology of Cultured Mammalian Cells.* Gordon and Breach, New York. (see, in particular, Chaps. 4 and 7.)

Meyn, R. E., and Withers, H. R. (1979). *Radiation Biology in Cancer Research.* Raven Press, New York.

Steel, G. G. (1977). *Growth Kinetics of Tumors.* Oxford University Press, New York.

Thames, H. D., and Hendry, J. H. (1987). *Fractionation in Radiotherapy.* Taylor and Francis, London.

UNSCEAR (1986). Genetic and somatic effects of ionizing radiation, Annex C, United Nations Scientific Committee on Effects of Atomic Radiation, United Nations, New York.

문제

1. Hewitt 희석 분석을 위하여 쥐 림프종 세포주를 단일 세포 현탁액으로 성장시켰다. 아래 표에는 표시된 수와 같은 림프종 세포수를 주사 받은 10마리의 쥐 그룹에서 각 조사된 선량당 사망률을 나열한 것이다.

Dose (cGy)

0		100		200	
Cells inj.	% Dead	Cells inj.	% Dead	Cells inj.	% Dead
2	0	6	2.5	8	12
4	14	8	20	12	32
6	42	10	30	14	52
8	75	12	55	16	60
10	100	14	70	18	70
12	100	18	100	—	—

Dose (cGy) 400		500		600	
Cells inj.	% Dead	Cells inj.	% Dead	Cells inj.	% Dead
12	0	50	10	130	0
14	6	60	25	140	10
18	40	65	50	150	42
20	49	70	52	160	51
22	70	75	69	170	80
26	100	80	95	180	100

Dose (cGy) 800	
Cells inj.	% Dead
400	0
450	5
500	17
550	30
600	51
650	70

이 데이터를 바탕으로 주어진 각 방사선 선량 수준에 대한 쥐의 치사율 대 주입 세포의 선량에 대한 치사율 곡선을 작성하라. 이 림프종 세포주의 방사선 조사에 따른 유도된 생존율 대 선량 곡선을 작성하라. 그리고 이 세포주의 D_0와 외삽수 n을 추정하라. 선형-2차식의 선형화 된 형태를 사용하여 LQ 형식으로 생존 곡선을 그려라. 당신이 보기에는 어느 것이 데이터에 더 잘 맞는다고 생각하는가?

2. 쥐 그룹의 위장관 창자의 크립트 분석을 통하여 다음과 같은 결과를 얻었다. 각 선량점에서 5마리씩 조사하였다. 조사 후 4.5일째에 희생시키고, 개체 데이터로부터 창자 둘레당 생존 크립트의 평균 수를 세었다.

Dose (cGy)	Surviving crypts	Dose (cGy)	Surviving crypts
900	93	1250	16
950	67	1300	11
1000	61	1400	12
1100	61	1500	3.4
1150	38	1600	3
1200	32		

방사선을 조사하지 않은 정상적인 쥐의 창자 둘레당 평균 크립트 수는 120개였다.

둘레당 생존 클론생성 세포의 보정된 수를 계산하고 이를 도시하라. 또한 MTSH형의 세포사멸 동역학을 가정할 때, D_0를 추정하라.

외삽수, n를 추정하기 위해 쥐에 1000 cGy를 조사하는 또 다른 실험을 수행하고 12시간 후 일련의 추가로 등급화 된 선량을 조사한 후, 앞과 동일하게 생존한 크립트 수를 세었다. 그 자료는 다음과 같다.

Dose (cGy)	Surviving crypts	Dose (cGy)	Surviving crypts
900	112	1250	12
950	70	1300	11
1000	62	1400	9
1100	54	1500	4
1150	32	1600	4
1200	32		

대조군의 크립트 수는 문제의 앞부분과 동일하다. 수정된 둘레 당 생존 클론생성 크립트의 보정된 수를 계산하고 전형적인 Elkind-Sutton 방식으로 이를 도시하라. MTSH를 가정할 때, 재 조사된 위장관 크립트 세포에 대한 D_0 값을 추정하고, 클론 생성에 대한 외삽 수를 추정하라.

CHAPTER 11

정상 조직의 방사선조사 후기 영향: 비확률적 영향

1 서론

10장에서 이온화 방사선이 정상 조직과 종양 조직에 미치는 영향에 대하여 논의한 바 있다. 방사선이 조사된 후 며칠 또는 몇 주 이내에 관찰되는 비교적 빠른 초기 및 조기 반응에 대하여 중점적으로 논의하였다. 일반적으로 이러한 모든 반응은 주로 위험한 상태에 있는 정상 세포의 재생을 촉진하는 줄기 세포 역할을 하는 클론생성 세포의 고갈과 관련이 깊다. 방사선 조사 후 정상 조직에 늦게 나타나는 후기 손상이란, 수 개월 또는 수 년 후에 생체조직 시스템에 늦은 시점에 발생하는 병리학적 변화로 느슨하게 정의한다. 그러나 어떤 경우에는 조사 후 몇 주 이내에 생기는 조직 영향까지도 고려한다. 이런 **후기 영향(late effects)** 또는 후기 지연 영향에 대한 보다 일반적인 정의는 방사선 조사 후에 장기와 조직에 나타나는 부작용을 일컬으며, 때로는 조사를 받지 않은 조직과 장기에도 나타난다.

확률적과 비확률적이라는 용어는 다음에 자세히 정의하겠지만, 우선은 **비확률적 영향(nonstochastic effect)**은 선량에 일정한 문턱(threshold) 값, 또는 역치가 존재하고, 반응의 강도가 선량과 일정한 관계있다고 일반화 수 있다. 반면에 **확률적 영향(stochastic effect)**이란 변화가 나타나기 시작하는 문턱 선량은 존재하지 않으며, 영향의 강도가 선량과는 무관한 것으로 간주한다. 10장에서 다루었던 초기 반응들은 분명히 비확률적인데, 이런 반응들은 선량 문턱 값이 있고 클론생성 세포들의 기본적인 생존 곡선에 대한 선량-반응 관계를 갖기 때문이다. 또 정상 세포의 반응 중에는 비확률적이라 볼 수 있는 또 다른 반응도 존재한다. 이 반응은 조사 후에 몇 주 또는 몇 달 후 처음으로 나타나기 시작하는 조직의 반응이다. 이런 후기 반응을 유발하는데 필요한 선량은 대부분의 초기 급성 반응과 관련된 선량보다 더 클 수 있으며, 이러한 이유로 악성 종양 등의 분할 방사선치료를 할 때 자주 나타나는 현상이다. 분할 치료는 조기 영향으로부터 장기를 보호해주지만, 후기 지연 영향에 대해서는 보호가 덜하다. 만일 사람이나 동물은 후기 반응 조직들에 영향이 나타나기 시작하는 수준의 선량 정도로 전신이 피폭된다면 일반적으로 생존하지 못한다. 정상 조직의 후기 효과와 일반적인 방사선치료 요법의 연관성 때문에, 이러한 최종 결과는 방사선의 특정한 임상 적용을 지지하는 방사선치료사나 실험자에게는 주된 관심 대상이다.

확률적과 비확률적이라는 용어는 해당 용어가 적절하지 않다고 생각하는 학사들로부터 많은 비판을 받아왔다. 이유는 사실 두 과정 모두 순수하게 확률론적이지 않기 때문이다. 이 결과 국제방사선방호위원회(ICRP, 1991)는 **비확률적(nonstochastic)** 대신 **결정적(deterministic)**이라는 용어로 바꾸기로 결정하였다. 저자는 이 새로운 용어가 옛 용어에 비해 더 많은 정보를 전달한다고 생각하지 않으며, 또한 학계는 새로운 용어를 채택하는데 시간이 걸림으로, 이 책에서는 계속해서 '확률적 및 비확률적'이라는 용어를 사용할 것이다.

임상 및 실험 방사선 종양학자들이 방사선이 정상 조직에 미치는 비확률적인 후기 영향에 대하여 여러 전문적인 접근 방식을 취하고 있지만, 종결점을 연구함으로써 알아두어야 할 기본적인 본성이 있다. 그리고 여기서는 방사선치료법을 제한하는 데 있어, 후기 효과가 중요하기 때문에 이러한 치료법과 관련된 고 선량에 중점을 두었다는 점도 인식해야 한다. 후기 영향에 대한 핵심 질문 중 하나는 클론생성 세포주의 단순한 세포 고갈이 조사 후, 몇 주 또는 몇 달 후에 병소(lesion)를 만들 수 있느냐는 것인데, 이에 대한 만족스러운 모델은 아직 제시되지 않았다.

최근에 이온화 방사선으로 인한 후기 영향의 근본 원인을 설명하는 2가지 접근 방식이 학계에 큰 관심을 받고 있다. 한 그룹은 클론생성 요소 또는 클론생성 풀(pool)에서 대체가 필요한 기능 요소의 세포 고갈(표적 세포의 고갈)을 강조한다. 또 다른 그룹은 장기 시스템의 모든 후기 효과의 기초가 되는 중심 과정이 혈관 내피의 손상으로 혈관 기능부전을 초래한다고 주장한다.

1985년에 개최된 12차 L.H. Gray 학회 발표 논문집에 들어있는 Hendry(1986) 논문에서는, 정상 조직의 방사선 후기 영향으로 인한 발병(pathogenesis)을 이해하는데 필요한 질문들이 잘 요약되어 있다.

이를 다시 인용해 볼 필요가 있다.

1. 조직 내에서 특정 유형의 손상을 받는 표적 세포 집단을 정의할 수 있는가?
2. 세포의 독성 물질이 다르면 표적 세포 집단들의 질적인 차이(예: 저항성 하위 집단)가 생기는가?
3. 부피 효과 (즉, 치료되는 조직의 부피가 증가하면 단위 부피당 손상이 더 커짐)에 대한 세포학적 근거는 무엇인가?
4. 후기 반응 조직의 잠재 치사적 손상 세포에서 복구가 손상을 줄이는데 기여하는 점은 무엇인가?
5. 군집 형성 세포와 분열 능력이 매우 제한된 세포의 재증식은 후기 반응 조직의 손상을 방지하는데 어떤 기여를 하는가?
6. 기능성 (유효) 세포 수와 전반적인 기능성과는 얼마나 상관관계가 있는가?
7. 실질조직의 반응에서 간질(혈관 포함) 손상은 어떤 기여를 하는가?

이러한 모든 질문은 다양한 정상 조직 시스템에 대한 실험연구를 통해 해결되고 있다. 하지만 아직도 관련하여 여러 견해가 제시되고 있지만 명확한 답은 나오지 않았다.

2 확률적 영향 및 비확률적 영향

10장에서는 방사선 조기 영향에 대한 선량-반응의 관계를 시그모이드 형 선량-반응 곡선 형태의 통상적인 약리학 용어로 서술하는 것이 가능하였다. 이 곡선은 어떤 값(문턱값) 이하로 피폭된 사람에게 아무런 영향도 일으키지 않는다. 이러한 동일한 문턱형 선량-반응의 관계는 후기 반응 조직에도 그대로 적용된다. 그러나 빠른 급성 효과는 거의 클론생성 세포의 생존과 직접적으로 관계될 수 있지만, 후기 지연 영향 발생에 대한 기본적인 메커니즘은 아직도 분명치 않다.

또 다른 반응 그룹이 있는데, 즉 방사선 조사로 인해 발생하는 유전적 및 발암성 변화로 이 그룹에는 문턱 개념을 적용하기에는 미흡하다. 이 그룹의 이온화 방사선에 대한 후기 반응에 대하여 과학계는 낮은 선량의 경우, 노출된 집단의 변화의 빈도는 낮은 것으로 생각되지만, 그래도 발생 빈도는 여전히 '0'이 아니라고 믿게 되었다. 조사 후에 암이나 전염성 유전자 변화를 일으키는 실제적인 선량-반응 관계가 어떤 형태인지에 대해서는 아직도 많은 논란이 있지만, 이온화 방사선에 노출된 후 문턱이 없는 영향에 대해서는 논쟁의 여지가 없다. 따라서 우리는 이 두 반응 사이에는 근본적인 차이가 있다고 상정할 수 있다. 즉 발암이나 유전자 돌연변이와 같은 문턱 값이 없는 반응들이 생기려면 1개 또는 몇 개의 세포들만 변형이 되어도 가능하다. 문턱 반응의 경우, 많은 수의 세포가 기능의 변형을 일으켜야 하며, 이 최소 수보다 적은 수의 세포가 파괴되거나 변형되면, 반응이 일어나지 않는 문턱 특성(threshold nature)이 발생한다.

두 종류 반응의 이온화 방사선 영향에 대한 근본적인 차이 때문에, 학계에서는 여러 유형의 방사선 조사 영향을 설명하기 위해 '확률적 및 비확률적'이라는 용어를 고안했으며 (국제방사선방호 위원회, 1977), 이는 1991년에 동일 당국에 의해 '**확률론적 및 결정론적**'이라는 용어로 수정되었다. 선량-반응 관계에 어떤 문턱 값이 존재하며, 생명체가 그 이상의 선량을 받으면 영향을 받아 통상적인 생물학적 변동성이 생기면 비확률적 또는 결정적 영향이라고 정의한다. 비확률적 영향의 또 다른 특성 중 하나는 통상적으로 선량에 따른 심각도(severity)에 있어서, 선량이 증가하면 표적이 받는 영향의 심각도가 증가한다는 것이다. 반면에 확률적 영향은 반응에 문턱 값이 없으며 반응의 심각도는 선량과는 무관하다는 것이다. 확률론적 정의에 적합한 두 가지 예로는 암 발생과 생식세포의 유전 물질 결함 유도를 들 수 있다. 이들의 최종 결과는 다음 장에서 자세히 논의할 것이다.

확률적이라는 용어와 비확률적 용어 간에는 중요한 추론사항이 있다. 확률론의 정의는 '**결과에 우연이란 요소를 포함**'하는 과정을 설명한다는 것이다. 즉 확률을 근거로 과정에 대한 예측 결과를 도출한다는 것이다. 반면에 비확률적인 영향은 생물학적인 측면에서, 특정 기능을 유지하는 데 필수적인 일부 세포들의 기능 감소로 설명할 수 있으며, 그러한 감소가 실제로 일어난다면 예상되는 변화나 감소된 기능이 '**결정적으로**' 드러날 것이다. 방사선 반응 강도는 기능 세포의 손실 정도, 또는 세포의 기능 수행 능력 감소 정도와 연관이 있을 것으로 예상된다. 확률론적 영향에 대해 단일 세포에서 궁극적으로 돌이킬 수 없는 비가역적 변형으로 이어질 사건 또는 일련의 사건들을 상상해 볼 수 있다. 처음 사건을 보고 어떤 결과가 나타날 지를 예측하려면 많은 추가적인 변화 단계가 필요할 수 있다.

확률적이라는 형용사는 매우 큰 세포 집단 내에 단일 세포가 어떤 새로운 형질을 가진 잠재적 클론 세포주가 될 가능성이 있다는 의미도 포함된다. 아마도 이 특성 역시 후손에게 전달되어 영구적인 유전적 특성이 발현될 수 있는 반면에, 비확률적 과정에서는 체세포의 돌연변이가 있더라도 그러한 유전적 특성은 필수 조건이 아니다.

이 장에서는 비확률적 후기 영향을 다루며, 그 다음 장에서는 두 가지 중요한 확률적 영향, 즉 생식세포 유전체의 발암 및 유전적 변화를 다룰 것이다.

3 장기 시스템의 방사선 유발 후기 병리학

이온화 방사선에 노출된 모든 장기 시스템의 후기 및 지연된 기능 변화와 조직 병리학에 대하여 전반적으로 상세하게 논하는 것은 방사선 영향의 생물물리적학 측면을 강조하는 이 교과서 내용의 범위를 벗어난다. 앞으로 제공되는 설명 세부 정보의 목적은 이러한 후기 변화에 대한 선량 및 선량률 효과 모델링에 대한 광범위한 문헌 검토 차원의 기반을 마련하는 것이며, 이 것이 논의의 주요 목표가 될 것이다. 이온화 방사선의 후기 영향에 대한 보다 많은 정보는 Rubin과 Casarett(1968) 및 Casarett(1980)의 책을 참조 바란다. (추천 문헌 참조)

방사선의 후기 영향에 대한 장기 별로 논의를 시작하기 전에, Casarett의 Creasey, Widers, 그리고 Casarett(1976)에서 공식적으로 처음 제안한 기계론적 모델 개념을 파악할 필요가 있다. 이 모델은 정상 조직의 방사선 후기 영향에 대한 최소한 2가지 가능한 기반 중 하나를 전반적으로 다루고 있다. 이 모델은 개별 장기의 미세 혈관 구조 변화에 따른 영향이 방사선 후기 영향의 가장 큰 부분임을 시사하는데, 여기에는

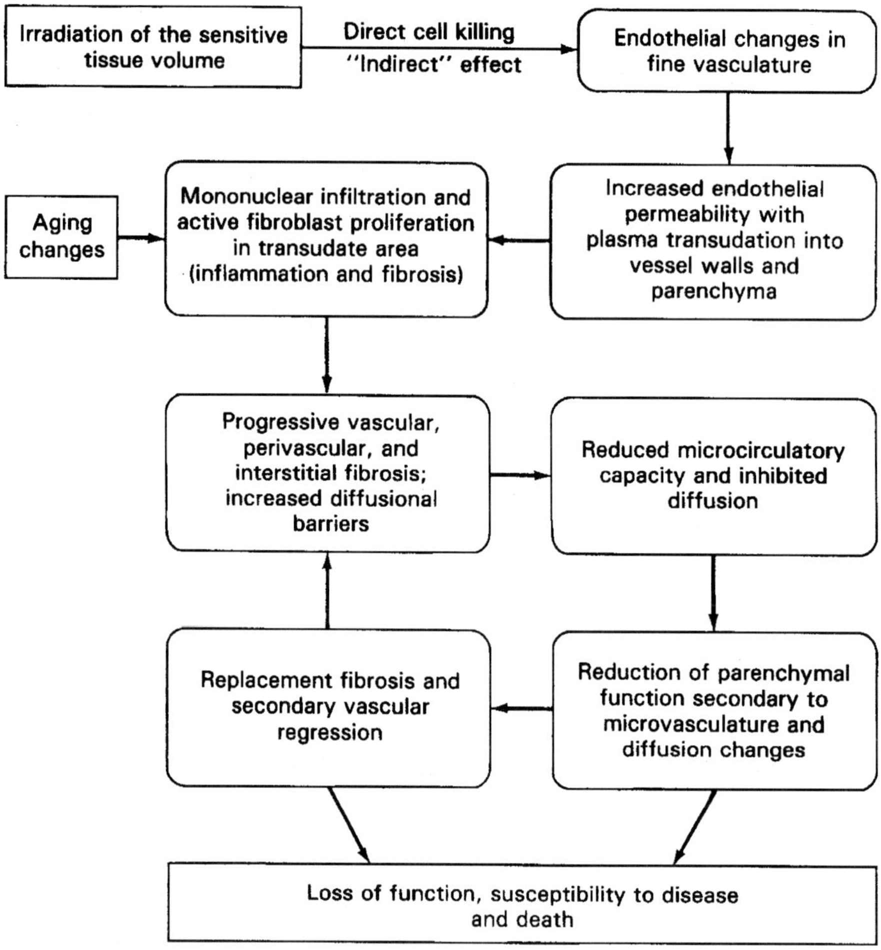

그림 11.1 방사선 조사 후기 조직 손상의 근본 원인으로서 미세혈관 손상의 일반화된 역할에 대한 Casarett 모델. 방사선 유발 초기 섬유화와 혈관 변화에 대한 2차 혈관 퇴행의 순환 영향에 주목하자. Creasey, W., Wirds, H. R. and Casarett, G.(1976)에서 수정함.

섬유화(fibrosis)와 혈관 부전을 촉진하는 강력한 되먹임 루프(feedback loop)가 포함된다. 이 모델은 그림 11.1에 잘 설명되어 있다. 다음 절에서는 세포 고갈, 즉 표적 세포의 고갈을 논의할 것이다.

표적 조직으로서 혈관 내피

앞에서 언급한 바와 같이, 방사선 후기 영향은 정상적인 증식 활동이 거의 없거나 전혀 없는 장기나 기관에서 나타나기 때문에, 유사분열 활성 세포의 사멸에 의존하지 않는 어떤 메커니즘이나 또는 어떤 간접 효과 메커니즘이 있는지를 찾아보아야 한다. 특히 이 분야 병리학자들에서 널리 받아들여지고 있는 Casarett의 모델은, 후기 손상의 대한 근본적인 메커니즘이 장기의 **모세혈관(microvasculature)** 구조의 변화를 중심으로 이루어짐을 시사한다. 모세 **혈관 내피(vascular endothelium)** 세포들은 실제로는 세포 재생 시스템의 일부인데 클론생성 능력이 고갈되면 기능 저하로 이어질 수 있다. 이 모델은 대부분의 후기 영향의 원인으로서 혈관 손상을 뒷받침하는 것으로 널리 알려져 왔다. 그림 11.1과 같이 방사선 조사의 첫 번째 결과는 장기들의 미세혈관(주로 모세혈관망과 혈액을 공급하는 가장 작은 혈관)의 내피 손상이다. 이러한 손상은 방사선이 장기 내피벽을 구성하는 필수 세포의 간기 사멸을 일으키는 것으로 볼 때는 직접적일 수 있고, 혈관 내피의 세포 재생 시스템에 방해를 일으킨다면 간접적일 수도 있다. 세포의 간기 사멸은 10장에 설명한 세포자살(apoptosis) 메커니즘을 작동하여 이루어질 수도 있다.

내피 세포의 세포 사멸을 시작하는 핵심 신호는 DNA 손상일 수 있다. Casarett 등이 제안한 간접적인 메커니즘은 방사선 유발 세포 증식 또는 혈전 형성에 의한 내피 내강(endothelial lumen)의 차단, 또는 내피 세포 손실로 인한 기능 저하에 따른 것일 수 있다. 아마도 세포 증식의 근본 원인은 기능적 세포의 간기 사멸(가능성이 낮음) 또는 기능 집단의 유지를 담당하는 클론생성 세포의 손실 때문일 것으로 보인다.

이 모델은 미세혈관(microvessel) 폐쇄에 대한 일련의 단계들을 제안하고 있는데, **누출(transudation)**이 있는 미세혈관의 투과성이 증가한 상태로 시작하여, 전형적인 염증 변화가 뒤따르고 내피 조직의 점진적인 영구 변화로 귀결된다. 이러한 변화에는 섬유화 증상과 혈관 벽이 두꺼워지는 증상도 포함되며, 이로 인하여 혈류가 감소하고, 혈관 벽의 확산과 삼투 활동에 대한 장벽이 증가하게 된다. 이 과정의 일부로 염증에 의한 퇴행성 변화가 발생한다면 세포자살 작용은 여기서 배제된다. 이 과정이 시작되면 혈관 계통의 퇴화가 순환적으로 일어난다. 장기에 섬유화와 관 혈류 부족은 추가적인 섬유화, 기능 상실과 궁극적으로 심각한 기능 장애를 초래한다.

그러면 이 모델은 어느 정도까지 보편적으로 적용될 수 있을까? 이 질문은 지금도 계속되고 있지만, 최소한 일부 장기들에서 보이는 기능 부전은 미세혈관의 퇴행 때문으로 보인다(로 밝혀질 것이다). 이런 예로 척수를 들 수 있는데, 여기서는 줄기 세포 사멸로 인한 **탈수초화(demyelination)** 현상이 대부분의 기능 상실의 원인이 된다. 또 다른 예로는 신장인데 그 곳에는 세뇨관의 상피 조직에 기능 변화가 일찍 발생하여 혈관의 변화로 진행된다. 그러나 예외 현상이 있더라도 그것 때문에 모델이 유효하지 못하다고 할 수는 없는데, 왜냐하면 이 모델은 포유류 장기 시스템에서 발견되는 많은 방사선 후기 영향을 비교적 잘 설명할 수 있기 때문이다. 또 중요한 기능 요소 세포들의 고갈이 순환적인 관 혈류 및 섬유화의 손실이라는 복잡한 양상에서 중요한 역할을 한다고 보인다.

혈관 내피 세포의 변화는 세포 고갈의 특별한 경우로서 클론생성 세포를 죽이는 것과 관련된 경우인데, 이러한 세포 고갈과 그로 인한 혈관의 변화는 여러 장기에서 가장 민감하거나 가장 중요한 변화라 볼 수 있다.

세포 실질과 기질의 손상

장기에서 방사선 후기 손상의 원인으로 혈관 손상에 대한 고유한 역할을 지지하지 않는 학자들은, 후기 손상에 대한 독특한 표적 시스템이 있다면 이러한 후기 손상의 시작 시점이 대부분의 장기에서 비슷해야 한다는 점을 지적한다. 하지만 이는 사실 그렇지는 않다.

거의 모든 장기는 천천히 교체되는 **실질(parenchyma)** 조직과 **기질(stroma)** 조직을 갖고 있다. 이들이 방사선에 노출된 후 클론생성 능력을 상실함으로써 후기 손상에 영향을 끼칠 수 있다. 조직이나 장기에서 세포 주기와 재생과정에서 세포가 관여하는 정도는 매우 다양하다. 우리는 이미 위장관에서 세포 시스템이 빠르게 교체되는 것을 이미 알고 있지만, 대부분의 다른 조직에서도 유사한 세포 재생 시스템이 존재한다. 가장 주목할만한 예외는 중추 신경계와 근육이다. 예를 들어, 신장의 복잡한 세뇨관은 비교적 빠른 속도로 교체되고, 그 다음으로 모세혈관 내피와 **사구체(glomerulus)** 순으로 교체된다. 기질-실질 기능 부전 개념이 정확하다면 우리는 조직 요소의 기능 부전에 대한 순서는 조직내 세포 교체 순서를 대략적으로 따를 것이라고 예상할 수 있다. 실제로 신장의 경우에는 이것이 해당되지만, 이러한 관할 결과를 모든 후기 반응 조직들에 일반화할 수는 없다.

기능적 소단위체

장기 시스템의 방사선 후기 영향의 원인이 특정한 것으로 밝혀질 것 같지는 않다. 혈관 퇴화와 핵심 세포 집단의 고갈은 모두 방사선 노출 후, 후기 손상 발생에 중요한 역할을 하는 것으로 밝혀질 것이다. 장기 시스템에서 발생하는 후기 영향에 대한 다른 접근법이 Withers(1989)에 의해 제안되었고 Niemierko과 Goitein(1993)이 제시한 모델로 구현되었다. Withers는 어떤 장기의 운명은 개별적인 **기능적 소단위체(FSU, funtional subunits)** 운명에 의해 결정된다고 제안하였다. 그는 심각한 기능 부전을 일으키는 선량 범위가 조직 마다 크게 다르다는 것을 관찰하였다. 이런 차이 중 일부는 세포들의 방사선 감수성의 차이 때문으로 볼 수도 있지만, 앞에서 관찰한 바와 같이, 상대적인 방사선 감수성의 차이는 수배 이내로서 관찰된 이런 차이를 설명하는 데는 충분하지 않다. Withers는 기능적 건전성의 결정 요인 중 하나가 줄기 세포를 기능적 소단위체(FSU)로 구조적으로 배열하는 것이라고 제안했다. 개념을 설명하기 위해 그가 선택한 예는 신장의 개별 네프론(nephron)으로 사구체(glomerular)의 혈관 다발, 사구체 캡슐 및 세뇨관(tubulus)으로 구성된다. 모든 세뇨관 상피 세포가 방사선에 의해 사멸되면 세뇨관을 재생할 수 있는 줄기 세포가 없기 때문에 해당 네프론은 영원히 손실된다. 이 경우 신장 기능을 파괴하는 선량은 장기 내 표적 세포의 총 개수보다는 네프론당 세포 수에 의해 결정된다. FSU의 해부학적 정의는 신장과 몇몇 장기에 대해서는 명확하다. 예를 들면 허파꽈리(폐포)는 폐의 FSU이다. 폐와 췌장의 가지 구조(branching structure)들 역시 FSU라는 것을 쉽게 알 수 있다. Withers는 FSU에 대한 더 넓은 정의를 제안했는데, FSU는 기능적 완전성을 잃지 않고 살아남은 단일 세포에서 재생될 수 있는 조직(또는 어떤 경우에는 피부와 같은 면적)의 부피로 간주할 수 있다고 제안하였다.

척수가 한 예인데, 여기서는 **희돌기아교세포(oligodendrocytes)**에 의한 뉴론의 수초화(myelination)가 온전해야 신경이 온전한 기능을 할 수 있다. 이 경우 FSU는 주어진 신경 세포, 즉 뉴런 집단에 대한 수초화 건전성을 유지할 수 있는 가장 작은 희돌기아교세포 그룹이 된다. Niemierko와 Goitein(1993)은 FSU에 근거하여 임계 부피 개념을 개발하고 이를 모델링하였다. 그들의 모델은 조직의 방사선 민감도와 FSU의 구조적 분포를 고려하여 장기 내의 후기 손상 확률을 예측하였다.

지금까지의 그들의 연구는 신장에 국한되었는데, 이는 FSU 개념을 쉽게 파악할 수 있기 때문이었다. 추후 실제 방사선 피폭 환자의 시험을 통해 이러한 접근 방법이 일반적인 유용성이 있다는 것을 입증해야 할 것이다.

4 정상 조직과 장기의 후기 영향

이제 우리는 방사선치료에서 선량을 제한하는 조직과 장기에 중점을 두고, 개별 장기 시스템에 대한 방사선 후기 영향에 대한 개요를 살펴볼 것이다. 방사선치료 이외에는 비확률적인 후기 영향를 생성하는 데 필요한 선량까지 근접할 수 있는 상황은 별로 없다.

위장관

위장관 계통의 방사선 후기 병리는 각 부분, 즉 식도, 위장, 소장, 대장, 직장을 별도로 다루는 것이 적절하다.

식도

식도는 주름진 근육(횡근문)으로 된 관형 구조인데 여러 층으로 된 내부 **편평 상피(squamous epithelium)**와 느슨한 연결 조직으로 구성되어 있다. 식도는 관형 구조의 **줄무늬(striated)** 근육 작용으로 수축성 운동을 한다. 편평 상피 내벽은 상대적으로 빨리 교체되는 조직으로서 방사선에 민감하며, 고 선량 방사선에 피폭되면 내벽의 조기 박리 현상이 나타난다. 이 상피 내벽의 상대적으로 빠른 반응은 조직의 급성 반응으로 분류할 수 있다. 그 이유는 방사선 노출 후에 나타나는 궤양성 식도염(ulcerative esophagity)은 쥐의 경우 조사 후 2-4주 내에 나타나고, 사람에게는 한 달 후에 나타나기 때문이다. 조기 식도염이 발생하는데 필요한 선량은 24 Gy 정도인데, 이런 값은 10장에 서술된 조직 시스템에서의 세포 재생 능력을 고갈시키는데 필요한 선량에 비해 매우 큰 선량이다. 궤양성 식도암 유발 선량은 Michalowski 등(1983)이 추정한 것으로 그들은 조직의 부피 영향도 감지하였다. 식도의 단면 크기를 2배로 늘리면 궤양을 일으키는데 필요한 유효 선량이 상당히 줄어든다.

식도에 대한 심각한 후기 손상은 이 장기와 인근 구조물, 즉 폐 및 세로관 림프절의 악성 질환에 대한 방사선치료를 수행하는데 중요한 장애물이 된다. 식도에 방사선을 조사한 후 몇 달 후에 나타나는 중요한 병리 현상은 기관 협착증(stricture)인데, 이는 음식을 위로 넘길 수 없는 내강의 완전한 손상을 초래할 정도로 심각할 수 있다. 동물 실험과 인간 병리로부터 확인 가능한 것은, 식도에서의 변화는 상피층 기능 변화 때문이 아니라 식도의 횡문근과 연결조직의 기능 장애 때문이며, 문제의 주요한 원인은 조직으로 가는 혈액 공급의 기능 장애로 인한 것이다

위

식도의 중층 상피로부터 연결되는 위의 내부 표면은 단순한 원주형 **상피 조직(columnar epithelium)**으로 위 표면의 여러 부위에서 요소 물질이 풍부하게 분비된다. 기능성 원주형 상피 조직의 세포는 유사분열 후 예상할 수 있듯이 상대적으로 방사선에 저항적인데, 위구(gastric pic)에 위치한 줄기 세포들은 활발한 유사분열을 하여 규칙적으로 원주형 상피 조직 표면을 교체하기 때문이다. 그러나 이 전구 세포는 실제로 방사선에 민감하다. 이는 소장의 Leiberkiihn 크립트에 비유할 수 있다. 소장의 이 기능적 소단위는 10장에서 자세히 설명하였다. 위의 줄기 세포는 소장의 크립트 세포와 유사한 선량-반응 특성을 갖는 것으로 보인다. 위 내벽의 초기 반응은 활발하게 유사분열을 하는 활성 전구체 세포에 대한 방사선의 세포 살상의 결과로 발생하는 변화에 의해 크게 좌우된다. 위장은 어느 정도의 방사선 조사 후에 빠르게 정상으로 돌아오지만, 조사 후 수개월에서 수년 동안 위액 분비 감소와 소화 장애가 감지될 수도 있다. 위에 나타나는 후기 영향은 주로 혈관 부전의 결과로 발생할 수 있다. 동맥 모세혈관 섬유화를 동반한 간질성 섬유증에서는 광범위한 근육 섬유 위축증(fibroatrophy)으로 진행된다. 위장에 대한 방사선 후기 영향 증후군은 위점막의 섬유 위축증, 운동성 장해, 팽창 능력의 상실, 협착증 등으로 설명할 수 있다.

소장과 대장

소장과 대장은 소장의 **미세융모(microvilli)**가 광범위하게 증식한 것을 제외하면 둘은

해부학적으로 비슷하다. 대장은 점액 분비성 세포인 **고블릿(goblet)** 세포를 제외하면 융모가 없으며 표면이 매끈하다. 소장과 대장에는 광범위한 점막밑 연결 조직과 평활근이 발달하여 혈관과 혈액이 풍부하게 공급된다. 소장의 방사선 조사 초기 영향은 10장에서 자세히 기술하였다. 이 초기 급성 영향을 여기서는 다시 검토하지는 않겠지만, 대장은 소장과는 달리 신속하게 교체되는 크립트 세포가 없기 때문에 방사선에 의해 유발되는 조기 영향과는 관계가 없다. 장의 모든 부분에서의 후기 반응의 두드러진 영향은 혈관과 결합 조직의 변화를 들 수 있다. 장에서 후기 영향 중에 초기에 현미경으로 볼 수 있는 전구체는 광범위한 혈전증(thrombosis)을 동반하는 미세 혈관의 내피 세포의 변화이다. 미세혈관계의 이러한 모든 변화는 위장관의 다른 부분에 대해 설명되는 친숙한 후기 증후군의 전조 증상이다. 이들 변화는 점막밑 조직의 섬유증이 두꺼워지는 현상, 혈관 부전, 전신 섬유 위축증이다. 또한 협착이나 완전 장 폐색(intestinal blockage)이 발생할 수도 있다(Geraci et. al., 1977).

직장

직장은 대장의 특수한 확장 부분으로, 대변을 저장하고 제거하는 기능을 한다. 이 장기는 여러 면에서 대장과 유사하며, 직장에 대한 방사선 조사의 초기 결과와 후기 방사선 결과는 본질적으로 대장과 동일하다. 이 장기는 하복부 종양, 예를 들어 방광, 자궁, 전립선, 자궁경부 등에 대한 방사선치료시에 자주 방사선에 노출되므로 특히 중요하다. 직장에 대한 심한 후기 방사선 손상 예로는 동일한 종류의 광범위한 섬유증 변화로 인한 장 협착증이나 완전한 장 폐색을 초래하거나, 나아가 점막 밑 부분의 구조적 특성으로 인해 직장 벽이 얇아져 천공이 발생할 수도 있다

피부

피부는 예전부터 생물학 분석 실험에 사용되고 있는 세포 재생 시스템으로 여겨지는 기관이다. 이에 대해서는 10장에 설명되어 있다. 피부 중에 표피는 빠르게 변화하는 세포 재생 시스템이며, 표피는 지속적으로 노화되는 표피 세포의 줄기 세포 저장고 역할을 하는 기저 세포층으로 구성되어 있다. 최종적으로 피부 세포는 각질인 비늘 층을 형성한 후에 피부로 부터 떨어져 나간다. 피부의 나머지 부분은 진피 층에는 혈관이

많이 분포되어 있는 느슨하게 연결된 조직이다. 모낭과 피지 샘은 진피층을 관통한다. 이들은 신속하게 세포 집단을 재생시키지만, 혈관 내피를 제외한 대부분의 진피는 재생되지 않는 세포 시스템이다.

방사선에 대한 피부의 즉각적인 반응은 역사적으로나 실용적인 측면에서 중요하다. 방사선에 의한 피부의 변화는 몇 주에서 2~3개월에 걸쳐 발생하며, 세포 재생 시스템에 대한 세포살상 효과(cytocidal effect)와 관련이 있다. 적당한 선량의 방사선에 노출되면 2-3주 후에 피부에 홍반이 나타나지만, 선량이 증가하면 2~3일 후에도 홍반이 생길 수 있다. 선량이 상당히 높으면 표피의 건성 박리(disquamation)가 생기며, 최종적으로 습식 박리로의 점진적인 변화가 일어난다. 후자의 조건은 건전한 표피의 손실과 밑에 있는 진피에서 진물이 스며 나오는 것이 특징이다. 이러한 변화는 일반적으로 가역적이지만 습식 박리의 경우 표피의 얇아짐과 기저 모세관이 변형되는 **모세혈관확장증(telangiectasia)**이 발생한다. 모낭과 땀샘의 빠르게 재생되는 세포도 영향을 받아 머리카락이 빠지고 땀샘 기능이 저하된다. 이런 변화는 모두 고 선량 피폭의 경우에는 원래대로 회복되지 않는다.

역사적으로 방사선치료에서, 이온화 방사선에 대한 물리적 선량측정 기술이 개발되기 전에 가장 일반적인 선량측정 방법 중 하나는, 방사선을 쪼인 후에 홍반이 나타나는 임계값, 즉 홍반 문턱 선량 값을 하나의 기준으로 삼았다. 피부는 계속해서 신체의 여러 부위에 방사선 요법을 적용하는 데 실용적인 제한 선량 값을 제공하는 기관으르서, 종양 부위에서 충분한 치료 선량을 제공하면서도 피부 측에 선량을 줄이는 여러 방법이 개발되어 피부 감수성을 줄였음에도 불구하고 지금은 잘 쓰이고 있지 않고 있다. 피부 방사선 후기 영향은 의심할 바 없이, 진피층의 미세혈관 구조 변화로 인해 발생하는 것으로 보인다. 이런 점은 특히 Hopewell(1986)이 강하게 주장했다.

방사선 후기 병변으로는 진피의 혈관망의 광범위한 변화로 인해 진피가 얇아지고, 더 높은 선량에서 진피 괴사까지 발생하는 것을 들 수 있다. 어떤 경우에는 조사 부위의 진피층에 심한 섬유화 변화로 **반흔(cicatrix)**이 형성된다. 이 변화는 반복적인 염증, 섬유화, 혈액 부전으로 최종적으로는 되돌릴 수 없는 변화를 초래한다는 점에서 앞에 설명한 모델과 일치한다. 방사선에 노출시 발생되는 홍반으로 손상을 쉽게 점수화 및 평가할 수 있을 뿐 아니라, 오랫동안 선량 측정 수단으로 사용해 왔다는 점에서 피부는 방사선 분할 및 지연 효과의 생물학적 영향을 연구하는 유용한 수단으로 사용되어왔다.

다음 절에서는 분할 치료에 대하여 자세히 다루면서, 관련된 Strandqvist(1944)의 획기적인 연구 결과를 살펴볼 것이다.

피부의 방사선 후기 변화는 신체의 다른 기관의 표피형 점막에서도 나타난다. 그 중 하나는 이미 언급된 표피와 유사한 구조를 가진 식도이다. 그 외에도 방광, 인두점막, 하부 비인강, 위의 심근부, 요관, 항문, 질, 자궁경부는 모두 조직학적 유사성으로 인하여 피부와 유사한 방사선 반응을 보인다.

간

간은 오랫동안 방사선 저항성 장기라고 알려져 왔다. 이는 일반적으로 유사분열 후 고도로 분화된 기관이기 때문에 놀라운 일이 아니다. Leong 등(1961)은 일찍이 흥미로운 사실을 발견하였는데, 중간 정도의 세기의 방사선에 노출된 간은 감지될만한 급성 반응은 보이지는 않지만, 쥐의 간을 절개하여 전형적인 증식 반응이 일어나게 만들면 여기에 많은 유사분열 세포들이 발견된다는 것이다. 이 간단한 실험은 분열하지 않는 세포로 인해 발생한 DNA 손상이 세포 분열을 통해 발현된다는 것을 보여준다.

간이 방사선에 노출된 환자나 동물을 관찰한 결과, 후기 후유증은 심할 수 있고 심지어 생명을 위협할 수도 있다는 것이 밝혀졌다. 이런 경우도 후기 반응은 장기의 미세혈관 손상을 통해 매개되는 것으로 보인다. 이러한 미세혈관 손상이 촉발 원인인지, 아니면 다른 수준의 손상 결과인지는 알 수 없지만, 미세혈관 내피 세포 손상의 일반적인 양상이 여기에서도 다시 작동한다고 보는 것이 합리적이다.

방사선 유발 간염(hepatity)은 일반적으로 다른 장기의 방사선치료 중 불가피하게 간이 방사선에 노출되어 발생하는 독특한 질환이다. 관찰된 조직 병리학적 변화는 간 소정맥의 폐색으로 인해, 부비강 울혈(sinus congestion), 충혈 및 출혈을 일으킨다. 임상적으로 제한된 선량을 조사한 후 상당한 시간이 지나면 심한 간 섬유화가 관찰된다. 간에 고 선량의 방사선치료를 받은 환자에서 간부전, 감염, 복수(ascites) 등의 부작용이 보고되었다.

신장

신장의 후기 방사선 손상에 대한 방사선 감수성은 잘 알려져 있으며 또한 잘 기록되어 있다. 그러나 원인은 아직도 명확하지 않다. 방사선 조사로 인하여 신장에 진행성 퇴행성 변화가 있는 환자의 경우, 이 질병은 **세동맥 신경화증(arteriolar nephrosclerosis)**으로 설명된다. 이는 신장 사구체(renal glomerulus)의 세동맥과 모세혈관의 섬유화와 경화성 변화에 따른 진행성 질환으로 소변 형성 과정의 첫 단계에 필요한 혈장 한외 여과를 생성하는 사구체의 기능의 상실로 이어진다. 신장은 소변의 생산과는 무관한 다른 호르몬 생산기능도 가지고 있다. 이러한 신장 경화가 생기면 신장 기능 부전으로 인한 고혈압 및 빈혈 형태로 기능 장애가 발생한다(Alpen and Stewart, 1984).

앞서의 동물 연구, 특히 Stewart 등(1984)의 연구에서 밝혔듯이 신장에 고 선량의 방사선을 조사하면 그 결과는 매우 복잡하다. 사구체 경화가 발생하기도 전에 사구체 기능과 세뇨관 재흡수 기능에 큰 변화가 있음이 발견되었다. 특히 신장의 조절 메커니즘은 매우 복잡하기 때문에 이러한 변화가 혈관 변화에 따른 2 차적일 수 있다는 점을 배제할 수 없다. 각 사구체-세뇨관과 관계된 것으로서 유효 **압력-삼투 수용체(baro- & osmo-receptors)**가 있는데, 이들은 사구체로 공급되는 혈액을 복잡한 방식으로 제어한다. Stewart 등(1984)이 보고한 다뇨증(polyuria)은 혈관 장애와 무관한 심각한 세뇨관 기능 장애인 것으로 보인다. 이 다뇨증은 사구체 여과율이 급격히 감소하는 것과 동시에 발생하므로, 세뇨관에서 처리하기 위해 제공되는 혈장 초미세여과액의 양이 감소함에도 불구하고 일일 소변량은 몇 배로 증가한다. Parkins 등(1989)과 Moran 등(1986)의 최근 연구에서는 성장한 돼지의 신장 세뇨관 세포의 포도당 재흡수 기능에 대한 방사선 조사 영향을 관찰했다. 배양기에서 배양된 이 세포들은 정상적인 신장의 세뇨관에 존재하는 것으로 알려진 기능적 활성 세포의 일부를 유지했다. 배양된 세포들이 외부의 고 농도 포도당에 노출되면 이들은 세포 표면에서 포도당 수송기능을 증가시킴으로써 대응한다. 세포에 (10 Gy 이상의 선량으로) 조사했을 때, 포도당 수송 증가에 대한 조절 요구에 대응하는 능력이 급격히 감소했다. 이러한 영향을 유도하는 데 필요한 선량은 Stewart 등(1984)이 보고한 후기 신장 손상으로 이어지는 선량과 유사하다. Moran과 Parkins는 돼지 신장 세포에서 포도당 수송의 상향 및 하향 조절에 대한 방사선 조사의 영향을 자세히 관찰함으로써, 새로운 아이디어인 수정된 유전자 발현과 관련이 있다는 가설을 세웠다.

폐

폐는 혼합된 공기-유체 환경에서 작동하는 특별한 기능으로 인해 복잡하고 혈관이 많은 기관이다. 폐는 일반적으로 세포가 교체가 되지 않는 조직이지만 특별한 일부 세포는 교체가 된다. 폐의 방사선 후기 영향 중 하나는 폐렴(pneumonitis)이다. 폐렴은 폐포의 소단위를 가로지르는 체액과 기체 수송의 변화를 동반하는 폐포 표면의 특성 변화로 인해 발생하는 것으로 보인다. 실제로 폐의 제2형 폐포(type 2 alveolar) 세포들은 폐 기능을 유지하는 데 필요한 계면활성제 생산을 담당하는 교체성 세포 집단이다. 이러한 세포 수의 감소와 물과 거대분자의 삼출(transudation)을 상당 부분 조절하는 내피 세포에 대한 방사선 영향이 방사선 유발 폐렴의 원인일 가능성이 높다. 제2형 세포의 교체시간은 약 4주 정도로 폐렴 발병 시기와 일치한다. 따라서 폐렴은 제2형 세포에 대한 클론생성 전구체 세포의 사멸이 주된 원인이 될 수도 있다.

방사선 폐염으로부터 회복된 후에도 다른 증싱이 나타닐 수 있다. 폐렴은 빠르변 3~6개월 후에 발병하여 약 6개월 내에 호전되거나 또는 사망하는 반면, 쥐의 경우 약 1년 후에 폐 손상의 두 번째 단계가 시작된다. 이러한 방사선 후기의 폐 손상과 관련된 중요한 조직은 알려져 있지 않다(Travis and Tucker, 1986). 이 단계 손상은 다른 기관의 방사선 후기의 영향, 즉 섬유화, 염증, 경화 및 탄력 감소 등과 같은 많은 공통점을 갖고 있다. 이러한 유사성 때문에 우리는 병변을 다시 미세혈관 손상과 연관시키려 하지만, 이 메커니즘에 대한 명확하고 설득력 있는 증거는 아직 없다.

중추 신경 계통

뇌

뇌는 급성 방사선 손상과 지연 방사선 손상 모두에 대해 민감하다고 알려져 있다. 뇌에 고 선량의 방사선을 조사할 때 발생하는 급성 영향은 두개골의 내압 증가로 나타난다. 이 반응의 원인은 일반적인 뇌 손상에 나타나는 증상을 뛰어넘는 심각한 **뇌 부종(brain edema)**이다. 현대적인 광자선 분할조사 치료로는 이러한 급성 반응은 발생하지 않는다. 어떤 고 선량 조건하에서는 방사선 조사에 따른 이른 지연 반응도 나타난다. 이런 반응은 운동 실조, 졸음, 삼킴 곤란, 언어 장애 등의 신경학적 악화가 특징인데,

그리 치명적이지는 않다. 보통 수 주 또는 수 개월 후에는 정상으로 회복된다. 이런 조기 지연된 반응의 원인은 **희소돌기아교(oligodendrocytes)** 세포에 의한 **미엘린(myelin)** 합성의 일시적인 중단에 따른 것으로 보인다.

뇌에 대한 심각한 후기 방사선 손상은 **백질(white matter)**의 미미한 변화부터 사망에 이르는 광범위한 손상까지 다양하다. 치료적 방사선 조사에 따른 괴사는 뇌에서 발생하는 가장 심각한 결과이다. 이 손상은 일반적으로 회복될 수 없으며, 결과는 경미한 신경학적 장애부터 사망에 이르기까지 다양하다. 뇌의 백질은 이러한 후기 손상의 주요 부위이다. 괴사는 유사분열 후의 뇌 영역에서 발생하므로 괴사의 원인은 분명히 혈관 병리(vascular pathology)이다. 뇌 백질의 파괴와 괴사성 세포 물질의 방출은 뇌에 심각한 부종을 유발할 수 있다. Leibel과 Sheline(1991)은 뇌의 방사선 조사의 후의 후기 영향에 대하여 광범한 검토를 했다.

방사선 조사 후 뇌에는 또 다른 변화가 있는데, 이는 현재 일반적으로 받아들여지는 관찰 결과이다. 방사선 조사 후 초기에 **혈관-뇌 장벽(blood-brain barrier)**에 교란이 보이는데, 이것은 뇌 부종의 주된 원인이거나 또는 초기 증상의 주요 원인일 수 있다. 일반적으로 선량이 높지 않으면 혈관-뇌 장벽의 변화는 회복될 수 있다.

척수

뇌와 특성이 매우 다른 척수는 오랫동안 연구의 대상이었다. 관심 이유 중 하나는 척수가 실제로 방사선에 민감한 기관이라고 잘 알려져 있기 때문이다. 방사선치료 중 척수를 잘 보호해야 척수의 기능적 절단 또는 전신마비(paralysis)를 막을 수 있다. van der Kogel(1986)은 방사선 조사로 인한 척수 손상에 관한 최신 정보들을 광범위하게 검토했다.

실험 동물이든 사람이든 척수에서 나타나는 기능적 손상은 선량에 따라 쥐의 경우 1년, 사람의 경우 2~3년 정도 상당한 시간이 지난 후에 나타나는 신체 부위의 마비 증세이다. 척수 병변은 혈관 내피 손상의 직접적인 결과로 인정된다. 실제로 일부 마비가 나타나는 선량 범위에서는 늦게 나타나는 이런 장애는 병소의 모세혈관 확장증과 점상 출혈과 관계 있다는 것이 상당히 확실하게 보인다. 고 선량일수록 마비의 진행이 빠른데 그 원인은 더 복잡하다.

van der Kogel은 방사선 조사 후 척수의 변화를 다음과 같이 설명했다. 방사선 조사 후 몇 주에서 몇 달 이내에 **신경교 세포(glial cell)**의 손실과 관련된 **탈수초화(demyelination)**가 발생한다. 신경교 세포가 손실되면 회돌기교세포의 증식이 촉진된다. 회돌기교세포의 증식이 충분하지 않을 경우에는 백질 괴사와 방사선에 의한 **골수염(myelitis)**이 발생한다. 이러한 사건이 발생하는 메카니즘으로는 혈관 손상이 주요 기여 요인이 될 수 있다. 물론 신경 세포는 척수의 후기 손상 과정에는 관련하지 않는다. 회돌기교세포가 재증식에 성공하더라도, 앞서 설명한 척수염 발병에 대한 혈관 손상으로 인해 장애는 여전히 지속될 수 있다. 척수는 클론생성 고갈과 혈관 손상이 모두 후기 손상 발생에 중대한 역할을 하는 기관의 중요한 예가 될 수 있다. 척수는 폐와 함께 이런 특성을 가지고 있다.

눈

백내장 발생

눈에서는 방사선 감수성 측면에서 해부학적으로 수정체가 가장 중요하다. 백내장이란 정상적 투명 상태인 수정체가 반투명 상태로 변하는 증세인데, Abelson and Kruger (1949)은 방사선 피폭 후에 이러한 백내장이 발생함을 보고하였다. 그들의 보고는 직업상 이온화 방사선에 눈이 노출된 결과로 발생한 백내장의 첫 보고 사례이지만, 그 전에도 방사선과 의사 및 환자들이 이온화 방사선 노출 결과, 안구 수정체가 흐려지는 특성이 있다는 것은 오래 전부터 인지하고 있었다.

특히 수정체는 조직 대사의 정상적인 산화 과정에 필요한 영양소와 산소를 공급하기 위한 혈관과 혈액 공급이 없다는 점에서 매우 특이한 구조이다. 수정체는 캡슐화된 기관으로서 대사적 생존을 위해서는 산소와 영양소가 전적으로 확산 현상을 통해 세포에 전달되야만 한다. 수정체는 서서히 교체하는 클론생성 세포 집단이다. 수정체의 전면에는 상피 세포층이 있으며, 분열하는 전구 세포는 이 전면의 중앙 부분에 위치한다. 분열 세포는 뒤쪽과 중앙으로 이동하며, 이 이동 과정에서 분화를 거쳐 수정체 섬유를 형성한다. 수정체의 특이한 구조로 인하여 이온화 방사선에 의해 손상된 상피 세포를 제거하거나 파괴하는 적절한 메커니즘은 없다. 손상된 세포 분열의 산물은 이동하면서 비효율적인 분화를 거치며, 수정체가 광학 장치로서 렌즈의 기능에 필요한 투명 수준을 달성하지 못한다. 제대로 분화되지 않은 수정체 상피 세포의 이러한 잔존물들은 검사 시 백내장으로 보이는 수정체 빛 전달에 결함으로 작용한다. 이렇게 분화가 되지 않은 수정체 상피 세포들이 백내장(cataract)으로 보이는 광선 통과시 장애를 일으킨다.

백내장 발생 문턱 선량

사람의 백내장 발생에 대한 문턱 선량 값은 방사선치료를 받은 개인에 대한 데이터를 분석함으로써 잘 확립되어 있다. 이들 환자들을 면밀히 분석한 결과 몇 가지 일반적인 규칙이 확립되었다. 수정체에 단 한 번의 짧은 시간에 방사선 노출이 된 경우에, 선량이 2~6 Gy 범위에 있으면 백내장이 생길 것 것으로 예상된다. 백내장의 중증도는 선량에 따라 다르며, 문턱 값 범위 아래에서는 변화를 거의 감지할 수 없다.

방사선치료시 방사선 분할조사는 수정체 보호에 효과적이다. 총 선량이 낮은 경우, 분할조사를 하면 문턱 값이 2-3배로 증가하나, 상한선을 넘게 되면 분할조사의 보호 효과를 잃게 된다. 즉 총 선량이 11 Gy를 넘으면, 선량 전달 방식에 관계없이 백내장이 발생한다. 인체에는 백내장이 발생하는 잠복 기간은 선량에 따라 달라진다. 고 선량에서는 1년 미만일 수도 있고, 저 선량에서는 10년을 넘길 수도 있다.

방사선 백내장 발생의 가장 특이한 측면 중에 하나는 방사선원의 선형에너지 전달율(LET)에 대한 극도의 민감성이다. Bateman and Bond(1967)는 쥐의 연구를 통해 고 LET 중성자에 노출될 경우 백내장 발생 문턱 선량은 1 cGy 정도로 매우 낮다고 결론지었다.

아마도 이 큰 RBE (20 < 100)는 인체 피폭에도 유효하며, 실제로 앞서 언급한 연구(Abelson와 Kruger, 1949)에서는 사이클로트론에서 생산된 중성자의 문턱 선량은 약 0.5 cGy 수준이라고 한다. 직업상 노출된 개인을 주의 깊게 장기간 연구한 결과, Bateman과 Bond가 생쥐에서 발견한 높은 RBE가 사람에게도 적용 가능함을 확인할 수 있다. 백내장 발생에서 고 LET 방사선의 역할에 대한 보다 광범위한 논의는 14장에서 논의될 것이다.

백내장 발생은 혈관 내피의 퇴행성 변화와 전혀 관련 없는 하나의 방사선 후기의 조직 변화이다. 왜냐하면 이 기관에서는 아무 것도 적용이 가능하지 않기 때문이다. 따라서 우리는 결함이 수정체의 클론생성 상피 세포의 손상으로 인해 발생하여, 딸세포의 분화 과정에서 결함이 발생했다고 확실하게 말할 수 있다. 또한 백내장 발생은 비확률론적 사건에 대한 모든 기준을 충족하며, 약 2 Gy라는 명확한 문턱 값이 존재하고, 선량-중증도(dose-severity) 사이에도 관련성이 있다.

5 후기 방사선 손상 조절에 대한 분할조사와 정상 조직의 보호

지금까지 방사선치료는 항상 첨단 방사선 생물학적 실험에 근거를 두기 보다는, 주로 진료실에서의 임상적 관찰에 더 의존하는 **경험적 관습법(empirical practice)**이 주였다. 여기서 관습법이란 실험실에서의 개발을 마냥 기다릴 수 없었고, 근간이 되는 방사선 생물학을 완전히 이해하지는 못하더라도, 임상에서 관찰된 결과를 이용하여 치료 효과를 개선하고 사망률을 줄이는 방향으로 진행되어야 했다. 악성 질환에 대한 방사선치료에서 분할조사를 이용한 치료 계획을 세울 때는 특히 그렇다. 순치사적 손상의 복구 및 잠재적 치사 손상 복구의 개념이 나오기 이전, 심지어 시험관내 조직 배양 기술이 개발되기 훨씬 이전에, 이미 방사선과 의사들은 악성 종양을 제거하는 데 있어, 방사선을 수 주에 걸쳐 여러 번 나누어 분할 치료(multifraction treatment)하는 것이, 한번에 조사하는 단일 조사 보다 효과적이며 동시에 부작용도 크게 줄인다는 것을 인식하고 있었다. 분할조사로 치료효과가 향상되는 요인은, 정상 조직의 손상은 허용할 수 있는 수준으로 유지하면서도, 전체적으로는 보다 많은 선량을 종양에 투입할 수 있는 있다는 것이다. 이는 분할 방사선 조사에 대한 종양의 반응이 정상 조직의 반응과는 근본적으로 다르다는 점을 시사한다.

최초 지수 법칙의 출현

1939년 Witte는 여러 연구자들의 방사선 조사 실험에서, **피부 홍반(skin erythema)**이 나타나게 하는 문턱 값에 도달하는데 필요한 선량과 전달되는 선량의 선량 분율 (또는 분할 수) 사이에 관한 여러 데이터들은 지수 법칙을 이용하면 상관 관계를 가장 잘 표현할 수 있다는 것을 알았다. 즉, 홍반 발생에 필요한 선량의 로그 값과 치료 횟수의 로그 값 사이에는 선형적인 관계가 존재한다는 것이다. 그는 각각의 선량률에 대한 관계를 선량-반응 곡선으로 나타내었다. Witte(1939) 등의 보고서는 뒤 이은 Strandqvist (1944) 보고서의 자극제가 된다.

Strandqvist 관계식

앞의 모델에 대한 Strandqvist의 개선점은 **등효과(isoeffective)** 관계(그림 11.2)를 구성하는 기본 요소로서 전체 치료 시간을 도입한다는 것이다. 그는 선량률(또는 강도)과 전체 치료 시간 간의 지수 법칙 관계에서 지수 값은 0.8~1.0이므로 선량률을 선량 D와 시간 T의 값으로 대체하여 표시할 수 있다고 결론지었다. Strandqvist에 따르면 지수 법칙을 다음과 같이 새롭게 정리할 수 있다.

$$D = \text{constant} \times T^{1-p}. \qquad (11.1)$$

Strandqvist는 $(1-p)$ 값이 약 0.2라는 것을 발견하였다. 그러나 그 결과는 당시의 한정된 데이터에 근거를 두었다. 그 당시까지 피부암, 즉 **편평상피암(squamous cell carcinoma)** 제어에 필요한 가장 긴 치료 시간은 14일이였고, 재발과 치료 합병증이 나타난 환자는 29명에 불과하였다.

Strandqvist 관계식이 치료 시간에 따른 등가효과를 정하는데 있어서 정량적으로

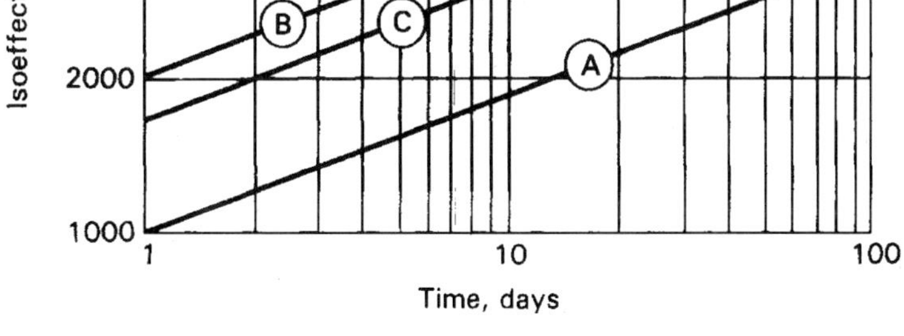

그림 11.2 Strandqvist 지수 법칙; (A) 피부 홍진 문턱, (B) 피부 건조 박리 (C) 피부암 제어. 이 데이터는 다양한 문헌에서 발췌하였다. Fletcher(1980).

얼마나 정확한지에 대해서는 많은 의문에도 불구하고, 그의 결과는 오랫동안 임상적 치료 선량을 처방하는데 사용되었다. 이는 Cohen(1949)의 연구에도 불구하고 편평상피암에 대한 시간 지수와 정상적인 피부에서의 급성 반응에 대한 시간 지수는 실제로 다르다는 것을 설득력 있게 보여줌에도 불구하고 계속 사용되었다. Cohen은 정상 피부의 지수는 0.30이고 편평상피암에 대한 지수는 0.22라고 보고하였다. Cohen에 따르면 이러한 차이가 정상 피부에 대한 과도한 손상 없이 피부암을 성공적으로 치료할 수 있는 능력을 의미한다.

공칭 표준 선량(NSD)

Strandqvist 모델의 기본적인 가정은 전체 시간이 중요한 변수이며, 전체 분할 수나 시간별 분할 수는 생물학적 결과에 거의 영향을 미치지 않는다는 것이다. 전부는 아니어도 대부분의 Strandqvist 분석은 매주 5-6일 분할조사하는 형태의 임상 데이터를 사용하였으므로 분할 치료 유형에 따른 감수성은 거의 없다. 이 치료 패턴은 지금도 널리 사용되고 있다.

Fowler 등(1963)은 돼지 피부의 반응에 대한 데이터를 발표하였는데, 5~28일 사이이면 전체 시간은 상대적으로 덜 중요하고, 이 기간 중 등가효과 선량을 결정짓는 주된 요인은 개별 분할조사 수와 선량의 강도라는 결론지었다. 그들은 앞서 언급한 범위 내로 시간을 일정하게 유지하면, 분할 수가 더 많거나 더 적거나 관계없이 총 선량이 감소되어야 등가효과가 유지된다고 결론지었다.

전체 시간과 분할 치료 수가 등가효과 선량 결정에 중요하다고 시사한 새로운 논문과 Strandqvist 곡선의 기울기가 반드시 일정한 것은 아니라는 Cohen의 논문을 검토한 후, Ellis(1969)는 새로운 지수 방정식을 제안하였는데, 여기서는 분할의 수와 전체 치료 시간의 역할을 명시적으로 잘 표현하고 있다.

이 식은 정상 조직에 대한 허용 선량 D는 분할 수 N과 총 치료 일수 T에 지수 법칙의 관계가 있으며, Ellis는 이를 **공칭 표준 선량(NSD, norminal standard dose)**라 불렀다. 그가 제안한 지수 법칙과 상수들은 다음과 같다.

$$D = (\mathrm{NSD})T^{0.11}N^{0.24}. \tag{11.2}$$

이 식은 방사선치료분야에서 널리 사용되고 있는 Ellis 식으로 잘 알려져 있다. 이 식에서는 상수 NSD는 경험적인 방법으로 결정된다. 어떤 주어진 조직이나 장기에서 T와 N값이 주어지면 생물학적으로 유효한 선량(예를 들면, 피부 홍반 50%를 일으키는 유효 선량)이 결정된다. 그러면 식 (11.2)를 풀어 상수를 구할 수 있다. 이 수식은 일단 NSD가 확정되면 다양한 치료 요법에 대한 선량 처방이 가능하기 때문에 임상적으로 매력적이다. 비록 식 자체의 유용성과 신뢰성뿐 아니라 지수의 수치화에 대한 논란은 있었으나 Ellis의 식은 임상적으로 널리 적용되었다. 이 식의 큰 매력 중 하나는 식이 사용되는 각각의 장기, 조직 및 종양의 NSD가 각기 결정된다는 것이며, 특히 이 식이 적용되는 임상에서는 그 메커니즘, 방법, 선량 측정을 통해 최상의 상황에서 그 값이 결정된다는 것이다.

지수 법칙 관계 요약

지수 법칙 모델들은 "미세 조정"된 지수들과 관계 수식 구조가 "유연한" 구조임에도 불구하고 상당한 단점을 보인다. 이는 생물학적 데이터를 만족스럽게 설명하지 못한다는 점이다. 분할조사 중 또는 조사 후의 복구는, 생존율 변동에 대한 세포 손상의 생화학적인 세포 복구의 결과 및 생존 세포의 분열로 인한 조직 증식이 일으키는 손상에 대한 생물학적 반응 결과일 것이다. 이 지수 법칙의 수학적 형태는 분할조사 주기의 초기에 신속한 복구가 있음을 시사하는 반면, 증식 반응이 나타나서 최대치에 도달하고 세포 수가 평형 상태에 도달하기까지는 시간이 걸린다는 것은 잘 알려져 있다. 나아가 Cohen(1949)이 제안한 것처럼, 지수 법칙의 인수들은 상수도 아니고 모든 조직에 적용되지 않는 것으로 보인다. 그 후의 실험 연구에서 보듯이, 그리고 앞에서 논의한 선형-2차 지수 모델을 살펴보면 급성 영향이든 만성 영향이든 모든 조직의 복구는 시간에 따라 큰 변동성을 보인다. 지수 법칙에 대해 반대하는 주장들이 기본적으로 생물학적 기반을 가지고 있다는 점을 감안하면, 우리는 다양한 조직과 세포에 대해 등가효과 관계를 신뢰할 수 있게 예측할 수 있는 다른 대체 모델을 찾아야 한다. 일반적으로 생존 곡선에 대해 새로운 이해에 기반을 둔 새로운 모델이 있다.

방사선 조사 후의 복구 및 세포 재 증식

시험관내에서 성장하는 세포의 클론생성 시스템 실험에서, 방사선 조사한 후 세포 생존에 대한 다양한 연구는 분할조사 시 생체조직 시스템의 반응 특성을 이해하는 데 꼭 필요하며, 이를 통하여 조사 후에 일어나는 여러 가지 복구 형태를 정의할 수 있다. 이들 세포간 복구 과정은 이 책 다른 장에서도 자세히 서술되어 있으나, 여기서는 분할조사의 생물학적 결과의 중요성을 중점적으로 검토한다. 세포 복구 과정 외에도 손상되지 않은 온전한 조직이나 장기 수준의 재증식도 매우 중요하다는 점을 기억하자.

3가지 세포내 손상 과정과 이에 따른 복구 형태는 다음과 같다.

1. 준치사적 손상 (SLD, sublethal damage) 및 그 복구
2. 잠재 치사적 손상 (PLD, Potentially lethal damage) 및 그 복구
3. 복구 불가능 손상 (non-reparable damage)

앞 절에서 언급했듯이, 오랫동안 방사선 조사와 방사선 조사가 끝난 후에 손상 조직들의 복구 과정은 매우 복잡하지만, 이 중에 생존한 클론생성 세포위 조직 재생을 통해 복구가 촉진된다. 7장에서는 세포 생존 곡선에 대한 다양한 수학적 모델과 그 한계점을 간략히 설명했다. 대부분의 고급 모델들은 다중 표적 단일 타격(MTSH) 모델의 두 가지의 한계점을 보완하려는 시도로서, 즉 생존 곡선의 초기 기울기가 '0'이 되지 않도록 하는 점과, 거의 모든 클론생성 생존 시스템에서 볼 수 있는 느리게 변하는 최종 기울기를 적절히 처리하려는 시도로 이어졌다. 이 논의를 위해, 세포 사멸이 비가역적 특성을 갖는 단일 타격 구성요소와 관련된 생존 곡선에 0이 아닌 초기 기울기를 제안함으로써, 모델을 단순화하는 것이 편리하다. 이런 세포 사멸은 아마도 사용된 방사선의 고 LET 구성 성분 때문일 것이고, 이 고 LET 구성 성분은 전체 LET에 관계없이 모든 방사선원에서 다소간 발견된다. 고 에너지 감마선 상호작용에서 발생하는 2차 전자의 트랙 끝부분에서도 고 LET 특성을 갖는다는 것을 상기하자.

준치사적 손상의 복구에 대한 당초의 연구는 첫 번째 조사와 두 번째 조사 사이에 일정 시간이 지나면 생존 곡선의 어깨가 다시 나타나는 경향이 있고, 두 조사 간에 적절한 시간이 지나면 원래의 어깨가 완전히 다시 나타난다는 것을 보여준다. 많은 연구자들이 분할 방사선에 대한 조직 시스템의 반응을 결정하는 데 있어서, 복구할

수 없는 초기 경사와 치사량 이하 손상 복구의 조합이 중요하다는 것을 인지해왔다. Withers와 Peters(1980)는 이러한 전형적인 이상화된 반응을 제시한 바 있다.

그림 11.3의 모델은 분할된 선량 세기의 효과를 시각적으로 표현한 것이다. 분할당 선량이 가장 작은 경우, 또한 분할조사 시 세포 사멸이 대부분 단일 타격 성분에 의한 것으로 한정되는 경우, 이때 기울기는 단일 타격 성분에 의하여 결정된다(예: 그림 11.3의 분할 크기 W). 또 다른 극단은 전체 선량이 단일 분할인 경우, 그림 11.3의 제일 좌측 곡선과 같이 1회 단일 조사당 큰 선량에 대한 한계 기울기를 갖는다. 두 극단적인 기울기 사이에 있는 중간값, 예를 들어 X, Y에 대해서 분할조사된 최종 생존 곡선은 각각의 선량 X 또는 Y에서의 세포 사멸에 의해 결정된다. 각각의 분할조사

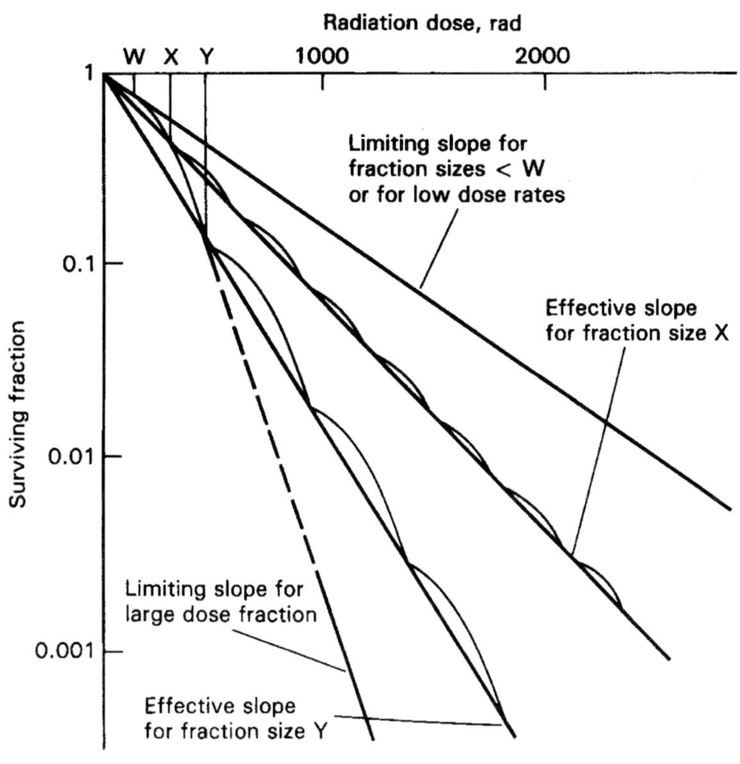

그림 11.3 회복이 불가능한 손상을 설명하기 위해 초기 기울기가 0보다 작고, 준치사적 손상의 완전한 복구가 허용되는 이상화된 클론생성 세포 시스템의 생존율 반응.
작은 분할조사에 따른 기울기는 단일 타격 성분의 기울기에 의해 결정되며, 분할조사 선량 강도가 W보다 작은 경우도 함께 도시되어 있다. 분할조사당 분할 선량 Y보다 분할 선량 X가 작으면 X 경우가 생존율이 항상 더 크다. Withers와 Peters의 Radiotherapy 교과서, G. H. Fletcher, Ed(1980)에서 발췌

에서 측정 가능한 유효 D_0 값은 직선 기울기로 표시되며 각 생존 곡선의 어깨는 없다.

조직화된 세포 조직의 세포들은 잠재적 치사 손상(PLD) 뿐 아니라 준치사 손상(SLD)도 모두 복구될 수 있다(Hendry, 1985). 분할조사 중 PLD의 복구가 발생하는 정도에 따라 그림 11.3의 단순 직선들이 다소 복잡한 형태로 수정된다. 클론생성 생존 곡선에 대한 PLD 복구의 효과는 D_0를 증가시키는 것(즉, 생존 곡선의 기울기를 감소시키는 것)임을 상기하자. PLD 복구 효과에 대한 일반화된 설명은 동일한 수준의 초기 손상에 대해서는 다소 일정한 선량 증가가 필요하다는 것이다. 또한 이러한 변화는 특정 선량 문턱 값을 초과한 후에는 선량과 거의 무관한 것으로 보인다. 현재 이용 가능한 데이터로는 이를 더 구체적으로 설명하는 것은 어려우며, 아직까지도 분할조사가 PLD 복구에 미치는 영향을 성공적으로 설명하지 못하였다. 당장은 우리는 이것이 정확히 정량화할 수 없는 교란 요인으로 존재한다는 점을 받아들여야 할 것 같다.

클론생성 세포 사멸이 정상 조직에 대한 방사선 조사의 후기 영향에 원인이 된다는 점에서 그림 11.3의 단순 모델에서 파생된 곡선들이 분할 방식의 결과를 예측하는 데 유용할 것으로 예상할 수 있다. 또한 실제로도 그렇다. 혈관 내피 손상으로 인한 후기 영향의 기본 메커니즘이 내피 전구체의 클론생성 고갈이라 한다면, 그림 11.3의 모델은 일반적으로 적용이 가능하다.

Douglas와 Fowder의 F_e 공식

현재 분할 방사선 조사의 후기 영향의 변화를 예측할 수 있는 가장 널리 사용되는 공식중 하나는 Douglas과 Fowler(1976)의 식이다. 이들의 연구는 쥐의 발 피부에 조사시간과 총 선량을 일정하게 한 조건에서 64회까지 분할조사를 한 후 피부 반응 변화를 관찰하였다. 이 실험에서 핵심은 노출 시간을 짧게 하여 세포의 재증식 효과를 통제하여, 이런 영향을 배제할 수 있었다는 점이다. 또 이들은 일정한 효과 수준(등효과)에서 원하는 효과 수준에 도달하기 위한 전체 선량을 분할조사 횟수에 대한 아래 공식으로 표시했을 때, 실험 데이터가 매우 잘 설명되는 것을 발견하였다.

$$n \times (\alpha D + \beta D^2) = \gamma. \tag{11.3}$$

이 식에서 n은 분할조사 횟수, D는 분할조사당의 선량, α, β, γ는 상수이다. 이 식은 다음의 세 가지 가정에 기반을 두고 있다.

1. 어떤 조직에서나 동일 선량을 반복 조사한 후에는 동일한 양의 복구가 이루어진다. 복구는 한번의 X-선 노출 후에 발생하는데, 이를 확인하기 위해서는 시험조사가 필요하다(Elkind-Sutton 실험).
2. 방사선 조사 후의 생물학적 결과는 그 시스템의 클론생성 세포의 생존율에 따라 달라진다. 후기 영향(심각도)의 반응 수준도 이 생존율과 관계된다.
3. 동일한 분할은 조사 횟수와 관계없이 모두 동일한 생물학적 영향(효과)을 나타낸다.

주어진 조직과 선량 범위에서 식 (11.3)에 선량을 곱하면 생존율의 로그 값을 간단히 얻을 수 있다. 일정한 생존율 S(아마도 일정한 수준의 생물학적 영향)에 대한 분할조사당 선량 D와 분할 수 n 사이의 관계는 다음과 같다.

$$\ln S = n\left(\frac{F_e}{a}\right)D. \tag{11.4}$$

Douglas와 Fowler는 이 모델 식에서 식 (11.3)에서 사용한 상수 α 대신 상수 a를 사용하여 그것이 다른 의미를 갖는 상수임을 분명히 하였다. a를 적절히 선택할 경우, F_e는 다분할 데이터에 대한 총 선량 nD의 역수이다. $n = 1$인 단일 선량 세포 생존 곡선 식은 다음과 같다.

$$S = \exp\left(\frac{F_e}{a}D\right), \tag{11.5}$$

이 식에서 S는 선량 D에 조사된 후의 세포의 생존율이다. a 값을 적절하게 선택하면 다음 식이 성립된다.

$$F_e = \frac{1}{nD}. \tag{11.6}$$

F_e는 식 유도에 따라, 세포 재생이 영향을 미치지 않게 하는 모든 분할조사에서, 일정한 생물학적 효과의 수준(등효과)을 생성하는 총 선량의 역수이다. F_e를 분할조사당의 선량의 함수로 다음과 같은 직선의 형태로 표현할 수 있다.

$$F_e = b + cD. \tag{11.7}$$

식 (11.7)을 식 (11.4)에 대입하면 다음과 같다.

$$\ln S = n\left(\frac{b}{a}D + \frac{c}{a}D^2\right). \tag{11.8}$$

여러 조직의 후기 손상에 대한 광범위한 적용 가능성을 지니는 이 식은 Douglas와 Fowler의 기본 원리로 부터 유도되었으며, 앞서의 3가지 가정 외에는 어떤 가정에도 의존하지 않는다.

그렇다면 이 공식이 방사선 손상에 대한 앞서의 모델들과 관련되는 방식으로 재 구성할 수 있는가? 원저자와 다른 연구자들이 이러한 재구성이 가능함을 보였다.

분할조사당의 효과가 일정하다고 가정한다면, 세포의 생존율 방정식은 선형-2차 지수함수 형식을 사용하여 다음과 같다.

$$\ln S = -n(\alpha D + \beta D^2), \tag{11.9}$$

또한, 측정되는 효과가 생존율의 로그 값과 직접 관계가 된다면, $E = -\ln S/S_0$라고 다시 표시하여 총 선량 nD로 나누어 다음을 얻을 수 있다.

$$\frac{1}{nD} = \frac{\alpha}{E} + \frac{\beta}{E}D. \tag{11.10}$$

왼쪽의 항은 앞에서 F_e로 정의되었으며, 식 (11.10)은 식 (11.7)과 동일하다. 이제 식 (11.7)의 상수 b와 c는 선형-2차 또는 분자 모델에서 잘 알려진 상수 α 항과 β 항으로 다시 정의할 수 있다. E는 측정할 수 없는 상수이므로, 두 상수 α와 β를 직접 결정할 수는 없지만, 등가효과 곡선, 즉 분할당 선량의 함수로서 등가효과에 대한 총 선량의 역수로서, 분할조사당 선량인 D의 함수에서 D 값이 0으로 연장된 위치에서 α/E는 절편 값, β/E는 기울기가 됨을 알 수 있다. 두 상수의 비는 α/β로 줄어든다. 이 비율은 정상 조직의 후기 영향 뿐 아니라 클론생성 생존에 매우 중요한 값이라는 것이 입증되었다.

식 (11.10)이 정상 조직에서 광범위한 후기 영향에 대한 데이터들에 잘 들어맞는다는 사실은, 대부분의 후기 영향의 기본 메커니즘으로 클론생성 세포의 일부 집단이 고갈된다

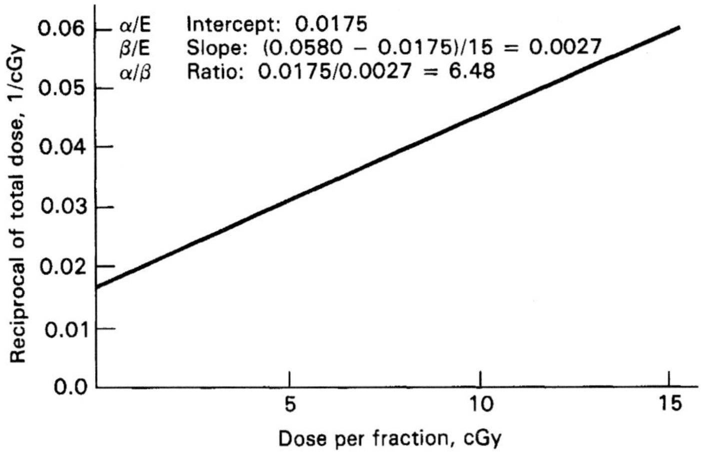

그림 11.4 위장관 크립트 세포에 대한 데이터로부터 임의의 일부 데이터를 추출하여 만든 Douglas와 Fowler의 F_e 그래프.
이 데이터는 여러 분할조사에서 수집되었으며 주어진 생물학적 반응을 얻는데 필요한 총 선량이 결정되었다. 이론 곡선에서 보이듯 절편 값 α/E는 0.0175이다. 그리고 기울기는 그래프로 산정된다.

는 가장 강력한 증거임을 암시한다. 더 나아가 α/β 비의 수치 값은 광범위한 조직에 대한 복구 잠재력과 분할조사를 통해 제공되는 정상 조직의 보호 평가에 상당한 잠재력이 있는 것으로 입증되었다.

F_e 모델 (그림 11.4)은 다양한 조직에서 분할조사 효과를 상호 비교하기 위한 주요한 수단으로 성장했다. 그러나 이 모델이 유효하다고 해서 선형-2차 모델이 생물학적 유의성을 입증하는 것은 아니다. 선량 곡선의 초기 이울기가 0보다 작다고 가정하는 다른 세포 사멸 모델에도 마찬가지로 유용할 것으로 보인다. MTSH 모델은 초기 기울기가 0이므로, 이러한 이론적 한계로 인하여 의미 있는 결과를 낼 수 없다. 앞 절에서 논의한 지수 법칙의 어떤 버전도, F_e 그래프 만큼 데이터를 적절히 설명하지 못한다.

α/β 비율의 중요성

가장 단순한 형태인 선형-2차 모델에서 α 계수는 일반적으로 단일 타격, 회복 불가는 손상을 설명하고 β 계수는 다중 타격 사멸을 설명하기 때문에 이 두 항의 독립적인 변동성은 조직의 분할조사 민감도에 영향을 미치게 된다. α/β 식을 보다 단순하게 기계적으로 설명하려는 것은 정확하지 않다고 생각하며, 병변 및 하위 병변에 및 상호작용 (7장에 설명됨)에 대한 새로운 개념은 수용 가능하다. 그러나 현재로서는 α 값이 상수로 일정하다고 가정할 때, β 값이 클수록 α/β 비율이 작아지지만, 방사선 손상의 비율이 높을수록 복구가 더욱 가능하다. 이는 일반적으로 생물학적 시스템에서 발견되는 현상이다. α/β 값의 범위는 상당히 넓지만, 종양과 정상 조직 사이에서 분명한 차이가 존재한다.

Thames와 Hendry는 (추천 자료 참조) 동물에서 성장 중인 종양으로 방사선을 조사받은 데이터와 정상 조직의 후기 영향에 관한 데이터를 여러 문헌으로부터 수집하여 정리하였다(Tames와 Hendry의 표 3.3, 76쪽 및 표 3.7, 94쪽 참조).

성장 중인 종양 조직의 α/β 값의 범위는 5~30이나 주된 범위는 10~20이다. 종양의 후기 영향에 대한 α/β 범위는 1.5~7이나 중심적인 경향은 3~5이다. 정상 조직에서의 급성 영향에 대한 α/β 값은 10근처이다. 이러한 관찰로부터 이끌어내는 결론은 조심스럽지만, 분할조사를 하면 후기 영향이 종양에 비해 정상 조직에 유의미하게 더 큰 보호를 받을 것임을 예상한다는 것이다. 실제로, 이러한 관찰은 방사선치료사들로 하여금 효과적인 총 치료 선량을 달성하기 위해 장기간에 걸쳐 하루에도 여러 번의 소량의 선량을 투여하는 **과분활(hyper-fractionation) 조사**라고 불리는 임상 시험으로 이어졌다. 이러한 임상 과분할조사 효과에 대한 연구에 대한 여러 보고서 있다. 결과는 고무적이지는 않지만, 이러한 시험들이 확대 진행 중에 있다.

초기 데이터 그리기를 통해 도출된 Douglas와 Powler의 F_e 모델(α/β 모델)에서는 선형-2차 관계의 민감 조직의 세포 사멸을 충실하게 나타낼 것을 요구하지 않는다는 점이다. 유일한 요구사항은 이 모델이 방사선치료 실무에 관련된 다양한 조직의 상대적 감수성을 효과적으로 예측한다는 것이다.

F_e 모델의 Withers 확장

Withers 등(1983)은 방사선치료 계획에서 일상적으로 유용하게 사용할 수 있는 공식을 만들기 위하여 Douglas와 Fowler 모델을 확장하고 수정했다. 이들 식에는 독자적으로 α/β의 산정이 필요하고, 이는 일반적으로 Douglas와 Fowler의 방법과 같이 등가효과-분할 연구를 통해 얻는다.

Withers 등의 등가효과 모델도 Douglas와 Fowler 모델과 동일한 일반화된 가정을 한다. 이는 또한 대상 조직에서 세포의 사멸이 선형-2차 모델에 의해 적절하게 설명될 수 있다는 전제로부터 시작된다. 즉, N개 분할 후 생존율은 아래와 같다.

$$S = \left(e^{-\alpha D + \beta D^2}\right)^N . \tag{11.11}$$

그림 11.4에서 분할당 선량을 더 줄이면, 분할간 복구를 감지할 수 있는 추가 보호가 제공되지 않는 선량 W가 있음을 상기하자. 이러한 선량을 굴곡 선량 (flexure dose)이라고 하며, Withers(1977)가 이름 붙인 용어이다. 실제로 정상 조직에 대한 추가 보호가 제공되지 않는 분할 당 선량을 아는 것은 중요하기 때문에 이는 매우 유용한 개념이다. 이 굴곡 선량은 α/β의 배수인 것으로 나타났다(Tucker & Thames, 1983). 따라서 α/β에 따라 선량 분할에 대한 조직의 민감도를 특성화 하는 것은 굴곡 선량 개념에 따른 유용한 선량 제원으로 간주할 수 있다.

방사선치료에서 가장 일반적으로 사용되는 분할 선량은 2 Gy이다. 따라서 이 모델은 기준 분할 선량 d_{ref} 대신에 새로운 분할 선량 d가 제안될 때, 기준 총 선량 D_{ref}에 대한 새로운 총 선량 D의 비율로 다양한 분할 크기에 따른 민감도 변화를 표현한다. 방정식의 완전한 유도를 위해 독자는 Withers 등(1983)을 참조하지만, 아래 식은 식(11.11)을 단순히 조작한 결과이다.

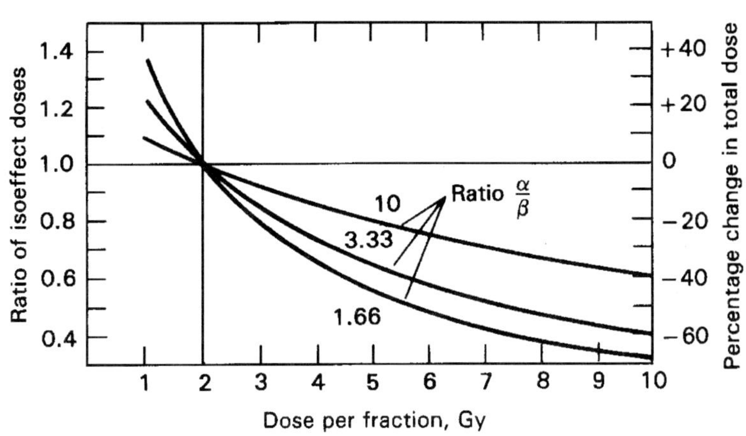

그림 11.5 Withers 등(1983)이 F_e 모델을 수정하여 개발한 이론적 등효과 곡선. 곡선은 α/β에 대한 세 가지 다른 값과 2Gy의 d_{ref}를 사용하여 구성되었다. 총 등가 유효 선량은 2 Gy의 d_{ref} 주어졌을 때 총 선량에 대한 백분율로 표시된다.

여기서 선량 분할조사하는 동안 복구는 완료된 것으로 가정한다.

$$\frac{D}{D_{\text{ref}}} = \frac{(\alpha/\beta) + d_{\text{ref}}}{(\alpha/\beta) + d}. \tag{11.12}$$

여기서 α/β 비율은 등효과 선량이 필요한 조직에 적절하게 적용된다. 그림 11.5는 Withers 등이 구성한 다양한 α/β 값에 대해 일련의 이론적 등효과 곡선을 보여준다.

참고 문헌

Abelson, P. M., and Kruger, P. G. (1949). Cyclotron induced radiation cataracts. *Science* **110**, 655–657.

Alpen, E. L., and Stewart, F. A. (1984). Radiation nephritis and anemia, a functional assay for renal damage after irradiation. *British J. Radiol.* **57**, 185–187.

Bateman, J. L., and Bond, V. P. (1967). Lens opacification in mice exposed to fast neutrons. *Radiation Res.* **7**, 239–249.

Cohen, L. (1949). Clinical radiation dosage, Part II. *British J. Radiol.* **22**, 706–713.

Creasey, W., Withers, H. R., and Casarett, G. W. (1976). Basic mechanisms of permanent and delayed radiation pathology. *Cancer* **37**, 999–1013.

Douglas, B. G., and Fowler, J. F. (1976). The effect of multiple small doses of X-rays on skin reactions in the mouse and a basic interpretation. *Radiation Res.* **66**, 401–426.

Ellis, F. (1969). Dose, time and fractionation; a clinical hypothesis. *Clinical Radiol.* **20**, 1–7.

Fletcher, G. H. (1980). *Textbook of Radiotherapy*, 3rd ed., p. 202ff. Lea and Febiger, Philadelphia. Fowler, J. F., Morgan, M. A., Silvester, J. A.,

Bewley, D. K., and Turner, B. A. (1963). Experiments with fractionated X-ray treatment of the skin of pigs. I. Fractionation up to 28 days. British J. Radiol. 36, 188-196.

Fowler, J. F., Morgan, M. A., Silvester, J. A., Bewley, D. K., and Turner, B. A. (1963). Experiments with fractionated X-ray treatment of the skin of pigs. I. Fractionation up to 28 days. *British J. Radiol.* **36**, 188-196.

Geraci, J. P., Jackson, K. L., Christensen, C. M., Thrower, P. D., and Weyor, B. S. (1977). Acute and late damage in the mouse intestine following multiple fractionation of neutrons or X-rays. *Int. J. Radiation Oncol. Biol. Phys.* **2**, 693-696.

Hendry, J. H. (1985). Survival curves for normal tissue clonogens: a comparison of assessments using in vitro transplantation or in situ techniques. *Int. J. Radiation Biol.* **47**, 3-16.

Hendry, J. H. (1986). Preface. *British J. Cancer*, **53**(suppl. VII), xi.

Hopewell, J. W. (1986). Mechanisms of action of radiation on skin and underlying tissues. In Radiation Damage to Skin. *British J. Radio*l. (suppl. 19), 39-47.

International Commission on Radiological Protection (1977). *Recommendations of the International Commission on Radiological Protection*, publication 26. Pergamon Press, Elmsford, NY

International Commission on Radiological Protection (1991). *Recommendations of the International Commission on Radiological Protection. Ann. ICRP* **21**, 1-3.

Leibel, S. A., and Sheline, G. E. (1991). Tolerance of the brain and spinal cord to conventional radiation. In *Radiation Injury to the Nervous System*, P. H. Gutin, S. A. Leibel, and G. E. Sheline, Eds. Raven Press, New York.

Leong, G. W., Pessotti, R. L., and Krebs, J. (1961). Liver cell proliferation in x-irradiated rats after single and repetitive partial hepatectomy.

J. Nat. Cancer Inst. **27**, 131–143.

Michalowski, A., Uehara, S., Yin, W. B., Burgin, J., Rogers, M. A., and Silvester, J. A. (1983). Some early effects of thoracic irradiation in mice. In *Proceedings of the 7th International Congress on Radiation Research*, Abstract D3–28.

Moran, A., Davis, L., and Hagan, M. (1986). Effect of radiation on the regulation of sodium dependent glucose transport in LLC–PK1 epithelial cell line: a possible model for gene expression. *Radiation Res.* **105**, 201–210.

Niemierko, A., and Goitein, M. (1993). Modeling of normal tissue response to radiation: The critical volume model. *Int. J. Radiation Oncol. Biol. Phys.* **23**, 135–145.

Parkins, C. S., Rodriguez, A., and Alpen, E. L. (1989). Radiation damage to glucose concentrating capacity and cell survival in kidney tubule cells: effects of fractionation. *Int. J. Radiation Biol.* **55**, 15–26.

Stewart, F. A., Sorenson, J. A., Alpen, E. L., Williams, M. V., and Denekamp, J. (1984). Radiation induced renal damage: the effects of hyperfractionation. *Radiation Res.* **98**, 407–420.

Strandqvist, M. (1944). Studien uber die kumulative Wirkung der RiSentgenstrahlen bei Fractionerung. *Acta Radiol.* **55**(suppl.), 1–300.

Travis, E. L., and Tucker, S. L. (1986). The relationship between functional assays of radiation response to the lung and target cell depletion. *British. J. Cancer* **53**(suppl. VII), 304–319.

Tucker, S. L., and Thames, H. D., Jr. (1983). Flexure dose: the low–dose limit of effective fractionation. *Int. J. Radiation Oncol. Biol. Phys.* **9**, 1373–1383.

van der Kogel, A. J. (1986). Radiation induced damage in the central nervous system: an interpretation of target cell depletion. *British J. Cancer* **53**(suppl. VII), 207–217.

Withers, H. R. (1977). Response of tissues to multiple small dose fractions. *Radiation Res.* **71**, 24–33.

Withers, H. R. (1989). Contrarian concepts in the progress of radiotherapy. *Radiation Res.* **119**, 395–412.

Withers, H. R., and Peters, L. J. (1980). Biological aspects of radiotherapy. In *Textbook of Radiotherapy*, G. H. Fletcher, Ed. Lea and Febiger, Philadelphia.

Withers, H. R., Thames, H. D., Jr., and Peters, L. J. (1983). A new isoeffect curve for change in dose per fraction. *Radiotherapy Oncol.* **1**, 187–191.

Witte, E. (1939). Ober die Umrechnung der r–Dosis auf Einheiten biologischer Wirkung bei der protrahiert–fraktionerten Bestrahlung unter besondered Berucksichtigung der Bestrahlung mit kleinen Raumdosen. *Strahlentherapie* **65**, 630–638.

추천 문헌

Casarett, G. W. (1980). *Radiation Histopathology*, Vols. I and II, CRC Press, Boca Raton, FL.

Rubin, R., and Casarett, G. W. (1968). *Clinical Radiation Pathology*, Vols. I and II. Saunders, Philadelphia.

Thames, H. D., and Hendry, J. H. (1987). *Fractionation in Radiotherapy*. Taylor and Francis, London.

문제

1. 가장 널리 사용되는 방사선치료 일정 중에한 가지는 1주일(월~금) 4주 연속으로 매일 분할조사 치료를 하는 것이다. 이때 사용되는 1회 분할 선량은 일반적으로 2 Gy로 투여한다.
   본문에 제시된 Strandqvist 와 Ellis 공식의NSD 방정식의 지수가 적절하다고 가정할 때, NSD가 17이고 표준 4주 일정의 총 선량이 60 Gy이라면, 이 선량을 4주가 아닌 3주에 걸쳐 투여해야 하는 경우, 분할 선량으로 1일 선량은 얼마로 해야 할까?

2. 쥐 발의 피부 반응에 대해 Douglas와Fowler는 선량을 rad로 표시했을 때, α/E와 β/E 값이 각각 1.32×10^{-4}와 1.27×10^{7}임을 발견했다. 본문의 방정식을 사용하고, 필요에 따라 원문 참고문헌을 참조하여 쥐 발 피부의 온전성을 유지하는 클론형성 세포의 생존 곡선을 도출하라.

CHAPTER 12

확률적 영향: 방사선 암 발생

1 서론

역사적 관점

불행하게도 이온화 방사선에 노출된 신체 부위에 암이 발생한다는 것은 Röntgen이 X선을 발견한 후, 얼마 지나지 않아서 나타났다. 1896년 X-선에 노출된 손에 피부염 발생이 보고되었는데 암으로는 입증되지 않았다. 1902년 최초로 X-선 노출에 의한 궤양이 보고되었고, 1911년 백혈병도 보고되었다(Stone, 1959). 이러한 초기 암은 이온화 방사선의 "**과도한 노출(excessive exposure)**" 결과로 생각하였으나, 몇 년 지나지 않아 병리학적 연구를 통해 낮은 선량에서도 암이 발생할 수 있음이 밝혀졌다. 1946년 방사선 의학자들의 그간의 암 관련 사망률에 대한 연구 결과를 토대로, 방사선에 의하여 유발된 암의 경우에 선량-영향 관계에는 "**문턱 없는(no-threshold) 또는 무역치**" 반응이라는 의견이 제시되었다(Ulrich, 1946). 방사선 유발 암을 주제로 한 문헌들은 방대하고, 또한 이들을 정리 요약한 유익한 보고서들도 많다. 관련된 최근 유용한 검토 자료는 Fry와 Storer(1987) 보고한 것으로서, 이 분야의 초창기 문헌 자료들에 대한 폭넓은 검토와 요약을 제공한다.

2 확률적 영향 대 비확률적 영향

확률적 영향과 비확률적 영향의 정의와 특성은 11장에서 자세히 다루었다. 이 장에서는 이러한 정의와 더불어 방사선 유발 암과의 관계에 대하여 간략히 논의하고자 한다.

11장에서는 일반적으로 시그모이드 형태의 선량-반응 곡선의 일반적인 약리학적 용어로 생체조직의 후기 영향에 대한 선량-반응의 관계를 설명했다. 이때 임계 값 이하의 방사선 선량에 노출된 개인에게 아무런 영향이 없을 것으로 예상된다. 이온화 방사선으로 인해 발생되는 암의 선량-반응 곡선 모양은 매우 다양하며, 이는 선량 이외의 여러 요인에 따라 모양도 달라진다. 그러나 일반적으로 방사선 유발 암에 대한 문턱 선량을 입증하는 것은 불가능하다(이론적으로도 가능치 않다). 이런 문턱 값이 존재하지 않는 데는 근본적인 이유가 있다는 과학적 의견이 우세하지만, 이에 대한 귀무가설을 증명하기는 여전히 어렵다. 이에따라 모든 값의 선량 수준에서도 암 발생은 가능하다고 여겨진다. 즉 낮은 선량에 노출된 집단에서의 암 발생 빈도가 매우 작더라도 “0”은 아니라고 단언할 수 있다. 현재 암과 유전적 손상에 대한 선량-반응 관계에 대한 논의 점은 여전히 남아 있지만, 이온화 방사선에 노출된 후 나타나는 발암 현상은 선량 한계가 없는 영향이라는 주장에 대한 과학적인 반대 의견은 거의 없는 것 같다.

여러 증거로 보아 방사선 유발 암이 실제로 확률적인 영향이라는 것을 시사함으로, 방사선에 노출된 개인 또는 집단에 대해 암이 발생할 가능성을 표현하는 것이 가능하다. 예를 들어, 한 피험자에게 특정 암이 발생할 확률이 1×10^{-6} cGy^{-1}라고 하고, 100만 명의 피험자 모두가 평균 1 cGy 노출을 받는다면, 암 발생 가능성은 정상적인 발병률보다 암이 1건 더 많이 발생하는 것으로 예측된다는 논리이다. 그러나 실질적으로 이렇게 작은 증가된 발생률을 감지할 가능성은 거의 없다. 이런 이유로 이전에는 **인구 선량(population dose)**이라고 불렸던 개념이 도입되어 작은 값을 표현했지만, 최근에는 새로운 개념인 **집단 선량(collective dose)**로 바꿨었다. 집단 선량의 단위는 사람수-Sv(인·시버트)이며 방사선에 노출된 사람수에 평균 선량을 곱한 값이나, 또는 각각의 노출된 사람들의 선량 또는 예상 선량을 더한 값으로 표현된다. 집단 선량에 대한 개념은 16장에서 자세히 설명한다.

확률 모델에 대한 찬반론

국제방사선방호위원회(1977)는 방사선 손상에 대한 확률(론)적 또는 비확률(론)적 메커니즘에 대하여 처음으로 논의한 바 있다. 이 정의에서는 확률적 영향에 대해 영향의 심각도(중증도) 보다는 "영향 발생 확률이 선량의 함수"라는 것을 제시한다. 여기서 방사선의 비확률적 영향이라 함은 그 "심각도가 선량의 함수"이며, 여기서는 문턱 값이 존재하며, 어떤 값 이하의 선량에서는 아무런 영향이 나타나지 않는다는 의미를 내포한다.

이러한 정의를 방사선 유발 암에 적용하는 것에 대한 반대론 중 인상적이었던 것은, 암의 중증도와 선량 간에도 어느 정도 연관성이 존재한다는 증거들이 축적되고 있다는 주장들이다. Fry 등(1976)은 Harderian 샘 종양은 낮은 LET의 저 선량 방사선에 조사 후에 침습성이 없어지고 전이가 거의 없는 반면, 낮은 LET의 고 선량 방사선에 조사되면 전이 가능성이 커진다는 것을 보여주었다. Burns(1975) 및 Ullrich와 Storer(1979) 등도 문턱 선량이 존재하는 암이 있을 수 있다고 제안하였다. 이런 주장에도 불구하고 확률적-비확률적 모델은 여전히 유용하며, 특히 방사선 위험도 평가(risk assessment)에 널리 사용되고 있다. 이 논쟁은 아직도 찬성론자와 반대론자 사이에 계속되고 있지만, 제시된 대안 중에 어느 것도 명확한 우위점은 없는 것 같다.

3 방사선 발암에 대한 기초 지식

이온화 방사선에 의한 암 발생과 관련, 중요한 3가지 정보 출처는 다음과 같다.

1. 동물 실험에서의 방사선 암 발생 연구.
2. 조직 배양에서 성장한 세포의 형질변형에 대한 연구, 살아있는 동물에서 세포의 발암성 변형 초기 단계의 과정과 유사하다고 여겨지는 종결점.
3. 의학적 목적으로 또는 2차 대전 중에 원자 폭탄에 의해 피폭 받은 인구 집단에 대한 암 발생 연구.

이 각 주제들은 다음 절에서 논의한다.

4 | 동물 실험에서 방사선에 의한 암 발생

실험 동물에 방사선을 조사하면 암이 유발된다는 사실은, 방사선 전문의들에게는 낮은 선량의 이온화 방사선 노출과 인간 집단의 암 사이의 연관성이 명백히 입증되기 훨씬 전부터 잘 알려져 있었다.

1930년대에 제일 처음은 아니지만 획기적인 연구 중 하나로 Furth와 Furth(1936)의 쥐의 방사선 조사 실험에서 다양한 백혈병 발생률 증가를 관찰했다. Upton 등(1958)은 쥐의 골수성 백혈병과 림프성 백혈병의 발생에 대한 선량-반응 관계에 관한 여러 자료들을 발표했다. 이때 모든 선량 범위에서 림프성 백혈병의 발생률이 골수성 보다 훨씬 낮았다. 그림 12.1은 동물 실험에서 대부분 암 유발에 관한 선량-반응 곡선에 대한 전형적인 형태를 표현하며, 암 종류에 따라 선량과 발생률만 다를 뿐이다.

이 곡선은 동물 종양 시스템의 일반적인 형태이며, 아마도 인간에게도 동일하게 적용될 수 있는 여러가지 중요한 요소들을 보여준다.

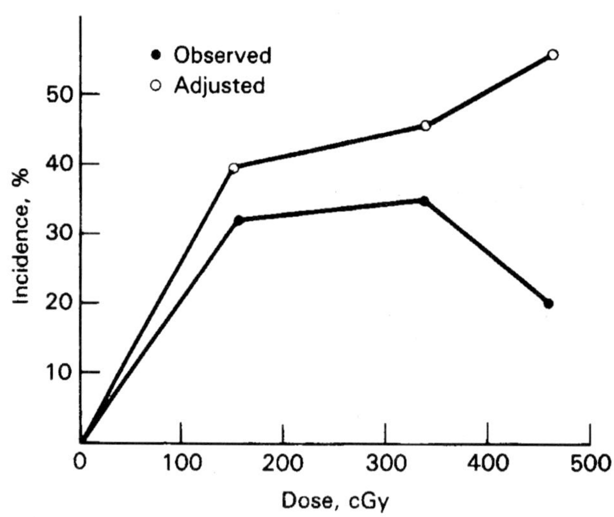

그림 12.1 방사선 선량의 함수로서의 RF 쥐의 골수성 백혈병 발생률(Upton et. al., 1958). 아래 곡선은 관찰한 대로 그린 선이다. 이 선을 혈액암과 관련이 없는 질병으로 인한 사망률을 보정하면 위의 곡선이 된다. 그림에서 림프성 백혈병 자료는 표시하지 않음.

1. 방사선에 노출된 적이 없는 동물도 '0'이 아닌 종양 발생률이 존재한다(자연 발생률).
2. 이런 발생률 곡선은 낮은 선량에서 급격하게 상승한다. 일반적으로 이 곡선은 1차식으로 설명할 수 없는 복잡한 선량-발생률 관계를 갖는다.
3. 발생률 최대값은 100% 미만이다.
4. 발생률이 최대값인 선량보다 더 높은 선량에서는 발생률이 종종 감소하지만, 다른 병으로 인한 사망을 고려하여 보정한다면 이런 현상은 더 감소될 수 있다.

방사선 또는 다른 병에 의하여 동시에 사망을 보정한 결과는 그림 12.1에 설명되어 있다. 여기서는 전체 방사선을 조사한 집단의 사망자 수에서 다른 원인에 의한 사망한 개체의 수를 제외한 것이다. 아마도 이런 선량-반응 곡선의 형태와 특성은 동물 발암 실험 연구에서 가장 중요한 자료로 여겨진다. 그러나 인간 집단이 이온화 방사선에 노출될 경우에 정량적 위험도는 동물 연구로부터 직접 유추할 수는 없다는 점만은 명확하다(Fry, 1993). 동물을 대상으로 수행한 광범위한 연구는, 그림 12.1과 같은 유형의 곡선은 기본적으로 관련 방사선 생물학을 이해할 수 있도록 도와준다. 우리는 이런 곡선이 정성적으로는 방사선 노출로 인한 인체에 발암에도 어느 정도 정성적으로 적용할 수 있지만, 정량적인 암 발생률 까지는 도출하지는 못한다는 것을 예상할 수 있다.

그림 12.1의 동물 실험 자료는 일반 대중의 방사선 방호 차원의 선량보다는 현저히 더 높은 선량에 대한 것으로, 예를 들면 동물 연구에서는 25 cGy 부터 수 Gy가 사용되었지만, 보통 인간에 대한 방사선 조사 연구는 1 mGy와 1 cGy 사이의 낮은 선량 범위에서 이루어진다. 따라서 인체 방사선 방호에 필요한 중요한 기준들은 이러한 매우 낮은 선량에서의 선량 대한 발생률 곡선의 기울기이다

그림 12.1 곡선에서 선량이 매우 낮은 영역의 초기 기울기는 알려져 있지 않은데, 그 이유는 1.5 Gy 이하의 선량에 대한 발병률 데이터는 조사된 적이 없으며, 낮은 LET 방사선에 대한 동물 연구에서도 이 낮은 영역에서의 곡선에 관해 완전한 설명을 할 수 없기 때문이다. 그러나 과잉 종양 발생률 대비 선량 곡선의 초기 기울기 특성을 밝힌 한 세트의 동물 데이터가 있다. Fry 등(1976)은 쥐의 하르더 샘(Harderian gland)에서 종양의 발생률이나 발병률을 종결점으로 사용하여 쥐의 발암 연구 모델을 개발했다. 이 실험은 쥐의 뇌하수체 샘에 암을 착상하여 성장시킴으로써 종양 발생을 촉진시킨다는

점에서 통상적인 암 발생 실험과는 달랐다. 이 모델이 인간 발암의 실제 상황에 보다 더 근접한다고 생각한다. Fry 등(1976)은 이 모델을 이용하여 낮은 선량에서 종양 발생에 대한 초기 기울기에 대한 많은 정보를 밝혀낼 수 있었다. Alpen 등(1993)은 동일한 하르더 샘 시스템에서 선량 범위를 낮은 선량 쪽으로 확장하여, 중하전 입자의 경우 10 cGy까지, 낮은 LET 방사선의 경우 40 cGy까지로 확장하여 검토했다. 이러한 낮은 선량 영역의 연구들에서 초기 기울기는 모두 직선이며 문턱 반응은 없음을 보였다.

왜 방사선을 받은 동물들에 종양 발생률의 최대치가 존재하는 이유는 무엇인가? 이는 세포의 형질변형 연구에서 확인되었는데, 방사선 선량이 증가하면 잠재적 형질변형된 세포들이 사멸하는데 이것이 중요한 고려사항이라는 것이다. 따라서 종국적으로 종양 발생에 요인이 되는 생존 세포들의 수가 매우 높은 선량에서 크게 감소한다는 것이다. 그러나 이 설명은 많은 종양들의 선량-반응 곡선에서 나타나는 연속적인 안정상태(continuous plateau)를 만족스럽게 설명하지 못한다. 사실 방사선 발암에 대한 많은 동물 모델로 연구가 수행되었지만, 이들을 자세히 살펴보는 것은 다소 비생산적이다. Upton(1986)은 거의 모든 실험 결과에 대해 아래와 같은 매우 간명하게 종합적인 요약을 내어 놓았다.

1. 적절한 방사선 감수성을 가진 동물에 방사선을 조사하면, 거의 모든 유형의 신생물(종양)이 발생될 수 있다.
2. 특정한 종이나 계통의 동물에는 방사선을 조사해도, 모든 유형의 종양 발생 빈도가 증가하는 것은 아니다.
3. 방사선 조사의 발암성 영향은 종양 유형과 노출 조건에 따라 다양한 메커니즘을 통해 상호 연관된다.
4. 일부 발암 메커니즘은 종양 형성 세포에 직접적인 영향을 미치지만, 다른 메커니즘은 멀리 떨어진 세포나 장기에 간접적인 영향을 미칠 수도 있다.
5. 어떤 종양에 대해서도 선량-발생률 곡선이 광범위한 선량, 선량률 및 방사선 선질에 걸쳐 정확하게 정의되지 않았지만, 일반적으로 발생률이 선량의 함수로 더 가파르게 증가하며 X선 및 감마선과 같은 낮은 LET 방사선보다 알파 입자 또는 고속 중성자와 같은 높은 LET 방사선이 선량에 덜 의존한다.
6. 종양 발생은 여러 요인들과 여러 단계에 걸쳐 진행된다. 방사선의 영향이 다른

물리적 또는 화학적 작용제에 의해 조절될 수 있다.

7. 낮은 선량 수준에서부터 중간 수준까지 방사선의 발암 영향은 다른 작용제(agent)에 의해 촉진되지 않는 한 나타나지 않는 경우가 많다.
8. 높은 선량 수준에서는 잠재적으로 형질이 변형된 세포의 사멸이나 다른 형태의 방사선 손상에 의하여, 발암성 발현이 종종 억제되며 선량-발생률 곡선이 포화되는 경향이 있다.
9. 방사선 유발 종양의 발생 시간 분포는 종양의 유형, 노출된 동물의 유전적 배경과 연령, 방사선 조사 조건 및 기타 변수에 따라 특징적으로 다르다.
10. 방사선 조사가 종양 발생 확률에 영향을 미치는 방식이 매우 다양하기 때문에, 선량-발현 관계도 이에 따라 달라질 수 있다.

방사선 유발 암과 관련된 거의 모든 문제를 다룬, 앞의 결론들은 Upton(1986)의 자료를 직접 인용한 것이며, 그 정확성에 대해서는 전문가들 사이에 논란이 있다. 선량-반응 곡선의 "굴절", 즉 휘어지는 부분은 세포 사멸 가설로 쉽게 설명되지만, 곧 설명하겠지만, 세포 형질변형 모델을 사용하면 세포 사멸을 보정한 후에도 생존 세포당 이 곡선은 어떤 경우에는 여전히 포화형 곡선을 보인다.

앞의 7번 항목은 방사선 암 발생에 대한 문턱 영향이 존재한다는 것을 의미한다. 이는 저자와 R. J. M. Fry 간의 개인적인 서신을 통해 확인한 바 있다. 그리고 10번 항목에서는 숙주 인자와의 관계를 포함한 특정 종양의 생물학적 요인들이 투여된 방사선 요인들 보다 더 중요하다는 것을 시사한다.

발암 클론 이론

앞 절에서 실험적으로 방사선 발암에 관해 행해진 모든 관찰 결과들은 기본적으로 발암에 관한 현대적 이론과 일치한다. 이 이론에 따르면 암이라는 질병에는 3가지 특징이 있다.

(1) 온전한 기관의 성장 제어 메커니즘에 반응하지 않는 상태를 초래하는 세포의 형질변형

(2) 이런 변형된 세포가 주변 조직에 침습하는 능력

(3) 이런 세포가 신체 다른 부위로 이동하여, 새로운 성장 조직을 만들 수 있는 능력 (전이).

이러한 변화는 유전체의 초기 체세포 유전적 변화의 결과이며, 그 이후에 추가적인 유전적 변화와 후생 유전적 변화를 모두 포함하는 여러 단계의 과정이 뒤 따른다. 발암의 클론 모델에 대한 강력한 실험적 근거가 있다. 염색체 변형, DNA 복구, 잘못된 복구 및 복제의 역할, 체세포에서 변형된 특징적인 유전성은 모두 방사선 유발 암에서 볼 수 있는 양상과 매우 유사하다. 방사선 유발 암 발생률의 확률적 특성도 이 모델을 뒷받침한다. 종양 내의 같은 종류의 효소의 패턴 분석, 암 세포의 핵형 변화의 일관성과 장기적 지속성, 특수 면역 글로불린 생성 패턴 등은 "**암이 단일 세포에서 발생**"한다는 강력한 증거이다.

이는 단일 세포에서 유전적이고 비가역적인 변화가 신생물(종양) 생성으로 이어지기 위해서는 필요하지만, 일반적으로 충분 조건은 아니다. 따라서 단일 세포의 DNA만 변형하면 종양 성장에 필요한 특성이 발생할 수 있다. **적절한 조건에서는 단 하나의 세포에서 단 하나의 방사선 상호작용만으로도 변형이 일어나고, 이는 궁극적으로 암으로 이어지기에 충분하다.**

그러나 체세포 DNA에 적절한 변형만 있으면 되는 그런 단순한 모델은, 이 변형 사건이 완전한 악성 신생물로 발전할 가능성을 변화시키는 것으로 알려진 여러 상호작용을 설명하기에는 충분치 않다. 동물 실험 연구나 인간 환자에 대한 관찰 모두 클론 형질변형 외에도 암 발생에는 여러 요인들이 중요하다는 것을 보인다. 이런 복합적인 요인들은 단일 세포의 형질변환의 최종 결과를 조절한다. 특히 온전한 기관에서의 성장과 기능 조절 인자들은 중요하다.

쥐의 유선, 난소, 부신, 뇌하수체, Harderian 종양을 비롯한 여러 종양은 모두 정상 조직이 일반적으로 반응하는 호르몬 수준과 유의미한 상호작용을 한다. 발암성 바이러스의 존재 여부도 중요하며, 이는 쥐 백혈병에 대한 Kaplan의 연구에서 확인되었다 (Kaplan, 1964). 방사선에 의해 유도된 발암에 대한 감수성의 종 간의 큰 차이는 조사 대상의 유전적 구성이 중요한 역할을 한다. 면역 능력은 분명히 형질변환 세포가 신생물로 발현되기 위해 생존할지 여부를 최종적으로 결정하는 중요한 요소이다. 세포 증식 상태, 암 유발 감수성의 연령 의존성과 같은 다른 여러 요인들도 이 과정에 밀접하게 관련된다. 그림 12.2는 이러한 다양한 상호관계 중 일부를 나타낸다.

종양의 클론 기원성에 대한 일반적인 개념은 그림 12.2에서 제안된 모든 변형 요인의 상호작용을 따르는 것으로, 이제 더 이상 논쟁의 여지는 없다.

Alexander(1985)는 새롭고 흥미로운 아이디어를 하나 제시하였는데, 그는 종양의 증식 특성이 발현되기 위해서는 적절한 환경이 제공되어야 하고, 초기에 여러 세포의 형질변형이 필요하다는 것을 제안했다. Alexander의 아이디어는 일부 종양은 태생적으로 다중클론성(multiclonal)일 수 있다는 것은 몇 건의 잘 확립된 관찰에 의해 뒷받침된다.

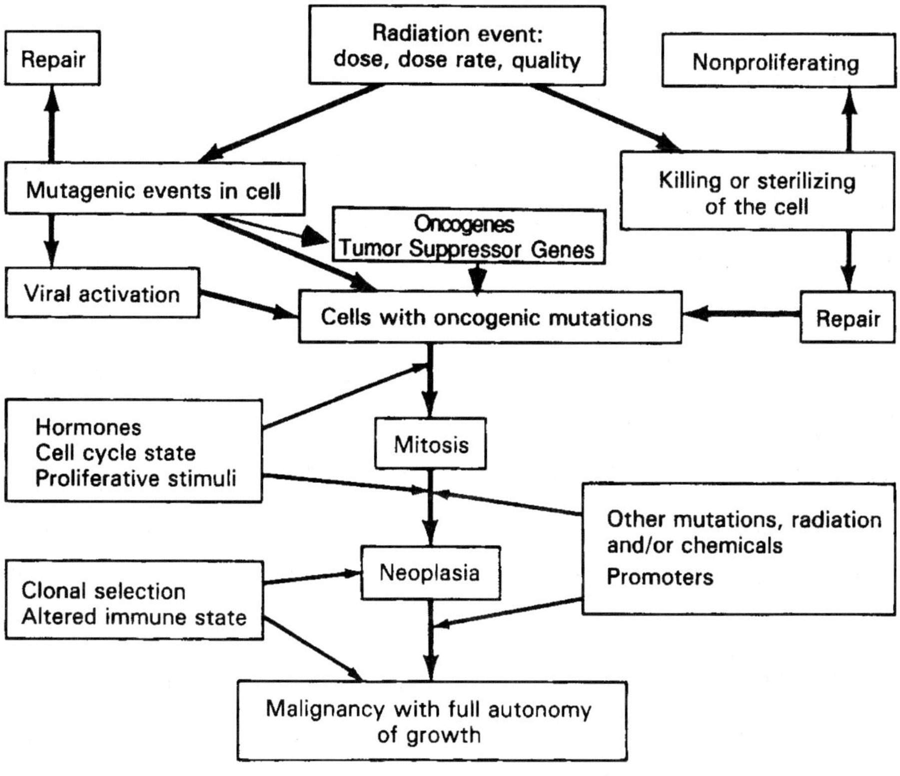

그림 12.2 단일 세포가 클론 생성성 신생물 표현형으로 초기 변형되는 과정에서 발생하는 다양한 사건들. 침윤 및 전이가 가능한 완전 자율 악성(암)세포에서 표현형 행동이 완전히 발현될 때까지 많은 요인들이 후속 사건의 과정에 영향을 미칠 수 있다.

종양 발생 잠복기

동물 실험 데이터는 물론 지금까지 평가된 모든 인간 데이터에서도 방사선 조사 후에 암 발생에 이르기까지는 항상 시간이 걸린다. 방사선 발암 연구의 일반적인 실험 대상인 설치류의 경우, 방사선 조사와 종양 출현 사이의 잠복기(latency)는 조사 후 몇 달부터 개체 수명인 2~3년이 걸릴 수도 있다. **사람의 경우 이런 잠복 기간은 혈액암처럼 짧은 경우는 2~5년, 고형암 같이 긴 경우는 35-40년 오랜 시간 후에 나타난다**. 이 잠복기 존재에 대한 메커니즘은 아직 명확하지 않지만, 긴 잠복기가 존재한다는 것은 형질이 변형된 세포나 이들 세포와 숙주와의 관계에서 궁극적으로 종양의 발달을 위해 많은 변화 단계가 필요하다는 것을 시사한다.

개시 - 촉진 가설

Berenblum(1941)이 처음으로 제안한 메커니즘은 방사선 유발 암에 관련한 대표적인 문헌이 되었다. 그는 발암이 적어도 2단계 과정을 거친 결과라고 제안하였다. 그가 "개시(initiation)"라고 부른 첫 번째 과정은 비가역적인 필수적인 단계이다.

이 단계는 체세포 돌연변이, 발암성 바이러스의 활성화 또는 일반적으로 휴지상태(silent) 종양 유전자의 활성화를 포함할 수 있는 체세포 유전체 변형 과정과 연관된다. 이러한 과정 또는 이들의 필요한 조합은 서로 연관될 수 있다.

Berenblum이 "촉진(promotion)"이라고 명명한 종양 발생의 두 번째 단계에서는 변형된 세포가 궁극적으로 눈에 보이는 신생물로 발현되는 작용제에 노출된 결과로 본다. 촉진은 개시 후에 반드시 발생해야 되는 과정이며, 이미 변형된 세포의 아직 정의되지 않은 추가 변화뿐만아니라, 면역 억제 능력의 변화나 또는 세포 복제 특성 변화와 같은 유기체적 변화와도 관련 있을 수 있다. 많은 연구자들은 이러한 다단계 촉진 과정이 형질변환 사건부터 가시적인 종양이 나타날 때까지 오랜 기간이 걸린다고 생각한다. 개시-촉진 개념의 필수적인 공리(axiom)를 이해하는 것이 중요하다. 즉, '개시제' 작용은 한 번만 일어나면 되고 지속적으로 존재 활동은 필요하지 않은 반면에, '촉진제' 작용은 원칙적으로 더 오랜 시간 동안 지속적으로 필요하다. 이온화 방사선은 개시제와 촉진제의 2가지 역할을 모두 수행하는 것으로 보인다.

그러나 실제로는 방사선에 의한 암 발생은 Berenblum 개시-촉진 가설보다 훨씬 더 복잡한 메커니즘의 종양 생성에 관련된 여러 단계를 거친다. 배양된 인간 2배체 섬유아세포에 대한 연구를 통해 이들 세포의 악성으로의 형질변형을 3가지 주요 단계로 정의했다.

(1) 형태학적 변화 발생

(2) 세포 불멸성(cellular immortality)

(3) 종양생성성(tumorigenicity)

완전히 불멸화된 세포의 발달에는 노화로 부터의 탈출, 복제 효율의 증가 및 성장률의 증가를 수반한다(Bols et al., 1992). 세포 불멸성은 설치류 세포주에서 자주 발생하지만, 방사선 조사 후 인간 세포주에서 발생하는 경우는 드물다.

인간과 동물의 종양 유전자

다양한 종양과 관련하여 다수의 종양 유전자의 활성화 및 강화된 발현의 기전은 확인되었지만, 이온화 방사선 조사로 인해 발생하는 인간 종양에서의 종양 유전자 발현과의 명확한 연관성은 아직 밝혀지지 않았다. 이는 인간 종양을 방사선 노출의 결과로 명확하게 정의하는 것이 거의 불가능하기 때문에 놀라운 일은 아니다. 배양된 인간 2배체 섬유아세포는 설치류 계통보다 종양 유전자의 형질변형에 훨씬 더 저항성이 있는 것으로 입증되었지만, 일부 연구에서는 H-ras 종양 유전자를 형질 감염시킨 후에도 독립적인 성장을 보였다. Namba 등(1989)은 반복적인 감마선 노출에 의해 세포가 불멸성으로 변형되었지만, 종양생성성을 지니지 않은 인간 2배체 세포주가 Harvey 쥐 육종 바이러스와 ras 계열의 종양 유전자에 감염되면 종양생성성으로 변형된다는 것을 보여주었다. 이러한 발견은 우리가 설치류 세포주의 경우에서 보듯이 방사선에 의한 종양생성 유도에서 종양 유전자가 화학적 발암의 경우보다 훨씬 더 늦게 역할을 할 가능성이 있음을 시사한다.

설치류의 방사선 유발 종양에서 N-ras 및 Ki-ras는 명확하게 확인되었다. 예를 들어, Guerrero 등(1984 a,b)은 방사선 유발 쥐의 림프종에서 c-Ki-ras 종양 유전자의 존재를 보고했다. 다른 연구자들은 방사선 유발 피부 종양에서 Ki-ras의 활성화와 c-myc의 증가를 보고했다.

방사선 유도 종양에서 종양 유전자의 활성화에 연관성을 찾는 연구는 그다지 성과가 없었다. Krolewski와 Little(1989)은 23개의 X-선 형질변형 세포주에서 종양 유전자의 활성화를 발견하지 못하였다. 그들은 ras 계열을 포함한 여러 종양 유전자를 시험하였다. 다른 여러 연구자들도 유사한 결과를 보고했다.

비교적 긍정적인 결과를 얻은 연구에서 ras 계열 유전자의 존재는 발암 발달의 매우 늦은 단계와 관련이 있는 것으로 제시되었다. 설치류 세포를 대상으로 한 연구에 따르면 세포주 불멸성은 ras 유전자 형질 감염에 의한 악성 형질변형이 전제조건이었다. 이러한 발견은 ras 계열이 악성 종양 발달의 매우 늦은 단계에서 역할을 한다는 것을 시사한다.

아마도 방사선 유발 종양과 악성 세포주의 경우에는, 방사선조사만으로 직접적인 DNA 손상을 통한 종양 유전자 활성화 없이, 악성 형질변형의 초기 단계를 유도하기에 충분할 것이다. 또 다른 가능성은 아직 확인되지 않은 독특한 방사선 관련 종양 유전자가 궁극적으로 이온화 방사선에 의한 형질변형으로 알려진 종양 유전자의 상대적으로 관여하지 않는 여유를 실명할 것이라는 점이다.

현재의 실험 데이터로는 방사선 발암에 종양 억제 유전자가 관여한다는 것을 보여주지 않지만, 거의 확실히 전반적인 과정에서 중요하게 작용한다고 생각한다. 억제 유전자는 다른 종양에서 중요한 역할을 하는 것으로 나타났다. p53 유전자와 망막모세포종 유전자는 망막모세포종, 윌름 종양(Wilm's tumor), 일부 대장암 및 유방암을 포함한 특정 인간 종양에서 중요한 역할을 담당한다.

선량률 영향

방사선 발암에 대한 일반적인 관찰은, 방사선 선량률을 줄이면 암 유발에 대한 방사선 효과가 감소한다는 것이다. 방금 설명한 모델은 낮은 선량률에서 관찰된 효과의 감소가 DNA 분자의 손상을 적절하게 복구하는 세포의 능력과 밀접하게 관련되어 있음을 시사한다. 고 LET 방사선은 DNA 복구 또는 복구 실패에도 직접적으로 관계됨으로 고 LET 방사선이 암 발생에 저 LET 방사선보다 영향이 더 클 것으로 예상한다. 이는 실제로도 고 LET 방사선과 관련된 손상들은 복구하기가 훨씬 어렵기 때문이다. 근본적인 메커니즘이 무엇이든 간에 선량률을 낮추면 일반적으로 저 LET 방사선의 종양 발생 효과가 감소한다는 것은 변함이 없다. 그러나 이 확률적 과정의 경우 선량률이 무관한 선량 수준에 있다. 전달된 총 선량이 세포가 이온화 사건 하나만 "보는(see)" 수준이라면, 여러 사건이 전달되는 시간은 중요치 않다 선량률과 고 LET 방사선의 영향에 대해서는 14장에서 더 자세히 논의할 것이다.

방사선 노출이 몇 시간 이상 길어지는 경우, 동시에 진행되는 생물학적 결과로 인해 다른 합병증도 발생한다. DNA 분자 수준의 복구는 일반적으로 몇 시간 정도의 시간 척도에서 효과적이라고 여겨진다. DNA 복구 시간에 비해 시간이 길어지면 복구 작업이 진행될 뿐만 아니라, 방사선 조사로 죽은 세포를 대체하기 위한 조직의 재생으로 새로운 표적 세포가 생긴다. 동물의 수명에 비해 노출 시간이 길면 방사선 암 형성의 개체의 연령에 따른 감수성 변화가 중요한 요인이 되고, 이는 시간 지연 효과에 대한 문제를 모호하게 할 수 있다. 그림 12.2에서는 방사선 발암에 대해서 중요한 상호작용 과정의 여러 부분을 개략적으로 설명한다.

5 체외 시험관내 형질변형 세포

만약, 앞 절에서 제시한 바와 같이, 암이 클론성으로 종양의 모든 세포가 형질이 변형된 단일 조상 세포의 자손이라면, 이러한 표현형을 신뢰성 있는 실험을 통해 판단한다면 가치가 클 것이다. 발암 메커니즘 관점에서, 단일 세포가 잠재적인 악성 세포로 변환하는 것은 개시 사건을 나타내는 것이고, 그림 12.2에 표시된 과정의 첫 번째 단계로 간주된다. 그러나 이러한 개시 또는 변형의 분석은 실제로 첫 번째 단계의 식별일 뿐이라는 점을 알아야 한다. 시험관내 실험을 통해서 형질변형 단계를 결정하는 것은 온전한 생체 반응에 의존하는 후속 단계들의 중요성을 밝히지 못한다. 호르몬이나 면역학적 요인 뿐만 아니라 혈관 신생의 생리학적 과정도 매우 중요하지만, 단순한 시험관내 시스템에서는 이를 관찰할 수 없다.

그러나 시험관내 형질변형 시스템은 실제로 변형의 2단계인 개시-촉진 가설에서 발생하는 세포 변형을 반영하는 모델임을 시사하는 여러 기준을 충족한다. 광범위한 화학적 물리적 작용제의 형질변형의 잠재력과 온전한 동물에서 암을 생성할 수 있는 잠재력 사이에는 높은 상관 관계가 존재한다. 이런 시스템에서 개시와 촉진은 모두 적절한 실험을 통해 입증할 수 있다. 적어도 시험관내에서 방사선 조사로 형질변형된 쥐 세포의 경우, 현대 분자 생물학적 방법을 사용하면 세포 이식을 통하여 활성화된 종양 유전자의 존재를 입증할 수 있고, 이 형질변형됨을 관찰할 수 있다. 그러나 종양 형성으로 형질변형 과정에서 종양 유전자의 역할이 어디에서 언제 시작되는지는 아직은 밝혀지지 않고 있다.

시험관내 체외 세포 변형 시스템

형질변형 연구에서 있어서, 사람과 동물 암에 공통으로 관련된 세포주를 쓸 수 있다면 이상적이다. 인간 암의 90% 이상이 분화 특성을 갖지 않는 **비간엽성(nonmesenchymal)** 기원이므로 분화기능이 적은 **상피성(epithelial)** 기원의 세포주를 사용하는 것이 더 바람직하다. 그러나 연구에 사용되는 2가지 주요 시스템은 모두 섬유아세포 기원(fibroblaststic origin)이다. 이 두 시스템들은 특성이 크게 다르다. 이중 하나인 시리아 햄스터 배아 1차 섬유아세포 배양에서 얻은 세포는 시험관 배지에서 불멸화 되지 않는 세포주이다. 이 세포는 햄스터 배아 세포의 1차 배양에서 성장하는 세포를 계대 배양하여 얻는다. 햄스터 시스템은 세포의 핵형이 2배수체이고, 세포주가 무제한의 성장(불멸 성장)을 얻는데 필요한 제한된 형질변형을 거치지 않았다는 장점이 있다. 그러나 햄스터 세포는 형질이 변형된 것으로 분석되어도, 동일 계통의 햄스터에 이식하였을 때 종양을 유발하지는 않는다. 종양을 유발하는 형질은 햄스터 배아 배양에서 발생한 형질변형된 계통에 대한 여러 차례 조직 배양을 거친 후에만 얻을 수 있다. 이 시리아 햄스터 배아 세포의 방사선 형질변형은 Borek와 Sachs(1967)에 의해 처음으로 연구되었다.

햄스터 배아 세포주에 대한 형질변형 과정은 **군집 분석(colony assay)**법으로 측정한다. 실험 세포를 플라스틱 배양 접시에 낮은 밀도로 도포 한다. 이러한 세포들은 도포 직전에 잠재적 발암 물질에 노출시키든지 또는 도포 후에 배양 접시에서 방사선에 노출시킨다. 이 조직 시스템의 경우, 세포는 약 8~10일 동안 성장시켜 육안으로 관찰되는 군집들을 만든다. 성장 기간이 끝나면 세포를 접시에 고정하여 염색한다. 형질변형 과정이 발생하지 않을 경우, 세포는 질서 있게 자라서 개별 군집은 평평하며 세포는 단일 층으로 성장한다. 반면에 변형된 세포 군집은 성장 시 여러 겹으로 "적층(piled-up)"

되어 매우 무질서하고 불규칙하게 자란다. 후자를 형질변형된 클론성 세포으로 간주한다. 이러한 변형된 세포들은 두껍고 밀집된 상태로 염색되기 때문에 고정된 접시에서 쉽게 구별된다. **형질변형 분석(transformation assay)**에서는 발암 물질에 노출로 인한 세포 사멸(정확하게는 세포 클론생성 잠재력의 상실)을 고려하는 것이 필수적이다. 더 이상 분열하지 못하는 세포는 그 변형된 잠재력을 발현할 수 없다. 형질변형 분석 결과는 일반적으로 클론생성 잠재력의 손실을 보정하고, 생존 세포당 형질변형 빈도로 표현한다.

햄스터 배아 세포 시스템은 형질변형의 긴 과정 중에서 매우 초기의 형태학적 변형만을 측정한다는 심각한 한계가 있다. 방금 설명한 기법을 사용하여, 형질변형된 군집에서 분리된 세포를 햄스터 숙주에 이식할 때 종양을 유발하지 못한다. 체외 배양은 여러 세대의 복제를 거친 후에야 가끔 발암성 세포가 발생한다(Barrett & Ts'o, 1978).

형질변형 분석법에서 널리 사용되는 2번째는 쥐의 배아조직 배양에서 발생한 불멸 세포주를 기반으로 수행한다. 시험관내 배지에서 여러 세대에 걸쳐 성장한 쥐의 섬유아세포는 이러한 목적을 위해 선택된 세포주이며, 특히 이들은 접촉 억제(contact inhibition)에 매우 민감하다. 여기서 접촉 억제란 성장 중인 클론 세포가 인접한 세포와 서로 접촉할 정도로 자라면 세포의 성장이 멈추게 되는 세포주의 특성이다. 이 세포주는 불멸의 세포이고 2배체이기 때문에 최종적인 종양 유전자 변형에 필요한 몇 단계를 거쳤다. 이것은 여전히 접촉 억제 특성과 동종 숙주에 종양을 생성을 못하는 등의 형질이 변형되지 않은 세포 특성 중 일부를 가지고 있다.

햄스터 배아 세포 시스템에서 형질변형 측정에 사용되는 군집 분석법과는 달리, 쥐 섬유아세포 세포주 분석에서의 변형은 **초점 분석법(focus assay)**이라 불리는 종결점을 사용하여 측정한다. 예비 처리 과정은 햄스터 시스템과 같지만, 세포가 접시에서 완전히 합류할 때까지만 자랄 수 있도록 한다. 배양 기간은 보통 4-5주이다. 세포를 고정하고 염색한 후, 옅게 염색된 세포층 위에 짙게 염색된 영역으로 보이는 부분(초점)을 형질이 변형된 세포로 간주하여 계산한다. 형질변형의 빈도는 발암 물질을 처리에 의하여 죽는 세포 분율을 고려하여 보정한다. 이런 방식으로 데이터를 표현하려면, 형질변형 물질로 사용되는 물리적 화학적 작용제의 용량의 함수로서 세포의 생존율을 독립적으로 결정해야 한다. 사용된 발암성 물질의 용량에 대한 생존율은 생존 곡선에서 판독하고 형질변형 분석에서 도포된 세포의 수를 예상 세포사멸 수를 고려하여 보정한다. 이러한 세포주에서 처리없이 자발적으로 형질변형이 되는 경우는 드물기 때문에 보정할 필요가 없다.

햄스터 배아에서 분리된 형질변형 세포는 추가 처리 및 계대 배양 없이 적절한 숙주 동물에서 종양을 형성하는 능력이 없지만, 형질변형된 쥐 세포는 종종 적절한 숙주에서 종양을 유발한다. 변형된 쥐 세포에서는 종양이 없는 초기 개시 상태에서부터 이식되어 완전히 발달한 종양 상태까지 넓은 범위의 표현형이 나타난다.

쥐와 햄스터 시스템 간의 중요한 차이점은 쥐의 경우, 어느 정도 변형이 이미 진행되어 세포주의 체외 불멸성을 제공한다는 것이다. 따라서 쥐 계통의 경우 발암 물질에 의해 발생하는 형질변형 단계는 아마도 다단계 과정의 마지막 단계인 것으로 추정된다. 반면 햄스터 배아 시스템은 초기 단계의 변형을 나타낸다고 볼 수 있다. 두 시스템 모두 방사선에 의한 발암 단계에 대한 중요한 통찰력을 제공하지만, 서로 다른 시기의 단계에서 발생한다는 것이 다르다. 형질변형 연구에 가장 자주 사용되는 쥐 세포주는 C3H/10T-1/2 및 Balb/c/3T3 이다.

형질변형에 대한 선량-반응 관계

햄스터 배아 세포주와 쥐 세포주의 선량-반응 관계는 상당한 차이를 보인다.

쥐 세포주

그림 12.3은 쥐 세포주인 C3H/10T-1/2에 대한 선량-반응 관계를 보여준다. 여기서는 X-선과 고 LET 중성자에 대한 생존율 데이터를 비교 제공한다. 현재로서는 X-선 곡선이 우리 관심의 주된 대상이다. 저 선량 부분에서 이 곡선의 정확한 특성과 모양에 대해서는 상당한 논쟁이 있다. 현재의 합의된 의견은 매우 낮은 선량, 30 cGy 이하에서는 기울기는 거의 선형이라는 것이다. 선량이 증가함에 따라 1.5~4.0 Gy 범위에서는 2차 지수함수 성분도 있을 수 있다. 모든 연구자들은 고 선량에서는 생존 세포당 발생 빈도는 정체된다는 것에 동의한다. 생존에 대한 수정 없이 변형의 빈도를 표시하면, 생체내 동물 종양 시스템에 대한 연구 결과와 유사한 하강 곡선이 나타난다.

햄스터 배아 섬유아세포 시스템

이 시스템의 선량-반응 관계는 쥐의 세포주에 비해서 훨씬 더 복잡하게 보인다. Borek와 Hal(1973)은 1 Gy 이하의 낮은 선량의 경우, 생존 세포당 형질변형 빈도와 선량 사이에는 선형 관계가 있음을 발견했다. 더 고 선량의 경우, 단위 선량당 변형 가능성은 감소하고 따라서 곡선은 일정한 안정 영역(plateau region)을 갖는 경향을 발견하였다. 보다 큰 선량(2 Gy 이상)에서는 단위 선량당의 변환 빈도가 다소 증가한 것으로 나타난다. 현재로서는 이러한 결과에 대한 이론적인 설명은 부족하다.

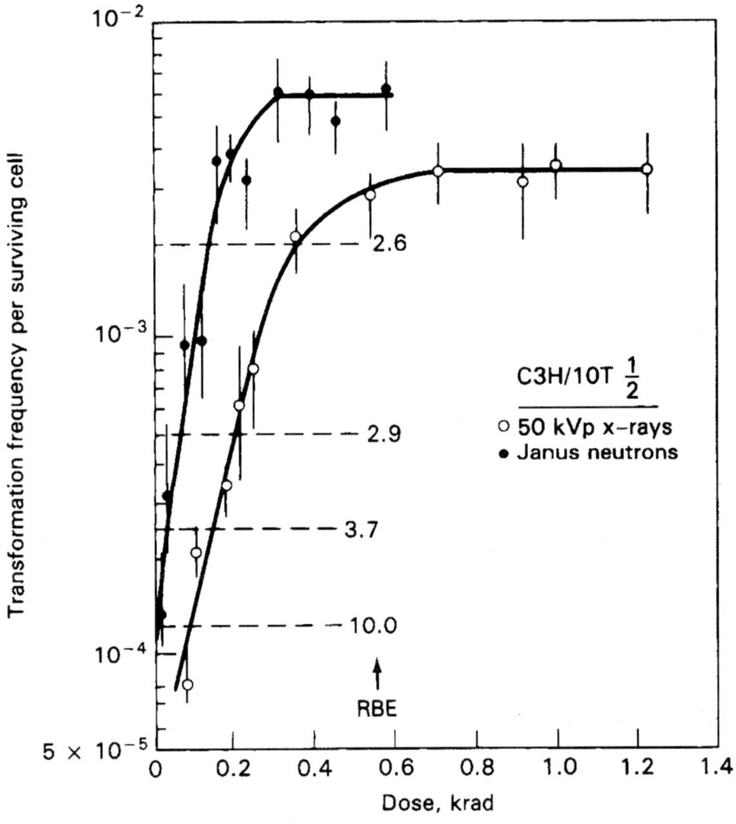

그림 12.3 시험관내 형질변형 분석법에서 쥐의 C3H/10T-1/2 세포주의 선량-반응 관계. 열린 점들은 50 kVp X선에 의한 변형을 나타내고, 검은 점들은 핵분열 중성자 조사에 의한 변형이다. 여러 변형 수준의 RBE가 표시됨. (Han and Elkind(1979)에서 복제)

설치류 세포와 인간 세포와의 차이점

최근 몇 년 다수의 인간 유래의 세포주가 이용 기능해졌으며, 대부분은 섬유아세포 기원이지만 몇 가지 상피 유래 세포주들도 있다. 설치류와 인간 세포주 사이에 몇 가지 중요한 차이점이 확인되었다. 설치류 세포는 반복된 계대 배양에서 상당히 높은 빈도로 자발적인 불멸화(immortalization) 과정을 거친다. 이들은 이온화 방사선을 포함한 많은 화학적, 물리적 작용제에 의해 종양성 세포주로 쉽게 변형된다. 인간 세포주는 자발적인 불멸화에 훨씬 더 저항력이 있으며, 화학적, 물리적 작용제에 의한 불멸화에도 매우 저항력이 크다.

6-thioguanine에 대한 저항성과 같은 특정 표지 돌연변이의 유발은 설치류 세포에 대한 곡선형 선량-효과 관계를 따르는 것으로 보인다. 인간 세포에서는 동일한 종결점은 선형적인 선량-반응 관계를 갖는 것으로 보인다. 설치류 세포에 대한 선량률 영향은 인간 세포에 비해 훨씬 더 크다. 인간 세포주의 돌연변이는 선량과 무관하게 일어나는 것으로 보이지만 설치류에서는 그렇지 않다.

끝으로, 라디칼 청소제 또는 -70℃에서 방사선 조사에 의한 X-선의 돌연변이 유발 효과로부터 세포를 보호하려는 시도는 인간 세포주에는 효과가 없지만 설치류 세포에서는 예상한 대로 효과적이다. 이러한 데이터로부터 도출된 잠정적인 결론은 방사선이 주로 직접적인 영향 메커니즘을 통해 인간 세포에 작용하고, 물을 통해 세포주에 감정적인 영향을 미친다. 인간과 설치류 세포주 간의 이러한 차이점을 볼때, 설치류에서 얻은 데이터를 확장하여 인간의 발암에 적용하는 시도는 길고도 위험한 도약임을 시사한다.

선량 분할조사와 선량률의 효과

쥐와 햄스터 시스템 모두에서 광범위한 실험을 통해 형질변형 과정에서의 복구 가능성을 평가했다. 한 가지 중요한 예외를 제외하면 결과는 일관된다. 즉, 선량을 늘리거나 선량을 분할하면 형질변형 빈도는 감소한다. 대부분의 연구자들은 복구를 위한 시간이 주어진다면 DNA에 유발된 모든 손상이 상당 부분 복구될 수 있다는 결론을 내렸다. 분할조사를 하면 형질변환을 줄인다는 규칙에 대한 예외는 Borek(1977)가 발견한 것으로서, 그는 총 조사 선량이 1 Gy 이하일 때는 방사선을 둘로 나누어 조사할 경우 변형율이 증가된다고 보고하였다. 총 선량이 1 Gy를 초과하는 경우 분할 선량 조합은 동일한 전체 크기의 단일 선량보다 효과적이지 않았다. 복잡한 선량-반응 관계의 시리아 햄스터 배아 시스템을 사용한 이러한 선량분할 실험의 해석의 어려움 중 하나는, 첫 번째 조사후의 복구로 말미암아 첫 번째 선량의 등가 선량이 사실상 감소됨으로써 선량-반응 곡선에서의 두 번째 선량 위치는 그 선량 효과가 증강된 위치에 있을 수 있다는 것이다. 이 사실을 적절히 고려하면 실험의 모든 선량 수준에서 상당한 복구 및/또는 회복이 일어난다는 것을 확인할 수 있다

고 LET 방사선의 영향

고 LET 방사선의 상대적인 생물학적 효과에 관한 연구는 중성자, 알파 입자 및 헬륨 이온으로부터 실리콘 이온에 이르는 다양한 하전 입자를 사용하여 많은 실험실에서 수행되어 왔다. 측정 결과들은 일관성이 있었다. 그림 12.3는 전형적인 데이터를 도시한 것이다. 이 데이터에서 예상할 수 있듯이, 고 LET 방사선이 X선보다 더 효과적이며 중성자의 선량-반응 곡선 모양은 X선과 비교할 때 선량이 감소함에 따라 RBE가 증가하는 형태임을 보여준다. 일반적으로 저 선량 수준에서 모든 고 LET 선원을 사용하면 10-20 범위의 RBE가 관찰된다. 최대 RBE는 대략 150~200 keV μm^{-1}의 고 LET 빔에서 나타난다.

다른 생물학적 시스템에서 발견된 결과들도 일관되게, **고 LET 빔들을 방사선원으로 사용할 경우에는 복구가 급격히 감소하거나 전혀 발생하지 않는다.** 특히 "**고 LET 방사선을 분할조사하면 종양의 발생률이 감소하기보다는 증가한다**"는 증거를 제시하는 산발적인 보고가 있다. 이러한 관찰에 대해 아직 만족스러운 설명은 제공되지 않았지만, 그 타당성에는 의심의 여지가 없을 만큼 충분히 검증되었다.

촉진자와 세포 형질변형

이상적으로, 세포 형질변형 시스템은 '개시 사건'의 시험과, 발암의 2단계 모델에 내재된 형질변형 촉진 효과 시험 모두에 동등하게 부합되어야 한다. 실제로 촉진자와 형질변형 세포의 접촉을 오래동안 유지하기가 어렵지만, 적어도 쥐 시스템에서는 촉진

작용이 성공적으로 수행되었다. 12-O-tetradecanoyl-phorbol-13 acetate (TPA)는 고전적인 종양 촉진제인 크로톤(croton) 오일의 효과적인 촉진제 성분으로 밝혀진 포르볼 에스테르(phorbol ester)이다. Kennedy 등(1978)은 TPA가 방사선으로 변형된 10T-1/2 세포의 촉진제임을 입증했다. 실험에서 사용된 6주간의 발현을 위해서는 세포를 반복적으로 X-선에 노출해야 했다. 세포 성장을 위하여 매주 또는 매주 2회 TPA의 배지 내용물을 첨가하였다. 사전 방사선 조사가 없으면 TPA 자체로는 형질변형을 일으킬 수 없다(Little, 1981). 그 결과는 그림 12.4에 나와있다. TPA를 처리하지 않은 세포의 선량-반응 관계는 저 용량에서 매우 낮은 형질변형 빈도를 보인 반면, 촉진제로 처리된 세포는 선량에 따른 형질변형 빈도와 선형 관계를 나타냄으로 촉진제의 상대적 효과는

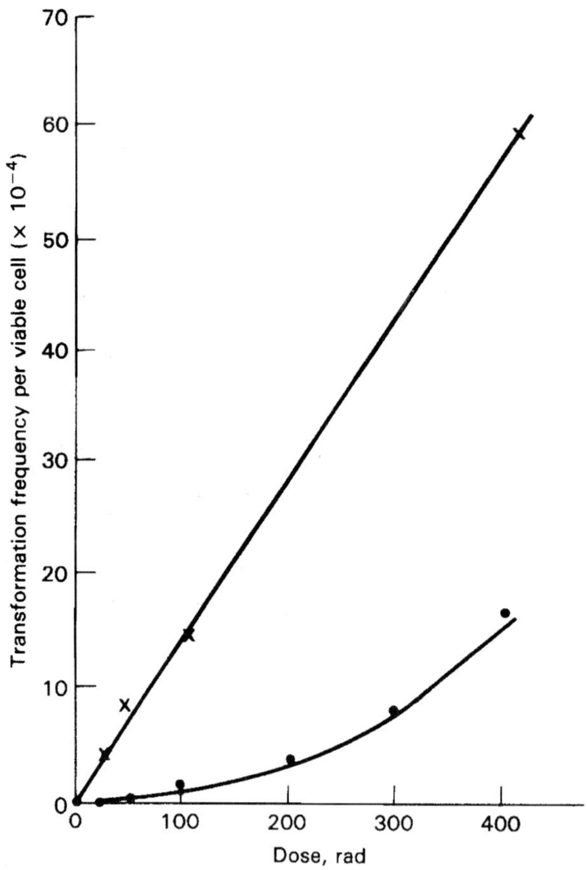

그림 12.4 X-선 단독조사(점 표시) 또는 Phorbol Ester(TPA) 처리 후 X-선 조사를 받은(x 표시) 쥐의 C3H/10T1/2 세포주의 형질변환 빈도. 조사 후 6주 동안 TPA에 노출

저 선량에서 훨씬 더 컸다.

이러한 연구는 궁극적으로 형질변형된 세포에 대한 종양 발생 잠재력을 초래하는 다단계 형질변형 과정의 중요성을 보여 주지만, 안타깝게도 촉진제가 형질변형 빈도의 증가에 영향을 미치는 메커니즘에 대한 이해에는 부족하다.

시험관내에서 성장한 세포의 형질변형 시스템은 적어도 방사선에 의한 발암 과정의 일부를 검사하는 데 유용한 도구이다. 그러나 시스템에는 온전한 동물 시스템에 존재하는 복잡한 반응과 조절인자(modulator)가 부족하다는 점을 고려해야 한다. **숙주의 호르몬 상태, 연령, 성별 및 유전적 구성은 모두 방사선 발암 과정에서 매우 중요한 부분임이 입증되었다.** 그러나 시험관내 시스템은 숙주 의존적인 이러한 연동 과정을 효과적으로 검사할 수 없다.

생체내 및 시험관내 분석 시스템

방사선에 조사된 세포주를 시험관내에서 실험하여 숙주와의 상호작용에 따라 최종 종양 형성으로의 형질변형 과정을 실험적으로 정의하는 것은 매우 어렵거나 불가능하다. 이러한 상호작용에는 호르몬 자극 또는 촉진, 종들 간의 감수성의 가변성, 반응의 숙주 연령 의존성 및 기타 여러 요인이 포함된다. Gould 등(1991)은 여러 조직에서 생존하는 줄기 세포수(stem-cell)를 정량적으로 추정할 수 있는 시스템을 개발했다. 여기서는 유선(mammary gland) 계통에 초점을 맞춘다.

쥐의 유선에서 단일 세포 현탁액을 준비하고, 이 세포가 이식될 숙주 쥐의 피하 지방층에 주입하여 희석 분석을 수행한다. 이러한 숙주는 분산된 유선 세포를 주입하기 전 어느 시점에 숙주 쥐에게 뇌하수체(pituitary gland)를 이식하여 강력한 촉진제(아마도 prolactin) 노출될 수 있다. 여기서 이식된 세포의 종결점은 국소 성장 빈도이다.

종양 유발 빈도는 이식될 세포를 화학적 발암 물질에 노출하거나 방사선 조사를 하는 현장(in site) 또는 시험관내 실험을 통하여 추정할 수 있다. Gould 등은 여러 쥐 계통에서 화학 물질이나 방사선에 노출된 후 종양 유발 빈도가 크게 변하는 것을 발견했다. 그들은 높은 감수성과 낮은 감수성에 관련된 여러가지 유전자를 확인했다. 이온화 방사선의 경우 이러한 연관성을 갖는 주요 유전자는 ras 종양 유전자(oncogene) 계열이었다.

같은 그룹에서는 갑상선암 발생을 조사하기 위해 지방층 이식 기법도 사용했다

(Mulcahy 등 1984). 갑상선의 경우, 방사선에 의한 종양전 병변(preneoplastic lesion) 유발에 갑상선 자극 호르몬(THH)의 역할이 매우 중요했다. 유방 이식술의 경우와 마찬가지로, 저자들은 유선 이식술의 경우와 마찬가지로, 방사선 유발 종양 발생이 두 조직 모두에서 흔한 사건이라고 보고했다.

6 발암 과정에서의 바이러스의 역할

수년 동안 바이러스가 일부 설치류 암에서 중요한 역할을 한다는 설득력 있는 증거가 제시되었다. 가장 잘 알려진 예는 쥐의 흉선 림프종(thymic lymphoma)이다. Kaplan(1967)은 이 설치류 시스템에 관하여 연구 했으며, 최근에는 Muto 등(1983)이 다시 자세히 조사하였다. 방사선 유발 림프종에서 재조합 레트로 바이러스 복합체(recombinant retroviral complexes)가 재현성 있게 검출되었지만, 이에 대한 구체적인 역할은 아직 밝혀지지 않고 있다. 인간의 암 중에서는 버킷 림프종(Burkitt's lymphoma)과 관련된 바이러스가 있다는 것이 수년 전부터 알려져 왔으며, 최근에는 인간 유두종(papilloma) 바이러스가 항문 생식기암(anogenital cancers)과 관련이 있다는 사실도 밝혀졌다. 엡스타인-바 바이러스(Epstein-Barr virus)와 인간 거대 세포 바이러스 감염도 암과 관련 있는 것으로 밝혀졌다,

발암 가능성이 있는 설치류와 인간 바이러스 모두 직접적인 효과보다는 표적 조직에 대한 만성적인 성장 자극을 통해 작용할 수 있다지만, 이 역할에 대한 설득력 있는 직접적인 증거는 없다. 바이러스 종양 발생은 직접적인 발암 유도 단계를 포함하지 않는 적어도 3가지 메커니즘을 통해 영향을 받을 수 있으며, 이는 아마도 촉진 단계로 설명하는 것이 좋을 것 같다. 획득되고 활성화된 바이러스 종양 유전자와 성장 촉진 유전자가 표적 세포 형질에 도입될 수 있다. 표적 세포의 유전체에 특정한 프로바이러스(provirus) 통합도 있을 수 있고, 그렇지 않으면 침묵하는 세포 원암유전자(proto-oncogenes)의 활성화도 있을 수 있다. 끝으로 바이러스와 세포의 단백질 간의 특성 상호작용이 있을 수 있으며, 이를 생성물이 발암 촉진 활동에 영향을 미칠 수 있다(Nusse, 1986).

7 인구집단의 방사선 발암

인간의 방사선 발암은 매우 잘 기록되어 있어 방사선 노출과 이로 인하여 발생하는 다양한 유형의 암 발생률 사이의 선량-반응 관계에 대한 정량화만이 남아 있다. 그러나 위험도 정량화(risk quantitation)이라는 목표는 여전히 부분적으로 달성되지 못한 상태이다. 여러가지 이유로 이온화 방사선에 노출된 인구집단에 대하여 광범위한 역학 분석이 수행되었다. 이러한 연구에 대한 가장 상세한 분석과 보고서는 유엔 원자 방사선 영향에 관한 과학위원회(UNSCEAR, United Nations Scientific Committee on the Effects of Atomic Radiation)와 국립 과학 아카데미(BEIR, National Academy of Sciences)의 이온화 방사선의 생물학적 효과 위원회(Committee on the Biological Effects of Ionizing Radiation)의 과학 보고서에서 찾을 수 있다. 관련된 최신 UNSCEAR 보고서는 1988년에 출판되었으며, BEIR 보고서는 1990년에 발행되었다.

Preston과 Pierce(1988)는 일본 히로시마와 나가사키 인구의 과잉 암 발생에 대한 데이터를 재분석하여 이 두 도시에 조사된 방사선량에 대한 새로운 데이터를 활용했다. 새로운 선량 추정치는 기존의 선량보다 현저히 낮아졌으며, 중성자(높은 LET 방사선)가 총 선량 미치는 영향도 줄었다. 그 결과 과도한 백혈병과 기타 고형 종양이 발생할 위험도 계수(risk coefficient)가 상당히 증가했다.

한편 방사선에 노출된 사람을 대상으로 여러 그룹들이 방사선 발암에 관한 역학적 평가에 참여하였는데, 그 중 가장 중요한 그룹은 다음과 같이 분류되였다.

직업적 노출

1. 업무 중 노출된 방사선전문가(radiologist)들, 특히 현대적인 방호 절차와 장비가 마련되기 전의 작업자들.
2. 우라늄 및 기타 광산 근로자들, 주로 라돈 및 딸핵종들에 의해 노출된 작업자들
3. 야광 숫자판 도색 과정에서 라듐을 흡입한 도색 공들. 주로 젊은 여성들

의료적 노출

1. X-선이나 라듐 치료를 받은 강직성 척수염(척추와 주변조직의 침범하는 만성 염증) 환자
2. 골반이나 유방의 양성(비악성) 종양 치료를 받은 여성
3. 결핵 치료 과정에서 흉부에 여러 번의 X-선 투시 시술을 받은 결핵 요양소의 여성 환자
4. 두 가지 양성 질환, 흉선 비대와 두부 백선(두피 백선)에 대해 치료를 받은 영유아 및 소아
5. 산모가 임신 중에 진단 목적으로 자궁 내에서 방사선에 노출된 소아 집단

핵무기 폭발 및 사고 관련 노출

1. 일본 Hiroshima와 Nagasaki의 원폭 생존자
2. 태평양 Marshall군도 원폭 실험 낙진 피해자
3. 미국 Nevada 주 및 태평양 핵실험 시험장에서 노출 가능성이 있는 작업자와 군인
4. Nevada 핵실험으로 인한 낙진 공기에 잠재적으로 노출된 미 서부지역 주민
5. 우크라이나 Chernobyl 원전 사고로 인한 우크라이나와 전 세계 많은 피폭된 인구

불행하게도, 소련 시절 우크라이나의 체르노빌 원자력발전소에서 발생한 심각한 사고의 결과로 노출된 모든 연령층의 많은 인구는 지금까지 의료적 분석에 동참하지 못하였다. 소련 해체 이후 우크라이나와 러시아의 정치적인 혼란으로, 이 사고를 연구를 통해 밝혀질 수 있었던 세부사항들이 상당부분 가려졌다. 지금까지 관련연구에서 오직 하나의 분명하고 논쟁의 여지가 없는 사실이 밝혀졌다. **소아 갑상선 암과 갑상선 양성종양이 예상보다 몇 배나 증가**했지만, 역학적 근거에 따른 데이터 분석이 가능한 상세한 위치와 선량 정보는 확보되지 않았다. 휘발성 방사성 요오드 동위원소의 인체 흡입이 관찰된 증가의 원인임이 분명하지만, 현재로서 말할 수 있는 것은 이것이 전부이다.

앞에 언급한 그룹들만 가지고서는 방사선 피폭으로 인한 암 유발 연구에 사용할 수 있는 모 집단의 완성된 목록을 만들 수 없다. 그 목록은 병리역학적 데이터 베이스의

범위를 측정하여 추가적인 암 발생과 방사선량 사이의 정량적 분석에 이용되도록 하는 수단을 제공하는 정도이다. 이러한 인구 하위 그룹 중 일부는 다른 인구 하위 그룹(예: 일본의 핵무기 폭발 생존자)보다 더 철저하게 연구되었는데, 예로는 일본 핵무기 폭발 생존자들이다. 원폭 사상자 위원회와 그 후신 기관인 방사선 영향 연구 재단(Radiation Effects Research Foundation)은 50년 넘게 이들 생존자들을 추적해 왔다. 방사선 유발암 위험도 기준을 수립에 매우 중요한 또 다른 그룹들은, 강직성 척추염 환자들과 자궁 경부암 방사선치료를 받은 여성환자들과 반복적인 X선 촬영을 받은 결핵 환자들이 있는데, 이들에 대한 범 국제적인 연구로부터 비교적 새로운 정보들이 나오고 있다(Boice et al., 1988).

각 그룹에서 연구된 위험 추정치의 유용성에 대해서는 심각한 한계가 있다. 이는 모든 그룹에서 사용한 선량 값은 사건이 지난 후에 추정하였다는 것이다. 모든 그룹의 경우 측정 가능한 암 발병률 증가는 관찰된 선량 범위에서 법적 규제 선량치와 비교할 때 항상 매우 높은 선량이었다.

노출된 선량 범위는 일본인 원폭 피해자의 경우 매우 높은 수준(거의 순간적으로 총 선량이 전달됨)부터 우라늄 광부의 경우, 평생 노출에 이르기까지 매우 다양했다. 방사선 노출에 의한 선량 신체분포 역시 일본 원폭 피해자들 경의 전신 피폭부터, 의료 진단으로 인체 국부에만 노출을 받는 등 매우 다양했다.

마지막으로 연구 진행 중인 대부분의 역학조사 그룹의 경우, 위험에 처한 인구의 대부분 또는 일부는 여전히 살아 있고, 암 발생이 없으므로 방사선 조사 시의 연령에 대한 영향을 아직 정확하게 평가할 수 없다.

8 위험도 추정에 대한 접근 방법

방사선 노출로 인해 대조군에서 예상하는 것보다 더 많은 수의 암 발생을 분석하는 경우, 고려해야 할 2가지 중요한 사항이 있다. 이는 위험 계수(risk coefficient)를 도출할 수 있는 선량-반응 관계의 형태와 방사선 유발 암의 기본 메커니즘을 고려하여 만들어진 가정이다. 방사선의 영향이 단순히 질병의 자연 발생(보통 절대 위험도라고

함)과 관계없이 단위 선량당 고정된 사례 수를 추가하는 것인지, 아니면 방사선 조사 시점의 질병의 자연적 발생률에 따라 주어진 방사선 선량으로 발생하는 사례 수를 조정해야 하는지에 대한 결정이 필요하다. 후자를 상대적 위험도 모델(relative risk model)이라 한다. 절대적 위험도 모델(absolute risk model)은 자연 발병에 방사선 발병수를 단순히 더하면 되고, 상대적인 위험도 모델은 어떤 값을 곱하여 산정한다.

선량-반응 관계의 형태

이상적인 경우로 개개인의 연령과 성별이 모두 같은 집단에 선량을 증가시켜가며 방사선을 조사하고 암의 초과 발생률을 결정한다고 가정하자. 그렇다면 선량-반응 곡선을 그릴 수 있고, 향후 노출에서 유사한 집단에 대한 예측이 가능한 데이터에 대한 함수를 도출할 수 있게 된다. 사실 이런 절차는 불가능하며, 기존의 역학적 증거를 분석해야 한다. 제8장에서 자세히 기술한 방사선 상호작용의 생물물리학적 모델로부터 적어도 두 가지 선량-반응 관계가 방사선성 암 발생 증가를 해석하는 데 널리 사용되고 있다. 두 모델은 선형(linear) 및 선형-2차 함수(linear-quadratic, LQ) 모델이다. LQ 모델에서 선형 항이 없으면 2차 함수 형태가 된다.

선형 선량-반응 관계

선형(또는 1차) 선량-반응 관계는 다음과 같다

$$I_D = I_n + \alpha_1 D, \tag{12.1}$$

여기서, I_D은 선량 D를 조사받았을 때 관찰된 암 발생률, I_n는 방사선 노출이 없을 때의 질병의 정상적(자연적)인 발생률, α_1은 선형 위험 계수(linear risk coefficient), D는 선량이다.

선형-2차 선량-반응 관계

선형-2차 선량-반응 관계식은 다음과 같다.

$$I_D = I_n + \alpha_1 D + \alpha_2 D^2, \tag{12.2}$$

여기서 모든 변수는 식 (12.1)과 같고 2차 위험 계수(quadratic risk coefficient)인 α_2 항이 추가된다. 식 (12.1)은 단순히 식 (12.2)의 단순화된 형태이며, 여기서 2차 위험 계수는 0으로 간주한다. 또 하나의 대안은 선형 위험 계수가 0인 경우로, 이때 식 (12.2)는 단순한 2차 방정식으로도 표현할 수 있다. 이 대안은 널리 받아들여지지는 않았지만, 일부 연구자들은 특히 고 선량의 저 LET 방사선에 노출된 경우 등 일부 적용 가능하다고 주장한다.

이 장의 앞부분에 설명한 세포 형질변형 연구의 경우와 마찬가지로, 조사 선량이 세포 사멸을 유발할 만큼 높으면 클론생성 잠재력이 손실된 세포들이 증가하는데. 이것들은 성장하는 신생물(종양)을 일으킬 수 없으므로, 이 손실된 양에 따른 보정이 필요하다. 방사선 유발암 위험도를 평가할 때 클론생성 잠재력 손실을, 관행에 따라 세포 사멸의 분자 모델로 설명한다고 가정하면, 그 다음 절차는 클론생성 세포의 생존 분율과 같은 항을 곱하여 방사선 유발에 의한 초과 발생률을 보정할 수 있다. 이러면 다음과 같은 암 발생률 증가를 반영하는 보편적인 수식이 만들어진다.

$$I_D = I_n + \left(\alpha_1 D + \alpha_2 D^2\right)\left(e^{-(\beta_1 D + \beta_2 D^2)}\right), \tag{12.3}$$

여기서 식 (12.1) 및 식 (12.2)와 다른 변수들은 β_1과 β_2로서, 클론생성 잠재력 손실에 대한 선형 및 2차 계수이다. 이 β_1과 β_2는 분자 모델의 α와 β에 해당하는 것임을 유의하자.

식 (12.2)에서 세포 사멸을 무시할 수 있다고 가정하면, 이는 세포가 여러 단계의 과정 통해 종양으로 발현될 수 있는 형질변형 빈도와 관계한다고 가정할 수 있다. 두 위험 계수인 α_1과 α_2는 분자 모델(때로는 α/β 모델 또는 LQ 모델이라고도 함)의 선형 및 2차 계수와 연관된 속성을 갖는다. 선량 및/또는 선량률이 매우 낮은 경우를 제외하고, 고 LET 작용에서는 선형(1차) 계수가 지배적 역할을 하며 저 LET 작용에서는 2차 계수가 지배적 역할을 한다. 만약 $D = \alpha_1/\alpha_2$일 때는 전체 변환에 대한 1차항과 2차항이 기여도는 같을 것이다.

BEIR Committee (National Research Council, 1980)의 보고서에는 암 발생에 대한 위험 계수를 추산할 때 도입한 편향(bias) 값은 수집된 데이터의 선량 범위뿐 아니라 선량-반응 곡선의 모양에도 의존한다는 것을 명확하게 지적하였다. 그러나 대부분 가용한 데이터가 고 선량 범위내에 있기 때문에, 이들 데이터를 이들 선량 범위를 벗어난 지점으로 선형 모델에 따라 직선으로 연장하고, '실제' 관계를 선형-2차 모델로 표현한다면, 저 선량에서의 예측되는 암 발생률은 실제 발생률보다 높게 표시된다. 동물 발암과 세포 형질변환 실험에서 얻은 다량의 실험 데이터 분석을 통해, 우리는 선형-2차 모델이 인간에 대한 방사선 유발 암을 가장 잘 표현할 것이라고 예상한다. 그렇지만 인간에 대한 선형 또는 선형-2차 모델을 명확하게 뒷받침하는 자료는 없다. 실제로 많은 인구에 대한 이용 가능한 데이터 분석을 해 본다면 단순 2차 모델도 배제할 수는 없다.

1980년의 BEIR 보고서는 Hiroshima-Nagasaki 핵폭발 생존자의 생존자의 백혈병 발생률에 대하여 데이터를 3가지의 모델 대안을 가지고 각각의 적합도를 비교 분석 평가했다. 정확도에 대한 Chi-Square 시험 결과 3모델 모두 타당성을 가지고 있었고, 배척할 근거는 없었다. 확실히 일본 핵폭발 관련 데이터는, 앞에서 언급하였듯이, 피폭 선량과 관련하여 현재 광범위하게 재분석 중이지만(Preston and Pierce, 1988), 예상하건 데 위험 계수의 정량적인 값만이 변동될 가능성이 크다. 그림 12.5는 저 선량에서 방사선 유발 암에 대한 추정치에 적용된 모델들의 영향을 비교하기 위해 제시된 가상적 데이터 집합에 대한 3모델의 그래프이다. 곡선에서 사용된 α_1과 α_2

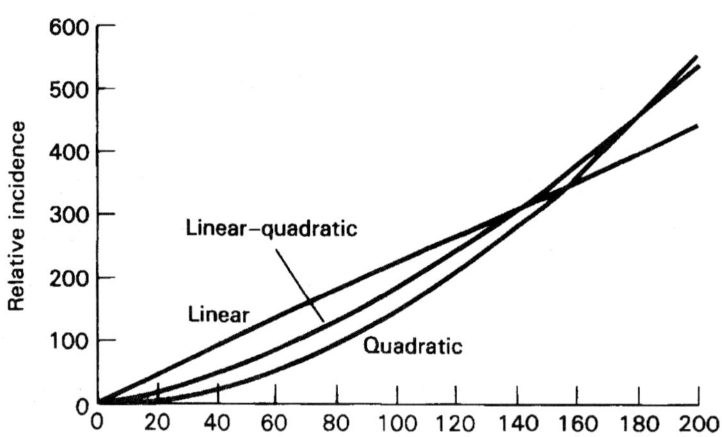

그림 12.5 선량의 함수로서 발생하는 초과 암 발생 데이터에 대한 가상적 적합도 비교. 적합도에 기여하는 데이터는 주로 100~160 cGy 선량 범위에 존재한다고 가정한다. 데이터는 그래프 측정 점에 맞추어 편집되었으므로 발생수는 심각하게 고려해서는 안 된다. 세로축 단위는 년간 100만명당 평균 초과 발생건수이다.

값은 재해석이 나오기 전의 일본의 백혈병 발생률 데이터에 대해 가장 잘 맞는 값으로 적용했다. 두 곡선에서 중성자에 의한 추가적인 1차 성분이 전혀 고려되지 않았기 때문에 상당한 수정이 필요할 것으로 보인다. 이러한 이유로 그림에서와 같이 과잉 발생률은 선량-반응 곡선 3개를 비교하는 모델이 아닌 경우에는 수치들을 심각하게 고려해서는 안된다.

잠복기

인체의 방사선 노출로 특정 장기들에 검출 가능한 암의 나타날 때 까지의 기간은 매우 길 수 있으며, 이런 잠복기간은 암이 발생하는 장기에 따라 크게 달라진다. 방사선 발암에 대한 선량-반응 관계를 입증하기 위해 역학 연구를 할 때는 이런 사실을 주의 깊게 다루어야 한다. 인간 암 중에서 잠복기가 가장 짧은 것은 백혈병으로, 방사선 노출 후 2~3년 만에 과잉 발생률을 관찰할 수 있다. 반면에, 여성 유방암과 폐암의 잠복기는 최대 30년인 것으로 보인다. 암 유발에 대한 감수성에 연령에 따른 차이는 없더라도 방사선 조사 시에 나이가 중요하다는 것은 분명하다. 노년에 방사선을 조사받은 사람은 긴 잠복기 넘어까지 살 수 없기 때문에, 보통 암 유발을 경험하지 못할 것이다. 인체 발암과 관련된 대부분의 문제와 같이, 잠복기는 매우 복잡한 문제로 우리는 그 질문에 대한 답을 모른다. 예를 들어, 일본에서 핵폭탄이 터진 지 50년이 지난 지금에도, 백혈병의 잠복기가 상대적으로 짧은 것으로 알려져 있음에도 불구하고, 여전히 연간 백혈병 발병률이 평균을 초과해 발생하고 있다.

절대 위험도 대 상대 위험도

방사선 방호 분야에 관심이 있는, 즉 활용성 있는 매우 낮은 선량에서 질병 발생 증가에 대한 신뢰할 수 있는 추정치를 제공하는 방법으로, 기존 데이터(일반적으로 고 선량 데이터)로부터 방사선 발암 위험도를 추정하는 데는 대체로 2가지 모델을 사용한다. 절대 위험도 모델은 특정 선량 수준과 관련된 위험이 방사선 노출 없이 동일한 질병의 자연적 발생 위험과 완전히 독립적으로 일정한 숫자라는 가정에 기초한다. 이 모델의 경우, 방사선에 의해 유발된 초과 암 발생 수는 인구의 자연 발생률에서 예측된

수에 단순히 추가된다. 즉, 전체 위험도는 자연적 위험도에 더해진다.

상대 위험도 모델은 방사선 발암 가능성이 질병의 자연 발생률과 직접적으로 관련된다는 가정에 기초한다. 이는 대부분 암의 자연 발병률은 평생에 걸쳐 증가하기 때문에, 상대적 위험 모델은 해당 장기의 종양에 대한 예측된 잔류 수명을 위해 적절한 잔여 수명이 남아 있는 한, 주어진 선량에서 발생하는 방사선 발암의 수가 나이가 들수록 증가할 것임을 시사한다. 즉 상대 위험도는 조사 당시의 자연 위험도에 곱한 값이라는 것이다.

상대적 위험도란 용어와 절대적 위험도란 용어가 방사선 역학 전문분야에서 널리 사용되지만, 전문가 집단 밖에서는 잘 이해되지 않는 경우도 있다. 두 개념의 자세한 전개 과정을 알려면 Breslow-Day(1980) 또는 Armitage-Berry(1987) 저서를 추천한다.

절대 위험도

나이, 성별, 거주지 등 일정한 기준에 따라 인구 집단을 i 개의 계층으로 나누자. λ_{1i}를 i 번째 계층에서 방사선 노출에 의한 질병 발생수라 하고, λ_{0i}를 i 번째 계층에서 방사선 노출을 받지않은 그룹의 발생수라 한다면, 초과 질병 위험도(발생수), b_i는 i 번째 계층에서의 노출 그룹과 비노출 그룹의 특정 질병의 발생 수의 차이로 정의할 수 있다.

$$b_i = \lambda_{1i} - \lambda_{0i}. \tag{12.4}$$

방사선에 노출된 인구 층과 노출되지 않은 인구 층 모두에서 질병을 유발하기 위해 작동하는 요인이 서로 독립적으로 작동하는 경우, 1인당-연간 발생하는 초과 발생 건수는 노출 수준 정도만을 반영하고 근본적으로 자연 위험과는 관련이 없을 것으로 예상할 수 있다. 주어진 노출 수준에 따라 일정한 위험이 발생한다는 개념을 실제로 받아들인다면, 식 (12.4)는 초과 위험을 적절하게 표현한다고 볼 수 있다. 그러나 불행히도 이러한 단순한 모델은 많은 암 종의 발생 원인에 대한 역학적 연구에서 크게 실패한다. 통계적인 측면에서 식 (12.4)은 주어진 선량의 영향이 독립적임을 주장하고, 더 나아가 모든 계층이 동일한 초과 위험도을 갖는다고 주장한다.

상대 위험도

이 대안 모델은 위험 요소 r_i(이 경우에는 방사선 노출)에 자연 발생율에 대한 방사선 노출 비율로 표현된다. 따라서 상대 위험도 r_i는 다음과 같이 계층별 발생 수의 비로 정의한다.

$$r_i = \frac{\lambda_{1i}}{\lambda_{0i}}. \tag{12.5}$$

상대적 위험도 모델에서는 주어진 노출 수준에서 주어진 계층에 대한 발생률이 곱이라는 것 이외에는 상호작용이 없다고 가정한다. 결과 식을 로그 형태로 나타내면 다음과 같다.

$$\log \lambda_{1i} = \log \lambda_{0i} + \beta, \tag{12.6}$$

이 식에서 $\beta = \log r_i$이다. 이 곱셈 모델은 로그 비율이 식 (12.6)에 표시된다는 점을 제외하면 덧셈 모델, 식 (12.5)와 동일한 형식이다.

인간 역학연구의 경우, 연령과 성별 분포는 일반적으로 방사선 노출과 관련된 기존 상황에 의해 크게 왜곡된다. 예를 들어, 강직성 척추염 치료를 받는 환자는 일반적으로 30세 이상이고 남성인 경우가 많다. 특정 연령 분포의 인구에 대한 적절한 상대 위험 계수를 도출하는 방법은 여전히 까다로운 문제로 남아 있다. 일반적인 절충안은 모델 계산을 위해 도출된 R_D 값을 선량 D의 위험 계수로 사용하는 것이다.

일본 생존자들의 예를 보면, 주어진 인구 집단에 대한 위험도 대 선량의 역학조사표는 이 중 어느 모델이 실제 환경을 대표적으로 잘 설명할 수 있는지에 대한 통찰력을 주지 못한다. 기록된 것은 주어진 종양의 과도한 발생률로서, 아마도 나이에 따른 전형적인 생명표 분포를 가진 인구집단에 대한 것일 것이다.

이 데이터는 자연 발생율의 함수가 아닌 선량의 함수로 알려져 있다. 따라서 우리는 동물 실험으로 돌아가 어떤 모델이 가장 적합한지를 살펴보아야 한다.

Storer 등(1988)은 9가지 동물 종양 시스템에 관한 데이터의 적합도를 조사하였다. 이러한 데이터 세트 중에서 상대 위험 모델이 필요한 5개의 데이터 세트가 있었고, 이들은 절대 위험도 모델에는 적합하지 않았다. 이 중 다른 2 데이터 세트의 경우 상대 위험도 모델이나 절대 위험도 모델이 모두 만족스럽게 적합했다. 또한 나머지 2 데이터

표 12.1 절대 위험도 모델과 상대 위험도 모델을 사용한 평생 초과 암 위험 추정치 비교

Nonleukemia deaths	Continuous lifetime exposure 1 mGy year^{-1} (deaths/100,000)		Instantaneous exposure 0.1 Gy (deaths/100,000)	
	Males	Females	Males	Females
BEIR III				
Additive risk	24.6	42.4	42.1	65.2
Relative risk	92.9	118.5	192	213
BEIR V				
Relative risk	450	540	660	730

[a]BEIR V, National Research Council, 1990.

세트는 어떤 모델에도 만족하지 못했다. 그러나 어느 경우에도 상대 위험도 모델을 배제할 수는 없었다.

인구 집단에 대한 초과 암의 위험도를 절대 위험도 모델과 상대 위험도 모델의 함수로서 예측하는 것은 얼마나 정확할까? BEIR V(National Research Council, 1990)는 이온화 방사선에 의해 유발된 암 발병률을 분석하고 예측하기 위한 유일하게 허용 가능한 모델로 상대 위험도 모델을 채택했다.

표 12.1은 해당 보고서에서 발췌한 내용으로, 절대 위험 모델을 사용하여 BEIR III (National Research Council, 1980)에서 추정한 초과 암 위험도 값과 상대 위험 모델을 사용하여 BEIR V(National Research Council, 1990)에서 개발 추정한 초과 암 위험도의 추정치들을 비교한 것이다.

요약하면, 암 위험도 데이터를 분석하는 거의 모든 역학 전문가들은 상대 위험도 모델이 방사선 노출 후의 암 발생 위험도를 계산하는 유일한 허용 가능한 접근방법이라는 것을 인정한다. 표 12.1에서 보듯이 BEIR III과 BEIR V에 대한 상대 위험도 계산 값들 간에도 큰 차이가 있다. 이러한 차이는 일본의 생존자 수명 연구에서의 위험 추정치에 대한 선량 재분석 결과가 큰 영향을 미쳤기 때문으로 보인다.

9 | 인간 장기에 특이적 방사성 암

방사선에 의하여 인간 특정 장기에 발생하는 암에 대한 위험도 계수 추정은 현재 집중적으로 재검토되고 있다. 앞에서 언급했듯이 Hiroshima와 Nagasaki 생존자들이 받은 선량 추정치는 핵 폭발시 발생된 방사선량에 대한 부정확한 가정의 결과로 발생된 오류라는 것이 밝혀졌다. 이제 선량 재평가가 완료되었다. 재평가 결과, 암 발생을 일으키는 고 RBE의 중성자 선량이 줄어들었으며, 감마선 선량도 하향 조정되었다. 이러한 분석은 절대 위험 계수가 BEIR과 UNSCEAR가 이전 보고서에서 사용한 값의 거의 2배가 될 것임을 시사한다. 분석은 계속 진행됨으로 추가 데이터도 속속 공개될 예정이다. 국가 방사선 방호 및 측정 위원회(National Council for Radiation Protection and Measurements NCRP, 1988)의 연례 회의 보고서에서는 위험 추정치에 대한 새로운 선량 측정법이 위험도 추정치에 미치는 영향에 대한 분석을 제공했다. 이 보고서는 위험 계수의 증가 이외에도, 이전의 선량 측정법 보다 초과 암 데이터가 선형 선량 모델에 더 잘 맞으며, 두 도시의 데이터와도 일관성이 있다는 것을 언급한다.

불확실성에도 불구하고, 방사선에 의한 암 유발에 대한 개별 장기의 상대적 감수성을 조사하는 것은 중요하며, 이러한 이유로 현재 발표된 위험 계수 값을 사용한다.

특정 장기에 대한 위험 계수를 조사할 때, 핵심 주제로 방사성 유발암에 대한 감수성이 장기에 따라 크게 다르다는 것이다 앞서 언급한 바와 같이, 암이 발병하기까지의 잠복기는 백혈병의 경우 5년 이하부터 여성 유방의 경우 30년 정도까지 다양하다. 시간이 지나고 새로운 데이터가 해석됨에 따라 이러한 상대적 감수성에 대한 우리의 견해도 바뀌었다. 일본인 생존자와 다른 그룹의 백혈병 발병률에 대한 데이터를 평가했을 때, 관찰자들은 짧은 잠복기로 인해 골수가 방사선성 암에 가장 민감한 장기가 될 것이라고 예측했다. 그러나 시간이 경과하면서 다른 장기에서 방사선 암이 발생되었기 때문에 이러한 관점은 크게 바뀌었다. 현재 방사선 암에 가장 민감하다고 알려진 두 장기는 여성의 유방과 폐이다. 표 12.2에 1 Gy 저 LET 방사선에 급성으로 노출된 후에 장기별 초과 평생 사망률 추정치를 보여준다.

표 12.2의 데이터는 Hiroshima-Nagasaki 연구에서 도출된 데이터를 일본 인구의 연령 분포를 포함하여 일본 인구 전체에 적용한 것에 기초한다(UNSCEAR, 1988).

UNSCEAR에서는 이러한 데이터로부터 저 선량 외삽 조정을 하지 않았고, 선량률에 대한 조정도 없었으므로 해당 값은 짧은 시간 간격으로 전달되는 선량 조사에 경우로 적용이 제한되어야 한다. 암 사망률 보고는 국가마다 신뢰도가 크게 다르며, 곱셈 모델은 노출되지 않은 인구의 특정 암으로 인한 사망률 추정에 민감하기 때문에, UNSCEAR는 일본 인구의 사망률에 대한 과소 보고에 약간의 조정을 했다.

표 12.2의 데이터는 성별과 무관한 전체 인구를 나타내며, 성별을 분리했을 때 절대 위험도 모델과 상대 위험도 모델 모두 1 Gy 노출로 인한 사망률이 백혈병을 제외한 모든 암을 분석했을 때 여성이 남성보다 약 50% 더 높음을 보여준다. 백혈병으로 인한 사망의 경우에는 남성은 다소 위험이 높다.

한편, 표 12.2의 데이터를 심각한 우려의 시각으로 보는 데에는 몇 가지 이유가 있으며, 그 중 일부는 이미 언급한 바 있다. 중요한 이유 중 하나는 상대 위험도 모델이, 서방 국가와 비교했을 때 일본 인구의 경우 상당히 다른 자연 발생 수치에서 시작한다는 것이다. 또한, 역학조사 표본 인구는 아직 수명을 다하지 않았으며, 이는 추가 데이터 수집은 절대 위험은 아니더라도 위험 비율에 확실히 영향을 미칠 것이다.

표 12.2 1 Gy의 저 LET 방사선에 대한 장기 흡수 선량에 급성 노출된 후 특정 장기 시스템의 초과 평생 사망률 추정치[a]

	Deaths per 100,000 persons	
	Multiplicative model	Additive model
Red bone marrow	97	93
All except leukemia	610	360
Bladder	39	23
Breast	60	43
Colon	79	29
Lung	151	59
Multiple myeloma	22	9
Ovary	31	26
Esophagus	34	16
Stomach	126	86
Remainder	114	103
Total	707	453

[a]Based on the Japanese data, UNSCEAR, 1988.

참고 문헌

Alexander, P. (1985). Commentary: Do cancers arise from a single transformed cell or is monoclonality a late event in carcinogenesis? *British J. Cancer* **51**, 453–457.

Alpen, E. L., Powers–Risius, P., Curtis, S. B., and deGuzman, R. (1993). Tumorigenic potential of high–Z, high LET charged particle radiations. *Radiation Res.* **136**, 382–391.

Armitage, P., and Berry, G. (1987). *Statistical Methods in Medical Research*, Chap. 156 (Statistical Methods in Epidemiology). Blackwell Scientific Publications, Oxford.

Barrett, J. C., and Ts'o, P. O. P. (1978). Evidence for the progressive nature of neoplastic transformation. *Proc. Nat. Acad. Sci. U.S.A.* **75**, 3761–3765.

Berenblum, I. (1941). The mechanism of carcinogenesis, a study of the significance of cocarcinogenic action and related phenomena. *Cancer Res.* **1**, 807–814.

Boice, J. D., Jr., et al.. (1988). Radiation dose and second cancer risk in patients treated for cancer of the cervix. *Radiation Res.* **116**, 3–55.

Bols, B. L. M. C., Naaktgeboren, J. M., Lohmann, P. H. M., and Simons, J. W. I. M. (1992). Immortalization of carcinogen treated Syrian hamster embryo cells occurs via an induced process. *Cancer Res.* **52**, 2253–2256.

Borek, C. (1977). Neoplastic transformation following split doses of x–rays. *British J. Radiol.* **50**, 845–846.

Borek, C., and Hall, E. J. (1973). Effect of split doses of x–rays on neoplastic transformation of single cells. *Nature* **252**, 450–453.

Borek, C., and Sachs, L. (1967). Cell susceptibility to transformation by x–irradiation and fixation of the transformed state. *Proc. Nat. Acad.*

Sci. U.S.A. **57**, 1522–1577.

Breslow, N. E., and Day, N. E. (1980) *Statistical Methods in Cancer Research*, Vol. I, pp. 55–59. Scientific Publication 32, International Agency for Research on Cancer (IARC).

Burns, F. J., Albert, R. E., Sinclair, I. P., and Vanderlaan, M. (1975). The effect of 24–hour fractionation interval on the induction of skin tumors by electron radiation. *Radiation Res.* **62**, 478–487.

Fry, R. J. M. (1993). The role of animal experiments in estimates of radiation risks. *Adv. Radiation Biol.* **16**, 181–197.

Fry, R. J. M., Garcia, A. G., Allen, K. H., Sallese, A., Staffeldt, E., Tahmisian, T. N., Devine, R. L., Lombard, L. S., and Ainsworth, E. J. (1976). In *Biological and Environmental Effects of Low–Level Radiation*, Vol I, pp. 213–227. International Atomic Energy Agency, Vienna.

Fry, R. J. M., and Storer, J. B. (1987). External radiation carcinogenesis. *Adv. Radiation Biol.* **13**, 31–90.

Furth, J., and Furth, O. B. (1936). Neoplastic disease produced in mice by general irradiation with x–rays. 1. Incidence and type of neoplasms. *Am. J. Cancer* **28**, 54–65.

Gould, M. N., Clifton, K. H., Kamiya, K., Wang, B., and Zhang, R. (1991). Quantitative and molecular comparison of initiation frequency of mammary carcinogenesis by radiation and chemical carcinogens. *Radiation Environ. Biophys.* **30**, 221–223.

Guerrero, J., Calzada, P., Mayer, A., and Pellicer, A. (1984a). A molecular approach to leukemogenesis: mouse lymphomas contain an activated c–ras oncogene. *Proc. Nat. Acad. Sci. U.S.A.* **82**, 2092–2095.

Guerrero, J., Villansante, A., Corces, V., and Pellicer, A. (1984b). Activation of c–k–*ras* oncogene by somatic mutation in mouse lymphomas induced by gamma radiation. *Science* **225**, 1159–1162.

Han, A., and Elkind, M. M. (1979). Transformation of mouse C3H/10T−1/2 cells by single and fractionated doses of x−rays and fission spectrum neutrons. *Cancer Res.* **39**, 123−130.

International Commission on Radiological Protection (1977). *Recommendations of the International Commission on Radiological Protection*, Report 26. Pergamon Press, Oxford.

International Commission on Radiological Protection (1991). 1990 *Recommendations of the International Commission on Radiological Protection*, ICRP Publication 60. *Ann. ICRP* **21**. Pergamon Press, Elmsford, NY.

Kaplan, H. S. (1964). The role of radiation in experimental leukemogenesis. *Nat. Cancer Inst. Monogr.* **14**, 207−220.

Kaplan, H. S. (1967). On the natural history of the mouse leukemias. *Cancer Res.* **27**, 1325−1340.

Kennedy, A. R., Mondal, S., Heidelberger, C., and Little, J. B. (1978). Enhancement of X−ray transformation by 12−O−tetradecanoyl−phorbol −13−acetate in a cloned line of C3H mouse embryo cells. *Cancer Res.* **38**, 439−443.

Krolewski, B., and Little, J. B. (1989). Molecular analysis of DNA isolated from the different stages of x ray induced transformation *in vitro. Mol. Carcinogen.* **2**, 27−33.

Little, J. B. (1981). Influence of noncarcinogenic secondary factors in radiation carcinogenesis. *Radiation Res.* **87**, 240−250.

Mulcahy, R. T., Gould, M. N., and Clifton, K. H. (1984). Radiogenic initiation of thyroid cancer: a common cellular event. *Int. J. Radiation Biol.* **45**, 419−426.

Muto, M., Sato, I., Hayata, I. et al. (1983). Reconfirmation of indirect induction of radiogenic lymphomas using thymectomized, irradiated B10 mice grafted with neonatal thymuses from Thyl congenic donors. *Cancer Res.* **43**, 3822−3827.

Namba, M., Nishitani, K., Takashima, F., and Kimoto, T. (1989). Multistage carcinogenesis of normal human fibroblasts. Human fibroblasts immortalized by repeated treatment with Co-60 gamma rays were transformed into tumorigenic cells with Ha-*ras* oncogene. *Anticancer Res.* **8**, 947-958.

National Council for Radiation Protection and Measurements (NCRP) (1988). *New Dosimetry at Hiroshima and Nagasaki and its Implications for Risk Estimates. Proceedings of the Twenty-Third Annual Meeting.* NCRP, Bethesda, MD.

National Research Council, Committee on the Biological Effects of Ionizing Radiation (BEIR) (1980). *The Effects on Populations of Exposure to Low Levels of Ionizing Radiation, BEIR III.* National Academy of Science-National Research Council, Washington, DC.

National Research Council, Committee on the Biological Effects of Ionizing Radiation, (BEIR) (1990). *Health Effects of Exposure to Low Levels of Ionizing Radiation, BEIR V.* National Academy of Science-National Research Council, Washington, DC.

Nusse, R. (1986). The activation of cellular oncogenes by retroviral insertion. *Trends Genet.* **2**, 244-247.

Preston, D. L., and Pierce, D. A. (1988). The effects of changes in the dosimetry on cancer mortality risk in atomic bomb survivors. *Radiation Res.* **114**, 437-466.

Stone, R. S. (1959). Maximal Permissible Standards. *Protection in Diagnostic Radiology.* Rutgers University Press, New Brunswick, NJ.

Storer, J. B., Mitchell, T. J., and Fry, R. J. M. (1988). Extrapolation of the relative risk of radiogenic neoplasms across mouse strains and to man. *Radiation Res.* **114**, 331-353.

Ullrich, R. L., and Storer, J. B. (1979). Influence of y-radiation on the development of neoplastic disease in mice. II. Solid tumors. *Radiation*

Res. **80**, 317–324.

Ulrich, H. (1946). The incidence of leukemia in radiologists. *New England J. Med.* **234**, 45–46.

United Nations Scientific Committee on the Effects of Atomic Radiation (UNSCEAR) (1988). Sources, Effects and Risks of Ionizing Radiation. Report to the General Assembly. United Nations, New York.

Upton, A. C. (1986). In *Radiation Carcinogenesis*, A. C. Upton, R. E., Albert, F. J. Burns, and R. E. Shore, Eds., Introduction. Elsevier Science, New York.

Upton, A. C., Wolff, F. F., Furth, J., and Kimball, A. W. (1958). A comparison of the induction of myeloid and lymphoid leukemia in x-irradiated RF mice. *Cancer Res.* **18**, 842–848.

추천 문헌

Fry, R. J. M., and Storer, J. B. (1987). External radiation carcinogenesis. Adv. *Radiation Biol.* **13**, 31–90.

National Research Council, Committee on the Biological Effects of Ionizing Radiation (BIER) (1990). *Health Effects of Exposure to Low Levels of Ionizing Radiation, BEIR V.* National Academy of Science–National Research Council, Washington, DC.

Upton, A. C. (1982). The biological effects of low-level ionizing radiation. *Scientific American* **46**, 41–49.

Upton, A. C., Albert, R. E., Burns, F. J., and Shore, R. E., Eds. (1986). *Radiation Carcinogenesis.* Elsevier Science, New York. (Part of the series Current Oncology.)

Walburg, H. E. (1974). Experimental radiation carcinogenesis. *Adv. Radiation Biol.* **4**, 210–245.

CHAPTER 13

확률적 영향: 이온화 방사선에 의한 유전적 영향

1 서론

앞 장들에서 강조한 것은 주로 DNA에 대한 이온화 방사선 작용이 무엇보다도 중요하다는 서술로서, **뉴클레오티드(nucleotide)**의 염기의 손상, 인산-당 DNA 골격의 파괴, 그리고 아마도 공유 가교를 통해 DNA 또는 해당 부분의 다른 단백질과 관련된 손상을 초래에 대한 기술이었다. 지속적인 영양 활동, 즉 신진대사 기능에 따른 클론생성 잠재력의 상실은 지금까지 본문의 중심적인 관심사였다. 체세포의 활발한 분열과 자손을 생산을 지속적으로 할 수 있는 능력을 상실케 하는 것은, 거의 확실하게 복제와 유사분열 과정을 방해하는 DNA 내의 결함 때문이라고 알려져 있다. 세포가 지닌 모든 유전 정보는 이런 손상이 발생한 DNA 분자 내에 있으므로, 체세포 내에서 클론생성 잠재력의 상실로 이어지는 동일한 메커니즘이 세포 내에서 있는 유전자 정보의 손실 또는 변형을 일으킨다고 가정하는 것이 합리적이다. 이런 유전 정보의 손실은 세포의 유전자 구성의 변화로 나타나며, 만일 유전자 변형이 **생식세포(gamete)**에 발생하는 경우, 이 변화는 생식활동을 통하여 미래 세대로 전달될 수도 있다.

일반적으로 생식세포의 돌연변이를 **유전적 돌연변이(genetic mutation)**라고 하며, 체세포의 돌연변이를 체세포 돌연변이(somatic mutation)라고 한다. 후자의 변이는 자손에게 유전되지 않지만, 그 존재는 개체내 세포에서 변화된 기능이나 표현형으로 드러난다. 이러한 체세포 돌연변이 중에 중요한 종류는 체세포의 유전체 변형을 통해 발생하는 암이다.

독자들은 이온화 방사선의 노출로 인한 2종류의 손상, 즉 확률론적 및 비 확률론적(또는 결정론적) 손상이 발생한다는 것을 기억할 것이다. 이들 용어는 모두 앞에서 상세하게 정의하였다. 유전적 돌연변이로 분류되는 생식세포의 DNA의 변형은 실제로 확률적 유형에 속한다고 볼 수 있다. 이 변화는 선량 문턱 값 없이 확률적으로 발생하며, 이로 인해 발생하는 표현형 변화의 심각성은 선량과는 관련이 없다.

이온화 방사선에 의한 DNA 손상의 결과로 2가지 일반적인 유형의 유전적인 사건이 발생할 수 있다. 이런 유형은 방사선 노출로 인한 인위적인 사건으로서 유전자에 지속될 수 있는 손상을 남기기 때문이다. 확인된 유전자 변화의 두 유형은 유사분열 중기(metaphase) 염색체에서 볼 수 있는 구조적인 변형과 일반적으로 구조적인 변형과 관련 없는 유전자 돌연변이다.

자명한 원리로서, 어떤 세포(생식세포 또는 분열 중인 체세포)가 유전체내에서 발생한 변화를 나타내려면 세포 분열이 가능해야 한다. 다시 말해, 클론생성 잠재력의 지속적인 유지가 필수적이다.

2 염색체 구조 변형

세포 분열 시 세포를 현미경으로 들여다보면, 세포의 DNA 분자에 발생된 심각한 손상들을 쉽게 볼 수 있다. 유사분열 중에는 염색체를 중기 형태로 확인할 수 있도록 처리할 수 있어, 염색체의 구조적인 결함 여부를 개별세포 단위로 검사할 수 있다. 방사선 손상으로 인한 염색체 변형에 대한 초기의 연구 중 일부는 초파리의 침샘 염색체를 대상으로 수행되었다. 하지만 이 연구는 방사선이 조사된 부모의 자손을 대상으로 했기 때문에, 조사된 정자에서 생성한 모든 생존 불가능한 염색체가 검사된 유충의 생성 과정에서 제거되었기 때문에 유용성이 제한적이었다. 방사선을 조사한 후 첫 번째 유사분열 주기에서 염색체 이상에 대한 최초의 정량적 연구는 1938년 Sax에 의해 수행되었다. Tradescantia 소포자를 대상으로 한 관련 연구 데이터들이 자세히 보고된 바 있다(Sax, 1950). Lea와 Lea-Catchside(Lea, 1946) 등도 Tradescantia의 염색체 변형에 관한 연구에 많은 기여를 했다.

1960년대에 포유류와 인간의 림프구의 방사선 조사 후에 염색체를 검사하는 기술이 개발된 것은 중요한 진전이었다(Bender and Gooch, 1962). 그러나 어떤 종류의 세포를 검사하든, 중기 염색체의 수명은 전체 세포 주기의 짧은 부분일 뿐으로, 나머지 긴 간기(interphase) 중에 염색체를 검사하기 위해 특별히 개발된 새로운 기술을 사용하지 않고는 검사할 수 없다는 점을 유념해야 한다(Waldren and Johnson, 1974). 이 새로운 간기 검사기술은 **조기 염색체 응축법(PCC, premature chromosome condensation)**이라 부른다. 염색체가 "보이지 않는" 기간, 즉 간기(G_1-S-G_2)를 거치면서 세포에 많은 중요한 사건들이 일어난다. DNA 분자가 복제되어 중기에 보이는 염색분체(chromatid) 쌍을 형성하며, 긴 DNA 분자의 패킹과 조절 단백질과의 관계 조절을 포함한 많은 구조 변화 과정이 진행된다. 이런 한계점에도 불구하고 중기 염색체의 구조적 변화 분석은 유익하며, 방사선 유발 염색체 내의 구조 변형을 이해하는데 귀중한 통찰력을 제공한다.

염색체 파손

염색체 파손(chromosome breakage)은 세포가 이온화 방사선에 노출되었을 때 발생하는 중요한 결과 중 하나이다. 실제로 이온화 방사선은 이러한 구조적 변화를 일으키는데 가장 효과적이다. 이런 파손 외에도 유전적 질병(genetic diseases)에서 중요하지만, 그다지 중요하지 않은 작용은 염색체의 잘못된 순서배열(maldistribution)로 인한, 딸세포의 잘 못된 염색체 삽입일 것이다. 이러한 추가 변화는 일반적으로 방사선 노출의 중요한 결과가 아니므로 더 이상 언급하지 않는다.

염색체 파손은 세포의 DNA 복제 전에도 일어날 수 있으며, 이 경우 복제시 구조적 결함도 복제(또는 복제 시도에 실패)되고 이러한 결함은 2개의 염색분체(chromatid)로 세포 중앙부에 배열하는 중기에서 잘 관찰할 수 있다. 복제 후에 파손이 발생하면 그 손상은 두 염색분체 중 하나가 비대칭적으로 변한 것으로 보일 것이다. 분열하는 세포 집단이 이온화 방사선에 노출되면 세포들은 세포 주기의 모든 단계에 분포하여 분열 과정을 진행할 것이다. 방사선 조사를 받은 세포는 세포 주기의 단계에 따라, 염색체 파손으로 인해 발생되는 3가지 유형의 **염색체 이상(chromosome aberration)**이 나타날 수 있다. 이러한 각 염색체 이상은 세포 집단의 일부가 세포 주기의 세포분열(M)기로 들어감에 따라 중기 염색체 배열에서 관찰된다. 방사선 조사시점으로부터 유사분열까지의 걸리는 시간은 관찰되는 세포 주기의 위치를 결정할 것이다. 예를 들자면, 어떤 세포주의 S 기의 길이가 6시간이고 G2-M기의 길이가 1시간이라고 하자. 그리고 방사선 조사 후 7시간이 지난 시점에 유사분열 데이터를 관찰한다면, 방사선 조사 시점에 S기에 진입하기 직전이었던 세포의 조사로 인해 발생한 변화에 접근할 수 있다. 방사선 조사 후 7시간이 경과된 시점에 관찰하는 세포는 DNA를 복구 및/또는 회복할 수 있는 모든 시간을 거쳤을 것이다.

중기 염색체를 통해 관찰되는 3가지 주요 변화는 **준염색분체(subchromatid)**, 염색분체 및 염색체의 변화이다. 방사선 조사시점에 이미 유사분열 전기에 속해 있는 세포들은 아염색분체의 이상을 겪게 될 것이다. 이런 종류의 이상은 사실 관찰하기 어려워 진보된 기술을 사용하지 않는다면, 일반적으로 염색분체 영역에서 이런 변화를 평가하지는 않는다. 방사선 조사 시점에 DNA 복제 후 다음 단계인 G2기에 있는 세포들은 중기에서 검사한다면 주로 염색분체의 이상이 보일 것이다. 또한 조사 시점에 G1기(DNA 합성 이전)에 속해 있던 세포의 이상은 염색체 형일 것이며, 이는 세포가 DNA 합성(S기)을 거치면서 일반적으로 이런 변형들도 모두 복제되기 때문이다

DNA 조각이 재조합하는 데는 화학 결합 에너지라는 강한 구동력이 있다. 방사선 조사로 유발된 일부 파손 대다수는 정상 상태로 이미 회복(복원)되어 검사 시점에서는 결함이 보이지 않을 것이다. 화학적 증거에 따른 이러한 추정은 PCC법이라고 불리는 간기 염색체 검사 기술을 통해 확인이 가능하다(Waldren and Johnson, 1974). PCC법은 세포 주기의 합성 및 합성 후기 염색체가 마치 세포들이 유사분열 M기에 속해 있는 것처럼 조작할 수 있어, 방사선 조사 후 즉시 염색체 또는 염색분체에 발생된 결함들을 관찰할 수 있다는 장점이 있다. 이 방법을 사용하면 조사 후 불과 몇 시간 내에 빠른 기간내에 염색체의 손상들이 복구된다는 것을 알 수 있다. 이런 연구들을 통한 종합적인 결론은 "**방사선으로 유발된 많은 염색체의 손상은 세포가 유사분열 단계로 들어가기 전에 대부분 복구된다**"는 것이다. 어떤 경우에는 재조합이 잘못된 부위에 이루어지거나 부서진 조각의 잘못된 끝이 초기 상처 위치에 결합되어 최종 생성물에서 **뉴클레오티드 전위(nucleotide transposition)**가 발생할 수 있다. 이온화 방사선은 유전

체에 많은 손상을 일으키므로 동일한 염색체나 염색분체에 여러 곳에 파손이 생길 수 있으며, 근처 염색체나 염색분체의 파손으로 인하여 파손된 개체 간의 다양한 상호작용도 발생할 수 있다.

발생 가능한 몇 가지 상호작용 유형이 아래에 도시되어 있다. Gaulden에 따르면 이런 상징적 표현 방식은 Dalrymple 등(1973)의 논문을 참고하자. 알파벳 표시는 복제되지 않은 염색분체 위치를 나타낸다. 굵은 점(•)은 세포 분열 시 두 딸세포에 염색체 분포에 매우 중요한 **방추사(spindle fiber)**의 부착 지점인 **중심체(centromere)** 또는 동원체의 위치를 나타낸다. 염색체에서 발생하는 몇 가지 형태의 구조 변화는 세포의 방사선 조사 결과라고 알려져 있다. 이러한 구조적 변화를 설명하면 다음과 같다.

단일-타격 파손

아래 도식의 화살표로 표시된 지점에서 방사선 조사 손상으로 인한 DNA 가닥 파손을 가정한다.

A B C • D E F G H I의 결과 A B C • D E F와 ***G H I***가 생긴다.
⇑

Structure I

이런 **상처(lesion)**의 가장 큰 조각은 변형없이 원래 상태로 복구된다. 복구되지 않은 작은 조각은 여러 번 잘못된 재조합을 일으킬 수 있다. 예를 들어 다음 경우를 생각해보자.

조각의 자리바꿈 또는 잘못된 말단 부분의 재결합

이탤릭체로 표시된 조각 "G H I" 는 앞의 예에서 생긴 작은 조각이다. 이것은 여러 방법으로 큰 조각과 재결합될 수 있다.

A B C • D E F ***I H G*** ***I H G*** A B C • D E F

G H I A B C • D E F

Structure II

또 다른 방법으로는 큰 조각은 끝과 끝이 결합하여 원형 염색체를 형성함으로써, 중심체 없는 작은 조각을 남긴다(구조 III 참조). 후자는 일반적으로 무중심 조각이라고 부른다. 이런 무중심 조각 결합 구조의 특성은 동원체가 없기 때문에 정상적인 복제과정을 거치더라도 결과적으로 생성된 두 염색체가 유사분열시 **방추체 기구(spindle machinery)**을 통해 2개의 딸핵으로 이동할 수 없다는 것이다. 아마도 이들 조각과 복제체는 딸핵 속에 무작위로 분류될 것이다.

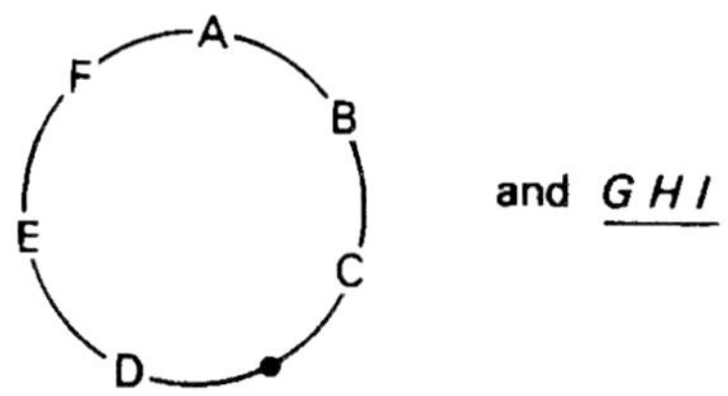

Structure III

원형 생성물도 정상적으로 복제될 수 있으며, 유사분열시 방추 기구는 2염색체를 정상적으로 2개의 딸세포로 분류한다. 원형 염색체와 조각의 유전적 내용은 모두 표현될 수 있지만, 이런 조각이 한쪽 딸세포에서 결핍되면 관련 유전 정보가 모두 손실된다.

2회-타격 파손

복제되지 않은 염색분체에 2곳 이상의 절단이 같은 염색체에서 발생할 수 있다. 여기서 화살표는 DNA에서 절단 위치를 나타낸다.

A B C • D E F G H I의 결과 A B C • D, ***E F***와 ***G H I***가 생긴다.
⇑ ⇑

Structure IV

이런 조각들이 올바르게 복원되지 않으면, 여러 조합이 가능한 재조합이 발생할 수 있다.

A B C • D ***G H I***

Structure V

예를 들면, 상기 구조는 D와 *G* 사이의 정상적인 위치로부터 작은 조각이 빠진 후 재조합된 것이다. 이것을 일반적으로 세포의 **간질 결손(interstitial deletion)**라 말하며, 보통 DNA분자의 정상적인 말단이 이런 추가 조각을 쉽게 받아들이지 않기 때문에 무중심 조각인 ***EF***는 재조합 부위 없이 남게 된다. 이때 남게 되는 무중심 조각을 **미소 조각(minute fragment)** 또는 **미소체(minut)**라 부른다. 3조각들은 조합 가능한 대체 배열 중 하나로 재조합될 수 있으며, 여기에는 3조각이 모두 무질서한 배열로 재조합되는 것도 포함된다.

무작위 배열의 예는 다음과 같다.

E F A B C • D ***I H G***

Structure VI

조각들을 손실 없이 재배열하는 것을 **자리바꿈(inversion)**이라 부른다. 보다 큰 조각들은 길이에 따라 앞의 예제와 같이 원형 구조를 형성할 수도 있다.

복제된 염색체의 다중 타격

DNA 복제가 완료된 후에 염색체에 이온화 방사선에 의한 손상이 발생하면 다양한 염색체 이상이 생길 수 있다. 2개의 염색분체 사이에 DNA 일부가 교환될 수 있는데, 이는 아주 복잡한 방식으로 일어난다. 두 염색분체 간에도 일부 교환이 발생할 수 있다. 몇 가지 단순한 예가 그림 13.1과 그림 13.2 이다.

그림 13.1은 단일 염색체 내에 있는 2개의 염색 분체가 끊어질 때 생길 수 있는 결과를 보여준다. 이런 손상은 복제 후에 일어난다. 2개의 염색분체에서 동일한 위치에서 절단이 발생하는 것을 **등심 절단(isocentric break)**이라고 부른다.

이러한 손상의 결과는 다음과 같이 될 수 있다. 동원체가 없는 두 개의 작은 끝은 그림 13.1(C)에 표시된 것처럼 합쳐져 유전체 정보의 많은 부분을 잃었지만 여전히 동원체를 가지고 있고, 유사분열 시 적절한 분포가 불가능한 **무중심체 잔존물(acentric remnan)**을 남긴 염색체를 생성할 수 있다.

두 염색체 사이의 교환은 종종 방사선 조사의 결과로 자주 관찰되는 **이중중심체(dicentric)** 결과물을 생성할 수 있다. 염색체 일부가 다른 염색체로 이동하는 것을

위치이동(translocation) 또는 전좌라고 부른다. 염색체 일부의 위치이동은 종종 검출 가능한 구조적 변화를 남기지 않지만, 모든 유전 정보는 그대로 유지된다. 이러한 변화는 **균형 위치이동(balanced translocation)** 또는 균형 전좌라 한다.

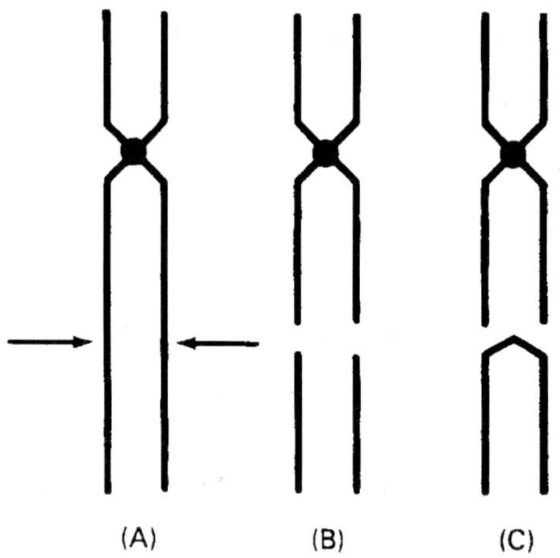

그림 13.1 동위염색분체(isochromatid) 파괴.
두 염색분체가 모두 화살표로 표시된 곳에서 파괴된다(A,B). 복구가 일어나면 그림(C)와 같이 재조합이 가능하다. 그 결과 큰 무중심체 조각이 생긴다.

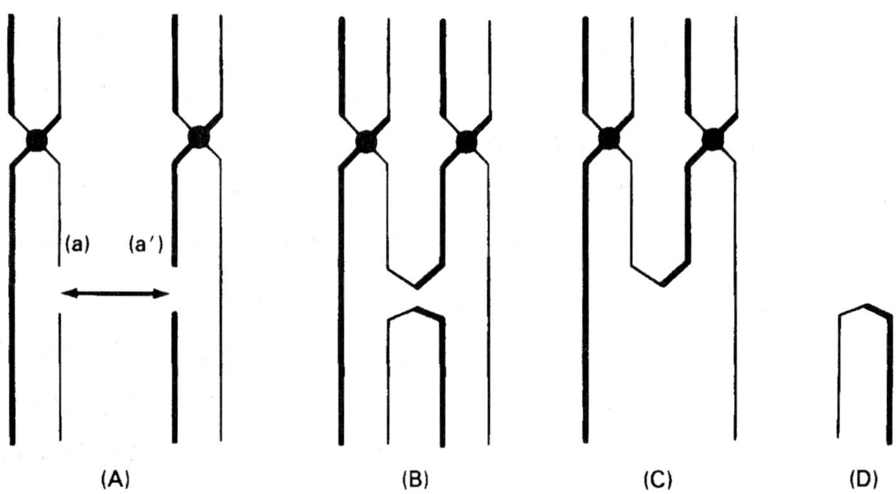

그림 13.2 그림에서 두 염색체 각각의 팔이 파손되어 있다. (A) 파손은 각 염색체의 염색 분체에 발생되어 있다. (B) 2개의 파손 부위가 재결합하여 2개의 염색체가 연결되어 있다. (2개 최봉 생성물들은 (C) 이중 중심체와 (D) 무중심체 잔존물이다.

그림 13.2의 복제된 염색체에서 여러 번의 위치이동된 예에서 2개의 염색분체가 나란히 배치되어 있다. 염색체의 안정한 상태에서 중심체(-)는 2개 염색 분체의 공통 결합지점으로 간주된다.

그림 13.2(C)의 생성물은 2개의 중심체를 내포하고 있어, 이름을 이중 중심체라 부른다. 이런 형태의 염색체를 가지고 있는 세포의 유사분열 특성 중에 하나는 세포 또는 그 세포 분열 후의 딸세포에게 치사적인 **이중중심체 다리(dicentric bridges)**가 형성된다는 것이다.

염색체가 체세포 분열 과정을 통해 방추섬유가 염색체의 중심체에 붙게 되는데, 각 염색분체에 하나씩 부착하고, 이때 방추사는 두 염색분체가 적절한 딸핵으로 분류되도록 배열한다. 정상적인 유사분열시 중심체에 부착된 2개의 방추사는 2개의 염색분체로 분리된 후 각각 딸핵으로 이동할 수 있다. 만일 부착 오류가 발생하면, 일반적으로 간기 동안에 염색분체가 이동하기 전에 수정된다. 그러나 이중 중심체형 염색체의 경우, 방추사가 동일한 염색체의 양쪽 중심체에 부착되어 염색체가 유사분열의 반대편 극으로 동시에 이동하는 것은 가능은 하다. 이러한 부착은 세포에 의해 오류로 인식되지 않으며, 이중 중심체 염색체는 분열 세포의 중간 영역에 좌초된 상태로 남아 있게 된다. 세포벽은 세포 분열 과정에 염색체 다리 주위에 형성된다. 이러한 사건은 앞서 언급했듯이, 치사적일 것으로 예상되며, 이중 중심체 염색체는 세포 집단에서 빠르게 제거될 것으로 예상된다.

DNA에 화학적 손상을 일으키는 여러 물질에서 발견되는 또 다른 중요한 염색체 이상은 단일 염색체의 두 염색분체 간에 DNA 조각이 한 염색분체에서 다른 염색분체로 교환되는 것이다. 순 교환이 각 염색 분체가 여전히 동일한 양의 DNA를 가지고 있는 경우, 즉 교환이 대칭적일 경우 이 과정을 **자매 염색분체 교환(sister chromatid exchange)**이라 한다. 이 과정은 화학적 돌연변이 유발원으로는 매우 중요하지만, 이온화 방사선으로 인한 염색체 이상에서는 사소한 역할만 하는 것으로 보여 여기서 더 이상 논의하지 않는다.

염색체 파손 가설 및 교환 가설

앞에서 제시된 모델들은 이온화 방사선에 의해 발생된 염색체 이상으로 이어지는 복잡한 과정에 대한 간단한 설명이지만, 이는 지나치게 단순화한 것 같다.

소위 파손 가설은 1940년에 Sax가 제안한 것인데, 당시에는 세포의 유전 물질에 대한 분자생물학은 아주 초기 단계였을 때였다(Sax, 1950 참조). 그후 이 모델은 Lea가 표적 이론을 적용하여 더욱 발전할 수 있었다. 표적 이론 모델은 단일 타격으로 생기는 손상은 선량의 1차 함수인 선량-반응 관계를 따르고 2-3회 타격으로 생기는 손상은 선량의 2, 3차 함수 관계를 따른다고 제안한다. 현대적인 관련 자료들에 비추어 볼 때, 표적 모델은 염색체 이상을 전반적으로 설명하지 못하고 있다.

Revell (1955)은 **비염색성 간극(achromatic gap)**이라 부르는 DNA 손상에 관한 선량-반응 곡선은 파손 가설에서 예측한 대로 선량의 1차 함수 관계임을 발견하였다. 비염색성 간극이란 염색분체의 비연속적 영역을 정의한 용어이다. 반면에 이 모델의 염색분체의 결손 빈도는 선량의 1차 함수 관계를 따라야 하지만, 실제로는 선량의 1.71 제곱을 했을 때 가장 잘 설명된다는 것을 발견하였다. 그는 이 데이터와 다른 자료들을 사용하여 **교환 가설(exchange hypothesis)**이라고 칭한 모델을 제안하였다.

교환 가설은 모든 염색체의 이상은 일반적으로 생식세포의 분열 단계에서 발생하는 **감수분열 교차(meiotic crossing)**와 공통점이 많은 교환 과정에서 생긴다고 가정한다. 방사선은 염색분체를 손상시켜 복잡한 과정을 일으키며 손상된 영역이 근접하면 교환 과정이 진행된다. 교환 가설 대 파손-재조합 가설 논쟁은 수년이 지난 오늘에도 여전히 진행 중이다. 경쟁 모델들에 대한 설명은 Revell(1974)을 참조하고, 정상적인 교환 과정에 대한 설명은 유전학 교과서를 참고 바란다.

이 두 모델 사이의 충돌을 해결하는데 중요한 공헌을 한 것은 **형광 현장 교잡(FISH, fluorescence in situ hybridization)**법이라 불리는 새로운 기술이었다. 이에 대한 자세한 설명은 Gray 등(1994)의 보고서에 들어있다. 요약하자면 이 기술은 표적 분자의 DNA 염기 서열과 적절한 형광 표시 탐침(probe)을 변성시키고 함께 섞는다. 이 탐침들은 상동성이 높은 영역에 결합한다. 결합된 형광 탐침들은 이후 적절한 현미경 검사법을 통해 염기서열 측정이 가능하다. 따라서 FISH 방법을 사용하여 유전체의 전반적인 염기서열을 탐지할 수 있어, 이를 근거로 파손-재조합 가설 대 교환 가설에 관한 논란이 최종적으로 해결되었다(Lucas and Sachs, 1993; Brown and Kovacs, 1993).

교환 가설은 교환이 이중 중심체 이든 위치이동이 생기든 모두 상호적이라고 가정한다. 교환 과정이 작동할 때에는 2 개의 염색체만 서로 관계되는 반면에, 파손-재조합 모델은 염색체의 2개의 끊어진 끝이 다른 2 개의 염색체의 끊어진 끝과 상호작용할 수 있도록

하여 비상호적 교환을 유발한다. FISH 기술을 적용한 결과, 림프구 또는 섬유아세포에 방사선을 조사한 후 비상호적 교환이 존재함을 확인되었다. 따라서 상호적 관련성을 주장하는 교환가설은 배제될 수 있을 것으로 보인다.

어쨌든, 염색체 이상 발생 과정은 매우 복잡하며, 파손-재조합 모델과 교환 모델은 모두 현대 분자생물학의 연구 결과에 비추어 볼 때 부적합하다는 것이 일반적인 견해이다. 염색체 이상을 분자생물학 관점에서 자세히 논의하는 것은 이 책의 범위 밖이지만, 교환 모델은 상당 부분 제쳐두어야 할 것 같다.

3 유전자 돌연변이

방금 논의한 염색체의 구조적 변화는 세포의 유전 물질에 대한 상당히 심각한 교란이며, 이런 경우는 종종 세포에서 대사 또는 구조적 교란을 일으켜 세포가 죽기 전에 분열이 전혀 일어나지 않거나 몇 번만 발생한다. 한편 염색체 형태 변화로는 보이지 않는 많은 사소한 변화들도 발생할 수 있고 또 종종 발생한다. 이는 세포의 유전적으로 제어되는 기능이 변화를 통해 이들의 존재가 드러난다. 이러한 변화는 일반적으로 **유전자 돌연변이(gene mutation)**라고 하며 염색체 이상과 관련된 변화보다 훨씬 작은 변화로 간주된다. 이러한 변화 중 가장 작거나 가장 단순한 것은 DNA의 뉴클레오티드 서열에서 **단일 염기(single base)**의 변화이다. 이 변화는 방사선 손상, 또는 복구/복제 과정에서 염기가 잘못 삽입된 결과로 염기의 화학적 변화로도 발생할 수 있다. 이러한 작은 변화를 **점 돌연변이(point mutation)**라고 하며, 관련 유전자 1개 **코돈(codon)**에서 변이가 생겨, 최종 유전자 생성물인 단백질의 단일 아미노산을 잘못 읽어 다른 물질이 합성되는 경우이다. 둘째로 중요한 유형의 돌연변이는 DNA 염기의 사소한 삭제, 추가 또는 대체의 결과로 일어날 수 있다. 이러한 형태의 돌연변이는 **구조 이동(frame shift)**라 부른다. 에로서 무의미한 코돈인 CAT를 사용하여 다음과 같이 시각화 할 수 있다. 아래의 순서(sequence)를 가정하자.

... CAT CAT CAT CAT CAT CAT CAT CAT ...

가 존재하고 CA 하나가 X위치에서 제거된다고 하자. 그러면 순서는 다음과 같이 읽힌다.

... CAT CAT CAT CAT TCA TCA TCA ...

그러면 삭제 지점, X 이후의 코돈들은 모두 부정확하게 된다.

방사선에 의해 생성된 돌연변이는 다른 요인에 의해 생성된 돌연변이나 그렇지 않으면 자연적으로 발생하는 돌연변이와 전혀 다르지 않다. 근본적인 차이점은 빈도수이다. 방사선이 없는 경우 단일 유전자의 돌연변이율은 형성된 100만 개의 세포당 유전자 부위당 돌연변이 1개 이하로 극히 낮다. 방사선 조사는 이 비율을 쉽게 1000배 이상 높일 수 있다. 방사선 작용이나 다른 유발 요인 결과로 생긴 돌연변이의 중요한 특징은 압도적인 **열성형질(recessive)**이라는 점이다. 따라서 세포주나 동물이 변형된 유전자의 **상동접합체(homozygote)** 존재를 이룰 때만 표현형으로 나타난다. 방사선 유발 돌연변이를 발견하는 것은 특정한 문제를 제기한다. 표현형 변화를 발견하기 위해 매우 많은 수의 자손을 검사할 방법을 찾거나, 열성형질 변화를 탐지하는 방법을 개발해야 한다. 지금은 두 방법 모두 사용한다.

미생물과 함께 배양된 포유류 세포는 이온화 방사선 조사로 인한 돌연변이 발생 빈도를 측정하는 시스템으로서 비교적 사용하기 쉽다. 여기에 생화학적 돌연변이가 가장 자주 사용된다. 효모, 박테리아 및 기타 미생물의 경우 유전자 돌연변이 발생율을 평가하는 가장 일반적인 방법은 배지에 특정 **대사 전구체(metabolic precursor)**가 존재하는 생물체 시험 균주를 사용하는 것이다. 조사 후, 단일 세포가 생존하고 비조사 세포에 필요한 대사 전구체가 결핍된 배지에서 클론을 형성하는 능력은 조사된 세포에서 돌연변이가 발생했다는 신호이다. 결핍 배지에서 생존한 세포 수로 나눈 도포된 세포 수가 돌연변이율이 된다.

포유류 세포의 돌연변이율은 조금 다른 방법으로 추산한다. 이 기법의 예는 Little 등(1988)이 처음으로 시현하였다. Chinese Hamster Ovary 세포(CHO)는 보통 6-thioguanine(6-TG) 낮은 농도(5 μg ml^{-1})에 노출되면 죽는데, 때때로 6-TG에 내성을 갖는 *hprt* **유전자 자리(gene locus)**에 점 돌연변이가 일어난다. 돌연변이율을 측정하기 위해 방사선을 조사하고 많은 수의 세포들을 6-TG 치사 농도에 노출시킨다. 일반적으로 20만 개의 세포를 6-TG가 들어 있는 페트리 접시에 도포하여, 6-TG 내성 돌연변이체의 수를 센다. 미생물은 분주된 세포 수에 대한 내성 돌연변이의 분율이 **돌연변이 발생률**

(mutation rate)이다. 일반적으로 이 시스템에서 400 cGy에 대한 돌연변이율은 4 $\times 10^{-5}$ 즉 25,000개의 세포 중 1개가 돌연변이종이다. 선량-반응 관계가 선형일 경우 돌연변이 율은 1×10^{-7}cGy^{-1}이다

지난 20년 간 배양된 포유류 세포의 유전자 돌연변이에 대한 많은 연구가 수행되었다. 분명히 추론된 돌연변이율은 포유류 생식세포에 대한 것이 아니라 배양되어 지속적으로 개체 수가 증가하는 체세포에 대한 것이다. 주요한 3유형의 연구 중에서, 하나가 **영양 요구 돌연변이체(auxotrophic mutant)** 관련 연구이다(deSerr의 경우처럼 영양 요구 돌연변이는 특별한 성장 요건을 가지고 있음). 또 다른 연구는 일반적인 배양기 온도가 아닌, 특정 온도에서만 성장하는 온도 민감성 돌연변이체를 사용이다. 마지막으로 방사선 조사를 통해, 특정 약물, 즉 뉴클레오타이드 염기 유사체나 특정 대사 억제제 등에 내성을 갖는 돌연변이 집단이 개발되었다.

Susuki와 Okada(1976)는 정상 성장을 위해서는 **알라닌(alanine)**이 필요한 쥐 L5178Y 림프종 계통의 영양요구성 균주에 대한 돌연변이 빈도를 측정하였다. 이 실험의 돌연변이 종결점으로는 성장을 위한 알라닌 의존성의 소멸(원영양으로의 전환)로 하였다. X-선 조사결과 측정된 돌연변이 빈도는 3×10^{-7} cGy였다

돌연변이를 식별하기 위한 선택 도구로 획득 약물 내성 특성을 사용한 많은 연구 중에서, Knapp과 Simons(1975)는 동일한 마우스 L5178Y 계통에서 6-TG에 대한 획득 내성을 사용했다. 이 실험은 Little 등(1988)의 실험과 비슷하지만 세포주가 다르다. Knapp과 Simons은 X-선에 대한 돌연변이율 1.5~3 $\times 10^{-7}$ cGy^{-1}을 얻었다.

우리가 방금 검토한 방법들을 사용하여 조사한 돌연변이 빈도는 범위는 1~5 $\times 10^{-7}$ cGy^{-1} 이다. 여기서 중요한 예외는 deSerres 등(1967)의 실험이다. 이들은 곰팡이 유기체인 Neurospora crassa에 대한 일련의 연구를 수행하여 아데닌(aedine) 합성을 제어하는 2개의 인접한 유전자의 돌연변이를 조사했다. 이들 유전자 중 하나 또는 둘 다 돌연변이가 되면 생물체가 아데닌을 합성하는 능력을 상실하고 돌연변이는 미리 형성된 아데닌이 충진된 배지에서만 자란다. 선량의 함수로서의 돌연변이 발생 빈도 데이터는 선량에 대하여 선형성을 보이지 않았고, 2차 함수에 가까웠다. 최종 수식은 다음과 같다.

$$\text{Yield of (mutants per } 10^6 \text{ surviving cells)} = 0.3 + 5.39D + 0.16D^2, \quad (13.1)$$

여기서 D는 k rad(= 10 Gy) 단위의 선량이다.

deSerres와 그룹은 데이터를 분석하여 아데닌을 필요로 하는 점 돌연변이에 의해 생기는 총 돌연변이 수율은 단일 타격에 의해 생기는 점 돌연변이 수율과 이중 타격에 의한 염색체 삭제에 의한 돌연변이로 구성된다는 것을 알았다. 현재 데이터에 비추어 보면, 이는 지나치게 단순한 해석이지만 매우 훌륭한 연구로 식 (13.1)을 1차-2차 LQ 모델에 비교할 때, Neurospora 데이터가 포유류 세포주 데이터와 다른 지를 제시한다는 점에서 흥미로운 통찰력을 제공한다.

4 유전자 불안정성

돌연변이 사건에 대한 고전적인 이론은 DNA 코딩 서열의 변화에 기반한 돌연변이 발생으로, 손상된 주형에 대한 복제 또는 DNA 손상 복구 오류에 따른 DNA의 **반보존적 복제(semiconservative replication)** 과정 중에 발생한다고 제안한다. 이러한 손상은 이온화 방사선 또는 다른 DNA 손상 매개체에 의해 발생할 수 있다. 우리는 대부분의 돌연변이는 방사선 노출 후 첫 세대 동안 DNA 복제와 세포 분열할 때에 발생한다고 예상한다. 배양된 포유류 세포를 다루는 많은 실험자에서 **미시군집(microcolony)** 형성 현상, 즉 분열 세포들의 합류 지역을 넘어 계속 성장하지 않는 군집을 설명했다. Thompson와 Suit(1969)는 방사선 조사 후, 7 세대동안 저속 촬영기법으로 포유류 세포주의 조사 후 증식 과정을 추적하였다. 그들은 세포 사멸이 초기 노출 사건 후 여러 세대 동안 지속된다는 것을 발견했다. Sinclair(1964) 등은 조사 후에는 군집 크기와 성장율에 상당한 이질성이 있음을 보고했다. 최근까지 대부분의 연구자들은 미세 군집 형성과 성장의 이질성은 세포에 즉각적으로는 치사적인 피해를 주지 않지만, 궁극적으로 몇 세대 후에 세포 사멸로 이어지는 DNA 손상이나 돌연변이로 인해 발생한다고 생각해 왔다.

최근 들어, 여러 저자들은 앞에서 설명한 발견의 원인은 지속적인 게놈 불안정성(genomic instability)에 의한 것이라고 제안했다. Little 등(1990)은 2가지 종결점을 조사하였는데, 그 하나는 여러 세대를 거치면서 복제 효율(cloning efficiency)이 감소로 인한 치사적인 돌연변이와 다른 하나는 특정 유전자의 돌연변이다. 후자는 *hprt* 유전자 위치에서 돌연변이의 6-TG 내성을 측정실험을 통해 수행되었다. 400 cGy에 단일 방사선 노출 후, 최대 7세대 동안 새로운 6-TG 내성 돌연변이의 지속적인 생성이 발견되었다. 최소 20-30개의 개체군 배가 시간 동안 지속된 복제 효율의 감소로 측정된 치사적인 돌연변이의 지속적인 발현도 확인되었다. Little 등은 세포 사멸이나 특정 유전자 돌연변이를 유발하는 방사선 손상이 조사 후 여러 세대에 걸쳐 지연될 수 있다고 결론지었다. Seymour 등(1986)은 방사선 조사 후 긴 시간 동안 조사된 세포가 증식하는 동안 치사적인 돌연변이가 발현되는 현상을 처음으로 기술하였다.

Sabatier 등(1992)은 방사선 조사 후 특정 유전자좌에서의 복제 효율 감소나 돌연변이보다는 포유류 세포의 염색체 불안정을 설명하였다. Marder와 Morgan(1993)은 형광현장교(FISH) 방법을 적용하여 방사선이 조사된 인간-햄스터 잡종 세포에서 인간 염색체 4의 단일 사본을 추적했다. 이 연구자들도 Sabatier가 설명한 것과 동일한 염색체 불안정성을 보고했다.

복제 효율성의 지속적인 저하, 유전자좌 특정 돌연변이의 지속적인 출현, 관찰된 염색체 불안정성과 관련된 광범위한 연구 결과는 유전자 불안정성이 이온화 방사선 노출의 특징적인 상태라는 결론에 도달하였다. 유전자 불안정성에 대한 좋은 리뷰는 Kronenberg(1994)을 참조하자.

5 고등 생물의 유전자 돌연변이

지금까지 우리는 배양된 세포에서 유전자 돌연변이와 염색체 손상에 대해서만 논의했다. 이러한 시스템의 발견은 체세포와 생식세포의 유전자 변화에도 동일하게 적용되지만, 생식세포에서의 변화만이 후손에 유전될 수 있다. 이 시점에서 시험관내 세포 시스템에 대한 거의 모든 연구가 자궁내 세포 시스템에 대한 발암 메커니즘과 유전적 유전자 변화에도 동일하게 적용 가능하다는 것이 분명하다. 이제 유전체의 유전적 변형을 검사하는 데 적용 가능한 연구에 대해 살펴볼 것이다.

Müller의 성 연계 열성형질 시험

Müller(1927)는 초파리(drosophila melanogaster)의 X 염색체에 있는 치사적인 돌연변이의 존재를 밝히기 위한 매우 정교한 검사 시스템을 개발하였다. 이러한 돌연변이는 거의 항상 열성적이므로 표현형 발현의 변화와 관련된 단순한 실험에서는 거의 발현되지 않는다. 이 모델 시스템은 Müller가 방사선으로 돌연변이가 발생할 수 있다는 것을 처음으로 보여, 노벨상을 받게 한 시스템으로 다음과 같다.

1. X/X 염색체를 가진 암컷 파리에, X 염색체 하나에 3개의 유전자 표식이 있다. **C**표지(교차 억제 유전자)는 절차적 확인을 위한 표식으로, $\mathscr{L}$ 표지는 치사적 유전자 표식으로, 그리고 B는 형태적 표식이다. 표시 B는 막대눈(bar-eyed)으로 $\mathscr{L}$ 유전자를 운반하는 파리를 구별하는 도구로 사용하기에 유용하다. 이는 동일한 염색체가 2개의 유전자를 모두 지니고 있기 때문이다. 암컷 파리의 이 성 염색체 조합에 대한 표기법은 C$\mathscr{L}$B/+이며, 이는 X 염색체 중 하나(+)가 있다면 치사적이지만 열성형질인 $\mathscr{L}$ 작용을 방지하기에 충분하다는 것을 나타낸다.
2. C$\mathscr{L}$B/+ 암컷을, 연구자가 선택한 선량에서 방사선 조사를 받은 야생형 수컷과 교배한다. 유능한 야생형 수컷은 +/Y로 코딩 되어 X 염색체(+)도 가지고 있음을 나타내며, 이는 그렇지 않으면 $\mathscr{L}$ 의 치사적인 작용을 방지한다. 방사선 조사를 받은 야생성 수컷이 X 염색체에 방사선에 의한 돌연변이가 생기지 않았다면, 이 교배에서 생긴 막대눈 딸들은 성별 염색체 C$\mathscr{L}$B/+를 지닐 것이다. +/+ 암컷들은 막대눈을 가지지 않으므로 추가 연구에서는 제외된다.
3. 이제 첫 번째 교미로부터 얻은 막대눈 딸들을 방사선 조사받은 수컷, 그리고 조사받지 않은 수컷과 각각 교미시키고, 살아남은 수컷 자손을 검사한다.

가능한 결과들은 다음과 같다: 처음 짝지어진 원래의 방사선 조사된 수컷에는 X에 돌연변이가 없다.

C$\mathscr{L}$B / + female × **+ / Y** male yields: males **C$\mathscr{L}$B / Y** and **+ / Y**,

females **C$\mathscr{L}$B / +** and **+ / +**.

C$\mathscr{L}$B/Y 수컷은 죽을 것이다. X+는 존재하지 않는다. +/Y 수컷은 살아남고 막대눈이 되지 않는다. 방사선 조사를 받은 수컷에 돌연변이가 없는 경우, 그 자손 수컷들 중 일부는 살아남을 것은 분명하나 막대눈은 되지는 않을 것이다. 여기서 수컷의 생존은 중요하지 않다.

첫번째 교배하는 원래 수컷 부의 X 어딘가에 치사적인 돌연변이를 가지고 있다. 교배에서 생긴 F1 막대눈 딸들은 C$\mathscr{L}$B/$\mathscr{L}_m$가 될 것이다. 식에서 $\mathscr{L}_m$은 다른 X 염색체에서 생기는 치사적 돌연변이이다.

$$\mathbf{C\mathscr{L}B / \mathscr{L}_m} \text{ female} \times \mathbf{+ / Y} \text{ male yields males: } \mathbf{C\mathscr{L}B / Y} \text{ and } \mathbf{C\mathscr{L}_m / Y}.$$

이 교배로부터 살아남는 수컷은 없다. 즉, 교배에서 살아남은 수컷이 없다는 것은 방사선을 조사한 수컷 조부모에서 돌연변이가 발생했다는 신호이며, 수컷 생존자가 없는 그러한 교배의 수는 돌연변이가 있는 원래 방사선을 조사한 수컷의 수이다. 생존자를 성별로 셀 필요는 없다.

이 훌륭한 실험을 통해 Müller는 초파리에서 이러한 유형의 돌연변이에 대한 선량-영향 곡선을 구성할 수 있었다. 초파리에 대한 연구는 Stern과 다른 사람들에 의해 이어졌다. Spencer와 Stern(1948)의 데이터는 초파리의 열성 돌연변이의 특정 모델에 대한 선량에 따른 돌연변이율의 선형적 의존성을 명확하게 입증했다. Müller 열성 치사 모델은 방사선 돌연변이에 대한 암컷의 민감도를 검사항 수 없는다는 것을 유념해야 한다.

수년간 초파리에 관한 누적된 연구로부터 도출할 수 있는 결론은 다음과 같다.

1. 선량이 0.25 ~ 40 Gy이면 성별과 관련된 열성 치사 생성률은 단위 선량당 일정하다. 즉 선량의 함수로서의 과잉 돌연변이 빈도의 곡선은 선형이다.
2. 영향이 나타나지 않는 문턱 값은 존재하지 않는 것으로 보인다. 그러나 가장 낮은 조사 선량인 25 cGy도 방사선 방호 기준 보다는 높은 값이다. 문턱 값이 없다고 단언할 수는 없지만 초파리의 경우에는 가능성이 매우 높다.
3. 광범위한 선량률 변동에 따른 영향은 없는 것으로 보인다. 경과된 시간과 방사선 조사를 받은 수컷 생식세포(gamete)의 세포 주기 단계를 고려하면 선량의 분할 효과도 없다.
4. 수컷 생식세포의 감수성은 방사선 조사 시의 정자 세포의 발달단계에 따라 크게

달라진다. 표 13.1은 수컷 생식세포의 다양한 발달 단계에서의 상대적 감수성을 보여주고 있다.

5. 암컷 생식세포의 상대적 감수성은 다른 방법(특정 유전자 위치법)에 의해 측정되었다. 그 값은 다음과 같다.

난모세포(oocytes)와 **난원세포(oogonia)** 감수성	1
및 후기 난모세포 감수성	2

6. 초파리에서 이온화 방사선에 의한 돌연변이의 발생률은 1.5–8 × 10^{-8}/cGy이다.

표 13.1 다양한 단계에서의 쥐의 수컷 짝의 상대적 감수성

Stage	Relative sensitivity
Spermatogonia and early spermatocytes	1
Meiotic division stages	8
Spermatids	2
Spermatozoa	3–6

초파리에서 발생한 돌연변이 발생률에 관한 이들 보고서는 사람의 방사선 피폭에 대한 지침을 수립하는데 큰 영향을 미쳤다. 사람에게도 문턱 선량 없으며, 선량이 어떻게 축적되든 선량의 영향은 감소하지 않는다는 것이 정설로 받아드려졌다.

초파리 데이터를 인체에 적용할 때 신뢰도에 관한 우려 때문에, 1960년대 초, 미국 ORNL(Oak Ridge National Laboratory)에서는 방사선 돌연변이 발생에 대한 포유류 종의 민감도를 결정하기 위한 대형 프로젝트가 만들어졌다. 시험 동물로는 쥐가 산정되었다. L. B. Russell 와 W. L. Russell의 보고서는 여기에서 인용하기에는 너무 분양이 많아 Searle(1974)의 보고서를 참고하기 바란다.

쥐의 특정 유전자자리 시험

Russells 팀은 9곳의 특정 유전자 자리 종결점 연구에 이용할 수 있는 실험용 쥐의 집단을 사용할 수 있었다. 앞에서 언급한 일반적인 문제는 여전히 유효하다. 어떤 인자에

의해 생기는 돌연변이의 대부분은 열성이며, 돌연변이 발생 빈도를 측정하기 위해서는 특별한 방법론이 필요하다. 특정 유전자자리 방법은 이 목적에 적합하며 개체의 수, 번식 빈도, 분만 기간 등의 이유로 Müller 유형의 연구를 배제하는 동물 종의 연구에서 특별히 가치가 있다.

자손들에게서 쉽게 검출할 수 있는 특정 표현형 발현들이 선택된다. 이런 예로서 초파리에서의 "동그랗게 말린 날개" 또는 쥐에서의 "곱슬 꼬리"등이다. 쥐나 파리들이 어떤 유전 형질에 대해 **동형접합 열성(homozygous-recessive)**을 지니도록 교배시킨다. 쥐나 파리는 표식 형질이 이형 접합체 형태로 존재하지 않는 것으로 알려진 정상적인 개체와 교배된다.

그림 13.3은 유전자자리 방법이 어떻게 작동하는지를 보여준다. 여기서는 이 방법을 쥐에 응용하는 데 중점을 두었지만, 적절한 표현형 표지가 있는 모든 종에서는 사용이 가능하다.

열성 표현형의 출현 빈도는 검사 대상 유전자자리에 대한 돌연변이 발생빈도를 측정하는 것이다. 방사선 조사 후 적절한 시간에 맞춰 교미를 시키면, 생식세포의 다양한 발달 단계에서의 상대적인 민감도를 측정할 수도 있다. 교미 전에 오래 기다릴수록 측정되는 생식세포의 성숙 단계는 더 빨라진다.

쥐의 특정 유전자자리 검사에 대한 이 연구에서 관찰된 결과들은 초파리에 대해 앞서 설명한 것과 매우 다르다. 쥐에서 연구된 유전자자리 중 7개에 대해 유전자자리당 평균

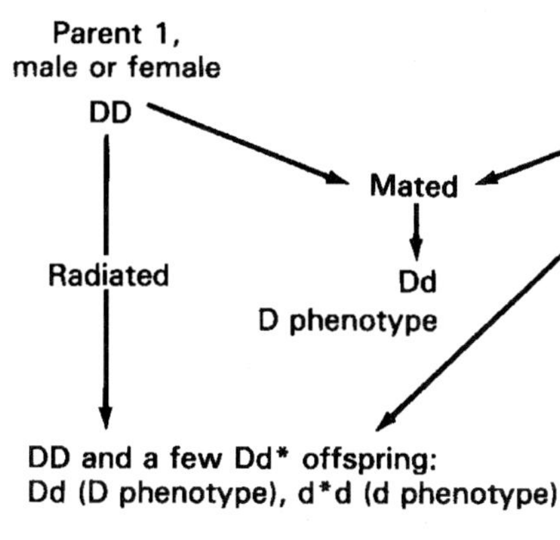

그림 13.3 특정 유전자자리 모델의 일반적 구조.
이 접근 방법은 Russell 등이 수행한 모든 쥐 돌연변이 연구에 사용됨(Searle, 1974)
수컷이나 암컷 어느 것이나 방사선 조사의 짝이 될 수 있다.

돌연변이율은 2.2 × 10^{-7} cGy $^{-1}$인 것으로 확인되었다. 이 값을 초파리에 대한 값 1.5~8 × 10^{-8} cGy $^{-1}$과 비교된다.

더욱 중요한 것은 쥐의 돌연변이를 유도에 있어서, **선량률 영향(dose-rate effect)**을 발견한 것이다. 수컷 쥐를 대상으로 한 연구는 90 cGym^{-1}와 0.09 mGym^{-1} 선량률 수준에서 수행되었다. 낮은 선량율에서는 돌연변이율이 크게 감소하였는데, 이는 쥐에서 돌연변이를 복구하거나 제거하는 능력이 매우 높음을 시사한다. 그러나 흥미로운 것은 선량률이 0.09 mGymin^{-1}의 $\frac{1}{10}$ 정도인 0.01 mGymin^{-1} 이하에서 같은 총 선량에 대해 돌연변이율은 더 이상 감소하지 않았다. 저자들은 선량률에 따라 달라지는 복구과정을 가정하고, 이때 0.09 mGymin^{-1} 선량률에서 돌연변이율이 포화될 수 있다고 생각한다.

Russells은 또한 암컷 쥐에서도 선량률 영향이 있음을 입증할 수 있었는데, 그 크기는 선량률 0.09 mGymin^{-1}에서의 단위 선량당 돌연변이율은 최대 선량률과 비교하면 8배 낮았다. 수컷에 방사선조사 직후 교미가 이루어지면, **정자(spermatozoon)**는 **생식세포(gamete)**의 단계에 있다. 마지막 경우는 선량률 효과가 입증되지 않는다. 이러한 발견은 수컷 생식세포의 후기 단계에서 DNA 손상을 복구할 수 없다는 앞서 우리가 관찰한 것과 일치한다(10장).

인간이 받은 배경 방사선량 이상의 방사선은 주로 의료용 노출로, 이는 짧은 기간 내에 분리된 사건들로 인체에 전달된다. 방금 설명한 선량률 효과를 사람이 일상적으로 받는 피폭의 관점으로는 설명할 수는 없다.

Searle(1974)는 쥐의 특정 유전자 자리 돌연변이 빈도에 대한 연구결과를 아래와 같이 요약하였다.

수컷 생식세포

1. 연구된 다양한 유전자 자리에서의 돌연변이 빈도는 상당히 차이가 난다 (복구의 차이?).
2. 쥐의 평균 돌연변이율은 초파리 보다 10~15 배 크다.
3. 이러한 유도된 돌연변이를 포함하는 정자는 정상 보다 독자 생존율이 낮다는 증거는 없다. 조사 후 길게는 2년이 지난 교배에 대해서도 돌연변이 발생 빈도의 변화는

관찰되지 않았다. 따라서 이런 돌연변이는 개체의 생식기간 내내 지속될 것이다.

4. 돌연변이 발생 빈도는 조사 당시의 생식세포의 발달 단계에 따라 크게 달랐다.
5. 자연 돌연변이 발생률과 방사선에 의한 유전자 자리 및 그 감수성 사이에 관계는 없다.
6. 선량률은 돌연변이 발생의 중요한 독립 변수로 작용한다.

암컷 생식세포

1. 성숙했거나 거의 성숙한 **난포(follicle)**은 암컷 배우자 단계에서 가장 큰 돌연변이 빈도를 보인다.
2. 초기 또는 미성숙 **난자(oocyte)**는 방사선 유도 돌연변이에 매우 강한 것으로 보인다.
3. 난자에서도 선량률 의존성이 나타나며, 복구 포화 상태가 되기 전에 수컷 보다는 훨씬 낮은 선량율로 확장된다.
4. 전체적으로 암컷 배우자은 수컷 배우자에 비해 방사선에 훨씬 덜 민감하다.

6 요약

배양 중인 포유류 세포와 쥐의 특정 유전자 자리 검사의 경우 돌연변이 발생 빈도는 1~5 $\times 10^{-7}$ cGy^{-1} 범위에서 상당히 일관되게 나타난다. 암컷 쥐는 특정 유전자 자리 돌연변이에 상당히 덜 민감하다. 쥐의 특정 유전자 자리 시험에서 보이는 강한 선량률 영향은 포유류 세포주에서는 발견된 결과의 특징은 아니다. 이온화 방사선이 유전자 돌연변이의 원인이라는 사실과 속설의 상당 부분이 초파리 연구에 기반한 것임을 기억해야 한다. 초파리의 돌연변이 빈도는 쥐의 특정 유전자자리 검사보다 10배 낮다.(쥐의 경우 10^{-7} cGy^{-1} 초파리의 경우 10^{-8} cGy^{-1})

참고 문헌

Bender, M. A., and Gooch, P. C. (1962). Types and rates of x-ray induced chromosome aberrations in human blood irradiated *in vitro*. *Proc. Nat. Acad. Sci. U.S.A.* **48**, 522-532.

Brown, J. M., and Kovacs, M. S. (1993). Visualization of nonreciprocal chromosome exchanges in irradiated human fibroblasts by fluorescence in situ hybridization. *Radiation Res.* **136**, 71-76.

Dalrymple, G. V., Gaulden, M. E., Kollmorgen, G. M., and Vogel, H. H. (1973). *Medical Radiation Biology*, Chap. 5. Saunders, Philadelphia.

deSerres, F. J., Mailing, H. V., and Webber, B. B. (1967). *Brookhaven Symp. Biol.* **20**, 56.

Gray, J. W., Pinkel, D., and Brown, J. M. (1994). Fluorescence *in situ* hybridization in cancer and radiation biology. *Radiation Res.* **137**, 275-289.

Knapp, A. G. A. C., and Simons, J. W. I. M. (1975). A mutational assay system for L5178Y mouse lymphoma cells, using hypoxanthine-guanine-phosphoribosyl-transferase (HGPRT) deficiency as a marker. *Mutation Res.* **30**, 97-110.

Kronenberg, A. (1994). Radiation induced genomic instability. *Int. J. Radiation Biol.* **66**, 603-609.

Lea, D. E. (1946). *Actions of Radiation on Living Cells*. Chaps. V and VI. Cambridge University Press, New York.

Little, J. B., Frenial, J-M., and Coppey, J. (1988). Studies of mutagenesis and neoplastic transformation by bivalent metal ions and ionizing radiation. *Teratogen. Carcinogen. Mutagen* **8**, 287-292.

Little, J. B., Gorgojo, L., and Vetrovs, H. (1990). Delayed appearance of lethal and specific gene mutations in irradiated mammalian cells. *Int. J. Radiation Oncol. Biol. Phys.* **19**, 1425–1429.

Lucas, J. N., and Sachs, R. K. (1992). Using three–color chromosome painting to test chromosome aberration models. *Proc. Nat. Acad. Sci. U.S.A.* **90**, 1484–1487.

Marder, B. A., and Morgan, W. F. (1993). Delayed chromosomal instability induced by DNA damage. *Molec. Cell. Biol.* **13**, 6667–6677.

Miiller, H. J. (1927). Artificial transmutation of the gene. *Science* **66**, 84–87.

Revell, S. H. (1955). In *Proceedings of the Radiobiology Symposium, Lidge, 1954*, Z. M. Bacq and P. Alexander, Eds., pp. 243–253.

Revell, S. H. (1974). The breakage–and–reunion theory and the exchange theory for chromosomal aberrations induced by ionizing radiations: A short history. *Adv. Radiation Biol.* **4**, 367–416.

Sabatier, L., Dutrillaux, B., and Martin, M. B. (1992). Chromosomal instability. *Nature* **357**, 548.

Sax, K. (1950). The effects of x–rays on chromosome structure. *J. Cell. Comp. Physiol.* **35** (suppl. 1), 71–82.

Searle, A. G. (1974). Mutation induction in mice. Adv. *Radiation Biol.* **4**, 131–207.

Seymour, C. B., Mothersill, C., and Alper, T. (1986). High yields of lethal mutations in somatic mammalian cells that survive ionizing radiation. *Int. J. Radiation Biol.* **50**, 167–197.

Sinclair W. K. (1964). X–ray induced heritable damage (small colony formation) in cultured mammalian cells. *Radiation Res.* **21**, 584–611.

Spencer, W. P., and Stern, C. (1948). Experiments to test the validity of the linear Rdose/mutation frequency relation in *Drosophila* at low dose. *Genetics* **33**, 43–71.

Susuki, N., and Okada, S. (1976). Isolation of nutrient deficient mutants and quantitative mutation assay by reversion of alanine-requiring LS178Y cells. *Mutation Res.* **34**, 489-506.

Thompson, L. H., and Suit, H. D. (1969). Proliferation kinetics of x-irradiated mouse L cells studies with time-lapse photography, II. *Int. J. Radiation Biol.* **15**, 347-362.

Waldren, C. A., and Johnson, R. T. (1974). Analysis of interphase chromosome damage by means of premature chromosome condensation after x- and ultraviolet irradiation. *Proc. Nat. Acad. Sci. U.S.A.* **71**, 1137-1141.

추천 문헌

Revell, S. H. (1974). The breakage and reunion theory and the exchange theory for chromosome aberrations induced by ionizing radiations: A short history. *Adv. Radiation Biol.* **4**, 367-416.

Searle, A. G. (1974). Mutation induction in mice. *Adv. Radiation Biol.* **4**, 131-207.

CHAPTER 14

고 선형 에너지 전달(LET) 방사선의 영향

1 서론

전반부 특히 4, 5장에서 큰 운동 에너지를 갖는 전자의 단위 트랙 길이당 에너지 전달률 개념에 대하여 자세한 논의를 하였다. 이 장에서는 X-선이나 감마선에 비하여 **고 선형 에너지 전달률(high linear energy transfer rate)**을 지닌 방사선과 관련된 물리학적, 화학적, 생물학적 현상의 차이를 자세히 살펴볼 것이다. 자연 환경에는 몇 가지 중요한 고 LET 방사선원이 존재한다. 건강 보호 및 방호 관점에서 가장 중요한 방사선원 중에 하나는 원자력발전소의 핵분열 반응에서 발생되는 중성자이다. 앞으로 핵융합이 중요한 발전 산업으로 된다면 여기서 발생되는 고 에너지(14 MeV) 중성자도 중요한 고 LET 방사선원이 될 것이다. 또한 항공 우주 환경의 비행사들은 태양으로부터 방출되는 고 에너지 양성자 등 고 LET 방사선원의 영향에 직면하게 될 것이다(Tobias and Todd, 1974). 또한 현대 물리학 연구의 중심에 있는 방사선 발생장치, 즉 고 에너지 가속기들(high energy accelerator)과 암 등의 방사선치료(radiotherapy)에 사용되는 첨단 방사선치료장치에서도 상당한 고 LET 방사선이 발생한다.

2 저지능과 선형 에너지 전달

선형 에너지 전달

선형 에너지 전달은 1장에서 ICRU의 정의에 따르면, 거리 dx을 통과하는 특정 에너지의 하전 입자에 의하여 매질에 국소적으로 투여되는(imparted) 평균 에너지 dE_L로 정의한다(1장 참조). 즉,

$$\text{LET} = \frac{dE_L}{dx}. \tag{14.1}$$

로 정의한다. 이러한 정의는 광자 산란 과정에서 발생되는 큰 운동 에너지를 갖는 전자들을 포함하지만 광자 자체는 중성 입자로서 이 정의에 해당되지 않는다. 그렇다면 LET는 물리학에서 일상적으로 통용되고 있는 **저지능(stopping power)**과는 어떻게 다른가? 저지능은 대상 매질의 단위 두께(길이) 당의 **에너지 손실(energy loss)**로 정의되며, 때로는 매질의 밀도로 보정된 저지능 값으로도 정의한다. 이때 밀도 보정 저지능은, dE/dx을 매질 밀도 ρ로 나눈 값이다.

LET와 저지능 간에 차이점은 구체적이고 중요하다. 물리학자들이 사용하는 저지능, dE/dx는 ICRU의 LET 정의처럼 하전 입자들의 에너지 손실에만 국한되는 것이 아니라, 고 에너지 전자의 생성이 없는 광자 빔 산란에 따른 에너지 손실도 포함한다. LET에 관한 ICRU의 정의에서 또 다른 중요한 제한점은 LET는 매질내에 국소적인 **에너지 전달률(energy transfer rate)**을 뜻한다는 것이다. 이 제한점은 방사선의 생물학적 작용 원리의 이해를 위해 LET 개념에 특별한 용도를 부여하는데, 그 작용은 **에너지 축적(energy deposition)**의 유형와 관계가 있기 때문이다. 이 책에서 여러 번 언급했듯이 어떤 생물학적 손상이 세포 내에서 발생하려면 세포 내에 에너지가 축적되어야 한다. 이러한 맥락에서 앞서의 국소적인 LET 식의 정의는 매질 내 에너지 축적 사건의 발생에 따른 생물학적 효과를 고려할 때, 입자 **트랙(track)** 선상 횡단면의 일정한 반경 이내로 에너지 축적 영역이 제한된다.

실제로 LET를 사용하려면 여러 가지 중요한 가정 조건을 전제해야 한다. 개개의 하전 입자 트랙의 세부 구조를 살펴보면, 각 트랙마다 에너지 축적 특성이 다름을 알

수 있다. 또한 각 입자의 초기 에너지가 동일한 하전 입자 집단에 대한 LET를 조사할 수 있는 경우는 매우 드물다. 더욱이, LET에 내포된 개념은 매질 내의 에너지의 연속적인 흡수, 즉 앞서 언급한 Bethe-Bloch의 "**연속 감속 근사(continuous slowing down approximation)**" 식이다. 끝으로 방사선 생물물리학에서 사용되는 LET는 하전 입자가 매질을 통과할 때, 실제 입자의 에너지가 국소적으로 전달되는 단위 시간당의 평균 에너지 흡수율로 표현된다. 고 LET 입자들에 의한 다양한 생물학적 효과는 주로 입자의 트랙에 근처에서 일어나는 이온화 사건에 의하여 발생됨으로, 연속 감속 근사는 적절한 명칭이라는 것을 알 수 있다.

방사선 생물학 실무에서는 중성 입자인 감마선 또는 X-선이 LET와 관련됨을 시사하는 일부 문헌도 있지만, LET의 엄밀한 정의는 **하전 입자(charged particle)**로만 한정한다. 또한 생체조직을 통과하는 중성 입자인 중성자에 대해서도 광자와 같은 불일치가 나타난다. 이 책에서 광범위하고 유용한 LET 활용법으로, 감마선이나 X-선의 경우에는 전자 트랙으로부터, 그리고 중성자의 경우에는 **반동 양성자(recoil proton)**나 조직 내의 핵반응 등의 상호작용 결과로 생성된 2차 하전 입자 트랙으로부터 에너지의 전달이 일어난다는 단순한 모델에 기반한다. Zirkle(1940)과 Tobias(1953)는 선형 에너지 전달의 중요성을 처음으로 인식한 후, LET의 개념을 도입하였을 때, 이 정의에 대한 한계점을 인지하고 있었지만, 그렇더라도 모든 에너지 손실 과정을 단일한 매개변수인 LET에 포함시켜 해석하는 것이 상당히 유용한 방법임을 알았다.

이 매개변수, LET의 에너지 전달 메커니즘과 이에 따른 방사선의 생물학적 영향을 논의하기에 앞서, 먼저 방사선과 관련되어 일반적으로 사용하는 LET 값을 정의하고, 둘째로 "저 LET 방사선에 의한 영향"과 "고 LET 방사선에 의한 영향"과 같은 느슨한 표현이 무엇을 의미하는지를 설명한다.

방사선 생물학 문헌에서 별도의 설명 없이 "저 LET 방사선" 이란 용어가 나오면 이는 통상적으로 사용 가능한 ^{60}Co나 ^{137}Cs와 같은 감마선원과 첨두 에너지가 50 keV나 그 이상인 실험실 X-선 발생장치들을 포함하는 **광자 선원(photon source)**을 의미한다. 전형적인 250 kVp X-선 발생장치에서 나온 X-선과 물질과의 상호작용으로 생체조직 내에서 발생된 전자는 약 2~3 keV μm^{-1}의 평균 LET 값을 갖는 반면, MeV 급 감마선원은 0.2~0.5 keV μm^{-1} 범위의 보다 낮은 평균 LET 값을 갖는다. 이와 같은 광자 기반의 방사선으로 수행한 실험은 일반적으로 저 LET 실험으로 분류된다. 우리는 이 방사선들을 관습상 '저 LET 선원'이라 부르지만, 사실 이런 에너지의 전달과 흡수 과정에서도 일부 고 LET 성분도 발생된다. 고 에너지 전자가 매질 내에서 감속 중에 일으키는 상호작용에서 발생되는 2차 전자인 **δ-선**은 감속 반응에서 생길 수 있는 고 LET 성분 중 하나이다. δ-선은 고속 전자와의 상호작용에서 튕겨져 나온 **반동 전자(recoil electron)**로서 고속 전자로부터 충분한 에너지를 받아 그 자체의 이온화 트랙을 생성한다. ^{60}Co 감마선과 상호작용에 의해 발생된 전자 트랙 주변에 0.1~1.5 keV 에너지의 δ-선이 발생되는데, 이들은 각각 33 및 9 keV μm^{-1}의 상당한 LET값을 갖는다. 이 LET 값은 각각 0.003 μm 및 1.0 μm의 δ-선의 짧은 **이동거리(range)**를 갖는다. 따라서 저 LET 방사선에서도 종종 이러한 고 LET 성분이 존재하게 된다.

다양한 자연 방사선원은 앞서 논의한 값들을 훨씬 높은 고 LET 방사선들이다. 높은 LET 값 때문에 특히 중요한 방사선원 그룹은 고 에너지 알파 입자를 방출하는 알파 붕괴 방사성핵종들이다. 예를 들면 ^{222}Rn 알파 입자는 100 keV μm^{-1} 정도의 LET를 갖는다. 중성자도 또한 생체조직과 상호작용할 때 발생되는 양성자등 반동 입자의 짧은 범위와 상당한 질량으로 인해 일반적으로 고 LET 방사선이 된다. 끝으로 현대 가속기에서는 고 에너지 중성자와 가속된 중이온 입자를 포함한 다양한 고 에너지 방사선을 생산할 수 있다. 이런 중이온과 관련한 LET 값의 범위는 10,000 keV μm^{-1}를 넘을 수도 있다.

3 이온화 작용과 Bragg 피크

제5장에서 매질 내의 하전 입자들 간에 정전기적인 쿨롱 상호작용에 대한 공식을 논의하였다. 이 식은 2차 전자와 매질과의 상호작용을 이해하는데 중요한데, 여기서도 고전 전자기학을 기초로 한 접근 방식으로 유도되었다. 핵심은 고 에너지 하전 입자에 대한 매질내의 "**에너지 축적률(deposition rate)은 하전 입자의 속도 제곱에 반비례**"한다는 것이다. 다른 말로는 입자의 운동 에너지에 반비례한다는 것이다. 정지되는 전자에게는 궤적의 함수로서 이러한 에너지 축적률은 별로 중요하지는 않다. 왜냐하면 전자는 질량이 매우 작아 개개로는 정지하기까지 구불구불한 경로로 이동하기 때문에, 감속

전자의 LET 변화는 부피 내의 전자들의 LET는 개개로는 의미가 없고, 집단 평균 LET로만 나타낼 수 있기 때문이다.

그러나 방사선 붕괴로 발생된 알파 입자, 중성자 산란 반응에서 발생된 반동 양성자, 그리고 가속기에서 발생된 중하전 입자들에 의한 에너지 축적 패턴은 실제로 중요하다, 이들 큰 운동량을 지닌 무거운 하전 입자의 진행 궤적은 매질 내에서 그 입자가 주변 원자들, 특히 궤도 전자들과의 정전기적인 상호작용에 의해 거의 영향을 받지 않아, 직선으로 진행함으로 에너지 손실률은 기하적인 의미를 갖기 때문이다. 다른 표현으로는, 가벼운 전자는 구불구불한 경로를 가지고 있고 모든 2차 전자는 흡수 매질내에서 동일한 위치에서 정지하지 않기 때문에, 전자 트랙의 끝 부분에서의 고 에너지 전달률은 매질 내에 다소 무작위로 분포될 것이다. 반면 무거운 하전 입자의 경우 초기의 큰 운동량과 짧은 이동거리로 인해 에너지의 대부분을 정지하기 직전인 트랙 끝에 내어놓는다. 이러한 특성은 물리학적, 생물학적으로 매우 중요한 의미를 내포한다.

연속 감속 근사식

하전 입자가 흡수 매질을 통과하면서 잃는 에너지 손실률에 대한 완전한 해석은 Bethe-Bloch(Evans, 1955)의 식으로 주어진다. 이 경우 정지 질량 M은 m_0보다 훨씬 크다고 가정하자. 이에 대한 복잡한 식의 유도 과정은 첨부된 Evans의 책을 참조 바란다. Bethe-Bloch의 연속 감속 근사식 보다 광범위하게 사용되는 식은 Curtis(1974)에 의해 제안된 것으로 다음과 같다.

$$\frac{-dE}{dx} = \frac{0.307z^{\star 2}Z}{A\beta^2}\left(\frac{\ln 2m_0c^2\beta^2}{(1-\beta^2)I} - \beta^2 - \frac{C}{Z} - \frac{\delta}{2}\right). \qquad (14.2)$$

그러면 왜 식 (14.2)를 연속 감속 근사식이라 부르는가? 하전 입자 산란 현상은 대한 설명으로 실제로 일정한 속도로 운동하는 하전 입자가 진행하면서 주변 원자들과 일으키는 많은 개별 산란 사건들로 표현된다. 연속 감속 근사법은 이 명칭이 시사하듯이, 입사 입자가 트랙 경로를 따라 진행하면서 연속적으로 에너지를 잃어간다는 '연속적인 에너지 손실'을 가정한다. 이 식은 매우 유용한데 왜냐하면 만약 매질 내에 무작위적인 산란반응을 하는 수많은 트랙이 있다고 하면, 이때 평균 에너지 손실은 Bethe-Bloch

식으로 잘 설명할 수 있기 때문이다.

식 (14.2)에서 $z^{\star}$는 매질 원자 내의 궤도 전자들에 미치는 입사 하전 입자가 지닌 유효 전하량으로서 낮은 속도일 경우에 전하량이 조정되며, 전자들이 완전히 벗겨지지 않은 매질의 원자의 경우에도, $z^{\star}$는 이 전자들에 의한 정전기적인 차폐 영향도 보정된다. 여기서 Z와 A는 흡수 매질의 각각 원자 번호와 질량이며 β는 광속에 대한 입자 속도의 비이다. 또한 m_0는 전자의 정지 질량, I는 흡수 매질의 평균 이온화 전위, C는 전자 껍질 보정 값의 합이다, 그리고 마지막 항 $\delta/2$는 응축된 매질 밀도에 대한 보정 값이다. 여기서 C/Z와 $\delta/2$ 밀도 보정 값은 대부분의 조건에서 매우 작으므로 무시할 수 있다. Bethe-Bloch 식의 중요한 의미는 비상대론적이나 상대론적 보정 있는 형태에서도 에너지 손실률은 주로 입자 속도의 제곱의 역수, 이 식에서는 $1/\beta^2$로 표현할 수 있다는 것이다. 하전 입자가 감속되는 동안 전자들을 포획하여 $z^{\star}$가 변하면 에너지 손실율은 $(z^{\star})^2/\beta^2$에 따라 변하는 것으로 손실율을 보다 더 잘 설명할 수 있게 된다.

Bragg 피크

그림 14.1은 무거운 하전 중입자의 에너지 손실률(LET)을 그 잔여 에너지의 함수로 표현한 것이다. 최대 에너지 손실은 입자의 트랙 끝에 접근할 때 일어난다(이때 잔여 에너지는 작음). 잔여 에너지에 대한 이러한 LET 분포 특성은 무거운 하전 입자의 특징이며, **브래그 피크(Bragg peak)**로 알려졌다. 그림 14.2와 같이 Bragg 분포는 흡수 매질 내의 트랙 거리에 따른 이온화 작용의 상대적인 크기의 표현으로서 더 일반적이다. Bragg 이온화 곡선은 처음으로 이를 체계적으로 조사한 W. H. Bragg(1912)의 이름을 따서 명명되었다. 그림 14.1과 그림 14.2 사이의 중요한 차이점은 앞의 식은 단위 길이당의 에너지 손실율(LET)을 잔여 에너지 E의 함수로 나타낸다는 것이다. 여기에는 선량이나 총 이온화량에 대해서는 간접적인 정보들만 들어있다. 그리고 그림 14.1에는 주어진 잔여 에너지에 대해 입자 빔에 남아 있는 입자의 수는 표시되어 있지 않다. 그림 14.2는 빔 침투 깊이의 함수로서 입사 빔에 의해 생성된 이온화에 대한 전체 이온화의 비율을 보여준다. 입자가 감속되고 정지하게 됨에 따라 이온화 LET가 어떻게 변동되는지에 대한 직접적인 정보는 표시되지 않는다.

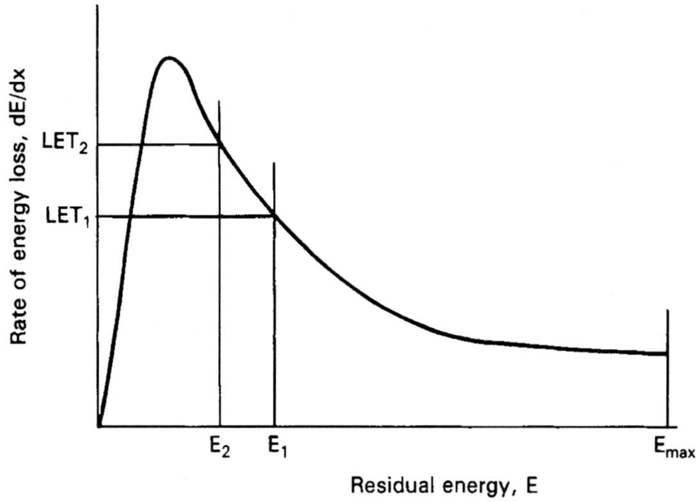

그림 14.1 무거운 하전 입자의 잔여 에너지에 따른 에너지 손실률.
에너지 손실은 유효 속도의 제곱에 반비례하는 것으로 보인다. E_1과 E_2는 LET_1과 LET_2 와 관련된 잔여 에너지이다. 에너지 손실률은 입자의 초기 에너지 (E_{max}) 근처에서는 거의 일정하다.

매우 큰 에너지(수 100 MeV) 입자인 경우 생체조직 내에서의 트랙의 길이는 상당히 길다. 한편 일반적인 방사성 핵 붕괴로부터 생긴 알파 입자, 또는 중성자 반응에서 생긴 반동된 핵의 경우에는 길이가 매우 짧다. 예를 들어 ^{210}Po 붕괴로 생긴 알파 입자는 초기 에너지가 5.3 MeV이며, 생체 내에서 트랙 길이는 35 μm로서 세포 몇 개의 크기에 불과하다. 이렇게 침투 깊이에 따라 LET가 급변하는 조건 밑에서는 LET 정의를 세분화할 필요가 있다. 예를 들어 세포내의 민감한 표적이 그림 14.1의 점 E_1에서 E_2까지의 거리에 비해 상당히 더 크거나 더 작은 경우라 한다면, 그 영역 또는 그 보다 큰 영역에서의 LET의 변화는 상당할 것이다. 이런 경우에 적용하기 위해 2가지의 개념적인 매개변수들이 개발 제안되었다.

식 (14.1)을 살펴보면 LET가 흡수 매질의 침투 깊이에 따라 달라질 뿐만 아니라, 민감 표적 크기에 상응하는 입구 측과 출구 측의 위치에서의 LET에 대응된 에너지를 각각 E_1과 E_2라면 LET의 변동은 그리 크지 않고, 따라서 LET는 좁은 범위의 단일한 값으로 할당할 수 있다.

이런 조건에서 ΔE와 ΔLET가 작을 때에만 LET를 정확하게 나타낼 수 있다. 이들 고려하면 일반적으로 2가지의 대체 가능한 LET 추정치를 사용할 수 있다. 이들은 트랙

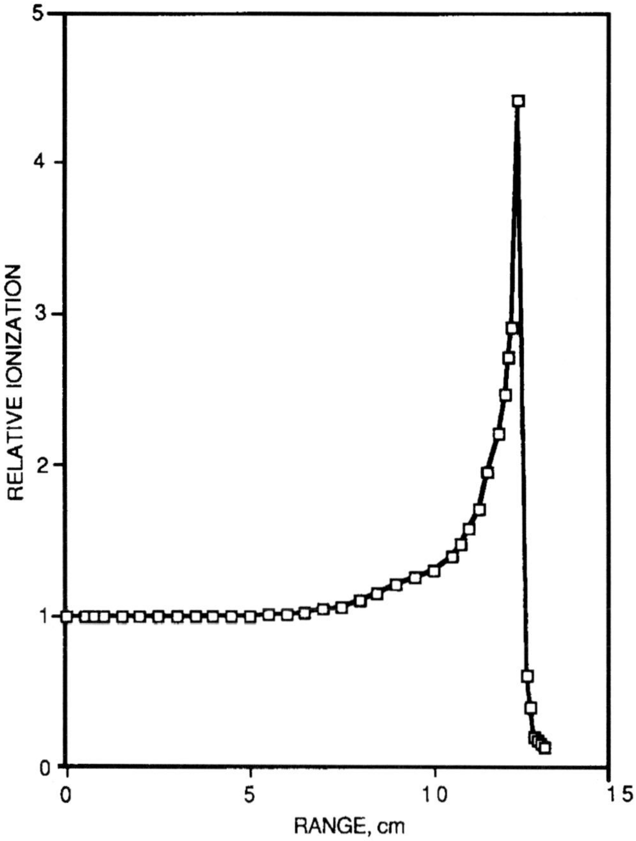

그림 14.2 425 MeV 네온 이온에 대한 Bragg 곡선, 물에서 실험적으로 측정한 곡선임. 미국 LBNL의 BEVALAC 가속기에서 측정한 것이며, 빔은 거의 단일 에너지임

구간평균 LET $(\mathrm{LET_{av}})_S$와 (a) 트랙 길이에 걸친 평균 LET $(\mathrm{LET_{av}})_T$ 또는 (b) 축적된 에너지에 대한 평균 LET $(\mathrm{LET_{av}})_E$이다.

LET의 수식화

트랙 구간 LET는 그림 14.1의 보면 명확히 이해된다. 그림에서 E_1과 E_2의 트랙 구간에서 평균 LET는 다음 식과 같이 놓을 수 있다.

$$(\mathrm{LET_{av}})_S = \frac{1}{(E_2 - E_1)} \int_{E_2}^{E_1} [\mathrm{LET}(E)]\, dE. \qquad (14.3)$$

정확히 하자면 트랙 구간 평균 LET는 에너지 범위 E_2에서 E_1 사이의 구간에서 LET 적분 값의 평균이며, 만약 E_2와 E_1이 LET가 서서히 변하는 곡선 내의 구간에 있다면 즉 E_{max} 근처에 있다면 다음이 성립한다.

$$(\text{LET}_{\text{av}})_S \approx \tfrac{1}{2}[(\text{LET})_1 + (\text{LET})_2]. \tag{14.4}$$

충분한 단일 에너지의 무거운 하전 입자를 이용하여 얇은 생체 표적내의 LET에 대한 생물학적 효과를 연구할 경우, 입자가 표적을 통과하면서 잃는 에너지 ΔE에 대하여 식 (14.3) (또는 얇은 표적의 경우에는 식 (14.4))는 트랙 중심선을 따라 발생하는 이온화 밀도를 비교적 명확하게 추정할 수 있다.

이런 특수 조건에서 행해진 실험들은 종종 **"트랙 구간 실험(track segment experiment)"** 이라 부른다. 다음에 설명할 일부 연구는 이런 기준을 충족한다. 보다 일반적인 경우 LET 계산은 트랙 평균 또는 에너지 평균을 사용한다. 이런 변수들은 평균화 방법에 크게 의존한다.

표 14.1 대표적인 방사선에 대한 트랙 평균 LET $(\text{LET}_{\text{av}})_T$와 에너지 평균 LET $(\text{LET}_{\text{av}})_E$

Radiation type	Track average LET (keV μm^{-1})	Energy average LET (keV μm^{-1})
^{60}Co gamma rays[a]	0.27	19.6
250 kVp x-rays[a]	2.6	25.8
3 MeV neutrons[a]	31	44
Radon alpha rays	118	83
14 MeV neutrons[a]	11.8	125
Recoil protons	8.5	25
Heavy recoils	142	362

[a] LET values derived from the LET's of the charged particles produced in scattering interactions.

원칙적으로 식 (14.1)은 움직이는 하전 입자의 에너지 평균 또는 트랙 평균으로 정의할 수 있다. 실제적으로는 에너지 평균과 트랙 평균의 정의를 비교해보면, 흡수되는 에너지에 따라 상당한 차이를 보인다는 점이 가장 눈에 띈다.

초기 에너지 E_0를 가진 중성자의 에너지 평균 $(\text{LET}_{\text{av}})_E$는 그 중성자의 트랙 길이 L을 진행하는 동안 중성자에 의해 발생하는 모든 하전 입자들의 초기 운동 에너지를 더하면 얻어진다. 그러면 에너지 평균 LET, 즉 $(\mathrm{LET_{av}})_E$는 두 물리량의 몫이 된다. 반면에 트랙 평균 LET는 전체 트랙에서 초기 입자에 의하여 축적된 모든 에너지의 합으로 얻어진다. 이 때 길이 L에 국소적으로 축적되지 않은 에너지는 계산하지 않는다. 따라서 $(\mathrm{LET_{av}})_T$는 일반적으로 $(\mathrm{LET_{av}})_E$ 보다 작은 값이 된다. 표 14.1는 일부 방사선에 대한 각 LET 간의 비교를 보여준다.

4 생물학적 손상에 대한 LET의 중요성

방사선이 생리활성 분자에의 상처(lesion) 또는 회복 불가능한 손상을 일으키는 일반적 영향은 생체에서 발생되는 이온화 또는 여기 작용에 의한 사건들의 공간적 분포에 크게 좌우된다. LET가 생물학적으로 끼치는 영향을 시각화할 수 있는 유용한 방법으로 2가지로 단순화된 극단의 경우를 생각해보자. 저 LET 방사선(예: 감마선)의 경우, 하전 입자(주로 산란된 전자)의 경로를 따라 발생하는 에너지 전달 사건들 간의 거리는 수 100 nm 수준이다. 앞 장에서 설명하였듯이, 이러한 상황에서는 방사선 화학에 의한 이온화 사건의 생성물을 포함한 부피 요소들이 결부되어 상호작용할 가능성은 거의 발생되지 않는다. 그러므로 DNA 분자에 복구 불가능한 손상을 초래하는 이런 사건들 사이에는 협력적인 상호작용이 거의 또는 전혀 없게 된다. 이런 일반화는 방사선의 직접 작용과 간접 작용 모두에 해당된다.

반면에 고 LET 방사선의 경우 이온화 영역들이 서로 가깝게 형성되며, 이들 내에서 물이나 생체분자 자체의 작용에 의해 이온화에 의한 손상의 연속적인 사슬(chain) 또는 기둥(colume)을 형성하게 된다. 이 점에 대한 간단한 계산 예로서, 0.25 keV $\mu\mathrm{m}^{-1}$의 트랙 평균 LET를 갖는 2차 전자를 발생시키는 감마선을 가정하자. 그리고 스퍼(spur)당 평균 에너지 전달량을 60 eV으로 가정하자.

이때 트랙을 따라 스퍼 간격은,

$$250\ \mathrm{eV}/60\ \mathrm{eV} = 4\ \text{events per}\ \mu\mathrm{m},$$

즉 250 nm이 된다.

이제 트랙 평균 LET가 118 keV μm^{-1}인 라돈의 알파 선에 대해 동일한 가정을 하자. 비슷한 가정을 적용하여 스퍼당 평균 60 eV의 에너지 전달을 가정하면, 이번에는

$$118,000\ eV/60\ eV = 2,000\ events\ per\ \mu m$$

즉 평균 사건당 간격이 0.5 nm 정도다 된다.

분명히 후자의 경우 단일 스퍼의 이온화 반응 생성물은 인접한 스퍼의 생성물과 결부되어 상호작용할 것이며, DNA에 두 가닥 이상의 손상에 따른 협동 손상 개념이 정확하다면 후자 형태의 방사선이 실제로 세포의 불활성화에 더욱 효과적일 것이다.

직접 작용 대 간접 작용

고 LET 방사선의 선량은 생체분자보다 생체내의 물에서 더 우선적으로 작용한다. 따라서 생체 내에서 이온화 작용이 발생할 때마다 일반적으로 물의 방사화학 작용이 발생한다. 모든 생성물은 X-선을 조사 후와 같은 방식으로 생성되고, 생성 위치로부터 주변으로 확산된다. 물의 방사선분해 생성물들은 수성 시스템(aqueous system)에서 저 LET 방사선으로부터 발생되는 모든 화학적 손상을 일으킬 수 있다. 그러나 앞에서 서술한 사건 분포로 인해, 물 라디칼 간에 발생하는 상호작용이 훨씬 더 많을 것이다. 고 LET 방사선에 관련하여 더욱 중요한 것은 이온화 반응이 중요한 생체 활성 분자 내에서 직접 일어난다는 것이며, 2개 이상의 상처(또는 세포 불활성 모델에 따른 용어로 말하자면 하위상처) 들이 협력적 상호작용을 위해 충분히 근접하여 형성될 가능성이 높다는 것이다. 이는 단순히 이온화 사건의 밀도가 매우 높고, 트랙이 세포나 세포핵을 통과하지 않더라도, 이온화 사건이 중요한 생체분자의 부피 내에서 발생할 가능성이 높기 때문이다. 중요한 분자가 실제로 DNA인 경우, 크기가 길기 때문에 이온화 트랙 내에서 작용이 일어날 가능성은 더욱 커진다.

여러 방사성 영향 **조절제(modifier)**는 간접 작용에 대한 조절 작용을 통해 작동하는 것으로 알려져 있다. 이들 중 가장 중요한 것은 산소이며, 고 LET 방사선에 대한 산소 역할과 관련성에 대해서 다시 논의할 것이다. 다른 라디칼 청소제(scavenger)들도 물의 방사선분해 생성물들과 경쟁할 것이다. 이러한 각각의 방사선 반응 조절제는 매우 높은 고 LET 방사선의 경우, 거의 불활성이고, 중간 정도 높은 LET 방사선의 경우에도

활성이 제한적일 것으로 보인다. 이러한 증거는 고 LET 방사선의 경우, 방사선의 직접적인 작용이 우세하다는 것을 강력히 시사하지만, 간접적인 작용은 여전히 수성 환경에서 확실하게 발생하며, 이것이 발생하는 한 방사선 조절제가 반응에 개입할 것이다. 간접 효과는 보다 효과적인 직접 작용과 공존할 때는 영향을 거의 끼치지 못한다.

우리는 산소 효과는 건조 상태에 있는 생체활성 분자에 방사선 조사할 때 특성이 잘 나타난다는 점을 기억하자. 건조 상태에서는 직접적인 효과가 분명히 우세할 것이다. 그렇다면 고 LET 방사선의 직접 작용 생성물에 대한 산소 효과를 입증할 수 없는 이유는 무엇인가? 산소가 존재할 때는 실제로 반응할 것이지만지만, 고 LET 방사선 트랙에 의하여 유발되는 손상은 일반적으로 광범위하고 종종 비가역적이기 때문에 산소에 의한 손상의 고정은 그 과정에서 필수 요소는 아니다.

5 상대적인 생물학적 효과

다양한 방사선의 영향을 고려하고 LET의 역할을 평가하기 위해서는 비교 지표가 필요하다. 이러한 목적에서 일반적으로 사용되는 용어가 **생물학적 효과비(RBE)**이다. 이는 1장과 본문 여러 곳에서 RBE에 대한 ICRU의 명시적인 정의가 기술되어 있다. 간단히 말해서, RBE는 기준 방사선과 비교 방사선을 사용하여 동일한 생물학적 종결점을 생성할 때의 흡수 선량 값의 비이다. 동일한 생물학적 종결점을 만드는 비교 방사선의 흡수 선량(absorbed dose) 값이다. 기준 방사선의 흡수 선량 값보다 작으면 RBE 값은 1보다 크다 (명확한 정의는 1장 참조). RBE 식은 다음과 같다.

$$\text{RBE} = \frac{\text{dose for given end point (reference radiation)}}{\text{dose for given end point (test radiation)}}. \quad (14.5)$$

그런데 "**RBE 개념에는 매우 심각한 한계**"가 있다. 그것은 두 방사선의 생물학적 효과에 대한 선량-반응 곡선이 매개 변수(흡수 선량)에 대하여 동일한 함수 형태로 기술될 수 있다고 가정함으로써, "**단순한 곱셈 선량 보정 정도로 두 반응의 차이(비)를 설명할 수 없다**"는 점이다. 달리 말하자면, 정의된 RBE는 추정되는 반응의 수준과는 독립적이어야 한다. 그러나 실제로 그런 경우는 매우 드물다. 그림 14.3이 그 중 한 예이다. 그림 14.3에 단순화된 형태로 표시된 Schneider와 Whitmore(1963)는 동일한 두 방사선원을 사용하여 여러 세포주를 조사한 결과 모든 세포주의 반응 간에는 상당한 유사성을 발견했다. 여기서 핵심 문제는 RBE 산정에 적용할 적절한 생물학적 종결점을 결정하는 것이었다. 특별한 경우로 그들은 D_0 값의 비율을 정했고, 이런 방식으로 계산해 보면 RBE가 2.0~2.2 범위에 있다는 것을 발견하였다. 반면에 외삽 수 비율은 세포주에 따라 달라지는데, 2보다 약간 큰 것부터 6보다 큰 것까지 다양했다.

RBE를 설명하는데 자주 사용되는 또 다른 변수는 등가적인 생물학적 반응을 나타내는 선량의 비율이다. Schneider와 Whitmore는 이 방법을 사용하지 않았으나, 본 저자(E. Alpen)는 그들의 데이터를 이용하여 세포 사멸에 대한 RBE를 10% 생존 수준과 1% 생존 수준으로 설정하여 계산해보았다. 계산 결과 RBE 값은 각각 2.6과 2.3이였다. 생존율이 낮아짐에 따라 RBE 값도 낮아지는 반응 수준에 따른 이러한 경향은 아주 일반적인 것이다. 생존 곡선의 어깨가 없고 단순 지수 함수로 설명이 되는 1차 생존 곡선인 경우에만 RBE가 상수로 결정된다. 이러한 차이점은 주어진 방사선의 상대적

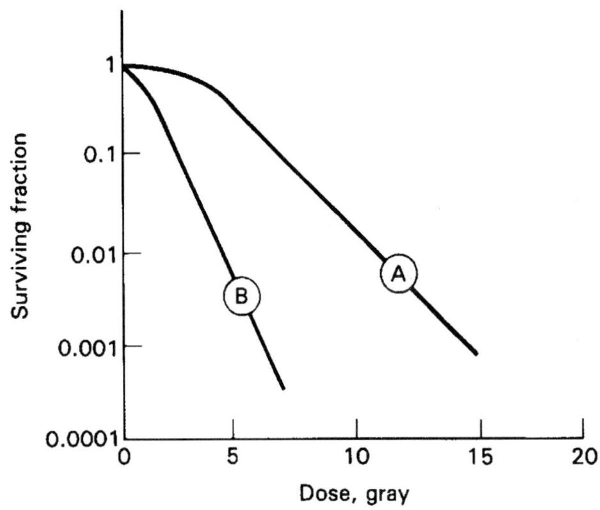

그림 14.3 280 kVp X-rays (A)과 고속 중성자 (B)에 노출된 햄스터 섬유아세포의 생존 곡선. 고속 중성자의 LET는 약 30 keV μm^{-1} 이다. X-선의 D_0는 1.45 Gy이며 중성자의 D_0는 0.65 Gy 이다. 여러 실험에서 중성자의 외삽수 수는 1.1~20이며, X선의 경우는 4~10으로 가변적이었다. (Schneider와 Whitmore (1963) 연구 이후)

효과에 대한 단일 값의 지표가 될 수 있는 매개변수로 RBE를 사용하는 데 어려움이

있음을 명백히 보여준다. 저 LET 곡선은 일반적으로 다중 표적-단일 타격 유형의 곡선 또는 α와 β값이 0이 아닌 선형-2차 곡선 형식으로 상당히 잘 맞는 것으로 보인다. 반면 고 LET 곡선은 단일 타격 곡선이나 β값이 0이거나 매우 작은 선형-2차 곡선에 더 잘 맞는다. 모든 수준의 반응에 적합한 선량 보정 계수(또는 상수)로 사용할 수 있는 RBE는 거의 아니 전혀 존재하지 않는다. 모든 수준의 반응에 유효한 단일 RBE를 도출할 수 있는 유일한 특별한 경우는, 반응과 선량의 로그 그래프에서 두 곡선들이 모두 직선인 경우이다. 이 특수한 경우에 RBE는 D_0 또는 불활성화 계수 사이의 적절한 비이다.

방사선 방호 목적으로 RBE 값은 최악의 경우에도 인체 보호를 보장받도록 보수적인 방법으로 선택된다. 이렇게 선택된 값은 방사선 방호 목적의 방사선 가중치 w_R를 추정하는데 사용된다(제1장 등가 선량 정의 참조).

RBE로 생물학적 효과를 기술하는 것은 한계가 있기는 하지만, 방사선 방호 목적으로는 여전히 사용 가능한 유일하고도 편리한 방법이다. 이러한 목적으로 RBE를 사용하면, 도출된 매개 변수들의 한계성와 위험성을 고려하는 한, RBE-LET 관계를 어느 정도 성공적으로 설명할 수 있다.

6 LET에 대한 RBE의 의존성

RBE/LET 관계의 생물물리학적 설명

7장의 표적 이론의 고려사항을 보면, 어떤 단일 활성 사건이 특정 종결점을 생성할 때, 그 사건 이후에 발생되는 추가되는 사건은 해당 부피에서 추가적인 생물학적 불활성화를 초래하지 않는다고 본다. 고 LET 방사선에서는 앞의 "**낭비된 타격(wasted hits)**"에 해당되는 여러 사건의 발생할 가능성이 LET가 증가함에 따라 증가한다. 용액 속의 박테리아, 일부 바이러스의 생물학적 활성분자 및 기타 시스템을 포함한 여러 시스템의 경우를 보면, 고 LET로 인하여 예상되는 생물학적 효과 감소가 관찰된다. 그림 14.4는 그런 관계의 예이다. 그림에서는 이러한 표적 이론의 예측에 따라 LET가 증가함에 따라 방사선 효율성이 다소 완만하고 단조롭게 감소한다.

그러나 포유류 세포의 클론생성 생존, 염색체 이상, 체세포분열 지연 등, 정상적인 포유류 조직에서의 후기 영향 및 암 발생 등과 같은 종결점을 사용하는 다양한 사례가 있으며, 이들에 대해 그림 14.4로는 이를 모두 정확하게 설명할 수 없다. 일반적으로 이러한 시스템들의 세포 불활성화 또는 기타 종결점들은 단일 타격 표적이론으로는 설명할 수 없고, 어깨가 있는 생존 곡선(shouldered curve)으로만 설명이 가능하다. 그러나 적어도 하나의 시스템, 쥐의 정자줄기 세포의 생존이 있는데, 이 시스템에 대한 생존 곡선은 분명히 단일-타격 모델을 따르지만 이것의 LET-RBE 의존성은 그림 14.4의 설명과는 같지 않다(Alpen and Powers-Risius,1981).

특히 선량-반응 관계가 시그모이드 형인 세포 시스템의 종결점에 일반적으로 적용할 수 있는 LET-RBE 관계식으로 Todd(1965)와 여러 사람들이 제안한 것들이 있다.

그림 14.5의 LET-RBE 곡선(Blakely et al. 1984)의 특징은 LET가 증가함에 따라 RBE도 단조롭게 증가하여 일정한 최고 값에 도달한다는 것이다. 연구된 많은 세포 시스템의 경우, 최대 RBE에 대응된 LET는 약 100~180 keV μm^{-1} 구간이다. 이 보다 높은 LET 값에서 RBE는 그림 14.5와 같이 인간과 햄스터 세포주 모두에서 비슷한 방식으로 역시 단조롭게 감소하는 것으로 나타난다.

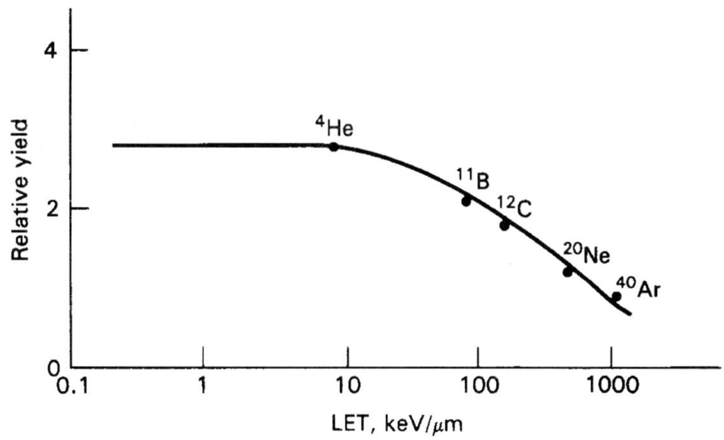

그림 14.4 다양한 LET 방사선에 의한 트립신(trypsin)의 불활성화.
Brustad 등(1967)은 가속기에서 생성된 하전 입자 빔을 사용함.
Hendrickson(1966) 참조.

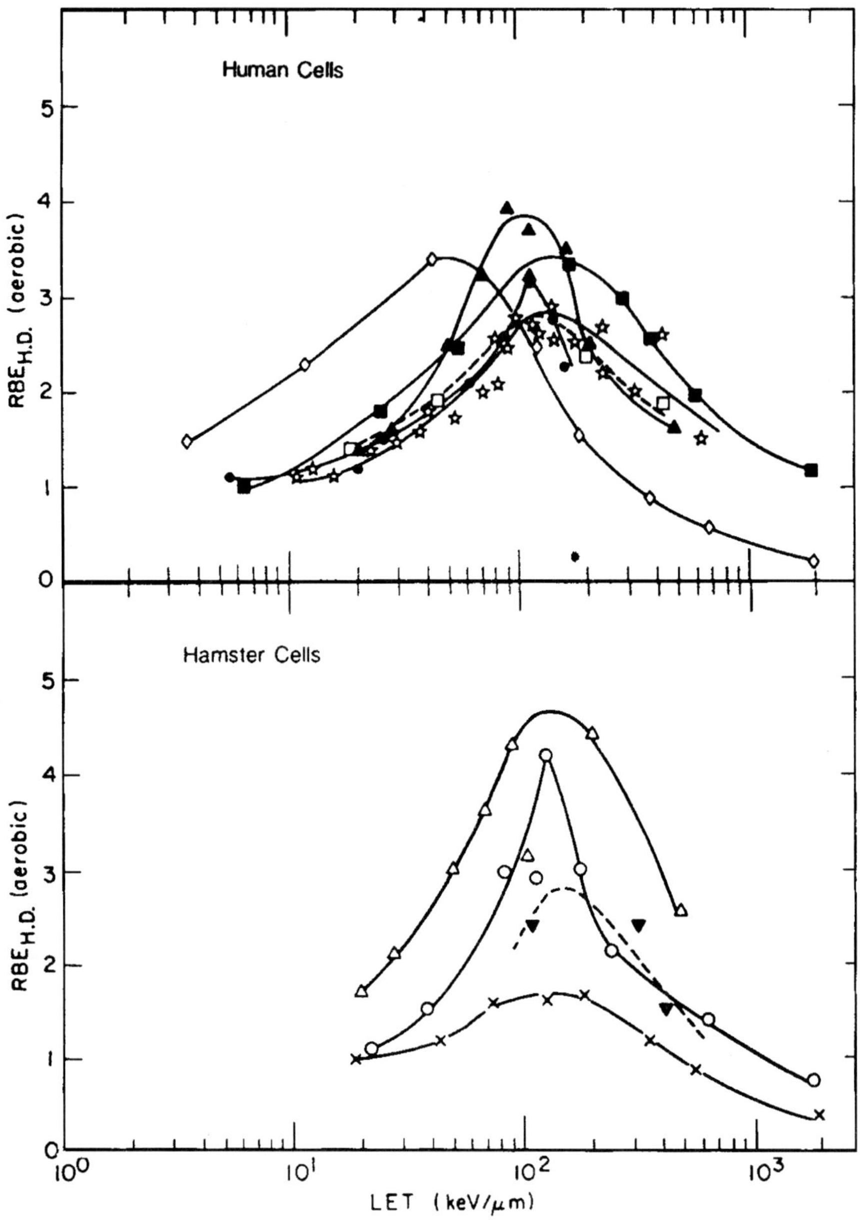

그림 14.5 여러 연구자들에 의해 측정된 인간 세포주 6종과 햄스터 세포주 4종에서 발견되는 LET 함수로서 RBE 값 범위. 세로축은 생존율 0.1에 대해 측정된 RBE 값임. 모든 세포주에 대해 동일한 종결점을 갖음[Blakely 등(1984)의 허가를 받아 재생산].

그림 14.5에 표시된 데이터는 여러 문헌에서 추출한 자료들로 어떤 경우에는 초기에 낮은 에너지 빔을 사용하고, 다른 경우에는 높은 에너지의 빔을 사용하여 측정된 것이다. 여기에 사용된 세포주의 종류나 방사선원 종류는 최대 RBE의 위치에는 거의 영향을 미치지 않는 것으로 보인다. 다양한 인간 세포주의 최대 RBE 값은 LET 범위가 80~200 keV μm^{-1}일 때이고, 햄스터 세포주의 최대값들은 LET 100 keV μm^{-1} 근방에서 밀접히 그룹화 됨을 볼 수 있다.

그림 14.5를 설명하기 위해 과거에 여러 모델이 제시되었으나, 어느 것도 만족스럽지 않았다. 초기 모델들은 LET 증가에 반대방향으로 감소반응을 하는 메커니즘을 가정했다. 예를 들자면, Zirkle과 Tobias(1953)의 모델은 LET 증가에 따라 하나는 RBE가 증가하고 다른 하나는 감소하도록 형성된 2개의 반응 종류를 제안했다. 이들 모델은 인정받지 못했으며, 현재는 DNA의 협력 효과에 기반한 모델이 널리 받아들여지고 있다.

이 협력 효과 모델은 7장에서 설명한 분자 모델과 마찬가지로 방사선이 DNA 나선이나 그 근처에 이온화가 충분히 흡수되어, 두 가닥이 모두 끊어지는 방식으로 전달될 때, DNA 손상이 가장 효과적으로 발생한다고 제안한다. 이 문턱 값 이하의 이온화 밀도는 쉽게 복구할 수 있는 손상을 일으키는 반면, 그 이상의 이온화 밀도는 단순히 추가적인 비효과적인 손상을 일으키므로 방사선의 세포 사멸 효과가 감소한다고 본다. 최대 효과는 "과도한 살상(overkill)" 또는 낭비되는 이온화 에너지 없이 치사적인 손상을 일으킬 수 있을 만큼의 에너지가 축적될 때 나타난다고 본다.

그림 14.5의 RBE에 대해 사용된 변수는 10% 생존 수준 종결점에 대한 등가 유효 선량의 비율이라는 점에 유의하자. 따라서 이 절의 앞부분에서 설명한 심각한 제한 사항이 적용된다. 만약 더 낮은 생존 수준을 사용한다면 RBE도 모두 낮아질 것이다.

7 세포 주기에 따른 방사선 감수성

세포주의 클론생성 생존에 대한 대부분의 체외 시험관내 연구는 기하급수적으로 증식하는 세포 군집을 대상으로 하여 수행된다. 이러한 경우 세포 주기의 다양한 분기(G1, S, G2, M)에서 나타나는 방사선 민감도의 변화는 서로 가려진다. 세포 주기의 각 분기에서 민감도에 차이가 있다는 첫 증거로는 Elkind와 Sutton(1960)가 수행한 준치사적 손상 복구와 관련된 연구에서 얻은 데이터였다. Terasima와 Tolmach(1961)는 최초로 **동기화된 세포들(synchronized cell)**을 사용하여 유사분열 후의 세포 연령의 함수로서 방사선 민감도를 측정하였다.

그 후로 다양한 세포주의 세포 연령별 방사선 감수성을 설명하는 여러 보고서가 발표된다. HeLa s3-91V 세포를 이용한 Terasima와 Tolmach의 연구는 방사선 조사 시점에 유사분열중인 세포에서 감수성이 크게 증가함을 보고했다. 그 다음으로 민감한 시기는 DNA 합성기(S기)였다. 불행하게도 세포 주기 연령별 민감도는 세포주에 따라 크게 다르다. 모든 세포주에서 공통적으로 높은 감수성을 보이는 시기는 세포 분열기(M기)때이다.

최근 수년 동안 고 LET 방사선에 대한 세포 연령별 방사선 감수성에 대한 매우 주의 깊은 연구가 수행되었다(Blakely 등, 1985). 그러나 공통적인 발견은 세포에 고 LET 방사선을 조사하면 대부분의 세포 연령별 방사선 감수성 변화가 사라진다는 것이다.

8 고 LET 방사선과 산소 효과

앞서 6장에서 방사선 반응에 대해 가장 잘 알려진 변형제인 산소에 대하여 설명한 바 있다. 방사선의 효과를 강화시키는 분자 산소에 의한 역할인데, 이를 산소 효과(oxygen effect)라 설명하였다. 또한 세포의 클론생성 능력 상실을 유발하는 방사선의 영향을 증가시키는 산소 효과를 정량화하기 위해 도입된 매개변수도 설명하였다. 이 변수는 **산소 효과비(OER, oxygen enhancement ratio)** 또는 산소 증강비로 부르며, 산소가 완전히 포화된 매질에서 주어진 수준의 세포 사멸에 필요한 선량(또는 해당 매질에 대한 다른 생물학적 종결점)과 완전 무산소 매질에서 동일한 수준의 사멸을 달성하는 데 필요한 선량, 일반적으로 순수 질소 기체 분위기에서 방사선의 비율로 정의된다. OER의 수학적 표현은 아래와 같다.

$$(\mathrm{OER})_{0.1} = \frac{\text{dose in } \mathrm{N_2} \text{ for s.f. of } 0.1}{\text{dose in } \mathrm{O_2} \text{ (or air) for s.f. of } 0.1}, \qquad (14.6)$$

식에서 s.f.는 생존 분율(surviving fraction)이다. 반응 수준은 특정되어야 하며, 여기서는 예로 그 값을 0.1, 즉 10%로 잡았다. 식 (14.6)은 생존율 0.1에 대한 것이지만 필요시 어떤 적절한 수준 값을 택해도 된다. 예를 들면 환자 개인에게 주어지는 방사선 분율이 1~2 Gy인 방사선치료에서는 OER은 그 선량 수준에 적합한 생존율, 예를 들어 보통 0.5를 취한다.

분자 산소의 증강 작용에 대해 일반적으로 받아 드려지고 있는 모델의 기본 메커니즘으로는 산소가 DNA와 같은 중요 분자들의 라디칼 반응에 개입하여, 다른 청소제와 경쟁하는 방식으로 세포의 복구 메커니즘에 의해 복구되기도 전에 손상을 고착시킨다는 메커니즘에 기반한다. 방사선 조사시 생성물인 과산화 라디칼(peroxidated radical)은 원래의 DNA 라디칼 보다 더 안정적으로 수명이 더 길며, 이들은 DNA 분자에 비가역적 손상이나 복구 오류를 일으킬 가능성이 더 크다.

수용액에서 산소 효과는 간접 작용 경로를 통해 그 효과를 나타내므로, 산소 효과 증강 작용은 DNA에 대한 방사선의 직접 작용을 통해 손상이 발생하는 정도에 따라 억제될 것이라고 가정해야 한다. 이는 특히 직접 작용으로 인한 손상이 너무 광범위하여 세포 내부 청소제를 통한 복구가 효과적이지 않을 경우에 특히 그렇다. Barendsen(1968)과 Blakely 등(1984)은 LET가 증가하면 OER이 단조롭게 감소한다는 것을 보였다. 이 데이터는 LET가 잘 정의된 단일 에너지의 하전 입자를 사용하는 실험을 통해 수집되었는데, 실제로 이 LET는 트랙 구간 LET 실험에서 $[(\mathrm{LET}_{\mathrm{av}})_S]$라 정의된 단일 에너지의 LET였다. Barendsen 데이터는 그림 14.6에 도시되어 있다.

그림에서 LET가 200 keV $\mu\mathrm{m}^{-1}$까지 OER은 1.0으로 연속적으로 감소함을 볼 수 있다. 이 연구자들이 제시한 광범위한 생존 곡선 데이터에서 OER-LET 관계에 대하여 몇 가지 흥미로운 점을 보여준다. LET가 증가함에 따라 곡선의 어깨 부분은 감소하며, 어깨 부분이 감소하면 OER도 감소를 동반한다. 생존 곡선의 어깨가 간접 효과에 의해 복구 가능한 손상과 관련이 있는 경우, 고 LET 방사선의 경우에는 대부분 치사적인 작용은 직접 효과에 의하여 일어남으로 LET가 증가함에 따라 외삽 수가 감소하는 것은 그리 놀라운 일은 아니다. 이 그림이 단순한 것이 아니라는 것은 생존 곡선에서 외삽수는 1이지만 OER은 최소값인 1.0까지 떨어지지는 않았다는 사실에 의해 입증된다. 예를 들면 트랙 평균 LET가 110 keV $\mu\mathrm{m}^{-1}$인 4 MeV 알파선의 경우, 산소 또는 질소 속에서 측정된 생존 곡선의 연장수는 1.0이며, 산소 곡선이나 질소 곡선에는 어깨 부분이 없다.

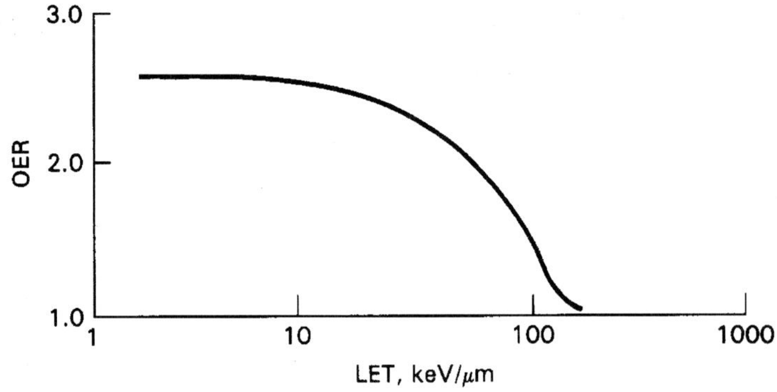

그림 14.6 Barendsen은 인간과 동일한 포유류 세포주에 대해서 광범위한 LET 값 범위에서 산소 강화율을 측정하였다. 모든 데이터들은 250 kVp X-선의 LET 값보다 큰 LET 값에서 단일 에너지 하전 입자의 실험을 통하여 수집한 값들이다. 250 kVp X-선의 평균 트랙 LET는 1.3 keV μm^{-1}라 가정한다. Barendson(1968)을 이용하여 그렸음.

그러나 이 방사선의 OER은 1.3이다. 다시 말해 생존 곡선에 어깨가 없음에도 불구하고 산소가 있으면 상당한 방사선 증강 효과가 여전히 존재함을 의미한다.

이러한 관찰 결과를 어떻게 해석할 수 있을까? 아마도 가장 좋은 설명은 실제로 간접 효과로 인해 세포 사멸에 어느 정도 기여가 있으며, 이러한 세포 사멸은 알파 입자의 상호작용이 지연되는 동안 형성되는 2차 전자인 δ-선에 기인할 수 있다는 것이다. 적어도 일부 트랙에서 이러한 δ-선은 초기 알파 입자의 LET 값보다 훨씬 낮은 LET 값을 갖는다.

9 고 LET, 선량률 및 분할조사

고 LET 방사선에 대한 생존 곡선은 LET가 증가함에 따라 점점 작아지는 어깨를 가지고 있다. 즉, 외삽수가 1.0에 접근한다. 외삽수가 복구 능력을 반영하는 한, LET가 증가함에 따라 복구 능력이 감소할 것으로 예상할 수 있고, 실제로 이런 사실들이 관찰된다. 8장에서 Elkind-Sutton 유형의 분할 선량 조사 실험을 설명할 때, 고 LET 방사선의 경우 2번째 선량을 투여하기 전, 지연기간 동안 어깨가 아주 제한적으로 나타나는 것을 언급했다. 이는 손상이 준치사나 잠재적 치사나 관계없이, 고 LET 방사선조사 후에 복구가 제대로 되지 않거나, 복구가 전혀 이루어지지 않은 것으로 보인다.

일반화하자면 선량의 분할이나 낮은 선량률 모두 고 LET 방사선의 효과를 감소시키지 않으며, LET가 100 keV μm^{-1} 이상에 접근할 때까지 복구가 완전히 억제되지 않는다.

여러 보고서에 따르면, 고 LET 방사선 분할조사는 실제로 고 LET 조사 효과를 향상시킬 수 있다고 한다. 이에 대한 첫 보고는 Ainsworth 등(1976)의 보고서로, 중성자 분할조사에 의하여 효과가 강화된다는 것이다. 또 다른 보고서로는 Ngo (참조: Blakely 등 1984) 체외 시험관에서 성장한 세포에 고 LET의 아르곤(Ar) 이온을 분할조사한 생존 연구에서 그 증강 효과를 입증하였다.

10 고 LET 방사선의 후기 영향

발암

중성자에 의한 발암

고 LET 방사선 조사 결과로 유발된 암에 대한 획기적인 초창기 연구 중 하나는 Upton 등(1970)의 연구였다. 그 전에도 몇몇 연구가 선행되었지만, 선량 측정 및 실험 설계 등에서 부족한 점이 있었다. Upton 연구에서는 수 100 마리의 RF 쥐에 다양한 선량과 선량률 별로 방사선을 조사를 했다. 중성자 조사 동물의 경우, 선량률은 하루 동안 40 μGy~10 cGy였으며, 총 선량은 1.6~1,000 cGy로 다양하게 조사하였다. 감마선 조사 경우 선량률은 1일 당 1 cGy부터 짧은 시간으로 총 선량은 1 cGy~100 Gy였다. 개개 동물들의 수명을 추적하고 자연 사망시 종양이 있는지 부검했다.

예상대로 천천히 감마선 조사를 하면 짧은 시간동안 조사한 것 보다 평생 종양 발생률은 감소했다. 반면 중성자 조사의 경우, 같은 선량을 한 번에 받는 것보다는 하루에 걸쳐 서서히 받는 것이 종양발생 효과가 더 컸다. 이는 고 LET 방사선의 총 선량을 일정하게 유지하면서 선량률을 감소시키면 종양발생 효과가 커진다는 것을 보여주는 좋은 사례이다. 쥐의 종양 유형에 따른 반응은 종양 발생률과 선량률의 영향 모두에서 이 계통의 쥐에 대해 매우 다양했다.

예를 들면, 골수성 백혈병(myeloid leukemia)은 감마선 조사나 중성자 조사에 의한 암 발생 유도에 상당한 저항성이 있었고, RBE는 가장 낮은 선량률 일때 16인 것을 제외하고는 1.0과 크게 다르지 않았다. 낮은 선량율에서 RBE가 크게 증가한 대부분은 감마선의 비효율성 때문이었다. 중성자는 모든 선량률에서 거의 동등한 효과를 유지했다. 가슴샘 림프종의 경우, 고 선량률 감마선과 중성자는 거의 동등한 효과를 보였다. 선량률에 대한 효과는 골수 백혈병도 거의 비슷하였다.

Ullrich(1984)는 Upton과 비슷한 연구를 수행하였는데, 차이는 다른 쥐 계통(BALB/c)를 사용하고 연구 목적도 다소 달랐다. 그는 단일 고 선량 중성자 조사 영향을, 24시간 간격 또는 30일 간격의 두 번으로 나누어 조사된 선량과 비교했다. 그는 유방암, 폐암, 난소암 발생을 조사하였으며, 50 cGy 이하 선량에 중점을 두었다. Upton의 연구와 마찬가지로 그의 연구에서도 종양 종류 간에 많은 차이가 관찰되었다. Ullrich는 유방암, 폐암, 난소암의 경우 24시간 간격으로 2회 분할 중성자를 조사해도 발생률에는 차이가 없다는 것을 발견했다. 30일 간격으로 50 cGy 선량을 조사하면 폐암과 유선암의 발생은 증가되었으나, 난소 암의 경우에는 차이가 없었다.

또 다른 중요한 발견 사항은 고 LET 중성자의 경우 선량-반응 관계는 선형적이 아니며, 선량 증가에 따라 발생률이 증가하여 포화상태에 이르렀다가 감소한다는 것이었다. Ullrich는 RBE 값 측정을 시도하지 않았으며 감마선 연구에 대한 보고도 없었다.

중 이온에 의한 발암

Alpen 등(1993)은 쥐의 Harderian 샘에 무거운 하전 입자를 조사에 의한 종양 발생을 연구하였다. 연구의 목적은 저 선량에서 선량-반응 관계를 조사하여 생존 곡선의 초기 기울기를 얻자는 것이었다. 그리고 중입자 곡선의 초기 기울기와 감마선 곡선의 초기 기울기의 비를 계산하여 최대 RBE를 결정하였다. 트랙 평균 LET 범위는 0.4-470 keV μm^{-1} 였다. 측정된 RBE_{max}는 핵자당 228 MeV/amu ^{4}He 이온(LET=1.6 keV μm^{-1})의 경우는 2.3이었고, 350 MeV/amu ^{56}Fe 이온(LET= 250 keV μm^{-1})의 경우는 20, 그리고 600 MeV/amu ^{56}Fe 이온(LET = 193 keV μ m^{-1})의 경우 40 이었다.

선량 변수로서의 입자 플루언스

Alpen 등은 방사선 위험도 분석을 위해 선량 매개변수로서 입자 플루언스를 사용하는 새로운 접근 방법을 사용했다. 이 방법은 Curtis 등(1992)이 처음으로 제시한 것이다. 플루언스 계산은 Alpen 등(1993)이 수행한 것과 같이 하전 입자 트랙 구간 실험에만 가능하다. 이 경우 표적 부피에서 LET 값이 일정해야 됨으로, 플루언스는 다음 식으로 근사적으로 계산할 수 있다.

$$\Phi_i = 6.24 \frac{D_i}{L_i}, \tag{14.7}$$

식에서 Φ_i는 i 번째 입자 유형의 플루언스이며 D_i는 선량(단위는 Gray), L_i는 i 번째 입자 유형의 트랙 평균 LET [keV/μm]이다. 플루언스 값을 알게 되면, 종양의 발생률에 대한 저 선량 직선부분(입자수/μm^2)에서 **선형 회귀법(linear regression)**을 사용하여 플루언스 대 종양 발생률의 비례 관계를 적용함으로써, 단면적 $\sigma(\mu m^2)$을 추정할 수 있다. 종양발생 단면적은 이 관계식의 기울기로 표현된다. 식 (14.7)과 ^{60}Co 감마선의 평균 LET인 0.24 keV μm^{-1}를 사용하면 ^{60}Co 감마선의 **"등가 플루언스(fluence equivalent)"**를 계산할 수 있다. 개개 이온들과 ^{60}Co의 단면적은 그림 14.7에 있다. 단면적은 단위 유량 당 종양이 발생되는 동물 수에 비례한다.

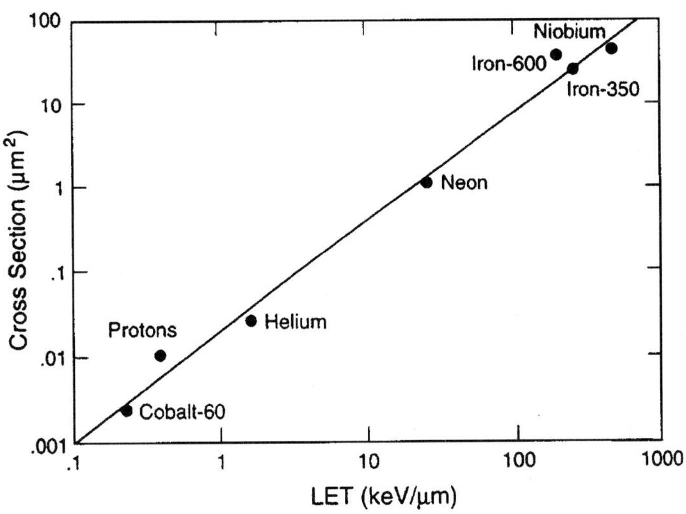

그림 14.7 Alpen 등(1993)이 연구한 각 이온들에 의한 쥐의 Harderian 샘의 암 발생 단면적. 발생 단면적과 LET는 각각 로그 스케일로 도시됨.

표 14.2 600 MeVA 철 이온 입자 트랙이 20 μm^2 세포 핵을 통과할 확률

Dose (Gy)	Average fluence per cell	Probability of traversals			
		0	1	2	≥ 1
0.01	0.006	0.993	0.006	0.000021	0.006
0.02	0.013	0.987	0.013	0.000062	0.013
0.05	0.032	0.968	0.031	0.0005	0.032
0.15	0.097	0.907	0.088	0.004	0.092
0.20	0.129	0.878	0.114	0.007	0.121
0.30	0.193	0.823	0.159	0.015	0.176
0.40	0.258	0.772	0.199	0.025	0.227

Curtis(1992)는 우주의 하전 입자장과 같은 혼합 방사선장의 인체에 미치는 위험도를 추정하기 위하여 플루언스 기반 단면적 데이터를 사용하는 방법을 기술했다.

무거운 하전 입자의 발암 가능성을 이해하기 위한 중요한 새로운 통찰력은 Alpen 등(1994)이 제안한 무거운 하전 입자에 의한 세포 횡단(cell traversals) 통계를 조사함으로써 얻을 수 있다. 단위 면적당의 입자 플루언스를 계산할 수 있고, 표적 세포핵의 구조적 단면적에 대해 비교적 정확히 알고 있으므로 Poisson 통계를 사용하여 세포핵을 통과하는 입자의 확률을 추정할 수 있다(표 14.2 참조).

하나 이상의 입자가 통과할 확률은 종양 유도 확률과 매우 유사하여야 하며, 실제로도 그렇다. 이러한 발견은 고 LET 방사선의 경우 단 1회의 타격만으로도 종양 상태로 완전히 변환될 수 있음을 시사한다. Alpen 등은 세포핵이 아닌 세포 전체 단면적을 사용하였는데, 두 경우 모두 유효하기 때문이다. 만약 보다 작은 표적인 세포핵의 기하학적 단면적에 대해 수정을 한다면 한 번 또는 그 이상의 통과 타격 확률은 실제 종양 유발 확률에 보다 가까워질 것이다.

표 14.2에서 알 수 있는 또 하나의 중요한 사항은 규제 선량치를 훨씬 넘는 선량의 경우에도 2 번째 입자의 통과 가능성은 거의 없다는 것이다. 이것은 무엇을 의미하는가? 그 의미는 첫 번째 방사선 반응과 손상과 상호작용을 할 수 있는 2번째 방사선 반응이 없기 때문에 준치사적 손상 복구의 메커니즘이 아무 역할을 하지 못한다는 것이다. 그러나 이들 통계로부터 Alpen 등이 600 MeVA의 ^{56}Fe 이온을 6번에 나누어 2주 간격으로 조사를 시켰을 때, 약 50%에 달하는 발암 증가 결과는 설명하지는 못한다. 이는 많은 연구자들이 고 LET 방사선 효과에 대해 보고한 발암 증가 효과에 대한 추가적인

확인이기도 하다.

고 LET 방사선에 의한 세포의 형질변환

고 LET 방사선을 사용한 광범위한 시험관내 세포 형질변환 실험이 Yang 등(1985)에 의해 수행되었다. 합류성 배지에서 무거운 하전 입자로 조사된 C3H10T1/2 세포의 종양성 변환을 조사하였다. 결과는 각 이온의 투여 선량에 대한 세포 생존율을 측정하여 생존 세포당의 형질 전환에 세포 수로 표현된다. Yang 등 (1985)이 사용한 종결점은 앞 장에서 설명한 초점 분석법(focus assay)이다. 방사선 조사 후 즉시 또는 24시간 동안 37°C로 유지한 후에 변환을 측정하였다. 이러한 실험의 목적은 세포를 휴면 상태, 합류 상태로 유지함으로써 방사선 손상의 복구 가능성을 시험해보자는 것이었다.

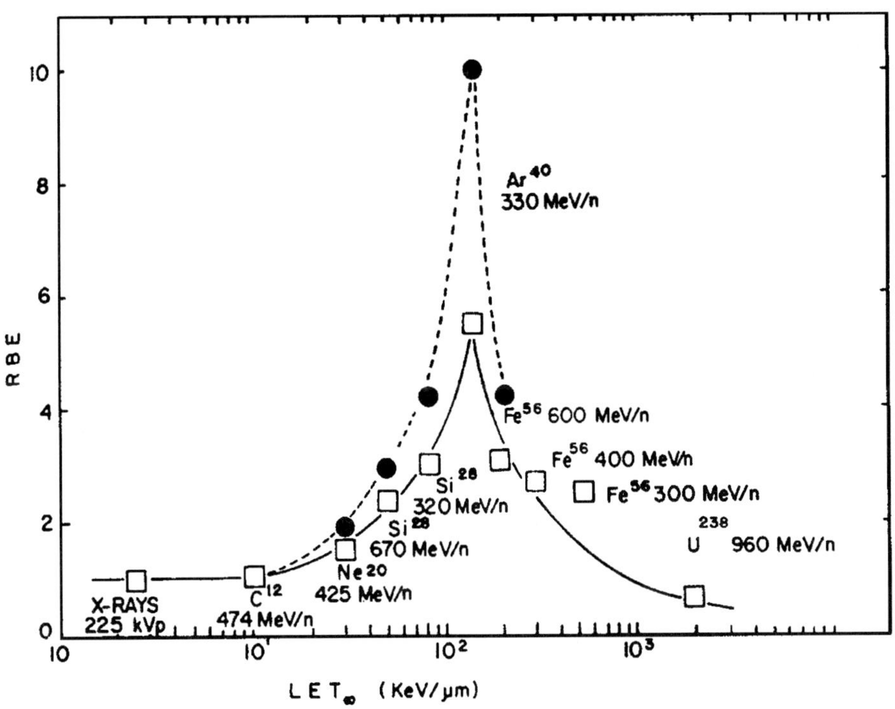

그림 14.8 C3H 10T 1/2 세포의 형질변환을 일으키는 LET∞의 함수로서의 RBE. RBE는 세포 50% 사멸시의 X-선 선량에서 생존한 단위 세포당의 변환 빈도로 측정된다. 실선의 열린 사각형들은 방사선 조사 후 즉시 세포를 도포했을 때의 결과이다. 점선의 점들은 세포가 합류 단층에서 24시간 동안 37°C에서 유지시켰을 때의 결과이다.

형질변환 데이터는 그림 14.8에 요약되어 있다. 이 그림을 이해하려면 각별한 주의를 기울여야 한다. RBE는 입자의 LET의 함수로 표시된 변수이다. 그림에서 LET 값이 약 100–150 keV μm^{-1} 될 때까지는 RBE 값이 증가하다가 그 이상이 되면 급격히 감소한다. 배지 위에 도포 전 24시간 유지시킨 세포의 RBE 값이 달라지는 것은 X–선으로 조사된 세포에서 손상이 복구가 일어났기 때문이다(X–선의 효과 감소). 고 LET 방사선을 받은 세포를 별도로 조사해보면, 별다른 세포 손상에 대한 복구 작용은 없다.

Yang 등은 고 LET 형질변환에 관한 문헌 검토를 통해, 고 LET 방사선에 의하여 정상 세포가 신생물(종양) 세포로의 형질변환 메커니즘이 저 LET 방사선에 의한 것과는 질적으로 다르다고 제시하였다. 그들은 고 LET 방사선은 단순한 점 돌연변이나 유전자에 증폭에 의존하는 시스템에서는 매우 비효율적임을 지적하였다. 후천적 Ouabain 저항성은 점 돌연변이의 결과이며, Methotrexate 저항성은 유전자 증폭 과정에 의존한다. 이들 중 어느 것도 고 LET 방사선에 의해 효과적으로 생성되지는 않지만, 6 Thioguanine 저항성은 교환 및 삭제 메커니즘으로부터 발생하며 고 LET 방사선에 매우 민감하다.

Kronenberg 등(1995)의 연구 결과는 고 LET 방사선이 형질변환에 영향을 미치는 특별한 수단을 가지고 있다는 Yang 등의 제안을 강력하게 뒷받침한다. 이 저자들은 두 세포주에서 발생하는 많은 수의 돌연변이에서의 유전적 변환의 특성을 조사하였다. 이 저자들은 종결점이 *hprt* 결핍 돌연변이체인 인간 TK6 림프모세포(lymphoblast) 및 종결점이 S1 결핍 돌연변이체(*M1C1* 유전자)의 선택인 인간–햄스터 잡종 A_L 세포의 2종류의 세포주에서 발생된 다수의 돌연변이체에서의 유전적 변화 특성을 조사하였다. ^{56}Fe 이온 조사에 의해 유도된 39개 돌연변이체 중에 19개에는 전체 hprt 유전자가 누락된 반면, 30개의 자발적 돌연변이 중에서는 2개의 돌연변이 만이 전체 hprt 코딩 서열이 결손되었다. A_L 세포들을 대상으로 한 연구에서는 인간–햄스터 잡종 세포에서의 단일 복제 유전자 표시자에서의 돌연변이 발생빈도 조사도 가능하였다. ^{56}Fe 이온 2 Gy는 대조군에 비해 4배나 높은 돌연변이 발생 빈도를 일으켰다. 방사선 조사 그룹에서는 50 Mbp를 초과하는 다중 유전자좌 결손이 흔하게 발생되었다.

이러한 발견은 단일 입자가 세포를 횡단할 때 형질변환을 발생시키는 것이 명백하다는 점에서 생체내 암 발생을 설명할 때 중요하다. 중이온 조사로 인해 유전체(게놈)의 큰 변화가 발생하는 경우에 여러 단계의 과정이 축약되어 단일 과정으로 단축될 수 있다.

백내장 발생

이온화 방사선이 인간과 동물의 눈에 백내장을 발생하게 하는 강력한 원인이라는 것은 오랫동안 알려져 왔다. 이 과정에 대한 병리학 과정은 11장에 설명되어 있으므로 여기서는 생략한다. 고 LET 방사선으로 인한 백내장 발생 역사의 대부분은 초기 고 에너지 가속기 관련 종사자들에 관한 일화들이다.

중성자에 의한 백내장 발생

중성자에 노출된 사람에서도 백내장이 발생한다는 여러 연구가 보고되었는데, 이런 연구는 소규모 집단을 대상으로 적절한 통제 없이 이루어졌다. 아마도 고 에너지 중성자로부터 인간에 대한 RBE를 가장 잘 추정할 수 있는 자료는 일본의 원폭 생존자들의 백내장 발생에 관한 보고 자료일 것이다(Otake and Schull, 1990). 히로시마와 나가사키의 DS86 선량계에 기반한 추정 선량 범위에 대해, 저자들은 핵분열 중성자에 의한 백내장 발생 RBE값은 30~100 사이에 있다고 추정했다. Medvedovsky와 Worgul(1991)은 인체에서의 중성자 백내장에 관한 대부분의 보고서를 검토하였다(17개 연구). RBE가 추정된 경우에 그 값은 2~20 사이였는데 대부분은 20 근처였다. 또한 같은 저자들은 중성자 생성 백내장에 대한 다양한 선량 매개변수의 영향을 요약하고, 중성자가 저 LET의 방사선 (감마 및 X-선)보다는 확실히 더 효과적이며, RBE는 선량에 반비례하며, 선량 지연 조사는 중성자의 효과를 감소시키지 않고 오히려 증가시킬 수 있다고 결론지었다.

Bateman과 Bond(1967)는 비교적 낮은 선량에서 발생되는 쥐의 안구 수정체 홍탁에 관한 연구를 수행하였다. 그들은 핵분열 중성자로 조사한 경우, 매우 낮은 선량(1 mGy)에서 100을 초과하는 RBE 값을 추산하였다. Di Paola 등(1980)은 고 에너지의 중성자의 10 mGy 정도 선량에서 비슷한 RBE 값을 산출하였다. 이 경우 종결점이 결정론적(비확률적)이라는 것은 분명하다.

사람의 경우 수 주에 걸쳐 선량 2 Gy 선량을 받아도 백내장이 발생하는 경우는 드물다. 5 Gy 이하에서는 백내장은 크기가 작아 외과적인 치료는 필요 없다. 보통 11~12 Gy 이상에서는 공통적으로 백내장이 발생한다.

중 이온에 의한 백내장 발생

Worgul 등(1986, 1989)과 Merriam 등(1984)은 고 에너지 아르곤(Ar) 및 철(Fe) 이온에 의한 백내장 발생을 연구하였다. 그들은 Ar 이온의 낮은 선량(0.05~0.25 Gy)에 대한 RBE 값은 최고 선량에서 12, 최저 선량에서 40임을 발견했다. 그들의 ^{56}Fe 연구에서 사용한 최저 선량과 관련된 효과는 매우 커서 RBE 추산이 불가능했지만, 확실히 Ar 이온의 RBE 정도로 높았다. 또한 저자들은 중성자 조사의 경우와 마찬가지로, 선량이 감소함에 따라 RBE는 증가한다고 결론지었다. 후기 방사선 영향이나 분할조사에 관한 데이터는 추정하지 않았다.

중이온에 의한 백내장 발생에 대한 여러 연구는 모두 고 선량에 대한 RBE가 Worgul 등 및 Merriam 등에 의해 보고된 값보다는 훨씬 낮은 2~5 정도가 됨을 발견했다.

참고 문헌

Ainsworth, E. J., et al. (1976). Life shortening, neoplasia and systemic injuries in mice after single or fractionated doses of neutron or gamma radiation. *Biological and Environmental Effects of Low Dose Irradiation*, Vol. I, pp. 77–92. International Atomic Energy Agency, Vienna.

Alpen, E. L., and Powers-Risius, P. (1981). The relative biological effect of high Z, high LET charged particles for spermatogonial killing. *Radiation Res.* **88**, 132–143.

Alpen, E. L., Powers-Risius, P., Curtis, S. B., and DeGuzman, R. (1993). Tumorigenic potential of high Z, high LET charged particle radiations. *Radiation Res.* **136**, 382–391.

Alpen, E. L., Powers-Risius, P., Curtis, S. B., DeGuzman, R., and Fry, R. J. M. (1994). Fluence-based relative biological effectiveness for charged particle carcinogenesis in mouse Harderian gland. *Adv. Space Res.* **14**, 573–581.

Barendsen, G. W. (1968). Responses of cultured cells, tumors and normal tissues to radiations of different linear energy transfer. *Curr. Topics Radiation Res.* **4**, 293–356.

Bateman, J. L., and Bond, V. P. (1967). Lens opacification in mice exposed to fast neutrons. *Radiation Res.* **7**, 239–249.

Blakely, E. A., Ngo, F. Q. H., Curtis, S. B., and Tobias, C. A. (1984). Heavy ion radiobiology: cellular studies. *Adv. Radiation Biol.* **11**, 295–389.

Blakely, E. A., Chang, P. Y., and Lommel, L. (1985). Cell cycle dependent recovery from heavy ion damage in G1 phase cells. *Radiation Res.* **104** (suppl. 8), S145–S156.

Bragg, W. H. (1912). *Studies in Radioactivity*, Chap. 22, Sect. 5, and Chap. 25, Sect. 2. Macmillan, London.

Brustad, T. (1967). Effects of accelerated heavy ions on enzymes in the dry state and in aqueous solution. *Proceedings of the International Symposium on Biological Interpretation of Dose from Accelerator Produced Radiations*, pp. 30–44. University of California Press, Berkeley, CA.

Curtis, S. B. (1974). Radiation physics and current hazards. *Space Radiation and Related Topics*, Chap. 2, pp. 21–99. Academic Press, New York.

Curtis, S. B., Townsend, L. W., Wilson, J. W., Powers-Risius, P., Alpen, E. L., and Fry, R. J. M. (1992). Fluence related risk coefficients using the Harderian gland as an example. *Adv. Space Res.* **12**, 407–416.

Di Paola, M., Coppola, M., Baarli, J., Bianchi, M., and Sullivan, A. H. (1980). Biological responses to various neutron energies from 1 to 600 MeV. II. Lens opacification in mice. *Radiation Res.* **84**, 453–461.

Elkind, M. M., and Sutton, H. (1960). Radiation response of mammalian cells grown in culture. I. Repair of x-ray damage in surviving Chinese hamster cells. *Radiation Res.* **13**, 556–593.

Evans, R. D. (1955). *The Atomic Nucleus*, pp. 592–599. McGraw-Hill, New York.

Hendrickson, T. (1966). Effects of irradiation temperature on the production of free radicals in solid biological compounds exposed to various energy ionizing radiations. *Radiation Res.* **27**, 694–709.

Kronenberg, A., Gauny, S., Criddle, K., Vannais, D., Ueno, A., Kraemer, S., and Waldren, C. A. (1995). Heavy ion mutagenesis: linear energy transfer effects and genetic linkage. *Radiation Environ. Biophys.* **34**, 73–78.

Medvedovsky, C., and Worgul, B. V. (1991). Neutron effects on the lens. *Radiation Res.* **128**, S103–S110.

Merriam, G. R., Worgul, B. V., Medvedovsky, C., Zaider, M., and Rossi, H. H. (1984). Accelerated heavy particles and the lens. I. Cataractogenic potential. *Radiation Res.* **98**, 129.

Otake, M., and Schull, W. J. (1990). Radiation related posterior lenticular opacities in Hiroshima and Nagasaki bomb survivors based on the DS86 dosimetry system. *Radiation Res.* **121**, 3–13.

Schneider, A., and Whitmore, G. (1963). Comparative effects of neutrons and x–rays on mammalian cells. *Radiation Res.* **18**, 286–306.

Terasima, T., and Tolmach, L. J. (1961). Changes in x–ray sensitivity of HeLa cells during the division cycle. *Nature* **190**, 1210–1211.

Tobias, C. A., and Todd, P. (1974). Space Radiation and Related Topics. Academic Press, New York.

Todd, P. W. (1965). Heavy ion irradiation of human and Chinese hamster cells *in vitro. Radiation Res.* **61**, 288–297.

Ullrich, R. L. (1984). Tumor induction in BALB/c mice after fractionated or protracted exposures to fission spectrum neutrons. *Radiation Res.* **97**, 587–597.

Upton, A. C., Randolph, M. L., and Conklin, J. W. (1970). Late effects of fast neutrons and gamma rays in mice as influenced by the dose rate of irradiation: Induction of neoplasia. *Radiation Res.* **41**, 467–491.

Worgul, B. V., Medvedovsky, C., and Merriam, G. R. (1986). Accelerated heavy particles and the lens. II. Cyopathological changes. *Invest. Opthal. Vis. Sci.* **27**, 108–114.

Worgul, B. V., Medvedovsky, C., Powers–Risius, P., and Alpen, E. L. (1989). Accelerated heavy ions and the lens. IV. Biomicroscopic and cytopathological analyses of the lens of mice irradiated with 600 MeV/amu 56Fe ions. *Radiation Res.* **128**, 280–293.

Yang, T. C. H., Craise, L. M., Mei, M. T., and Tobias, C. A. (1985). Neoplastic cell transformation by heavy charged particles. *Radiation Res.* **104**, S177–S187.

Zirkle, R. E. (1940). The radiobiological importance of the energy distribution along ionization tracks. *J. Cell. Comp. Physiol.* **16**, 221.

Zirkle, R. E., and Tobias, C. A. (1953). Effects of ploidy and LET on radiobiological survival curves. *Biochem. Biophys.* **47**, 282.

추천 문헌

Blakely, E. A., Chang, P. Y., and Lommel, L. (1984). Heavy ion radiobiology studies: cellular studies. *Adv. Radiation Biol.* **11**, 295–389.

Leith, J. T., Ainsworth, E. J., and Alpen, E. L. (1983). Heavy ion radiobiology: normal tissue studies. *Adv. Radiation Biol.* **10**, 191–236.

Tobias, C. A., and Todd, P. (1974). *Space Radiation and Related Topics*. Academic Press, New York.

CHAPTER 15

축적된 방사성핵종들에 의한 대사 및 생물학적 영향

1 서론

지금까지 본문에서는 외부 방사선원으로부터 생물학적 시스템에 들어온 이온화 방사선의 에너지 전달 작용과 그 영향에 대하여 다루었다. 그러나 생체 시스템이 받는 선량에는 또 다른 중요한 방사선원들에 의한 것이 있는데, 여기에는 인공 및 자연적으로 발생하는 모든 방사성핵종들에 의한 선량도 포함된다. 분명히 이러한 방사성핵종들은 외부 방사선원에 의한 영향을 미칠 수 있다. 지각에서 자연적으로 발생하는 방사능은 항상 외부 방사선에 의하여 전달되는 선량에 상당한 기여를 하며, 이는 제한적으로만 통제될 수 있다.

신진대사 과정이나 기타 과정을 통해 살아있는 세포에 침투하는 방사성핵종은 세포내에서 국소적으로 매우 높은 선량을 발생한다. 일반적으로 이렇게 축적된 방사성핵종들은 고 LET 방사선원으로, 외부 방사선원으로부터 전달되는 선량과는 질적으로 다른 영향을 나타낸다.

생명체, 특히 인간은 특별한 상황에서만 고 LET 방사선에 노출될 수 있다. 이런 경우로는 대형 가속기 실험시설 주변에서의 직업적인 노출이나, 우주 비행사들이 지구밖 공간에서 고 에너지의 하전 중입자에 노출되는 경우 등이 있다. 그러나 이런 경우의 고 LET 방사선에 대한 노출은 전체 인구의 대부분에게는 거의 영향을 미치지 않는다.

반면에 인체 외부에서는 별로 영향을 미치지 않는 방사성핵종이 인체 내부에 들어와 생체조직과 결합하면, 붕괴 과정에서 발생하는 고 LET 방사선들로 인하여 그 영향이 매우 크다. 예를 들면, 알파 입자는 외부에서는 인체 표피조차 침투하지 못하는 등, 인체에 별다른 영향을 끼치지 않지만, 인체 내 흡수 축적될 경우 세포들에 국부적으로 매우 큰 선량을 전달할 수 있다.

이 장에서는 방사성핵종들이 인체내로 들어와 각종 장기의 세포들과 결합될 때 나타나는 영향과 건강 위험도를 조사하는 것에 중점을 둘 것이다.

2 방사성핵종의 유입 경로

대사 과정에서 방사성핵종은 붕괴 반응으로 고 에너지 입자를 방출할 때, 대사 과정과는 독립적으로 반응을 한다. 인체의 세포, 장기와 같은 대사적으로 활성화된 시스템에서 방사성핵종의 유입 경로는 모원소(parent element)의 반응성, 즉 주기율표 상의 위치에서의 물리 및 화학형에 따른 화학반응에 의해 결정된다. 여기서 물리 및 화학형이란 용해도, 원자가 상태, 염기 형태 및 화학적 환경(예: 매질의 pH) 등을 의미한다. 대사적으로는 방사성동위원소가 안정 핵종과 동일한 방식으로 취급된다는 일반화에는 논란의 여지가 없으나, 한 가지 예외가 있다. 이것은 가벼운 원소인 수소인 경우인데, 질량이 수소(^{1}H)보다 큰 삼중수소(^{3}H)에 대해서는 질량 효과가 나타난다. 이 경우 삼중수소의 질량은 수소의 3배 이므로 이에 관련된 동역학에 차이가 남은 당연하다. 이것 이외에 다른 원소 핵종들의 질량 효과는 중요하지 않다.

다양한 방사성핵종이 무기물 상태로부터 인체 내부에 이르기까지 화학적 반응과 대사 사슬은 매우 복잡한 과정으로, 이 책의 범위를 벗어난다. 따라서 이 장에서는 주로 방사성핵종이 인체에 들어올 때, 미치는 영향에 대하여 집중하여 논의할 것이다. 특히 독자에게 인체 장기에 축적되는 방사성핵종의 이동 경로의 복잡성을 상기시키기 위해,

요오드(I)와 그 방사성 동위원소의 생물학적 경로에 대한 예를 간략하게 설명할 것이다. 이어지는 모든 논의에서 기본적으로 핵종의 이동 경로와 핵종은 붕괴 변환 사이에는 본질적으로 무관하다는 것에 주목하자.

자연 환경에 존재하는 원소 형태의 요오드는 휘발성 원소이므로 가장 간단한 경로, 즉 호흡을 통하여 인체 내로 들어올 수 있다. 흡입된 요오드는 폐의 폐포 표면을 통과하여 순환기 계통에 도달한 다음, 혈액 매개 요오드 또는 요오드 화합물 형태로 대사 경로상에 합류한다. 이러한 흡입 경로는 매우 제한적이라 특별한 상황을 제외하고는 별로 중요하지 않은 경로이나, 비상적인 조건에서는 매우 중요하게 취급된다. 비상적인 조건인 원전 사고 또는 핵 폭발시 우발적으로 방출되는 휘발성 방사성 요오드는 인체의 방사능 노출에 중요한 역할을 한다. 그 예로 우크라이나 체르노빌 원전 사고시 가장 핵심적인 방사선 노출 중 하나는 방사성 요오드 동위원소들의 대기 환경으로의 누출이었다.

호흡 경로 외에 또 다른 대체 경로는 음식물 섭취에 따른 경로이다. 에어로졸 또는 증기 상태의 요오드는 식물의 잎 표면에 붙거나 세포 내용물로 대사 전달을 통해 녹색 식물에 흡수된다. 이러한 녹색 식물을 섭취하면 정상적인 소화 과정에서 요오드가 체내에 흡수된다. 사람은 보통 소량의 녹색 작물만 먹기 때문에, 이 경로는 한정된 핵종 공급원으로 볼 수 있다. 그러나 문화적인 배경에 따라 녹색식물 섭취의 중요성이 크게 바뀔 수 있다. 채식주의자가 많은 나라에서는 녹색식물의 섭취량이 중요하다. 특히 서구 사회에서 보다 중요한 것은 우유의 섭취이다. 동물들은 다량의 농작물을 먹고 이로부터 흡수된 요오드는 우유에 나타난다. 따라서 우유는 요오드 핵종의 중요한 공급원이 된다. 그러면 동물의 살이 요오드 핵종에 대한 중요한 공급원이 될까? 특수 핵종인 요오드에서는 그 대답은 "아니요"이다. 이는 요오드의 모든 중요한 방사성핵종들은 수명이 짧아, 고기가 소비 사슬에 들어가기도 전에 방사선 붕괴에 의해 모두 사라지기 때문이다.

많은 중요 방사성핵종 유입에 관심 있는 독자들은 **먹이 사슬(food chain)**에 관한 광범위한 문헌을 참고하기 바란다(Whicker and Kirchner, 1987). 그러나 한가지 중요한 일반화 취급이 가능한 경우가 있다. 예를 들자면 포유류에서의 잘 알려진 활성 대사 역할을 하는 원소들을 들 수 있다. 요오드는 갑상선의 요오드화 호르몬의 합성에 사용되므로 여러 형태의 요오드 방사성 원소들도 인체 내에서는 구별 없이 취급된다. 특정 원소가 일반적으로 정상 대사 과정에 포함이 되지 않을 경우, 그것의 대사 과정은 정상

대사 역할을 하는 원소의 주기율표에서 해당 열에 있는 가장 가까운 이웃 원소의 대사 활동과 경로에 따라 결정되는 경향이 있다. 예로서 정상적인 대사 역할을 하지 않는 루비듐(Rb)과 세슘(Cs)은 대사적으로 중요한 기능을 하는 가장 가까운 화학적 이웃 원소인 칼륨(K)처럼 행동하는 경향이 있다. 이러한 경우 정상 핵종(이 경우 칼륨)은 외래 핵종들(루비듐, 세슘 등)과 경쟁하지만, 같은 주기내의 이들 핵종과 경쟁에서는 차별적 우위를 점한다. 대부분의 외래 핵종의 경우, 자연 대사 활성 원소를 대체하는 경쟁 핵종의 상대적 중요성을 추정하기 위해 차별 인자(discrimination factor)가 제안되었다.

세번째 경로는 주사인데 일반적으로 중요한 사항은 아니다. 의료적 진단 또는 치료 목적으로 핵 의학 전문인이 방사성핵종 약물을 주사할 때 핵종은 혈류로 직접 유입된다. 또 다른 유입경로로는, 방사능으로 오염된 물체의 표면에 피부가 닿았을 경우 일부 체내로 침투할 수도 있다. 이 경우는 방사성 물질을 취급하는 작업자에게 일어날 수 있다.

방사성핵종이 언급된 경로를 통해 서든지 체내로 들어오면 경로들 간에 복잡한 상호작용 네트워크가 형성된다. 그림 15.1은 이들 간에 상호작용을 간략하게 표현한 도식이다. 체내로 들어온 방사성 물질이 교환되는 중요한 4개 구역이 있다. 즉, (1) 폐와 상기도 (2) 입과 위장관 (3) 심장과 신장의 배설 기능을 포함한 혈액 순환계 (4) 관련 림프절을 포함하는 림프 순환계이다. 앞서 언급한 주사 경로는 특별한 경우를 제외하고는 방사성핵종이 체내로 유입되는 경로로서 실질적인 의미는 없다. 주사는 단순히 방사성핵종을 혈액 순환기에 직접 넣는 의도적인 유입이다. 다른 유입 경로인 음식물 섭취, 호흡 등은 모두 비의도적인 유입의 경우이다.

섭취

음식물은 수용성 또는 불용성 형태로 섭취할 수 있으며, 일단 들어간 후에는 보통 입을 통해 배출되지 않는다. 직접 입으로 들어오는 물질 외에도 정상적인 상부 기관지의 "청소(cleaning)" 작용의 결과로 들어오는 부분도 있다. 코나 입을 통해 흡입된 미립자 물질은 호흡 기관으로 들어가고, 입자 크기에 따라 상부 기관지 벽에 흡착되거나 더 깊은 폐로 침투된다. 상부 기관지 부위에 흡착된 입자 형태의 물질은 기관 상부의 내강

표면에서 발생하는 섬모 작용에 의해 위쪽으로 이동, 제거된다. 이런 물질은 점액과 섞여, 일부는 입을 통하여 외부로 배출되나, 대부분은 삼켜진다. 이 물질은 특히 먼지가 많거나 습한 에어로졸 환경에 노출될 때, 총 섭취량에 상당한 기여함으로 인체에 영향을 끼친다.

일단 섭취된 방사성 물질은 위장관을 통과하는 다른 물질들과 같은 정상적인 소화기 경로를 따른다. 섭취 후 흡수된 방사성핵종의 양을 결정할 때 가장 중요한 고려사항은 위장관 각 장기내의 화학적 용해도이다. 이들 산성도(pH)는 위의 강한 산성부터 상부 소장에서의 알칼리성까지 매우 다양하다. 위장관 상피 표면을 통과하여 혈관으로 운반

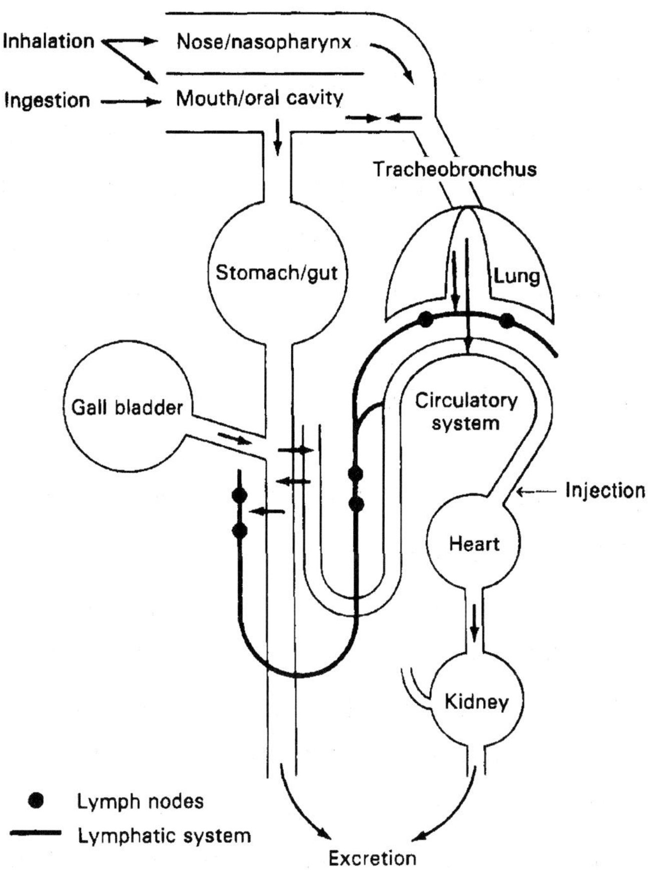

그림 15.1 포유류에서 방사성핵종의 흡수, 운반, 배설 경로.
흡입은 코/비인두, 입을 통해 이루어진다. 섭취는 입을 통하여 이루어지지만 쌍방향 화살표는 흡입된 핵종이 기관지에서 구강으로 돌아와 삼켜지는 섭취 경로의 일부가 될 수 있음을 나타낸다. 본문에 전체 과정이 자세히 설명되어 있다.

되지 않는 물질은 그림에 표시된 것 같이 궁극적으로 대변으로 배설된다. 위장관에서 흡수되는 경우로는, 대부분은 혈관을 통하여 혈류로 직접 흡수되지만, 드물게는 림프 순환계를 통하여 전달될 수도 있다. 이 위장관 경로에 대한 추가적인 물질의 합류는 순환계 경로 중에 간에서 수집된 방사성핵종을 포함하는 담즙이 위장관으로 분비되는 경우이다. 이 경로는 그림 15.1에서 담낭에서 소장 내강으로 가는 화살표로 표시되어 있다.

흡입

인체내에서 방사성핵종의 이동과 국소화를 다루기 위해, 흡입된 방사성 또는 비 방사성 에어로졸이 체류하는 특성에 따라 호흡기 계통을 3개의 영역로 나눌 수 있다. 즉, 비강(N-P), 기관지(T-B), 심폐 실질(P)이다. 에어로졸이 어느 영역에 들어가느냐 하는 것은 순전히 흡입 에어로졸의 공기역학적인 특성에 따라 결정된다. 에어로졸 입자의 공기역학적 특성을 기술하는 일반적인 용어로는 **활동도 중간 공기역학적 직경(AMAD, activity median aerodynamic diameter)**이다. AMAD의 정확한 정의는 공기 중 에어로졸 입자의 활동이 전체 에어로졸의 중간 값과 동일한 최종 침전 속도를 가진 단위 밀도 구의 직경으로 정의한다. 논의를 위해, 단순히 지정된 중앙값 크기의 단위 밀도 구를 다룬다고 가정한다면, 이 모델을 이해하는 데 큰 무리는 없을 것이다. 그림 15.2 [국제방사선 방호 위원회(ICRP), 1978]에서 AMAD와 호흡기의 각 영역에서의 입자 침착률 간의 관계가 자세히 도시되어 있다.

코인두와 상부 기관지에 붙은 물질 중 상당 부분이 폐에서 제거되고, 종종 삼켜지기 때문에, 그림 15.2에서 가장 중요한 곡선은 D_p의 경우로 심폐 실질에 붙어있는 부분이다. 기관지에 머물러 있는 부분이 넓은 범위에서 AMAD 와는 독립적이라는 점이 흥미롭다. 이는 다른 두 영역에 있는 입자들의 경쟁적인 거동 때문일 것이다. 큰 입자들은(AMAD 〉1 μm) 주로 코인두 부분에 남고, 1 μm 보다 작은 입자들은 폐로 깊숙이 침투한다.

작은 부유성 입자가 폐로 들어간 후 폐의 공기 측 표면에 침착되는 경우, 입자에 포함된 방사성 물질의 궁극적인 '운명'은 섭취와 같이 물질의 물리적 화학적 상태에 따라 달라진다. 폐 표면에서의 중성 pH에서 용해되는 물질은 폐 표면의 수성 매질 내에서 빠르게 용해되어 폐포 벽을 통하여 혈관계로 이동한다. 폐 표면에 존재하는 풍부한 계면 활성제는 이런 과정을 효과적으로 촉진시킨다. 방사성 물질이 불용성 또는 난용성 형태이고, 폐 표면의 화학적 환경에 의해서 변성되지 않는 상태라면 이런 입자들은 폐의 대식세포에 잡아먹힌다.

이때 포식된 입자들은 결국에는 림프절에 도달하며 한 동안 이곳에 남아있을 것이다. 림프절에 붙은 방사성핵종이 수분에 얼마간 용해된 경우, 용해된 부분이 림프절을 통과하면서 림프계로 이동한다. 궁극적으로 수집된 림프는 혈액 순환으로 배출되고 용해된 물질은 마치 혈류를 타고 직접 운반되는 것처럼 몸속에 분포된다. 흡입을 통해 유입되어 궁극적으로 혈관계로 운반된 방사성핵종은 위장관에서 흡수된 핵종들과 같은 방식으로 대사 과정을 거치게 된다.

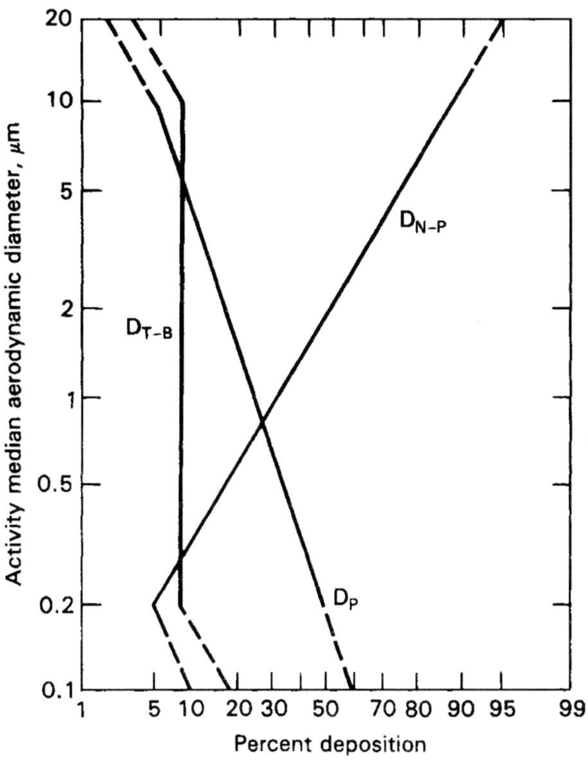

그림 15.2 AMAD로 표시된 에어졸 입자 크기와 폐 내부 침투율과의 관계.
각각의 선에 붙은 명칭의 뜻은 다음과 같다. D_{T-B} ; 기관지에 붙은 분율, D_{N-P} ; 비강에 붙은 분율, D_P ; 폐포에 붙은 분율.

3 방사성핵종의 대사

앞의 서론에서 인체내 방사성핵종의 거동에 관하여 간략하게 기술하였다. 어떤 인체 구성 원소의 동위원소인 방사성핵종은 이 원소의 안정 핵종과 동일하게 처리된다는 점이다. 제시된 예로는 포유류 체내에서 자연적으로 존재하는 원소인 요오드는 갑상선의 대사 과정에 들어가 신체 전체에 다양한 양으로 분포된다. 중요 방사성 동위원소를 포함하는 다른 원소들의 예로는 탄소(^{14}C), 칼륨(^{40}K), 철(^{55}Fe, ^{59}Fe 및 기타 철핵종), 나트륨(^{24}Na), 칼슘(^{45}Ca), 수소(^{3}H) 등이 있다. 일반적으로 인체 구성 원소의 경우, 유입된 방사성 동위원소는 궁극적으로 신체의 모든 조직에 걸쳐 안정 동위원소와 활성 평형을 이루게 된다. 따라서 각 장기 선량의 주요 결정 요인인 각 장기의 방사성 동위원소량은 해당 원소의 장기내 농도이다.

활성 평형에 도달하는 속도는 해당 원소의 순환율과 생물학적 가용성에 따라 달라지며, 경쟁적인 배설 과정에 따라 실제로는 평형 상태에 도달하지 못할 수도 있다.

예를 들어, 삼중수소(^{3}H)는 몇 분 안에 체내 수분에 들어있는 모든 수소와 매우 빠르게 평형을 이루지만, 체내 유기 분자들에 결합된 수소와는 더 느리게 교환된다. 앞서 논의한 요오드는 혈장의 요오드와 활성 평형에 빠르게 도달한다. 이는 요오드가 혈장의 알부민과 느슨하게 결합되어 있기 때문에 쉽게 교환이 가능하다. 그러나 갑상선 호르몬에 구속된 요오드는 자유롭게 교환할 수 없다. 따라서 혈장 단백질에 결합된 방사성 요오드는 특정 활성비로 새로이 합성된 갑상선 호르몬 내에 들어간다. 한 원소의 방사성핵종이 그 안정 원소과 평형 상태로 접근하고 있는 동안에도 다른 경쟁 과정들, 배설 및 방사성 붕괴는 계속되므로 전체 과정의 수학적 설명은 복잡하며 정량화 하기는 어렵다.

일반적으로 대사 구성물질 원소와 외래 원소의 방사성핵종은 주기율표상의 "근처 이웃"과 같이 대사적으로 처리된다. 이는 화학적 활성은 각 원소의 가전자에 의해 결정되므로, 주기율표 상의 수직 열에서 가장 가까운 이웃이 이종 동위원소의 대사 운명을 결정하는 요인이 될 것으로 예상한다. 관련된 예가 있다. 루비듐(Rb)과 세슘(Cs) 동위원소는 마치 칼륨(K)처럼 대사적으로 분포되며, 라듐(Ra)과 스트론튬(Sr) 동위원소는 칼슘(Ca)인 것처럼 처리되며, 아스타틴(At) 동위원소들은 요오드(I)인 것처럼 분표한다.

이러한 이종 동위원소의 대사 분포에 대한 중요한 차이점은 일반적으로 정상적으로 대사되는 동위원소와 경쟁할 때 대사적으로 불리하다는 것이다. 대사 시에 어떤 이질적인 방사성핵종과 정상 핵종 사이의 경쟁을 특정하는 용어로서 '차별비(discrimination ratio)'이라는 용어를 도입한다. 방사성핵종 100개의 원자가 정상적인 핵종 100개와 대사 통합 또는 대사 전달을 위해 경쟁하는데, 정상 핵종 50개 원자당 5개의 방사성핵종이 작용한다면, 차별비는 5/50 = 0.1이 된다. 이 차별비는 방사성핵종의 수송 또는 축적을 위한 수학적 모델을 개발하고 적용하는데 모두 중요하다.

4 생체 내부에 축적된 방사성핵종의 선량 결정

체내에 축적된 방사성핵종으로부터 인체 조직이 받은 선량을 결정하는 것은 특히 어렵고 까다로운 문제이다. 방사성핵종이 체내에 침착된 경우 대사 활동, 생물학적 접근성 및 소변과 대변을 통한 동위원소의 경쟁적인 배설에 따라 다양한 장기에 동위원소가 불균일하게 분포된다. 이러한 대사과정이 진행되는 동안에도 동위원소는 붕괴 상수 또는 반감기로 설명되는 정상적인 물리적인 붕괴 과정을 겪는다. 이때 붕괴로 발생되는 딸핵종 역시 조직의 선량에 기여한다. 특히 다음과 같은 이유로 장기들 내부에 축적된 방사성핵종에 대한 선량계산은 매우 복잡하다.

1. 방사성 동위원소가 해당 장기의 선량 결정에 중요한 특정 활성 평형에 도달하는 데에는 가변적이고 인체장기 의존적인 반응율이 존재한다.
2. 각 장기는 그 내부에서의 동위원소 분포 형태가 매우 다를 수 있다.
   예로 갑상선과 요오드 동위원소를 들 수 있다. 분자당 4개의 요오드를 갖고 있는 티록신(thyroxin)은 갑상선 호르몬의 중요한 구성 성분임으로 갑상선의 요오드 농도는 매우 높다. 요오드 방사성핵종으로부터 갑상선이 받는 선량은 방사성핵종의 반감기뿐 아니라 호르몬의 회전 시간과 소변으로 배설되는 시간에 의해서도 영향을 받는다. 나아가 갑상선에서 요오드는 갑상선 호르몬이 합성되고 저장되는 특정한 위치에 모인다.
3. 방사성 동위원소는 인체 다양한 화학적 성분에 통합됨에 따라, 소변과 대변을

통한 배설 속도는 이러한 새로 합성된 화합물의 대사 운명과 배설 관리에 의해 제어된다.

4. 관심 장기 내에서 방사성 동위원소 붕괴에 따라 방출된 방사선이 생체조직내 미시적 수준인 물리적 이동거리 분포는 균일하지 않다. 여기서 예는 갑상선에 요오드의 국소화 관련이다. 또 다른 중요한 예는 칼슘 대사 경로를 따르는 스트론튬의 축적이다. 스트론튬은 일반적으로 뼈에서의 칼슘의 역할로서 뼈 전체에 균질하게 흡수되지 않으며, 오히려 뼈의 재생 또는 성장 역할을 하는 뼈 표면에 더 빠르게 축적된다. 뼈에 포함된 스트론튬에서 방출되는 베타 입자인 전자는 주변의 뼈에 의하여 급격히 감쇠되지만, 뼈 표면에 위치한 스트론튬은 거의 감쇠되지 않으며, 근처 골수를 효율적으로 조사할 수 있다.

생체 내부에 축적된 방사성 동위원소로부터 조직이 받는 선량을 계산할 때, 종종 간과되는 요소는 방사성 순도(radioactive purity)와 방사화학적 순도(radiochemical purity)이다. 방사성 동위원소 약제가 상업적으로 생산되어 의사와 사용자에게 전달되는 핵 의학 실무의 경우, 생산자가 각각의 순도를 제공한다. 방사화학적 순도란 약제에 예상되는 단일 방사성핵종이 얼마나 들어 있는지를 의미한다. 방사성 순도의 한 예로서 혈액 검사용으로 사용하는 ^{59}Fe 약제를 들어보자. 이 동위원소의 반감기는 45일로서 베타선을 방출하며 붕괴한다. 일반적으로 ^{59}Fe는 낮은 농도의 ^{55}Fe와 함께 사용되는데 ^{55}Fe의 반감기는 2.6년이고 전자 포획 과정으로 붕괴한다. ^{59}Fe에 비하여 ^{55}Fe 의 반감기가 길고 낮은 에너지의 K-각 전자 포획에 따른 형광 방사선을 방출하므로^{55}Fe가 처음부터 낮은 농도로 존재하고 있을 때라도 상당한 선량을 낼 수 있다.

방사화학적 순도는 약제에 포함된 것으로 명시된 화학적 형태를 나타낸다. 생산자의 분석은 필수적이지만 결정적인 것은 아니다. 예를 들어, 높은 활성 약제는 함유된 방사성 동위원소에서 방출되는 방사선에 의해 방사화학적으로 성질이 바뀔 수 있다. 비록 진단 핵 의학에서는 사용되지 않지만 티미딘(thymidine)과 같은 삼중수소 표지 뉴클레오티드가 그 예이다. 이 경우 삼중수소의 베타 선은 당초 합성된 물질에 상당한 방사화학적 분해를 일으킬 수도 있다.

흡수 선량

체내 축적된 방사성 동위원소의 선량 결정에 가장 간단한 접근방식은 동위원소의 균일한 분포를 가정하는 물리적 모델을 채용하고, 나아가 선량에 기여하는 동위원소가 균질하게 분포되어 있는 관심 부피 내에서 관련 시간 동안 얼마나 많은 붕괴가 발생할지를 알고 있다고 가정하는 것이다. 이에 관련된 공식은 ICRU 보고서 32(1979)에 상세히 나와 있다.

다음 식은 붕괴에너지 전부가 국부적으로 집중되지 않을 정도로, 방출 에너지가 충분한 이동거리를 갖는 경우에 선량을 추정하기 위한 것이다. 여기서 선원 영역은 방사성 붕괴에 의해 에너지가 방출되는 조직의 부피로 정의된다. 대상 영역은 선량을 결정하려는 부피로 정의한다. 선원과 표적 부피는 같을 수도 다를 수도 있다. 선원 영역에서 발생하는 방사선 붕괴 결과로 표적의 평균 흡수 선량은 다음과 같다.

$$\overline{D} = \tilde{A}nE\phi m^{-1}. \qquad (15.1)$$

이 식에서 $\overline{D}$는 선원 영역에서의 핵 변환으로부터 표적 영역의 평균 흡수 선량이다. 방사능 A의 시간 적분인 $\overline{A}$ (글자 위 표시는 방사능 또는 기타 변수의 지정된 기간 동안의 적분을 나타냄)는 관심기간 동안의 선원 영역에서의 핵 변환 (방사성 붕괴 건수, 방출되는 입자 또는 광자의 수는 아님)의 수이다. 핵 변환 1회당 발생하는 이온화 사건 수는 n이며, 입자당 평균 에너지는 E이다. 흡수된 분율인 ϕ는 대상 부피에서 방출된 입자 에너지 대 흡수된 에너지 분율을 나타낸다. m은 표적 부피의 질량이다. 선원 영역과 표적 영역을 구분하기 위해 일반적으로 사용하는 부호는 $\phi(r_2 \rightarrow r_1)$로 r_2에서 방출되어 r_1에서 흡수될 때의 분율로 표시한다. 또 다른 항목인 비흡수 분율 Φ는 $\phi/m = \Phi$로 정의되는데 m은 표적 r_1의 부피에 대응된 질량이다. 선원-표적 부호는 $\phi(r_2 \rightarrow r_1)$로서 r_2로부터 와서 r_1에 흡수되는 비흡수 분율이라 한다. 때때로 선원 영역과 표적 영역 사이에는 대칭적인 관계도 있는데, 말하자면 r_1이 r_2로부터 선량을 받고 또 그 반대도 되는 관계이다. 이런 상호관계는 $\Phi(r_2 \leftrightarrow r_1)$로 표시한다.

인체 내부에 축적된 방사성핵종에 의하여 발생된 선량 추정시 여전히 많은 문헌에서는 Curie, rad 등의 옛 단위를 사용한다. 이전 단위가 계속 사용되는 이유는 변환이 쉽고 재작성을 피할 수 있기 때문이다. 몇 가지 중요 변환 단위들은 다음과 같다.

$$1 \text{ g rad} = 10^{-5} \text{ J} = 10^{-5} \text{ kg Gy},$$

$$1 \ \mu\text{Ci h} = 3.7 \times 10^4 \text{ dis s}^{-1} \times 3600 \text{ s} = 1.332 \ 10^8 \text{ dis},$$

$$1 \text{ g rad } (\mu\text{Ci h})^{-1} = 10^{-5} \text{ J } (1.332 \times 10^8 \text{ dis})^{-1} = 0.751 \times 10^{-13} \text{ J dis}^{-1},$$

식에서 dis는 붕괴(disintegration) 수를 말한다. 붕괴 1회당 방출되는 총 에너지 Δ를 nE로 나타내면 평균 흡수 선량은 다음과 같다.

$$\overline{D} = \tilde{A}\Delta\Phi. \tag{15.2}$$

식 (15.1)와 (15.2)의 방사능의 시간 적분 값 A에서의 시간은 특정되지 않는다. 식 (15.1)는 제한된 부피 또는 질량에 대한 평균 선량임을 유의하자. 관련하여 3장의 방사능과 비방사능(specific activity)의 정의를 참조하는 것도 도움이 될 것이다.

평형 상태에서 흡수 선량

5장에서 흡수 에너지와 방출 에너지를 모두 포함한 선량 측정의 일반적인 원리를 논의하면서, 어떤 부피 요소에 흡수된 에너지와 방출에너지가 동일한 평형 상태가 존재할 수 있다고 제안하였다. 이러한 평형 원리가 특별한 조건 하에 있는 방사성핵종에도 적용된다. 이런 조건은 방사성핵종이 무한한 균질한 흡수 매질에서 균일하게 분포되어 있다는 조건이다. 이러한 평형 조건에서 흡수 선량은 다음과 같이 정의할 수 있다.

$$\overline{D}_{\text{eq}} = \tilde{C} \sum_i \Delta_i, \tag{15.3}$$

여기서 $\widetilde{C}$는 관심 기간 동안의 농도 C의 적분 값으로, 앞과 같이 물결표 표기법을 사용한다. 방사능 A의 차원은 단위 시간 당 단위 질량당의 붕괴수 dis t^{-1}임을 기억하자. $\widetilde{C}$는 시간 적분량, 즉 단위 질량당 붕괴 수이다. Δ_i 항은 i 번째 종류의 입자에 대한 핵 변환당 발생되는 평균 에너지이다. 따라서 $\Delta_i = kn_iE_i$ 이다. 식에서 k는 단위 선택을 위한 적절한 상수이다. 이 항들을 1부터 i 번째 유형의 입자까지 합하면 $\Sigma_i = kn_iE_i$ 이 된다.

흡수 분율 및 비흡수 분율

흡수 분율 ϕ는 앞에서 선원 영역 r로부터 표적 영역 v에 전달된 에너지 중 v에 흡수되는 에너지의 분율로 정의된다. i 번째 유형의 방사선에 대한 식의 형태는 $\phi_i = \phi_i(v \leftarrow r)$로 표시된다. ϕ가 표적 부피에 의해 정의되고 제한되므로, 부피의 단위 질량당 흡수 분율인 비흡수 분율(specific absorbed fraction) Φ의 개념이 보다 유용하다. 예로 이 개념은 공간이나 표면에서 질량을 정의할 수 없는 점에 대해서도 선량 값을 나타낼 수 있다. 비흡수 분율은 다음과 같이 표현된다.

$$\Phi_i(v \leftarrow r) = \frac{\phi_i(v \leftarrow r)}{m_v}. \tag{15.4}$$

상호성 정리

상호성에 대한 일반적인 정리는 방사성핵종이 공간적으로 무한하고 균질한 흡수 물질 영역에 균일하게 분포되거나, 동일한 균일 분포에서 방사선이 산란 없이 흡수되는 경우에 적용된다. 이 정리는 어떤 영역 쌍 r_I 및 r_2에서 어느 쪽이 선원이고 어느 쪽이 표적인지 상관없이 비흡수 분율이 동일한 상태를 가리킨다.

선량 추정의 생물학적 실상

앞에서 식 (15.1)-(15.3)에서는 시간은 표현식에 내재되어 있다고 언급한 바 있다. 방사성핵종에 노출되는 시간은 두 적분 표현식 $\widetilde{A}$와 $\widetilde{C}$에 포함되어 있으며, 각각 방사능과 비방사능도 시간 적분 값이다. 그러나 방사능 또는 비방사능의 시간에 따른 이력은 매우 복잡하여, 방사성핵종의 생물학적 흡수와 제거가 방사성 붕괴가 일어나고 있는 동안 동시에 진행되기 때문에 일반적인 방사성 붕괴 법칙을 따르지 않는다.

체내에 침착된 방사성핵종으로부터 받는 선량을 결정하는 데 있어 2가지 중요한 상황이 있다. 현재 많은 방사성핵종들이 핵 의학 분야에서 진단과 치료에 사용되고 있다. 이러한 응용분야에서 방사성핵종은 보통 1회의 용량으로 주사를 놓는다. 일반적으로 치료 부위에 약재를 주사로 주입하므로 인체내에서 핵종이 어떻게 전달되고 얼마나 침착되는지는 덜 중요하다. 이 경우에는 환자의 치료받는 장기에 발생되는 선량을 결정하는 것이 제일 중요하다.

선량 계산에 적용되는 두 번째 중요한 문제는 체내 장기에 주사된 방사성핵종으로부터 주변으로 방출된 선량이 주변 장기 또는 조직에 주는 선량이 얼마인지를 결정하는 것이다. 어떤 경우에는 동위원소가 원래부터 주위 환경 속에 이미 존재하기도 한다. 이런 경우에는 방사능 또는 비방사능에 대한 시간 적분을 결정하는 것은 매우 복잡하다. 방사선 노출은 연속적일 수도 간헐적일 수도 있으며, 유입 경로도 또한 다양하다. 예를 들면 음식, 물, 흡입 에어졸 등을 통하여 들어올 수도 있다.

방사능의 시간 적분을 추정하기 위한 단순한 모델 중 하나는, 일시 투여 및 1차 지수함수적 제거와 방사성 붕괴를 가정한다. 이 모델에서는 **생물학적 또는 유효 반감기(biological or effective half-life)**라는 개념이 도입된다.

생물학적 반감기

앞서 서술한 것처럼 방사성핵종이 체내에 존재하면 단위 부피당 동위원소의 농도 또는 방사능은 시간이 경과함에 따라 2가지 메커니즘을 통해 감소한다. 그 하나는 소변이나 대변으로 배설되며 (탄소나 수소의 경우 드물게 이산화탄소나 물과 같은 호흡 공기를 통해 배출됨), 다른 하나는 방사성핵종의 특성 붕괴 상수에 따른 정상적인 물리적 붕괴를 통하여 감소한다.

λ_p는 물리적 붕괴 상수로 단위 시간당 물리적인 핵변환 붕괴로 사라지는 방사성핵종의 분율이다. λ_b는 배설 또는 다른 생물학적 수단에 의해 단위 시간당 제거되는 동위원소의 분율이다. 그러면 단위 시간당 제거되는 분율은, 이를 나타내는 유효 상수 λ_{eff}는 λ_p와 λ_b 의 합이 된다.

$$\lambda_{\text{eff}} = \lambda_p + \lambda_b. \tag{15.5}$$

식 (3.3)으로부터 반감기로 대체하면 다음과 같이 된다.

$$\lambda_{\text{eff}} = \frac{\ln 2}{T_{\text{eff}}} = \frac{0.693}{T_{\text{eff}}}. \tag{15.6}$$

λ_p와 λ_b에 대한 다른 형태의 식들도 동일하다. T_{eff}, T_p와 T_b를 각각 유효 반감기, 물리적 반감기, 생물학적 반감기라 하고 식 (15.5)에 대입하고 In 2로 나누면 다음과 같이 된다.

$$\frac{1}{T_{\text{eff}}} = \frac{1}{T_p} + \frac{1}{T_b} \quad \text{giving} \quad T_{\text{eff}} = \frac{T_p T_b}{T_p + T_b}. \tag{15.7a}$$

유효 반감기 계산의 예는 다음과 같다. 방사성핵종 ^{51}Cr은 시험관내에서 적혈구에 비가역적으로 부착되므로 적혈구 세포의 생존 시간을 측정하는데 사용된다. 이러한 표식이 된 세포를 재주입하면 자신이 추출된 적혈구 집단의 생존에 대한 효과적인 표식자가 된다. 생물학적 반감기 T_b는 30일 이고, 물리적 붕괴 반감기 T_p는 27.7일이다. 따라서 식 (15.7a)에 의해 유효 반감기를 계산하면 다음과 같다.

$$\frac{1}{T_{\text{eff}}} = \frac{1}{27.7 \text{ days}} + \frac{1}{30 \text{ days}} \quad \text{giving} \quad T_{\text{eff}} = \frac{27.7 \times 30}{27.7 + 30} \text{ days}, \tag{15.7b}$$

$$T_{\text{eff}} = 14.40 \text{ days}. \tag{15.7c}$$

유효 반감기 식이 매우 간소하게 된 것은 유효 반감기에 사용되는 붕괴 상수가 두 개의 지수, 즉 물리적 붕괴를 서술하는 반감기와 생물학적으로 제거되는 반감기의 단순한 합으로 놓을 수 있다고 가정한 것이다. 사실 이 가정은 극히 소수의 경우에만 적용이 가능하다. 앞의 ^{51}Cr 경우는 하나의 예일 뿐이다. 물리적 붕괴는 단위 시간당 남아있는 방사능의 일정한 분율이기 때문에 이 모델에 설정한 가정은 단위 시간당 생물학적으로 제거되는 동위원소의 분율 역시 상수라고 가정했는데, 실제 상황에서 이런 조건이 충족되는 경우는 극히 드물다.

그림 15.3은 방사성핵종을 단 1회로 투여했을 때 나타나는 복잡한 시간-방사능 함수의 특징적인 데이터들을 보여준다(Galt & Tothill, 1973). 그림에 표시된 데이터에서 시간-방사능 관계의 복잡성을 고려하면 $A(t)$와 $C(t)$에 대한 보다 일반적인 공식을 채택하는 것이 필요하다. 주어진 화학적 형태의 방사성핵종의 생물학적 이동에 대한 복잡하고 포괄적인 새로운 모델이 개발되지 않는 한, 시간에 대한 방사능 및 비방사능의 관계를 지수의 곱으로 표현하는 것이 일반적인 관행이다. 이는 방사성 붕괴 상수와 시간 관계를 임의로 설명하는 일련의 지수 표현식으로 결합한 것이다. 이 식은 다음과 같다.

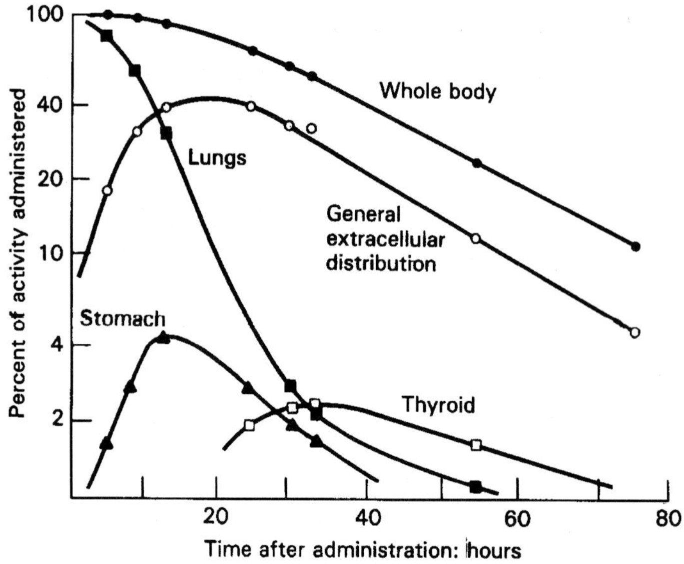

그림 15.3 방사성핵종의 단일 투여 후, 개별 장기들의 방사능과 시간의 경과에 따른 복잡성. 예는 ^{113}I 표지 화합물인 응집 알부민을 투여한 후의 데이터(Galt & Tothill, 1973).

$$A(t) = \exp(-\lambda t) \sum_j q_j \exp(-\lambda_j t). \tag{15.8}$$

실제 측정에서의 흡수 분율 및 비흡수 분율

방사성 붕괴로 방출되는 방사선에는 2가지 유형이 있다. 하나는 하전 입자인 알파 입자와 베타 입자처럼 짧은 이동거리를 갖는 국소적으로 흡수되는 것과, 다른 하나는 전기적 중성 입자인 감마, 제동복사선과 같이 긴 이동거리를 갖는 투과 방사선이다. 알파선과 베타선의 경우 흡수 분율은 어떤 장기에 대해서도 1.0으로 간주되는데, 이 방사선들의 이동거리는 수백 μm~수십 mm에 불과하기 때문이다. 투과 방사선의 경우 흡수 분율 계산은 더 어렵다. 감마선 감쇠의 일반적으로 통용되는 원리를 사용하면 흡수 분율을 계산할 수 있지만, 계산이 번거로워 계산한 값들을 모두 표로 만들어 사용한다. 특히 이러한 예를 보려면 ICRU-32(1979)에 수록된 표를 참조하기 바란다.

구획 분석

복잡한 선량측정 문제, 특히 환경으로부터 흡수된 방사성핵종의 이동과 국소 흡수와 관련된 문제에 가장 적절한 접근 방식은 방사능을 시간의 함수로 인체 각 부분에 대해 구획을 나누어 분석하는 것이다. 이런 모델에 대한 연구는 이 책의 범위 밖으로, 관심 있는 독자는 ICRP-30(1978)을 참조하기 바란다. 여기에는 폐 모델, 위장관 모델, 뼈 모델 등이 실려 있다. 최근 NCRPM(National Council on Radiation Protection and Measurements)(1996)는 환경 방출로 인한 선량 추정에 관련된 일련의 실무용 문서들을 출판하였다.

실제로 인체 내부에 축적된 동위원소에서 발생하는 선량을 계산하는 작업은 매우 어려워, 선량 계산을 위한 일련의 표와 절차를 개발하기 위한 협력이 계속되어 왔다. 이 일은 핵 의학회가 주도해 왔다. Medical Internal Radiation Dose Committee (MIRDC)는 의학에서 사용되는 동위원소의 선량 계산에 필요한 모든 데이터를 도표화하였다. 여기에서는 ^{99m}Tc를 모델로한 계산 절차와 표를 살펴볼 것이다. 이 테크네튬 동위원소는 핵 의학에서 널리 사용되는 방사성 동위원소 중 하나이다.

필요한 첫 번째 데이터는 ^{99m}Tc의 붕괴시 방출되는 입자 종류와 에너지이다. 이 데이터는 표 15.1에 수록되어 있다(Dillman과 Von der Lage, 1975). 붕괴당 방출 에너지는,

$$(0.9860 \times 0.0021) + (0.9860 \times 0.1405) + (0.0140 \times 0.1426) = 0.14260 \text{ MeV}$$

이 된다. 이를 joule로 변환하면,

$$0.1426 \text{ MeV} \times 1.602 \times 10^{-13} = 0.2284 \times 10^{-13} \text{ J}$$

이 된다.

표 15.1 ^{99m}Tc의 붕괴시 발생되는 방사선[a]

Transition	Mean no./ disintegration	Transition energy (MeV)
Gamma 1	0.9860	0.0021
Gamma 2	0.9860	0.1405
Gamma 3	0.0140	0.1426

[a]From Dillman and Von der Lage, 1975.

표 15.2 ^{99m}Tc 으로부터의 감마선 변환 세부 내역[a,b]

	Mean no./ disintegration	Mean particle energy	Δ (J/dis × 10^{-13})
(1) Gamma 1	0.0000	0.0021	0.0000
(1a) Int. conv. el-*M*	0.9860	0.0016	0.0026
(2) Gamma 2	0.8787	0.1405	0.1980
(2a) Int. conv. el-*K*	0.0913	0.1194	0.0174
(2b) Int. conv. el-*L*	0.0118	0.1377	0.0026
(2c) Int. conv. el-*M*	0.0039	0.1400	0.0008
(3) Gamma 3	0.0003	0.1426	0.0001
(3a) Int. conv. el-*K*	0.0088	0.1215	0.0016
(3b) Int. conv. el-*L*	0.0035	0.1398	0.0007
(3c) Int. conv. el-*M*	0.0011	0.1422	0.0002
Holes created[c]			0.0039
Total Δ			0.2279

[a] From Dillman and Von der Lage, 1975.

[b] Only the details for gamma rays 1 and 2 are shown. There are 10 conversions for gamma ray 3 of which the 3 most important are shown. The total value of Δ is shown at the foot of the table.

[c] As a result of the electron internal conversions there are seven "hole-filling events" leading to entries for fluorescent radiation and Auger electrons.

표 15.3 ^{99m}Tc(반감기 6.3 시간)이 균일하게 흡수된 몇 표적 장기에서의 흡수 선량

Source organ	Target organ	Dose [Gy (Bq s)$^{-1}$]
Liver	liver	3.45×10^{-15}
	ovaries	3.38×10^{-17}
	testes	4.66×10^{-18}
	bone marrow	1.20×10^{-16}
Thyroid	thyroid	1.73×10^{-13}
Bladder	thyroid	1.58×10^{-19}

[a]From Snyder *et al.*, 1975.

계산의 다음 단계는 상수 Δ의 평가에 도달하기 위해 각 감마선에 대한 에너지 변환 과정을 표로 작성하는 것이다. 표 15.2는 이를 위한 Dillma과 Von der Lage가 만든 2번째 표의 요약이다.

특정 방사능의 선원으로 부터 표적 장기에 전달하는 선량을 생각해보자. 첫 단계로 Δ를 결정한다. 그 다음 생물학적 반감기 변수와 장기 크기와 선원에 대한 상대적인 위치와 같은 해부학적 변수들을 다룬다. MIRD는 “표준인(standard man)”에 대해 작업을 수행하여 도표화 하였다(Snyder et al. 1969, 1975). 표준인 기준의 관련 계산 결과는 Monte Carlo 기법으로 구하였다. 이중에 ^{99m}Tc의 데이터들은 표 15.3에 정리되어 있다.

간에 투여된 방사선으로부터 골수에 전해지는 선량을 예로 계산하면 다음과 같다. 4×10^4 Bq의 ^{99m}Tc이 주입되었다고 가정하자. 또 생물학적 반감기는 물리적 반감기 6.03 h 비해 길며, 투여는 순간적이고, 간에서의 분포는 균일하다고 가정하자. 그러면 흡수 방사능은

$$4 \times 10^4 \times 6.03 \times 3600 \times 1.44 = 1.25 \times 10^9 \text{ dis}$$

가 된다.

식에서 1.44는 평균 수명이 $1.44 \times T$라는 것을 상기하자. 그러면 골수에 전해지는 선량은,

$$1.25 \times 10^9 \times 1.20 \times 10^{-16} = 1.5 \times 10^{-7} \text{ Gy}$$

가 된다.

이러한 “요리책(cookbook)” 수준의 계산은 만족스럽지 못할 수 있지만, 개별 환자의 현실에 더 가까운 “표준인” 인체모델로 Monte Carlo 계산을 수행하는 것 외에는, 실제 다른 대안은 없다. MIRD 표를 사용한 선량 추정치는 피험자가 표준 체형에 가까울 때도 오차는 보통 ±25% 이상 발생한다. 신체의 차이가 클수록 오차는 더욱 커진다.

5 상대적 생물학적 효과 및 내부 축적 방사성핵종

지금까지 방사성 붕괴 중에 발생하는 여러 가지 방사선의 상대적인 생물학적 효과에

관한 논의는 없었다. 그러나 앞의 논의로부터 특히 어떤 방사선이 방사성 붕괴 에너지의 큰 부분을 차지하는 경우, 비투과 방사선으로부터의 에너지의 국소적인 축적이 장기의 선량 결정에 가장 중요하다는 것을 분명하다. 이런 경우가 빈번하므로 다양한 종결점과 다양한 방사선에 대한 생물학적 효과의 가변성을 허용하기 위해 선량 공식을 수정해야 한다. 이런 목적으로 ICRP는 1991년 등가 선량 개념을 공식화하였다(ICRP, 1991). 등가 선량(equivalent dose) $H_{T,R}$의 정의는 다음과 같다.

$$H_{T,R} = w_R D_{T,R}, \tag{15.9}$$

여기서 $D_{T,R}$은 방사선 유형 R에 의한 조직 T내에서 흡수된 선량이고, w_R은 방사선 유형 R에 대한 가중치이다. 이 가중치는 방사선이 지정된 생물학적 결과에 미치는 선질의 영향을 조정하기 위한 계수이다. 과학계에서는 주어진 LET 값에 대해 정확한 w_R의 값을 정하는 데는 아직도 많은 논란이 있다. 예를 들어 수 MeV의 알파 입자의 경우 w_R 값은 지난 수년 동안 10이었으나, 생물학적 증거들이 입증됨에 따라 지금은 그 값이 20으로 채택되었다. w_R은 대부분 최신 최상의 생물학적 정보에 기반한다는 것을 이해야 한다. 결국, w_R 값은 방사선 방호정책을 관장하는 기관들에 의해 과학적 데이터를 중심으로 "**정치적인 타협으로 결정**"되었다. 등가 선량 개념과 고 LET 방사선에 대한 w_R 값을 20으로 채택 건에 대한 논의는 16장에 더 자세히 논의할 것이다.

6 생물학적으로 중요한 방사성핵종

삼중수소

삼중수소(^{3}H)는 질량수가 3인 수소의 동위원소이다. 환경에서 삼중수소의 주요 공급원은 과거 대기 중에서 실시한 핵무기 실험으로부터 비롯한다. 또한 삼중수소는 원자력발전소 운영시 부산물로도 발생한다.

삼중수소의 화학적 반응성을 고려할 때, 개인이 삼중수소에 노출될 가능성은 거의 없다. 이 보다는 수소 대신 삼중수소를 함유하고 있는 물에 노출될 가능성이 더 크다. 음식물 섭취나 호흡으로 인체 내로 들어올 경우, 체내의 물과 빠르게 평형을 이룬다. 일반적으로 인체 내의 삼중수소의 양은 인체 내 수분의 총량 중 일정 분율로 나타내며, 이 핵종의 제거는 체내 수분 순환 속도에 따른다. 삼중수소 체수(body water)의 생물학적 반감기는 체내 물과 같은 10일이다. 삼중수소가 체내에서 희석되는 부위는 기본적으로 인체의 연 조직의 무게로 "표준인"의 경우 63 kg으로 간주한다.

인체 내에서 삼중수소가 희석되고, 삼중수소에서 나오는 베타 입자의 에너지(최대 18.6 keV)가 낮으므로 이 핵종으로 인한 생물학적 위험도 낮다. 반면에 이 핵종이 인체 장기 등에 흡수되어 세포내 유기 분자와 결합하게 되면, 방사선에 민감한 세포 구성 요소들에 상당한 영향을 끼칠 수 있다.

Feinendege과 Cronkite(1977)는 DNA 전구체에 포함된 삼중수소에 노출 한도는 가능한 한 낮추도록 하여, 물 속의 삼중수소 허용치보다 1/10 내지 1/50이 이하가 되어야 한다고 제안했다.

불활성 기체: 크립톤과 라돈

주기율표상의 불활성기체 중 크립톤(Kr)과 라돈(Rn)만 환경적으로 유의미하다. 제논(Xe)은 핵 의학에서 진단제로 사용된다. 모든 불활성 기체들은 화학적인 활성이 없는 것이 특징으로 이로 인해 인체에 위험도 제한적이다. 불활성기체는 모두 체지방에 녹는 특성이 있다.

^{85}Kr은 반감기가 비교적 길어 3,900일이며, 원자력 산업에서 대량으로 발생한다. 대부분의 크립톤은 핵연료를 재처리 과정에서 핵연료봉 피복관 파멸시 방출된다. 이 동위 원소는 생물학적 시스템에 결합하지 않으므로 위험도가 상대적으로 낮다. 특히 크립톤 흡입시 골수의 선량은 폐 선량의 1/1,000 수준으로 낮다. 라돈은 환경에 널리 분포되어 있으며, 16장에서 특별한 경우로 다룰 것이다. 라돈은 크립톤이나 다른 불활성 기체와 다르지 않지만 환경에 널리 존재하며, 그 딸핵종들의 독특한 방사능 특성으로 인해 매우 중요하다.

알칼리 금속: 나트륨(Na), 칼륨(K), 세슘(Cs), 루비듐(Rb)

리튬(Li)의 방사성 동위원소는 반감기가 1초도 되지 않기 때문에 무시한다.

나트륨(Na)

나트륨 동위원소는 핵 의학 진단에 사용되지만, 환경에 미치는 영향은 없다.

칼륨(K)

칼륨은 자연발생 방사성 동위원소로서 ^{40}K 모든 생체 시스템에 들어 있으며, 사람이 받는 자연 배경 선량의 상당 부분을 차지한다.

세슘(Cs)

세슘(^{137}Cs)과, 훨씬 적은 량의 루비듐은 핵분열로부터 생긴다. 세슘은 대기 중 핵무기 시험으로 인해 환경에 널리 퍼져있다. 세슘의 일반적인 화학 형태는 수용성이며 인체에 흡수되면 빠르게 위장관에 흡수된다. 세슘은 칼륨처럼 거동하는 경향이 있다. 세슘은 세포 내에서 흡수되는데 인체의 많은 부분은 근육이므로, 인체에서 세슘이 분포되는 큰 부분은 역시 근육이다. 생물학적 반감기는 사람에 따라 50~150일로 다양하다. 체외로의 배설은 두 가지 모델로 해석한다(Cryer & Baverstock, 1972). 세슘은 인체의 모든 연 조직에 효과적으로 분포되기 때문에, 육류 가축에도 존재하며, 따라서 이 핵종은 먹이 사슬을 통해 복잡한 방식으로 인체에 유입될 수 있다. Whicker와 Kirchner(1987)는 먹이 사슬을 통해 인체내에서의 세슘 이동에 대하여 매우 완전하고 자세한 모델을 개발했다.

루비듐(Rb)

루비듐-87(^{87}Rb)은 자연발생 방사성핵종으로서 16장에서 자세히 설명한다. 이 핵종의 생물학적인 영향은 미미하다.

알칼리 토족 : 베릴륨(Be), 마그네슘(Mg), 칼슘(Ca), 스트론튬(Sr), 바륨(Ba), 라듐(Ra)

베릴륨, 마그네슘, 칼슘등은 대사 과정에 미치는 중요성 때문에 널리 연구되어왔지만, 건강과 안전 상의 위험성은 없다. 베릴륨을 제외한 모든 알칼리 토족 원소들은 화학적 기본 특성이 칼슘과 비슷함으로 주로 뼈에 분포되어 있다. 즉 스트론튬, 바륨, 라듐은 칼슘처럼 새로 혈성되거나 재생되는 뼈에 들어간다.

스트론튬(Sr)

스트론튬은 오랫동안 뼈와 골수 선량에 중요한 기여를 한다고 알려져 왔다. 스트론튬은 핵분열 생성물의 주된 성분 중 하나이며 1950년대와 1960년대 미국과 몇 개 국에서 실시된 대기중 핵실험을 통해 다량으로 방출되었다. 스트론튬 동위원소인 ^{89}Sr와 ^{90}Sr이 중요하다. 이 중 반감기가 28년인 ^{90}Sr이 더 중요한 유해 핵종이다. 수용성 스트론튬 화합물은 투여량의 50% 정도가 인체 위장관에 빠르게 흡수된다. Whicker와 Kirchner (1987)는 먹이 사슬 모델로 스트론튬의 인체내 거동을 평가했다.

스트론튬은 칼슘 대사의 매우 효율적인 추적자로서 사람들이 소비하는 칼슘이 풍부한 식품에서 주로 나타난다. 이들 중 가장 중요한 것은 우유와 유제품이다. 수년간 집중적인 대기 핵실험을 진행하는 동안, 어린이들은 우유와 유제품 섭취로 인해 매우 높은 선량에 노출되었다. 그 중요성 때문에 인간과 동물에서 스트론튬의 대사와 선량 측정에 대한 많은 연구가 수행되었다. 이러한 연구의 대부분은 인체의 방사선 잔류에 대한 종합적인 모델을 만드는데 활용되었다. 이 모델은 성인 남성의 알칼리 토족 대사에 관한 작업 그룹[국제 방사선 방호 위원회(ICRP), 1973]에 의해 개발되었다.

경구로 투여된 ^{90}Sr에 만성적으로 노출된 개와 돼지의 암 발생 연구에서, 골수성 백혈병, 림프육종 및, 망상 세포 육종이 보고되었다.

바륨(Ba)

^{140}Ba 은 물리적 반감기가 128 일이지만, 그 딸핵종인 ^{140}La를 만든다. ^{140}Ba과 ^{140}La 쌍은 핵실험 또는 원전 운영시 발생되는 핵분열 생성물의 방사능의 상당 분분을 차지한다. 이러한 동위원소는 원자력 사고로 인해 사고로 누출된 경우 인근 사람들의 뼈 선량에 기여하는 주요 원인이 된다. 그러나 반감기가 비교적 짧으므로 방금 설명한 "근접

(close-in)" 사례의 경우가 아니라면 환경에 미치는 위험도는 제한적이다.

라듐(Ra)

라듐의 방사성핵종은 모두 지각에서 자연적으로 발생하는 전구체 원소(precursor element)의 붕괴로 인한 산물이다. ^{238}U로 시작하는 우라늄 계열은 여러 차례의 연쇄적인 붕괴 과정을 거친 후 ^{226}Ra를 생성한다. 라듐은 ^{202}Rn 로 붕괴하면서 폴로늄, 비스무스 그리고 납의 방사성 동위원소로 붕괴된다. 그리고 이들은 모두 결국에는 안정 동위원소인 ^{206}Pb으로 변한다. 우라늄 외에 자연에 존재하는 토륨과 악티늄 계열도 붕괴하면서 라듐을 생성한다. 전자는 ^{232}Th에서 시작하여 ^{224}Ra를 만들고 후자는 ^{235}U에서 시작하여 ^{223}Ra를 만든다. 그림 15.4는 우라늄 계열의 붕괴 사슬이다. 자연에서는 ^{238}U 로부터 발생하는 ^{226}Ra가 가장 중요하다.

라듐과 스트론튬의 영향 비교

라듐과 스트론튬 동위원소를 동물에 정맥 주사를 하면 이 원소들은 대사 과정에서 칼슘 거동을 모방하기 때문에 원소 교체율도 매우 비슷할 것으로 예측된다. 하지만 이들 핵종의 체내 잔류 특성은 다르다. 라듐은 100일 정도 지나면 주입된 라듐의 5% 정도만 체내에 남는 반면에 스트론튬은 20-25% 정도 잔류한다. 둘 다 오래 잔류하는 셈이다. 오래 전에 수행된 연구(Martland, 1931)에 따르면 라듐의 경우 인체 주입 후, 20년이 지나도 0.6% 정도가 남는다.

동물 실험에서 스트론튬 조사시 발생하는 대부분의 암은 골수성 유래 암들로 뼈의 종양이나 골절 등은 그다지 중요하지 않다. 라듐 흡수 후 종양은 주로 뼈에서 유래되었으며, 잦은 골절이 동반되었다. Lyon 등 (1979)은 미국에서는 핵무기 실험으로 인한 방사능 낙진 노출과 관련하여 소아 백혈병 발병률이 증가했다고 보고했다. 소아 백혈병의 증가에 대한 추가 연구에서는 여전히 모호하지만, 그 원인은 의심할 바 없이 골수에 축적된 스트론튬에 의한 선량으로 보인다.

라듐 다이얼 페인트 작업자

세기가 바뀌면서 1920년대까지 젊은 여성들이 고용되어 당시 시계 앞면의 숫자와 표시에 라듐 염이 포함된 야광 페인트(luminous paint)를 칠하는 작업을 했다. 이 작업은 매우 가는 붓을 써서 하였으며, 붓을 입술로 적신 후 페인트 통에 담는 방식이었다. 그 결과, 여성들은 라듐이 함유된 페인트를 섭취했고 라듐 방사성핵종이 뼈에 축적되었다. 수년 후 이 여성들에 뼈에 광범위한 육종(carcinoma)과 부비동 상피(sinus epithelium)의 암이 발병했으며, 종양은 주로 머리와 목 부위에 발생했다.

라듐 동위원소는 역사적으로 치료수단으로 사용된 적도 있다. 이 라듐 치료를 받은 환자들은 오랜 잠복기가 지난 후 뼈 종양이 발생했다. 2차 대전 직후에 결핵, 중증 척추 질환인 강직성 척수염 치료를 위해 약 2,000명의 청년들이 반감기가 더 짧은 라듐 동위원소(^{224}Ra, 반감기 362 일)를 주사 맞았다. 최종 보고서에 의하면 900명의 환자 중 53명에게서 골 육종(sarcomata)이 발견되었다. MIT와 ANL(Argonne National Laboratory)에서 체내에 라듐을 지닌 개인들은 수년간 추적 조사하였다. 이들 연구를 통해 라듐 대사와 악성 신생물(종양) 유도에 필요한 선량에 대한 광범위한 지식을 얻을 수 있었다(Rowland et al., 1970).

이러한 데이터는 체내 라듐에 대한 제한치를 설정하는 데 사용되었으며, 특히 플루토늄 원소가 라듐과 매우 유사한 대사 작용을 하기 때문에 체내 플루토늄에 대한 제한치를 설정하는 데도 유용했다. 특히 흥미로운 이런 접근 방식은 인간에게 암을 유발할 가능성이 있는 플루토늄의 체내 부담량(burden)을 추정하는 데 사용되었다.

개를 대상으로 한 실험 연구를 통해 라듐과 플루토늄에 대한 뼈 종양 유발 선량 반응은 잘 알려져 있다. 또한 인간에게 뼈 종양을 유발하는 데 필요한 라듐의 체내 부담은 다이얼 페인트 작업자와 치료 목적으로 라듐을 투여 받는 개인에 대한 연구에서도 잘 알려져 있다. 개에서 종양 유도를 위한 평균 유효 선량과 플루토늄과 라듐의 비율을 계산하고, 이 비율을 인간 종양을 생성하는 데 필요한 라듐 신체 부담량에 곱한다. 이 결과는 인간에게 종양을 유발하는 데 필요한 플루토늄의 신체 부담량을 추정할 수 있었다.

할로겐 원소

불소(F), 염소(Cl), 브롬(Br) 등의 할로겐 원소는 핵 의학 진단과 치료에 종종 사용되는데, 이중 가장 중요한 원소는 요오드이다.

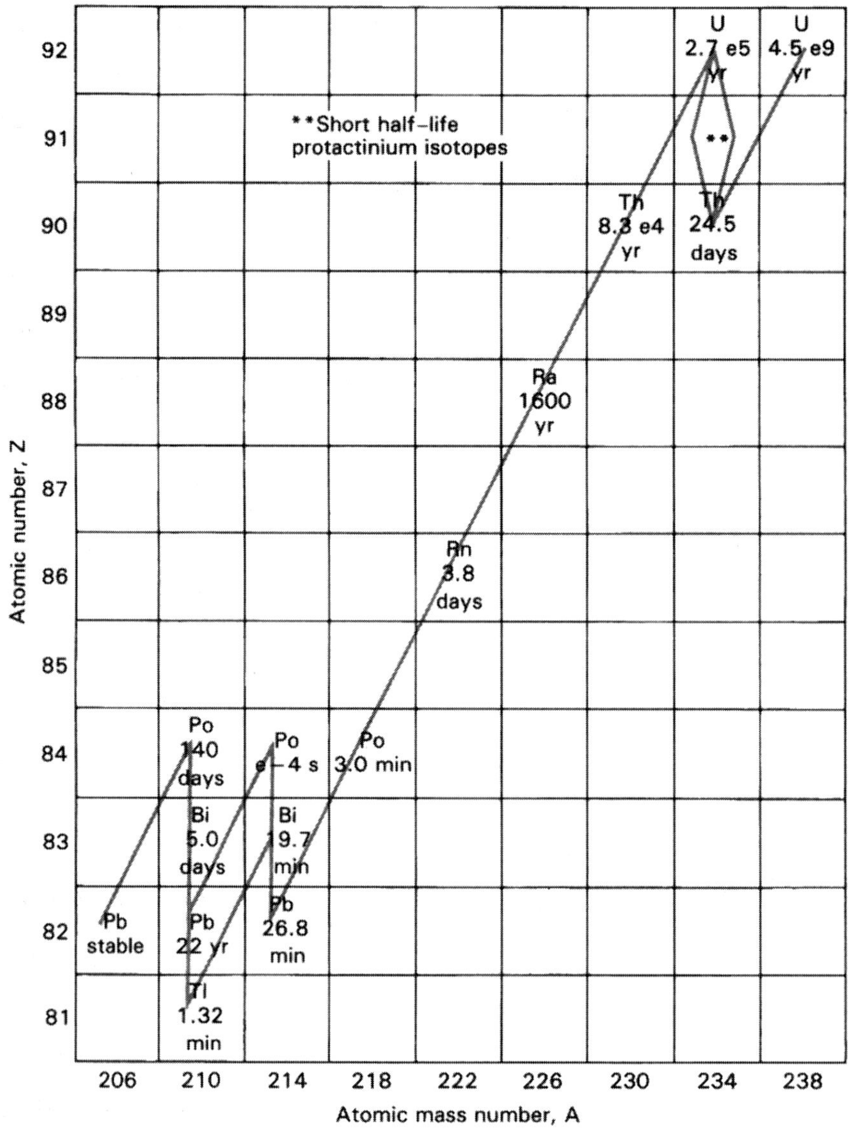

그림 15.4 ^{238}U 에서 시작하여 안정한 ^{206}Pb에서 끝나는 자연붕괴 사슬 과정.
이 장의 목적상 라듐의 방사성 특성이 가장 중요하다. 이 자연붕괴 사슬은 매우 복잡하지만 설명을 위하여 단순화하였다. 각 핵종의 반감기를 지수형태로 표시했다.

요오드(I)

방사성 요오드 핵종은 모두 우라늄 또는 플루토늄의 핵분열에서 생성된다. 이 중 ^{131}I가 가장 중요하다. 원전 사고에서 요오드는 기체로 방출되어 넓은 지역에 빠르게 퍼진다. ^{131}I은 8.04일의 짧은 물리적 반감기를 갖지만, 소의 사료 경로와 그에 따른 인간의 우유 소비 경로인 먹이 사슬을 통해 빠르게 이동한다(Whicker & Kirchner, 1987). 반감기가 짧아서 식량을 일정 기간 보존하거나 최대 몇 주 동안 해당 음식을 먹지 않기만 해도 방호가 가능하다.

요오드는 체내에서 복잡한 대사 경로를 거치지만(그림 15.3 참조), 궁극적으로는 요오드는 대부분이 단일 장기인 갑상선에 모인다. 요오드는 물에 쉽게 용해되며 모든 경로를 통해 빠르게 흡수될 수 있다. 그 중 주된 경로는 ^{131}I로 오염된 음식물 섭취를 통한 것이다. 일단 갑상선에 모이게 되면, ^{131}I는 느리게 배출되므로 ^{131}I의 제거는 대부분 자체 붕괴를 통해서 이루어 진다.

요오드 방사성 동위원소가 대규모로 방출된 가장 최근의 사고는 구 소련 우크라이나 체르노빌에서 발생한 원전 사고이다(Goldman 등, 1988). 이때 스칸디나비아 국가들을 포함한 대부분의 서유럽 국가들에서 상당한 농도의 ^{131}I이 검출되었다. 관련 각국 정부는 방사능 오염된 식품 공급의 활용을 금지하기 위한 즉각적인 조치를 취했다. 체르노빌 사고로 인해 발생한 가장 심각한 문제는 사고 당시 노출된 어린이들의 악성 및 양성 갑상선 종양이 급격히 증가했다는 것이다.

규모는 작지만 그래도 상당한 ^{131}I이 방출된 사고는 1950년대 영국 서부의 핵연료 재처리 공장에서 발생한 사고를 들 수 있다. 이 때에는 오염된 지역 풀을 먹은 젖소들의 우유를 유통 금지시켰다.

요오드가 갑상선에 흡수되는 것을 줄이는 추가적인 예방 조치는 요오드 염화물(보통 칼륨염 형태)을 경구 투여하는 것이다. 이 염의 투여로 발생되는 고 농도 혈액 요오드 염화물은 갑상선으로의 결합을 위해 방사성핵종과 효과적으로 경쟁하며, 최종적으로는 방사성핵종의 갑상선 호르몬으로의 결합 수준을 급격히 낮춘다.

우라늄과 초 우란늄 원소

우라늄(U)

우라늄은 지각에서 자연적으로 발생하는 원소로, 다른 여러 방사성핵종들의 주된 전구체가 되는 핵종이다. 가장 중요한 우라늄 핵종은 ^{238}U이고, ^{235}U도 0.7%를 차지한다. ^{235}U은 매우 중요한 핵종으로 열 중성자를 포획하여 핵분열을 일으킨다. 따라서 ^{235}U은 원자로나 핵무기의 원료로 사용된다.

우라늄 동위원소의 대부분을 차지하는 핵종인 ^{238}U은 반감기가 4.5 × 10^9 년으로 (그림 15.4 참조) 지질학적 시간 측면에서도 긴 편이다. 결과적으로 작은 양의 우라늄 시료에서 측정되는 붕괴수는 매우 적으므로 우라늄을 섭취되더라도 인체의 위험 요인은 핵 붕괴 발생보다는, 화학적 특성으로 발생된다는 것이 반복적으로 밝혀졌다. 우라늄의 모든 동위원소들은 신장의 화학적 독성물질로 알려져 있으며, 심각한 신장 손상을 일으킨다.

다른 우라늄 동위원소 중에서 ^{235}U만이 전력 생산이나 핵무기 사용을 위해 농축된 형태로 준비되기 때문에 중요하다. ^{235}U의 반감기 역시 7 × 10^8 년으로 매우 길기 때문에 결과적으로 생물학적 특성은 ^{238}U과 비슷하다.

플루토늄(Pu)

플루토늄은 2차대전 중 **맨하탄 프로젝트(Manhattan project)**를 통해 만들어진 인공 방사성 동위원소이다. "인류에게 가장 독성이 강한 물질"로 알려져 있는데, 이는 근거없는 주장이다.

플루토늄에는 2 종유의 중요한 동위원소가 있는데 하나는 86.4년의 반감기를 가진 ^{238}Pu 이고, 다른 하나는 24,890년 반감기인 ^{239}Pu이다. 플루토늄은 거의 전적으로 인공 원소이지만 최근 자연적으로 발생하는 원소의 흔적이 확인되었다. 플루토늄은 우라늄에 방사선을 조사하여 원자로에서 상업적으로 생산되며, 현대 핵무기에 사용되는 주요한 핵종이다. 동위원소 ^{238}pu는 반감기가 짧고 결과적으로 방사능이 크기 때문에 우주선의 동력원으로 사용된다. 방사성 붕괴시 발생되는 열을 열-전기 변환 계통에 의해 전력으로 변환하여 사용한다.

환경에서는 핵 실험으로 인하여 발생된 플루토늄이 가장 큰 비중을 차지한다. 이중 분열되지 않은 플루토늄은 낙진 속에 포함되어 지구상의 모든 지표에 존재한다. 핵실험 기간 중 6.3 × 10^{19} Bq(300 MCi)의 ^{239}Pu-^{242}Pu가 지구상에 퍼졌을 것으로 추정된다 (^{240}Pu은 극 미량으로서 우려할 필요가 없다). 또 다른 2 × 10^{19} Bq(100 MCi)의 플루토늄이 미국 외 지역의 핵실험으로부터 국지적으로 축적되었다. 세계적으로 광범위하게 진행되고 있는 인간 사체에 관한 연구에서 채취된 거의 모든 시료에서 플루토늄의 흔적이 발견되고 있다. 시체에서 플루토늄 농도가 가장 높은 곳은 폐, 간, 골격 등이었다.

플루토늄은 악티늄족 원소로서 생물학적 대사 측면에서는 화학적으로 라듐과 비슷하다. 일반적으로 환경에서 발견되는 라듐인 산화물은 일반적으로 심한 불용성이다. 따라서 환경에서 발견되는 플루토늄도 이런 불용성 특성으로, 이 핵종의 가장 중요한 유입 경로는 해당 원소를 함유한 에어로졸의 흡입이다. 에어로졸의 크기가 충분히 작다면 폐의 심부 실질까지 침투하여 머무른다. 시간이 경과하면서 폐 대식세포에 의해 흡수되어 인근 림프절로 이동할 수도 있다. 플루토늄이 림프절 부위에서 용해되는 정도에 따라 운반되며, 대부분은 라듐과 동일한 패턴을 따라 골격 뼈에 상당 부분 축적된다.

섭취를 통한 플루토늄 흡수는 원소가 불용성 산화물 형태일 경우, 흡입을 통한 흡수보다 훨씬 비 효율적이며, 금속의 높은 화학적 반응성 때문에 산화물이 발견될 가능성이 가장 높다. 토양-식물-동물-인간 사슬에서의 전체적인 플루토늄의 차별계수는 약 10^{-5}으로서 환경으로부터 음식 섭취로 인한 플루토늄의 양은 매우 작다.

동물 실험으로부터, 적절히 혼입된 플루토늄(즉, 관심 장기 내의 플루토늄)은 뼈, 간, 폐 및 림프절에 악성 신생물을 생성할 것으로 예상된다. 플루토늄 관련 병리현상을 관찰하기 위해 작업 기간 동안 플루토늄에 상당한 노출을 경험한 비교적 큰 규모의 원자력 산업 종사자 집단을 수년 동안 추적했다. 현재까지 이들 개인에서 플루토늄 관련 질병은 관찰되지 않았다. 하지만 폐암의 경우 잠복기가 길기 때문에 직업적으로 노출된 사람들에 대한 플루토늄의 방사성독성에 대한 결론을 내리기에는 아직 이르다.

플루토늄에 대한 대중의 우려는 반감기가 매우 길다는 인식에서 비롯되는 것 같다. 실제로 반감기는 주어진 핵종 질량으로부터 핵 붕괴 속도(비방사능)를 결정하는 것 외에는 인체 위험성과는 관련이 없다. 생물학적 관점에서 볼 때, 라듐의 반감기 1,600년은 플루토늄의 반감기 25,000년과 별로 다르지 않다. 두 기간 모두 인간의 수명에 비해 매우 길기 때문이다.

플루토늄이 일단 체내에 축적되면, 특히 뼈에 흡수되면 발암 물질로서 플루토늄은 라듐만큼 영향을 끼칠 수 있다고 예측되지만 현재까지 이러한 관찰을 확인할 수 있는 데이터는 없다. 폐에 흡입된 불용성 플루토늄은 아마도 폐 종양을 일으키는 발암물질이 될 수도 있다.

라돈과 그 딸핵종의 특수 문제

라돈은 최근 수년간 대중의 폭넓은 관심의 초점이 되었다. 라돈 기체와 그 딸핵종 노출에 관련된 생물학적 위험성은 다음 16장에서 다룬다.

참고 문헌

Cryer, M. A., and Baverstock, K. F. (1972). Biological half-life of ^{137}Cs in man. *Health Phys.* **23**, 394–395.

Dillman, L. T., and Von der Lage, E. C. (1975). Radionuclide decay schemes and nuclear parameters for use in radiation dose estimation. Pamphlet 10, Medical Internal Radiation. Dose Committee, Society of Nuclear Medicine, New York.

Feinendegen, L. E., and Cronkite, E. P. (1977). Effects of microdistribution of radionuclides on recommended limits in radiation protection, a model. *Curt. Topics Radiation Res. Quart.* **12**, 83–99.

Galt, J. M., and Tothill, P. (1973). The fate and dosimetry of two lung scanning agents, ^{131}IM_AA and ^{99m}Tc ferrous hydroxide. *British J. Radiol.* **46**, 272–279.

Goldman, M., Catlin, R. J., and Anspaugh, L. (1988). Health and environmental consequences of the Chernobyl nuclear power plant accident. In *Population Exposure to the Nuclear Fuel Cycle*, E. L. Alpen, R. O. Chester, and D. R. Fisher, Eds. pp. 335–342. Gordon and Breach, New York.

International Commission on Radiation Units and Measurements (ICRU) (1979). Methods of assessment of absorbed dose in clinical use of radionuclides, Report 32, ICRU, Washington, DC.

International Commission on Radiological Protection (ICRP) (1973). *Task Group*

Report on Alkaline Earth Metabolism in Adult Man, ICRP Publication 20. Pergamon Press, Elmsford, NY.

International Commission on Radiological Protection (ICRP) (1978). *Limits for Intakes of Radionuclides by Workers*, ICRP Publication 30, Part 1. Pergamon Press, Elmsford, NY.

International Commission on Radiological Protection (ICRP) (1991). 1990 Recommedations of International Commission on Radiological Protection. ICRP Publication 60, *Ann. ICRP* **21**.

Lyon, J. L., Klauber, M., Gardner, J., Udall, K. S. (1979). Childhood leukemias associated with fallout from nuclear test. *New Eng. J. Med.* **300**, 397–402.

Martland, H. S. (1931). The occurrence of malignancy in radioactive persons. *Am. J. Cancer* **15**, 2435–2516.

National Council on Radiation Protection and Measurements (NCRP) (1996). Screening models for releases of radionuclides to atmosphere, surface water and ground. Reports 123I and 123II, NCRP, Bethesda, MD.

Rowland, R. E., Failla, P. M., Keane, A. T., and Stehney, A. F. (1970). Some dose-response relationships for tumor incidence in radium patients. Report ANL-7760, Part II, Argonne National Laboratory.

Snyder, W. S., Ford, M. R., Warner, G. G., and Fisher, H. L. (1969). Estimates of absorbed fractions for mono-energetic photon sources uniformly distributed in various organs of a heterogeneous phantom. Pamphlet 5, Medical Internal Radiation Dose Committee, Society of Nuclear Medicine, New York.

Snyder, W. S., Ford, M. R., Warner, G. G., and Watson, S. B. (1975). Absorbed dose per unit cumulated activity for selected radionuclides and organs. Pamphlet 11, Medical Internal Radiation Dose Committee, Society of Nuclear Medicine, New York.

Whicker, F. W., and Kirchner, T. (1987). Pathway: a dynamic foodchain model to predict radionuclide ingestion after fallout deposition. *Health Phys.* **19**, 493–499.

추천 문헌

National Council on Radiation Protection and Measurements (NCRP) (1985). General concepts for the dosimetry of internally deposited radionuclides, Report 84, NCRP, Bethesda, MD.

Norwood, W. D. (1975). *Health Protection of Radiation Workers.* Charles C. Thomas, Springfield, IL.

Thompson, R. C. (1960). Vertebrate radiobiology: metabolism of internal emitters. *Ann. Reu. Nucl. Sci.* **10**, 531–559. (This quite old document is still extremely useful.)

문제

1. 진단 목적으로 ^{131}I을 투여받은 여러 환자들의 갑상선 방사능을 직접 측정한 결과, 방사성핵종의 생물학적 제거 반감기가 평균 5.22일인 것으로 관찰되었다. 이때 유효 반감기는 얼마이며 유효 붕괴 상수의 값은 얼마인가?

2. ^{3}H의 붕괴당 평균에너지 Δ를 계산하라. Δ의 SI 단위는 J Bq^{-1} s^{-1}과 동일한 kg Gy Bq^{-1} s^{-1}이다. 인체내 물의 삼중수소의 유효 반감기는 10.5일이다. 50 MBq의 삼중수소로 표진된 물을 주입했다고 가정하자. 3번째의 유효 반감기가 지난 후, 물에 흡수된 평균 선량은 얼마인가? 앞에서 정의한 에너지 축적의 평형 조건을 가정하자.

3. ^{99m}TC 동위원소 2.0×10^9 Bq를 환자에게 주입한 경우, ^{99m}TC에 대한 핵붕괴당 평균 에너지 Δ를 계산하라. 투여 선량의 1/2이 갑상선에 의해 흡수되고, 동위원소 체내 제거 역학은 생물학적 반감기가 4 시간인 1차 지수 형태를 따른다고 가정한다. 이때 갑상선 선량은 얼마나 되는가? 이때 흡수된 비 분율이 0.5이고 갑상선 무게가 80 g이라고 가정하자. 선량 단위는 Gy로 표시하라.

CHAPTER 16

환경 방사선 및 기타 선원에 의한 노출

1 서론

환경과 선원 항

이온화 방사선이 인체에 끼치는 위험에 대한 적절한 이해는 방사선원에 대한 명확한 개념화를 통해서만 가능하다. 통제가 가능한 것과 그렇지 않은 것은 무엇인가? 사람이 방사선에 노출되는 경우는 2가지로, 자연적 배경 방사선에 대한 노출과 의료용 방사선에 대한 노출이다. 의료용 노출의 대부분은 의료 진단용인 영상 촬영을 위한 X-선과 방사성 동위원소 사용에 따른 노출이다. 또한 X-선과 방사성 동위원소 모두 치료 목적으로도 사용되지만, 이 용도로는 개인에게 노출되는 선량은 높음에도 불구하고, 전체 인구 측면에서의 집단 노출은 매우 제한적이다. 방사선에 노출된 인구가 워낙 적기 때문에 국가 차원의 인구 선량에 미치는 영향은 미미하다.

자연 환경 및 의료적 방사선 노출의 2가지 주요 노출 요인 외에도 이온화 방사성 물질과 기술을 활용하는 분야 및 제품과 이에 관련된 소비자들이 많다. 이중 일부는 일반 대중에게 잘 알려져 있지 않는 분야도 있다. 일반적으로 이러한 소비재 응용부분은 전체 인구 선량에 크게 기여를 하지는 않지만, 적어도 일부 경우에는 전 세계적인 관심의 대상이 됨으로, 전 국민 선량(national population dose)에 대한 기여도를 파악하는 것이 필요하다. 과거에 큰 관심을 받았던 이러한 소비재 응용분야에 대한 방사선 노출의 예로는, 구식 텔레비전 수상기로부터의 X-선 방출을 들 수 있다.

현재 우리는 이온화 방사선 위험도의 정량적인 평가에 사용되는 선량의 정의와 해석이 다소 혼란스러운 변환 시기에 있다. 오래 전부터 관습적으로 사용되고 있는 방사선량 정의 및 사용법 중 일부는 국제방사선방호위원회(ICRP, 1991)와 국가방사선방호 및 측정위원회(NCRP, 1993)의 결정으로 새로이 개정되고 있다. 다음 절에서는 과거의 용어와 현재의 용어를 비교하고 그 차이점을 집중적으로 살펴볼 것이다. 그리고 이 새로운 양들을 사용할 모든 사용자들은 아직도 과거의 용어가 여전히 널리 사용되고 있다는 것도 알게 될 것이다.

선량 당량 (dose equivalent)

이 책에서 사용된 생물학적 선량 단위는 그레이(Gy)로 사람의 건강보호 목적을 위한 평가 지표인, **생물학적 유효 선량(biologically effective dose)**으로 널리 사용되어 왔다. 이 오래된 양은 선량 당량(또는 등가), H로 명명되었으며, 앞 장의 식 (15.9)로 정의된다. **선질 계수(quality factor)** Q는 H를 산정할 때, LET에 따라 변하는 방사선의 생물학적 효과의 차이를 보정하는 무차원의 승수이다. Q는 RBE의 파생형이지만 그 "종결점과 반응 수준이 지정되지 않아" RBE와는 동일하지 않다. Q는 대상 방사선의 효과에 대해 "적절하고, 보수적이며, 대표적인 값"으로 방사선 보건 전문가들 사이에 일종의 협의·합의된 값이다. 아래 식의 인수 N은 선량 분포의 불균일성을 보정하기 위한 계수로 보건 방호 전문가가 필요하다고 하는 곱셈 상수이며, 이것은 일반적으로 인체내에 축적된 방사선원에 대해서 중요하다. 방사선장이 여러 종류의 방사선들로 이루어진 혼합장인 경우, 각 방사선에 대하여 개별적으로 적절한 보정이 필요하다. 이때 선량 당량 값은 흡수 선량에 대한 보정된 개별적인 인수의 곱과 이것들의 합으로 표시된다. 선량 당량, H의 수식적인 표현은 다음과 같다.

$$H = \sum_{R_1}^{R_n} D_i Q_i N_i, \qquad (16.1)$$

여기서 R_1부터 R_n까지의 모든 종류의 방사선에 대한 선질 계수 Q_i와 기타 인수 N_i를 보정하여, 즉 곱하여 더한 값이다. 물리량 H의 단위는 D의 단위에 따라 결정된다. D가 rad로 표시되면 H의 단위는 rem이지만 이는 역사적 관심 사항일 뿐이며, 현재는 D는 Gy(gray)로 H는 Sv(sievert) 로 표현 사용된다. 보통 선량 값은 매우 작음으로 milli- 또는 microsievert를 사용한다.

등가 선량 (equivalent dose)

앞에서 인용된 두 참고문헌[ICRP(1991) 및 NCRP(1993)]에서 새로운 양인 등가 선량, H_T는 선량 당량을 실질적으로 대체하기 위해 제안되었다. 선량 당량과 등가 선량은 개념적으로 다르다. 선량 당량(H)은 특정 위치에서 흡수 선량에 기반하여, 그 곳에서의 LET와 관련된 선질계수 Q를 가중치로하여 산정된 값이다. 반면 등가 선량(H_T)은 지정된 장기나 조직에 평균 흡수 선량을 기반으로 하여 방사선 가중치 w_R을 적용한 값이다. 등가 선량은 다음과 같다.

표 16.1 등가 선량 H_T 계산에 사용되는 방사선 가중치[a]

Radiation type and energy	W_R
X-rays, γ rays, electrons, positrons, and muons	1
Neutrons to 10 keV	5
Neutrons, 10–100 keV	10
Neutrons, >100 keV to 2 MeV	20
Neutrons, >2–20 MeV	10
Neutrons, >20 MeV	5
Protons, other than recoils, >2 MeV	2[b]
α particles, fission fragments, and relativistic heavy ions	20

[a] NCRP, 1993.
[b] ICRP (1991) recommended a value of 5 for high-energy protons.

$$H_T = \sum_R w_R D_{T,R}, \tag{16.2}$$

여기서 H_T는 조직 T에 대한 등가 선량이다. 방사선 유형 R에 대한 가중치는 w_R이며, 선량 당량식에서 Q와 유사하다. 표 16.1은 ICRP와 NCRP가 채택한 방사선 가중치이다.

유효 선량 (effective dose)

유효 선량 E는 선량이 전신에 균일하게 투여되었는지 또는 불균일하게 투여되었는지 상관없이 암 발생과 유전적 영향 확률이 동일하도록 정의한다. 유효 선량은 ICRP (1977)가 정의한 유효 선량 당량과 비슷하지만 몇 가지 개념적인 차이가 있다.

상대적 장기 감수성에 대한 가중치는 이전 선량 당량인 H보다는 등가 선량인 H_T에 적용된다.

유효 선량 E의 정의는 다음과 같다.

$$E = \sum_T w_T H_T. \tag{16.3}$$

식에서 H_T는 식 (16.2)에 따라 산정된 조직 T의 등가 선량이고, w_T는 확률론적 영향 관점에서 각 장기와 조직에 대한 상대적 위험도를 고려한 조직 가중치(tissue weighting factor)이다. 가중치를 적절하게 선택하고 적용하면 인체에 방사선이 균일하게 조사되거나 불균일하게 조사되는지 여부에 관계없이 모든 확률론적 영향에 대한 위험도는 동일하다.

유효 선량식에서 내재된 것은 방사선 가중치 w_R은 조직이나 장기와는 무관하고, 조직 가중치 w_T는 방사선 종류와 방사선 에너지와는 무관하다는 것이다. 이는 모든 조건에 대해 반드시 정확하지는 않은 폭 넓은 가정이지만, w_R과 w_T에 할당된 값은 알려진 변동성을 허용할 만큼 충분히 보수적이다. 표 16.2에는 통용되는 w_T 값들이 나와 있다.

예탁 등가 선량 및 예탁 유효 선량 (committed effective dose)

예탁 선량(committed dose)의 개념은 인체 내부에 축적된 방사성핵종으로부터 받는 선량에 대한 위험도 평가에 유용한 개념이다. 이 선량 개념은 1977년 국제방사선방호위원회(ICRP, 1977)에서 처음 채택했으며, 선량계산 기준으로 선량 당량을 채용했다. 1991년도 ICRP가 등가 선량으로 기준을 수정하면서 예탁 선량도 H_T로 다시 기술했다. 약정 등가 선량 $H_T(\tau)$는 방사성핵종을 체내로 섭취 흡수된 후의 특정 조직 T의 등가 선량률을 시간 τ로 적분한 값이다. 시간 t_0에서 인체가 흡수한 단일 방사성핵종의 경우는 다음과 같다.

$$H_T(\tau) = \int_{t_0}^{t_0+\tau} \dot{H}(t)\, dt. \tag{16.4}$$

선량 기호 위의 점은 시간당 선량률이며, H_T는 시간 t_0에서 특정 조직 T의 등가 선량이다.

표 16.2 유효 선량 E의 계산에 사용되는 가중치[a]

$W_T = 0.01$	$W_T = 0.05$	$W_T = 0.12$	$W_T = 0.20$
Bone surface	Bladder	Bone marrow	Gonads
Skin	Breast	Colon	
	Liver	Lung	
	Esophagus	Stomach	
	Thyroid		
	Remainder[b]		

[a] NCRP, 1993.
[b] All other tissues not specifically listed.

여기서 적분 기간은 τ이다. 일반적으로 적분 기간은 직업적 노출의 경우 50년, 일반 대중의 경우 70년으로 간주한다. 내부에 흡수된 각 방사성핵종의 예탁 유효 선량은 예탁 등가 선량과 조사된 조직의 고유한 w_T 값의 곱들의 합으로 다음과 같이 표현된다.

$$E(\tau) = \sum_T w_T H_T(\tau). \tag{16.5}$$

적분 기간은 이미 서술한 바와 같다. 고령 인구 집단에 대해서는 적분 기간의 조정이 필요하다. 반감기가 긴 방사성핵종을 인간 수명 기간에 가까운 기간 동안 지속적으로 섭취하는 경우에는 예탁 등가 선량과 예탁 유효 선량에 상당한 한계가 있다. 이 경우 식 (16.4)와 식 (16.5)는 평생 등가 선량과 유효 예탁 선량을 심각하게 과대 평가한다.

모든 등가 선량과 유효 선량의 단위는 Sv(sievert)이며, w_R은 식 (16.1)의 Q 값과 동일하며, w_T 값은 식 (16.1)의 N과 같다.

집단 선량 (collective dose)

집합 선량 S의 개념으로 확률적 종결점이 집단이나 개인 모두에게 있다는 생각을 기반으로 한다. 예를 들면 어떤 주어진 선량에서 특정 암 발생 확률이 1/100,000이라면, 이 확률은 이런 선량을 받은 개인이나 집단에 동등하게 적용할 수 있다는 것이다. 언급한 확률을 적용하면 한 개인의 암발생 위험도는 정상인에 비해 1/100,000 만큼 증가한 것이다. 또한 집단(cohort) 차원에서는 암 발생 가능성이 100,000 명당 1 명 증가한다. 그러나 총 집합 선량을 받은 전체 집단이나 개인 모두에서 과도한 암이 발생하지 않을 가능성도 있다는 점은 분명하다. 실제적인 발생율은 Poisson 통계에 따라 결정된다. 집단 선량은 오로지 확률적 위험도에만 적용할 수 있으며, 그 정확도는 집단의 동질성에 의해 조절된다. 집단 선량이 연령, 성별, 건강, 기존 질병의 일반적인 분포와 함께 현실 세계에 적용됨에 따라 초과 확률론적 위험을 예측하는 데는 정확도가 떨어진다. 집단 선량에 대한 표현식은 다음과 같다.

$$S = H_i P_i . \tag{16.6}$$

식에서 H_i는 하위 그룹 i 에서 1인당의 선량이며 P_i는 동일 하위 그룹의 인구수이다. 선량, 등가 선량, 유효 선량, 또는 예탁 선량 등 적절한 선량을 택하여 사용할 수 있다 집단 선량은 많은 사람에게 영향을 미치는 다양한 전략의 결과를 예측하는 데 특별히 유용하다.

2 생체조직의 가중치를 적용한 위험도 추정

유효 선량과 그 파생 값을 결정하는 데 사용되는 조직 가중치 개발은 간단하다. NCRP(1993)와 ICRP(1991) 각각 위험도 표를 발표하였다. 표 16.3에는 전체 확률적 위험도와 관계되는 부분을 인용하고 있다. 이들 위험도 추정에는 치명적 암, 유전적 위험과 수명 단축 관련 위험도만 고려한다. 어떤 장기나 조직에 대한 가중치는 전체 위험도 중 그 장기가 차지하는 위험도 비율이다. 예를 들면, 치명적인 백혈병 위험에 대한 골수의 가중치는 1.04/7.25 = 0.14가 된다.

유효 선량 모델을 적용하여 산출되는 선량 값은 여러 유형의 방사선이 혼합된 경우나 또는 인체 일부 방사선에 대한 위험도-가중 선량 추정치이다. 실제로 내부에 축적된 방사성핵종으로부터 단일 장기에 대한 선량을 적절한 가중치를 사용하여 등가 선량으로 변환하고, 이를 전신 등가 선량을 구하는 것이 일반적인 방법이다.

표 16.3 전체 인구와 방사선 종사자의 장기별 조직별 확률론적 위험도(암 및 유전적 위험도)

Lifetime risk coefficients[a] for total detriment (10^{-2} Sv^{-1})		
Organ or tissue	Population	Occupational radiation workers
Bladder	0.29	0.23
Bone marrow	1.04	0.83
Bone surface	0.07	0.06
Breast	0.36	0.29
Esophagus	0.24	0.19
Colon	1.03	0.82
Liver	0.16	0.13
Lung	0.80	0.64
Ovary	0.15	0.12
Skin	0.04	0.03
Stomach	1.00	0.80
Thyroid	0.15	0.12
Remainder	0.59	0.47
Gonads (genetic)	1.33	0.80
Grand total	7.25	5.53

[a] For fatal cancers, severe genetic effects, and life shortening.

3 노출 선원

앞에서 언급한 두 유형의 선원, 즉 자연 배경 방사선과 의료 방사선원으로부터 받는 선량은 사회 경제적 조건뿐 아니라 지리적인 위치에 따라 크게 달라진다. 미국의 자연 방사선원으로부터 발생하는 일반적인 배경 선량 범위는 연간 약 0.7~1.10 mSv $year^{-1}$ 이고, 의료적 관련 노출의 일반적인 선량 범위는 역시 연간 약 1.0 mSv $year^{-1}$ 이다. 또 다른 방사선 관련 사회적 이슈는 최근에 들어와 자연 발생 라돈(Rn)이 인체에 미치는 영향과 그 중요성에 대한 대중적 인식(public awarenes)이 크게 높아졌다는 것이다. 자연 배경 방사선 노출의 기여 요소로서 자연 라돈의 중요성에 대한 큰 우려는 선질 계수 Q 또는 방사선 가중치 w_R값이 20으로 증가했기 때문이기도 하다.

다음 절에서는 자연 배경 방사선원과 의료용 방사선원으로부터 받는 선량에 대한 설명 외에, 소비재 상품이 인구 선량에 기여하는 역힐에 대한 논의와 배경 노출 기어도의 기술적 향상에 대한 검토를 다룰 것이다. 배경 노출의 기여 요소로서 기술 향상이 의미하는 것은 자연 방사선으로 부터 전체 인구 선량을 증가시키는 사람들의 활동 확장을 의미한다. 기술 향상의 전형적인 예는 지표에서 우라늄을 추출하는 과정에서 발생하는 채광 및 분쇄 작업 등으로 인하여 전체 인구 선량이 증가하는 것을 들 수 있다. 기술 발전과 소비재 상품들에 인한 방사선 노출의 증가는 미국 인구의 전체 비직업적 노출의 10% 이하이지만, 이 두경우 모두 인간 활동의 결과이므로 잘 이해하고 통제해야 한다.

4 자연 배경 방사선과 방사능에 대한 노출

환경 자연 방사선으로부터 받는 선량은 의료적인 방사선 노출로 인한 선량과 함께 방사선 작업 종사자가 아닌 일반 사람들에게 누적되는 연간 선량의 가장 큰 부분을 차지한다. 자연 방사선으로부터 받는 연간 선량과 인공 방사선원으로부터 받는 선량이 종종 비교된다. 이러한 비교는 인공 방사선량이 얼마나 되는지를 파악하려는 데 있다.

자연 방사선 노출에 대한 많은 보고서가 있다. 가장 종합적인 보고서는 UNSCEAR (United Nations Scientific Committee on the Effects of Atomic Radiation)이 발표한 보고서(1966, 1972, 1977, 1982)이며, 가장 최근 보고서는 NCRPM(National Council on Radiation Protection and Measurements)의 보고서-94(1987c)이다. Oakley (1972)는 외부 방사선에 의한 선량만을 조사했다.

최근 몇 년 동안 ^{222}Rn의 단 수명 붕괴 생성물의 흡입이 자연 노출의 중요한 선원 중 하나라는 것이 분명해졌으며, 알파 방사선에 대한 방사선 가중치 w_R 값의 상향 증가도 있었는데, 이런 이유로 ^{222}Rn에 방사선 노출에 대한 대중의 인식도 많이 바뀌었다. ^{222}Rn는 ^{226}Ra의 붕괴로 인한 딸핵종이다.

그림 16.1은 북아메리카 거주자가 평균적으로 받는 외부 인구 선량의 기여도를 보여주는 그래프이다. 이 데이터는 비 방사선 작업종사자에 대하여 여러 방사선 노출원의 상대적 중요성을 나타낸다. 2가지 중요한 방사선원 노출, 즉 자연 배경에서 발생하는 선량과 방사선의 의료 진단에서 발생하는 선량이며, 다른 것은 상대적으로

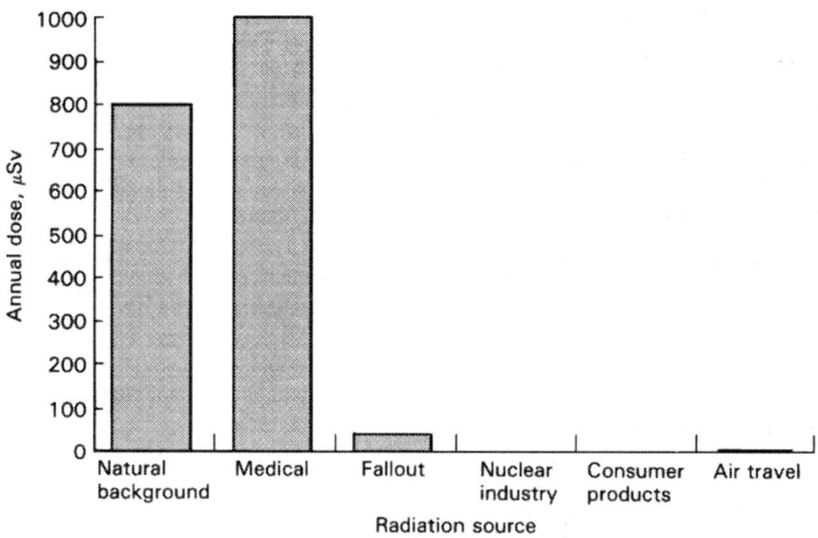

그림 16.1 자연 및 (비 직업적) 인공 방사선원으로부터 받는 연평균 개인 선량의 대략적인 분포. 첫번째 막대는 모든 자연 발생원으로부터 각 개인 받는 연간 평균 선량이다. 이 값은 지역과 기타 요인에 따라 크게 달라질 수 있다. 의료 선량은 미국과 기타 선진국들의 대략적인 평균값이다. 오른쪽 원자력 산업, 소비자 제품, 항공 여행으로 모두 연간 10 μSv $year^{-1}$ 미만이다. 신체 내에 축적된 방사성 물질의 관련 선량은 본문의 다른 곳에서 다룬다.

매우 작다. 더욱이, 의료 진단 노출은 한 국가의 경제 및 기술 발전과의 관련성이 깊다는 점이다. 진단 노출의 경우 북미 평균인 1 mSv year^{-1}에 비하여 제 3세계 국가의 경우 0.1 mSv year^{-1} 정도로 작다.

자연 발생 방사성핵종

자연 배경 방사선원은 2가지 방식으로 분류할 수 있다. 지구 표면의 자연 방사능 환경내에서 생활함으로써 받는 선량과 지구 표면에 도달하는 **직접 우주 방사선(direct cosmic radiation)**에 의해 발생하는 선량이다. 이 중에 지각의 자연 발생 방사성핵종에 의한 선량 기여도가 훨씬 더 크다.

원시 방사성핵종

지구 탄생 초기부터 존재한 **원시 방사성핵종(primodial radionuclide)**은 주로 3종류 방사성 계열의 동위원소들이다. 이 계열의 모 핵종은 각각 ^{238}U, ^{232}Th 및 ^{235}U이다. 이러한 모핵종이 후세대 핵종들과 화학적으로 또는 물리적으로 분리되지 않으면, 붕괴 사슬의 다양한 구성원인 각 핵종의 겉보기 붕괴 속도는 반감기가 제일 긴, 원시 모핵종의 붕괴 속도와 동일한 방사성 평형 상태에 도달한다. 이런 핵종들 각각은 3장에 논의한 장수명 방사성핵종의 일반적인 평형 상태의 예이다. 자연 방사성 계열 중 하나인 우라늄 계열(^{238}U의 붕괴)에 대한 붕괴 방식의 예가 이전 장의 그림 15.4에 도시되어 있다.

비계열 원시 방사성핵종

앞서의 3종의 원시 방사성핵종들 외에도, 한 단계의 붕괴만으로 직접 안정 원소가 되는 핵종도 있다. 그 중 가장 중요한 핵종은 ^{40}K와 ^{87}Rb 이다. ^{40}K는 칼륨(K) 중에 0.0118%만 존재하나 자연 생태계 어디에나 존재하며 외계 방사선 및 자연 배경에서 오는 선량의 1/3 정도를 차지한다. ^{87}Rb의 존재비(abundance)는 ^{40}K 보다 크지만 상대적으로 지표에 적게 존재하므로 선량에 대한 기여도는 작다.

우주 방사성핵종

우주 기원의 방사성핵종은 태양계, 은하계 내부 및 외부 공간에서 지구에 도달하는 우주선 입자들과 지구 대기 및 지각 원소와 상호작용하여 핵 변환을 통하여 생성된다. 이 우주 기원 방사성핵종은 선량에 상대적으로 작은 기여를 한다. 이들은 다양한 반감기를 갖는 베타선 및 감마선을 방출한다, 인간에게 피폭되는 4가지 주요 우주 방사성핵종은 ^{14}C, ^{3}H, ^{7}Be 및 ^{22}Na이다. 이러한 3가지 우주 방사성핵종인 ^{14}C, ^{3}H 및 ^{22}Na는 인체 구성의 중요한 원소이기 때문에 특히 관심을 받고 있다.

외부 선원에 의한 선량

야외 노출

사람이 자연 방사성핵종들로부터 받는 야외 노출은 우라늄-토륨 계열의 방사성핵종들에서 발생한다. 인체의 피폭 선량중 외부 환경에서 ^{40}K의 기여도 중요하지만, ^{40}K은 나중에 고려할 내부 피폭 선원으로서 더욱 중요하다. 외부 방사선 선량은 우라늄과 토륨 전구체의 후손인 지구 토양의 중 원소들로부터 발생한다. 이러한 방사성핵종들과 그 붕괴 생성물의 지역적인 농도는 특정 지역의 지질학적 특성에 따라 크게 다르다. 보통 화성암이 중요한 방사선원이라고 생각하는데 이는 오해이며, 퇴적암도 중요하다. 외부 선원으로부터 인체에 들어오는 방사선은 전적으로 핵종 붕괴시 발생하는 감마선이다. 이러한 감마선의 방사선 가중치(w_R)는 1이며 선량 단위는 친숙한 Gy이지만, 때에 따라 Sv를 사용하기도 한다. 물론 가중치가 1이면 Gy와 Sv값은 동일하다. 천연 방사성핵종의 붕괴로 방출되는 알파 또는 베타 입자는 물체에 침투력이 낮기 때문에 야외 노출 선량에는 기여하지 않는다. 또한 베타선에 의하여 피부가 받는 선량과 미치는 영향은 미미하다.

Beck(1975)은 외부 선량의 3가지 중요한 기여분 각각에 대하여, 반-공간(half-space) 선량률(무한 평면상의 공기 중 선량으로 정의됨)을 계산했다. 선량은 방사성핵종의 단위 농도에 대해 표면 위 1 m의 공기 중에서 계산했다. 그는 ^{40}K의 공기 중에서의 흡수 선량률을 13 μGy year^{-1} pCi^{-1}(37 mBq) 제시했다. 평형 상태의 ^{238}U와 그 딸핵종들에 대한 이 값은 139 μGy year^{-1} pCi^{-1}이었다. 또한 평형 상태의 ^{232}Th과 그 딸핵종들의 값은 216 μGy year^{-1} pCi^{-1} 이였다. 토양 구성원소를 고려하여 전형적인 외부 선량을 계산하면 ^{232}Th 계열은 150~250 μGy year^{-1} 정도이고 ^{40}K도 그 정도가 된다. ^{238}U의 선량은 그 절반인 75~125 μGy year^{-1} 이다.

^{222}Rn의 딸핵종의 붕괴에 특별한 조건이 있다. 대기 중으로 확산된 라돈 기체는 비평형 상태로 붕괴하며, 이 붕괴 결과 납(Pb)과 비스무스(Bi) 감마선 핵종이 생기고 이들이 주된 야외 피폭 선량으로 작용한다. 전형적인 시간 평균 실외 라돈 농도가 7.5 Bq m^{-3}인 경우, NCRP 보고서 97(NCRP, 1988)에서는 이러한 라돈 딸핵종의 공기 중 흡수 선량이 232 μGy year^{-1}이라고 추정한다. 토양 방사성핵종과 대기 라돈 딸핵종으로부터의 중요한 야외 노출 선량은 감마선으로부터 발생한다. 앞에서 언급한 바와 같이, 알파 및 베타 방출 방사성핵종은 신체 전신 외부 선량에는 크게 기여하지 못한다.

지상 방사능으로 인해 사람이 받는 선량은 해당 지역의 지질 구성과 지질 역사에 따라 크게 다르다. 미국의 지각에서 자연적으로 발생한 방사성핵종에 의한 일반적인 지상 흡수 선량률은 다음과 같다.

- 대서양과 걸프만 연안: 150–350 μGy year^{-1} (평균 230 μGy year–1);
- 중부 평원: 350–750 μGy year^{-1} (평균 460 μGy year^{-1});
- 콜로라도 고원: 750–1400 μGy year^{-1} (평균 900 μGy year^{-1}).

5 외부 선원에 의한 실내 노출

지각의 방사성핵종에서 나온 감마선에 의해 실내에 있는 개인이 받는 선량은 건축 자재와 구조물 내에서 개인의 위치에 따라 달라진다. 건축에 사용되는 목재, 플라스틱, 금속, 유리등의 재료는 방사선 차폐에 별로 기여하지 못하는 반면, 벽돌 콘크리트, 석조 및 석체 건축은 상당한 차폐를 제공한다. UNSCEAR(1982)는 실내-외 선량비(실내가 실외보다 더 높음)에 1.2의 계수를 적용하였다. 이는 유럽식 건축을 기반으로 한 것이다. UNSCEAR 수치는 건축 재료 자체가 어느 정도의 지각 방사성핵종들을 포함하고 있어, 자체 차폐로 인한 외부 방사선 제거보다는 선량에 더 기여한다고 추정한다.

표 16.4 주거용 건축 재료로 인한 실내 실외 공기 중의 선량율 비교

Outer wall construction	Indoor dose rate (% of outdoor)	Reference
frame, brick, stone		Solon *et al.* (1960)
apartments/houses	80–100	
mostly wood frame	70	Lowder and Condon (1965)
frame structures	82	Yeates *et al.* (1970)
brick	96	
steel and concrete	97–106	
mostly wood frame	75	Lindeken *et al.* (1971)

북미 지역 측정치는 표 16.4(NCRP 보고서 94, 1987c)에 실려 있다. 이 데이터에는 몇 가지 강조할 점이 있다. 첫째는 건축 자재들의 지각 방사성핵종들에 의한 선량의 기여로 석조 건물 내부가 목재 구조물보다 실내 선량률이 훨씬 높을 것이라는 생각이 있지만, 이는 분명히 미미한 차이일 뿐이며 실외 선량률의 지역적 변동보다도 훨씬 작다. 또한 구조물의 방사선 차폐 효과는 미미하며, UNSCEAR에서 제공한 목재 및 석조 구조물의 선량 비율 1.2는 과도한 것으로 보인다. 전반적으로 표 16.4의 데이터가 벽돌과 콘크리트 건축 자재에 포함된 방사성핵종의 선량 기여는 실제로 작으며, 또한 건물 내부 대 외부의 선량 차이도 미미하다.

끝으로 자연 방사성 물질에 의한 외부 노출의 경우 우라늄–토륨 계열을 제외한 다른 물질의 기여는 미미하지만, 토양의 ^{40}K은 측정 가능한 양으로 기여를 한다.

6 인체 흡입 방사성핵종에 의한 선량

지난 10여년 동안, 사람 폐에 대한 방사선 노출의 요인으로 수명이 짧은 라돈의 딸핵종의 중요성에 관심이 모아지고 있다. 이전의 자연배경 방사선에 관한 NCRP보고서 (1975)는 외부 야외 라돈 선량만 고려하였다. 그 선량은 앞 절에서 다루었다. 최근에는 실내에 축적된 라돈의 흡입으로 인한 잠재적인 폐 노출에 대한 선량 기여가 주의 깊게 연구되고 있다. Nero와 Nazaroff(1984)의 보고서는 이 주제에 대한 중요한 참고자료이다. 두 NCRP(1984, 1988) 보고서에서는 라돈과 그 딸핵종의 측정과 이들 선원에 관련된 문제를

심층적으로 조사했다.

간단히 말해, 실내 라돈 농도는 토양에서 라듐의 기체 붕괴 생성물인 라돈이 유출되는 속도와 그 후 발생 지점에서 주택 내부로 확산되는 속도에 따라 달라진다. 이동 경로는 복잡하며 주택 구조의 견고성과 구조의 공기 순환 속도에 따라 달라진다. 일반적인 통념과는 달리 주택 건축 자재는 환경 노출의 중요한 요소가 아니라는 것이 다시 밝혀졌다. 구조 재료에서 라돈 방출률은 건물 구조의 최종 선량률에서 최소한의 영향만 미친다 (NCRP, 1984).

내부 피폭원으로서의 Ra-222

^{222}Rn의 농도는 미국과 캐나다의 여러 실내 장소에서 측정되었으며, 그 결과 주변의 지표로부터의 라돈이 유출되는 속도에 따라 크게 달라진다는 것이 밝혀졌다. 실외 라돈 농도 측정 결과는 3.7~18.5 $\times$ 10^{-3} Bq m^{-3}로 변동이 컸으며, 실내 농도 측정 결과도 1~40 $\times$ 10^{-2} Bq m^{-3}로 다양하였다. 실내 라돈 농도가 실외보다 높은 것은 건물 내부 폐쇄 공간에서 기체가 축적되기 때문이다. 라돈은 불활성 기체로서 화학반응을 일으키지 않는다. 호흡 작용으로 인한 폐 선량에 기여도는 미미하다. 중요한 선량은 ^{222}Rn의 붕괴 생성물로부터 생긴다(그림 16.2 참조). 라돈 딸핵종으로부터의 피폭은 딸핵종의 붕괴시 방출되는 알파선을 통해 발생한다. 딸핵종들은 기체가 아닌 고체이므로 에어졸 입자에 흡착된다. 이 입자들은 호흡을 통해 기관지 표면에 침착되어 알파선을 방출시키는 붕괴 과정을 일으킨다. 이러한 단 수명 딸핵종은 ^{218}Po(RaA), ^{214}Pb(RaB), ^{214}Bi(RaC), ^{214}Po(RaC') 등이 있다. 괄호 안의 이름들은 예전에 부르던 명칭들로서 지금은 사용되지 않지만, 여전히 자주 언급되기 때문에 여기에 언급한다. 나열된 핵종들 중 ^{218}Po와 ^{214}Po가 반감기와 붕괴 특성으로 인해 가장 중요한 핵종들이다.

이러한 단수명 생성물은 단수명 기체 전구체로부터 생성되고 공기 중 에어로졸에 흡착되는 것과 관련된 동적 과정 때문에 일반적인 평형을 이루는 경우가 드물기 때문에 통상적인 방사능 단위를 붙이기에는 적합하지 않다. 이런 이유로 이러한 핵종 혼합물에 노출되는 경우에는 작업 수준(WL, working level) 이라는 용어를 사용하며, 누적 노출은 작업 수준 월(WLM, working level months) 이라는 새로운 용어를 사용한다. 작업 수준이란 단위는 잠재적인 알파를 방출하는 단 수명 딸핵종의 조합으로 정의한다. 자세한

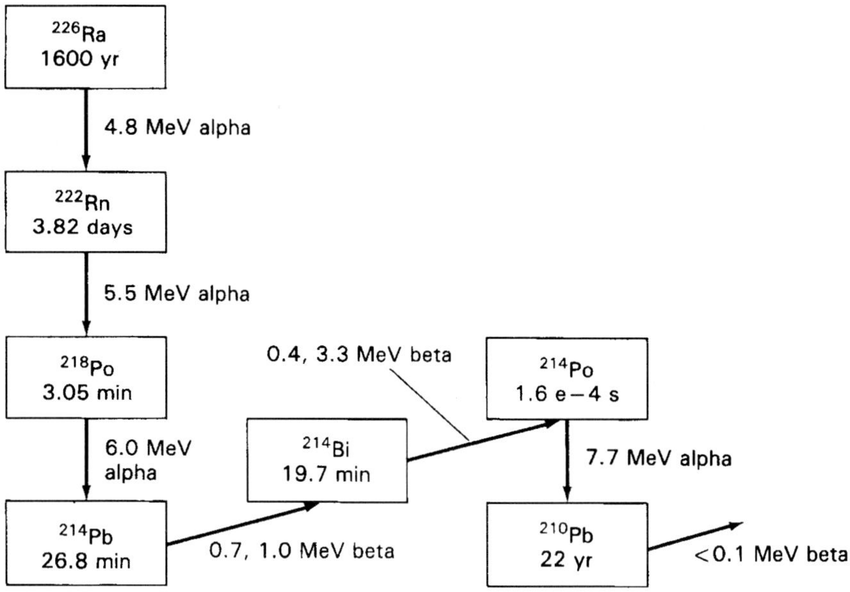

그림 16.2 ^{226}Ra 으로부터 ^{222}Rn 발생까지 붕괴도.
방사성 천이의 에너지와 방식은 화살표로 나타낸다. ^{222}Rn에서 ^{218}Po로 천이 후 2번의 중요한 알파 붕괴 : ^{218}Po로 부터 ^{214}Pb에로의 변환과 ^{214}Po으로부터 ^{210}Pb으로의 변환이 있음을 주의하자. ^{210}Pb로부터의 변환은 2개의 추가적인 핵종 ^{210}Bi과 ^{210}Po을 만들고 마지막으로는 ^{206}Pb이 된다.

내용은 NCRP 보고서 78(NCRP, 1984) 참조 바란다. 이 보고서에서는 표 16.5에 있는 변환 계수, 즉 WLM을 기관지 상피 염에 대한 선량 변환에 필요한 계수들을 제공한다. 선량은 주로 고 LET의 알파 입자에서 나오더라도 선량은 Sv가 아닌 Gy으로 표시된다. 이러한 선량에 대한 w_R에 대한 논의는 곧 진행될 것이다.

WLM에서 선량으로의 변환 계수에 대한 남성, 여성, 아동의 차이는 각각의 호흡 생리학적 차이 때문이다. 주요 요인은 전체 폐 부피 대비 단위 시간당 호흡량이다.

George와 Breslin(1980)은 New York-New Jersey 지역의 분석을 통해 평균 실외 ^{222}Rn 농도가 7 Bq m^{-3}, 평균 실내 농도는 30 Bq m^{-3}라고 보고하였다. NCRP 보고서 78(NCRP, 1984)은 이 값들을 w_R 조정 없이 연평균 폐 선량률은 다음과 같이 환산하였다.

성인 남자 1.9 mGy year^{-1},
성인 여자 1.7 mGy year^{-1},
어린이 3.0 mGy year^{-1}.

표 16.5 다양한 계층에 대한 WLM – 선량 변환 계수

Classification	Dose per working level month (cGy WLM^{-1})
Underground miners	0.5
Adult men	0.7
Adult women	0.6
Children	1.2
Infants	0.6

George와 Breslin는 선량을 연간 mSv $year^{-1}$로 바꾸지 않았는데, 그 이유는 그 당시로서는 선질 계수 Q(방사선 가중치)를 사용하는 것이 불확실했기 때문이다. 과학자들의 견해는 두 가지로 나뉘었는데 하나는 수년간 사용해 오던 선질 계수 10을 사용하자는 것이고 다른 하나는 새로 제안된 값 20을 사용하자는 것이다. 그 동안 20을 사용하자는 의견을 뒷받침하는 과학적 증거들이 축적되어, 현재는 w_R의 적정치로서 20이 널리 채택되고 있다.

알파 방사선과 기타 고 LET 방사선에 대한 새로운 w_R 값 20을 사용하면, 남자 어른의 선량은 38 mSv $year^{-1}$, 어린 아이의 선량은 60 mSv $year^{-1}$이 된다. 이 선량은 사람 폐에 대한 선량이지 전신 선량은 아니라는 점에 유의하자. 어쨌든 이러한 환경 노출은 자연 방사선 노출의 다른 모든 단일 원인을 무색하게 하며 심지어 모든 방사선원에서 발생하는 총 비직업적 선량을 크게 초과한다.

비교를 위해, 확률론적 영향에 대해 일반 대중에게 연간 허용되는 최대 선량은 1 mSv $year^{-1}$이다. 또한 확률론적 영향에 근거한 방사선 직업 종사자에 대한 연간 한도는 50 mSv이다(NCRP 보고서 116, 1993). NCRP 보고서 116에 설정된 선량 제한치는 직업상 노출과 일반인에 대한 피폭을 제한하는 것으로서 자연 배경 환경과 의료 행위로 받은 선량은 포함되지 않는다. 이러한 라돈 딸핵종이 폐에 미치는 선량은 대략 작업 종사자의 선량 제한치와 거의 같으며, 이 값은 방사선 종사자가 실무에서도 이 제한치에 도달하는 경우는 매우 드물다.

토륨 계열과 그 붕괴 생성물

정상적인 조건에서 ^{222}Rn과 그 딸핵종들만이 우라늄–토륨 계열의 인체 내부 축적된

핵종의 선량을 평가할 때 심각하게 고려하여야 되겠지만, 이외에 일부 다른 핵종도 작지만 기여가 있다. 토론(^{220}Rn)은 ^{222}Rn과 비슷한 붕괴 사슬을 가지지만 그 반감기는 55초에 불과하다. 따라서 우라늄과 토륨 계열에 대한 붕괴 사슬의 모핵종들이 거의 동일한 방사능임에도 불구하고, ^{220}Rn의 방사능은 정상 상태의 ^{222}Rn 방사능 보다 훨씬 작다. 또한 반감기가 짧아 토륨이 존재하고 있는 토양으로부터의 확산 중 ^{220}Rn의 붕괴 손실은 매우 크다. ^{220}Rn의 붕괴 딸핵종 중 생물학적 중요성을 갖는 비교적 긴 반감기를 가지는 핵종은 ^{212}Pb(반감기 10.6 h) 이다. 그 딸핵종들인 ^{212}Bi와 ^{212}Po과 함께 ^{212}Pb는 폐 선량에 기여하는데 그 양은 ^{222}Rn 딸핵종들 선량의 1/6정도에 해당한다. 흥미로운 것은 ^{220}Rn의 딸핵종에 의한 폐에 미치는 선량은 ^{222}Rn에 비하면 작지만, 그래도 자연 배경 선량보다는 여전히 크다는 사실이다.

비계열성 방사성핵종

인체에 미치는 자연 방사선의 가장 큰 부분을 차지하는 우라늄-토륨 계열 외에도 지구 환경에는 태초에 생긴 비계열성 원시 방사성핵종들이 존재한다. 이들 중 2개의 핵종만이 인체에 미치는 선량에 상당한 부분을 차지하는데 ^{40}K와 ^{87}Rb이다. 앞에서 ^{40}K는 외부 방사선원으로 선량에 기여한다고 제안한 바 있다. 두 핵종 모두 인체의 자연 대사 경로로 들어오는데, K는 세포 내 전해질의 구성 성분이며, Rb은 화학적으로 K와 유사하게 작용한다. 루비듐은 지구 지각에서 비교적 희귀한 원소이기 때문에 내부 축적 후에 선량에 약간 기여만 한다. 이러한 방사성핵종으로부터 연조직으로의 선량은 아래와 같다(NCRP 보고서 94,1987).

^{40}K	180 μSv year^{-1} (생식샘)
	60 μSv year^{-1} (뼈)
	270 μSv year^{-1} (골수)
^{87}Rb	10 μSv year^{-1} (생식샘)
	10 μSv year^{-1} 미만 (뼈)
	10 μSv year^{-1} (골수)

이들 핵종의 선질 계수는 1.0으로 잡으면 된다.

7 우주 방사선 및 우주 기원 방사성핵종으로부터의 노출

우주 방사선

지구 표면에 입사하는 지구 밖의 **외계 방사선원(extraterrestrial source)**은 주로 고에너지의 양성자로 지표 대기권으로 들어올 때 2차 입자 속을 발생시킨다. 은하계에서 들어오는 입자 속은 대기 중에서 수 100 g cm^{-2}로 감쇠된다. 그러나 대기권에서 발생하는 복잡한 핵반응으로 대기권 첫 층에서의 입자 속 밀도는 ~100 g cm^{-2} 정도로 증가한다. 1세대 생성물은 주로 중성자, 양성자, 파이온 등이다. 파이온이 붕괴되면 전자, 광자, 뮤온이 추가로 발생된다. 추가 감쇠가 진행됨에 따라 입자 속 밀도가 감소하고 800 g cm^{-2}(고도 약 6 km)의 대기 층에서 투과성이 높은 뮤온과 관련 전자가 우주선 속의 대부분을 차지한다. 이러한 입자와 이들 보다 훨씬 작은 량의 파이온은 붕괴 과정에서 발생되는 감마선은 해수면에서 방사선 피폭원이 된다.

지구 표면과 고도에서 총 선속은 위도, 경도에 따른 상당한 변화를 보인다. 우주 방사선의 장기 연간 평균 선량은 그림 16.3에 나와 있다. 그림 오른쪽 척도의 mGy 단위로 표시된 선량이다. 그러나 총 선량은 중성자에 의하여 기여된 부분이 상당하다. 해수면에서 인체조직 등가 물질에서의 중성자 선량은 전체 선량의 약 5%이다. 특히 고도 3 km에서 이런 기여는 우주 방사선 총 선량의 25%에 해당한다. 최근 규제 기관에서 라돈 딸핵종들의 알파 방사선의 경우와 같이, 방사선 가중 계수가 20이어야 한다고 권고함에 따라 고도에서 등가 선량률이 증가할 것이다. 방사선 가중 계수를 보정한 모든 우주 방사선의 총 선량률은 그림 16.3에서 왼쪽 좌표에 표시하였다. 해수면과 3 km에서 계산된 선량은 각각 0.4 mSv $year^{-1}$ 및 1.2 mSv $year^{-1}$이다. 이러한 선량은 고 고도 비행에 특히 중요하다.

우주기원 방사성핵종

지구의 표면에 도달한 우주선은 대기 하층의 구성 성분과 지구의 구성 성분에서 다양한 핵파쇄 및 중성자 활성화 반응을 일으킨다. 지구권 전체에는 이러한 생성물들이 평형

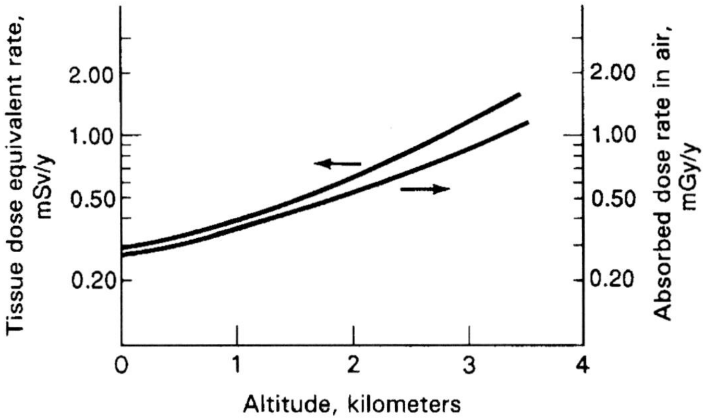

그림 16.3 고도에 따른 우주 방사선의 공기 중 장기 평균 실외 흡수 선량.
밑의 곡선은 공기나 조직에서의 흡수 선량률(mGy/y) 이고, 위의 곡선은 30 cm 두께의 조직 판의 5 cm 깊이에서 총 등가 선량률(하전 입자+중성자의 합, mSv/y) 이다.

상태의 농도로 존재한다. 이들 중에서 선량 기여도의 관점에서 가장 중요한 것은 ^{14}C, ^{3}H, ^{22}Na, ^{7}Be이다.

이 중에서 ^{14}C와 ^{3}H는 인체의 주성분 원소이고, 비교적 장수명 동위원소이기 때문에 가장 중요하다. 지구권에 있는 이들 방사성핵종의 농도는 핵무기 실험에 의해 크게 영향을 받았고, ^{3}H의 경우에는 핵연료 주기의 작동에 의해 약간의 영향을 받았다. 그렇지만 인간이 받는 총 자연 배경 선량 중 우주기원 방사성핵종에 의한 영향은 매우 적다. 흡입과 섭취(식수, 우유, 잎 채소, 고기)를 통한 ^{7}Be와 ^{22}Na의 연간 총 유효 선량은 각각 30 nSv와 4 nSv로 추정된다. 이러한 선량은 중요하지 않으며 무시할 수 있다. 전체 인체 내의 물과 항상 평형을 이루는 삼중수소의 연간 등가 선량은 12 nSv이다. ^{14}C의 경우 연간 등가 선량은 연조직의 경우 10 μSv이고 골수의 경우 약 30 μSv 정도이다. 우리가 논의해 온 핵종은 상층권 대기에서의 핵자들의 상호작용에 의해 생성된다. 다른 방사성핵종은 지각의 표층에서 우주 생성 작용에 의해 생성되지만 소량으로 생성되고 일반적으로 반감기가 짧기 때문에 중요하지 않다.

8 자연 방사선원 노출 요약

그림 16.4는 앞 절의 데이터를 요약한 것이다. 데이터를 이 방식으로 표현하면 라돈 딸핵종이 폐 선량에 가장 큰 영향을 미침을 알 수 있다. 이 데이터는 방사선 가중치로 보정하지 않았으므로 라돈 딸 선량의 중요성이 더욱 명백하다. 표 16.6은 NCRP 보고서 94(1987)의 데이터를 사용하여 만든 것으로, 여기서 그림 16.3에 표시된 데이터들을 적절한 유효 선량으로 변환한 값들이다. NCRP 보고서 94에 사용된 가중치 w_T는 표 16.2에 주어진 것과 약간 다르다. 왜냐하면 NCRP는 계산에서 갑상선 위험을 제거했고, 표는 NCRP 보고서 116(NCRP, 1993)에서 발견된 새로운 w_T 값보다 먼저 만들어졌기 때문이다. 이 요약표는 라돈과 딸핵종들이 전체 연간 유효 선량에 여전히 주된 역할을 하고 있다는 것을 보여준다. 모든 자연 방사선원으로부터 받는 연간 총 유효 선량은 3 mSv year^{-1}이며, 그 중 폐가 받는 선량은 2 mSv year^{-1}로서 거의가 라돈 딸핵종에 의한 것이다. 따라서 자연 배경 방사선원으로부터 인체에 미치는 가장 큰 위험은 라돈 딸핵종들에 의한 폐 피폭이라는 것은 의심의 여지가 없다.

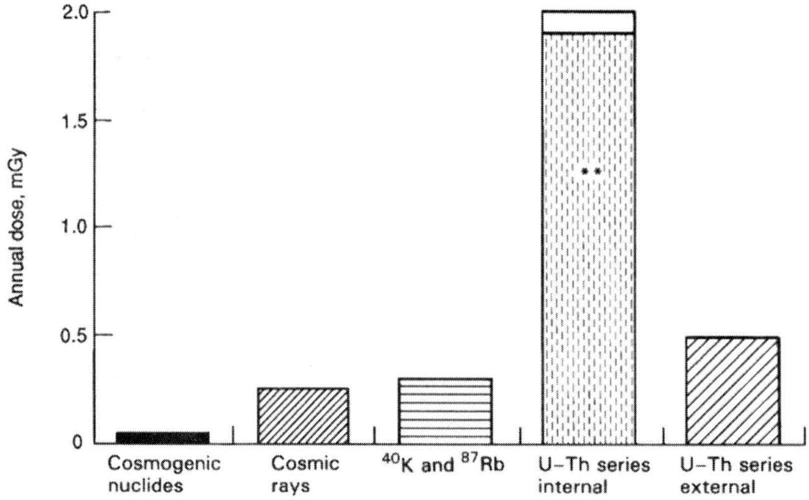

그림 16.4 자연 배경 방사선 피폭시 각 구성요소의 선량율[mG/y] 기여도. U–Th 계열 내부 선량을 표시하는 막대를 중 별표 2개 표시 부분은 ^{222}Rn 딸핵종 선량의 압도적인 기여를 보여주기 위해 세분화한 그림이다.

표 16.6 미국과 캐나다 자연 배경 방사선원으로부터 인구 개인이 받는 연간 추정 유효 선량[a]

	Total effective dose rate[b] (mSv year^{-1})					
	Lung $W_T = 0.12$	Gonads $W_T = 0.25$	Bone $W_T = 0.03$	Marrow $W_T = 0.12$	Other $W_T = 0.48$	Total $W_T = 1.00$
Cosmic radiation	0.03	0.07	0.008	0.03	0.13	0.27
Cosmogenic radionuclides	0.001	0.002	—	0.004	0.003	0.01
Terrestrial						
External	0.03	0.07	0.008	0.03	0.14	0.28
Inhaled	2.00	—	—	—	—	2.00
Radionuclides in the body	0.04	0.09	0.03	0.06	0.17	0.40
Totals	2.1	0.23	0.05	0.12	0.44	2.96

[a] Report 94, NCRP, 1987c.
[b] Dashes (–) indicate negligible dose.

9 의료용 방사선 피폭

선진국에서 외부 방사선 노출이 가장 큰 부분은 의료분야에서의 방사선 사용이다. 미국에서는 지난 20년 동안 진단 효율성과 정확성을 희생하지 않고도, 개선된 제도와 개선된 장비를 통하여 방사선원에 피폭을 줄이기 위한 노력이 진행되어 왔다[Food and Drug Administration FDA, 1984].

이 장에 실려있는 미국 내 의료 방사선 노출에 관한 많은 데이터는 FDA 자료를 인용한 것이다. 따라서 국가(미국) 선량 감소 프로그램의 목표는 확실히 달성되어서, 시술당 평균 선량이 크게 감소하였지만, 동시에 의료 및 치과 분야에서 진단 시술에 사용 빈도는 크게 증가했다. 이는 부분적으로 컴퓨터 단층촬영과 같은 새롭고 향상된 기술의 결과이지만, 유방 조영술, 흉부 및 수족 X-선 촬영과 같은 표준 검사의 빈도는 높아졌다. 이온화 방사선을 사용하지 않는 새로운 기술들은 평균 의료 방사선 피폭에 어떤 영향을 미칠지는 아직 밝혀지지 않았다. 자기공명영상(MRI)과 초음파 영상은 이미 의료 진단 분야에서 중요한 요소이며, 마이크로파 영상과 같은 다른 기술도 개발 중에 있다.

방사선 촬영의 인구통계에 관한 광범위한 데이터가 미국 방사선 방호 및 측정 협의회

(NCRP 보고서 100, 1989)에 의해 발표되었다. 모든 유형의 방사선 진단 사용에 큰 영향을 미치는 또 다른 사회학적 요인은 미국에서 관리형 건강검진의 증가이다. 캐나다, 영국 등 다른 선진국에서와 같은 방식으로, 미국에서도 이러한 사용이 발전한다면 관리형 의료제도 도입으로 평생 방사선 노출에 관련된 의료적 요인이 크게 줄어들 것이다.

진단용 X-선 검사

인구집단의 질병 분포의 특성상 X-선 검사로 인한 방사선 피폭 정도는 노령층에서 가중된다. X-선 검사 인구의 절반은 45세 이상이며 64세 이상은 1/4 이상이다(FDA, 1985). 이 결과는 예상할 수 있듯이, 고령 인구 집단은 더 높은 질병 발병률을 경험할 뿐만 아니라, 노년기에는 진단 X선 검사가 필요한 다양한 질병 때문에 의사들에 의해 더 자주 진찰을 받기 때문이다. 이런 연령 분포의 왜곡은 유효 선량 계산에 뚜렷한 영향을 미친다. 인구의 대부분이 가임기 연령을 넘어서기 때문에, 2가지 요인으로 생식선에 대한 가중치는 급격하게 하향 조정되고, 암의 위험 추정치에도 약간의 수정이 필요하다. 암 발생률은 연령과 성별에 크게 의존하며, 방사선으로 인한 추가 발암 위험이 절대적이지 않고 상대적이므로 위험 추정치를 조정할 필요가 있다. 즉, 암 발생률은 일반적으로 연령에 따라 증가하고, 우리는 앞 장에서 방사성 유발암이 기본 발생률에 비례하는 위험, 즉 기본 발생률의 곱셈이라는 것을 인지했다. 또 다른 요인은 방사선성 암 발병의 잠복기가 길다는 것인데, 예를 들어 유방암과 폐암의 잠복기는 최대 20-25년에 이를 수 있다.

1980년 기준으로 미국 인구를 대상으로 X-선 진단을 받음으로써 발생하는 유전적으로 유의미한 선량(출산 연령대의 생식선에 대한 선량)과 활성 골수에 대한 선량에 대한 추정 작업이 수행되었다(FDA, 1984; NCRP, 1989). 이러한 인구 추정치는 미국 식품의약국(FDA) 의료기기 및 방사선 건강센터의 활동으로 1960년 이후 매 10년마다 수행된다. 각 시술과 관련된 선량에 대한 데이터 출처에 따르면 1980년대 평균 성인 활성 골수 선량은 1.14~0.75 mGy $year^{-1}$였다. 동일한 시술로 인한 **유전적 중요 선량(GSD, genetically significant dose)**은 약 0.3 mGy $year^{-1}$이다. NCRP 보고서 100(NCRP, 1989)에서 남성의 경우 GSD 값을 1 mGy, 여성의 경우 GSD 값을 2 mG로 추정한다. NCRP 보고서의 이러한 값의 증가는 아마도 오차 범위 내에 있지만, GSD는 수십 년에 걸쳐 천천히 증가해 오고 있다 동시에 대부분의 진단 전차에서 시술당 선량은 일반적으로 급격히 감소했기 때문에, 진단의료 방사선 사용으로 인한 평균 개인 선량의 증가는 모두 빈도 증가에 따른 것임에 틀림없다.

Gray로 표시된 선량 값으로부터 진단용 X-선 선량을 유효 선량을 다시 계산해보면, 1980년대 피폭 유형이 약간 다름을 알 수 있다. 1980년도 1인당 연간 유효 선량은 0.36 mSv이다. 앞의 제안과 같이, 이러한 연간 선량에 추가 가중치를 부여하는 것이 잠복기 문제와 피폭 연령과 성별에 따른 방사선성 암에 대한 감수성 차이를 보정할 수 있을 것이다. 따라서 연령과 성별에 따른 추가적인 가중치를 적용할 경우, 연간 유효 선량은 0.36에서 0.23 mSv로 감소하는데, 이는 의료 목적의 진단 X선 노출에 대한 조정되지 않은 선량인 약 1 mSv에서 상당히 감소된 값이다. 잘 수행된 진단 검사에서는 생식선에 대한 선량이 미미하기 때문에 대부분의 시술에서는 유전적으로 중요한 선량에 대한 유효 선량의 추가적인 조정은 필요하지 않다.

의료용 X-선으로부터 받는 연간 인구집단 선량을 결정하는 데는 사회적 요인들도 중요한 역할을 한다. 이런 경우의 예로는 제 3세계 개발 도상국들의 의료 수준이 미국과 유럽의 정도의 정교한 수준에 이르지 못한다는 점을 들 수 있다. 이유는 진단용 X-선 활용이 일반적으로 빈약하고, 오래된 장비가 사용되어 현대적 장비의 새로운 선량 저감기술이 적용되지 않기 때문이다. 제 3세계 국가의 개개인은 시술 당 더 높은 선량을 받을 가능성이 있지만, 진료 혜택을 받는 인구 수가 작기 때문에 평균 인구 선량은 낮다. 이런 제 3세계의 극단적인 경우 이외에도, 개인의 연간 평균 선량에 영향을 미치는 관행의 폭은 넓다. 결과적으로 연간 의료용 X-선 피폭 선량은 전 세계적으로 큰 차이를 보인다.

방사선치료

암 치료에는 일반적으로 고 선량의 이온화 방사선이 사용된다. 일반적으로 국소암 치료 과정에는 최대 60 Gy 정도의 고 선량이 사용된다. 이런 치료를 받는 환자 수는 제한되어 있고 일반적으로 생존 전망도 낙관적인 것만은 아니다. 이런 사항들을 고려하면, 치료용 이온화 방사선의 사용은 1인당 연간 평균 선량에 매우 작은 기여를 할 뿐이다.

핵 의학 시술

핵 의학(nuclear medicine) 분야에서는 질병 치료와 기능 장애를 진단하기 위하여, 방사성핵종 활용법을 발전시켜 오고 있다. 사용되는 방사성핵종은 매우 다양하며 자연적으로 존재하는 핵종도 있고 인공 핵종도 있다. 현대 핵 의학에서는 인공 동위원소가 주류를 이룬다. 핵 의학 시술은 X-선 진단만큼 널리 사용되지는 않지만 지난 10년간 시술 건수가 크게 증가했다. 주요 성장 분야는 심장기능 검사 분야이다. 방사성동위원소 뇌 스케닝 분야의 인기는 줄었지만, 이들을 이용한 심장 기능 검사의 빈도는 급격히 증가했다. 핵 의학 검사를 받는 인구는 평균적으로 X-선 진단을 받는 인구보다 일반적으로 나이가 많으며, 질병도 많다.

지난 10년간 새로운 진단 기법인 **양전자 방출 단층촬영(PET, positron emission tomography)**이 주목을 받고 있는데, 이 시술은 양전자를 방출하는 방사성핵종을 환자에게 투여하면 양전자와 전자가 만나 소멸 반응을 일으킬 때 2개의 광자가 발생되고, 이를 측정하여 컴퓨터로 표적 부피를 재구성하는 방법이다. X-선 컴퓨터 단층 촬영(X-ray CT)에서와 마찬가지로 환자에게 받는 선량은 X-선 보다는 훨씬 높으나, 얻는 진단 정보는 훨씬 더 중요하다.

진단 방사선학에서와 마찬가지로 핵 의학계에서도 진단 효율성을 저해하지 않으면서 선량을 줄이는 원칙을 강조하고 있다. 이미 일부에서 중요하고 유용한 조치들이 도입되고 있다. 예를 들면 ^{131}I를 ^{123}I로 대체하면 향후 갑상선 시술에서 상당한 선량을 줄일 수 있다. 진단 방사선에 대한 많은 제안들은 핵 의학에도 적용할 수 있다. 선량감소 전략이 계속 강조되고 있지만, 핵 의학 시술의 광범위한 사용과 신기술의 개발로 인하여 이 분야의 연간 평균 선량은 증가할 것이다. PET의 사용 증가는 일반적으로 개인 선량에 상당한 기여를 할 것이며 핵 의료로 인한 1인당 연평균 선량도 증가시킬 것이나 그 변화를 정량화 하기에는 아직 이르다.

핵 의학 진단 시술의 경우, 선량이 매우 국소적이고 선량 분포 계산이 어려워, 1인당 연간 장기 선량을 유효 선량으로만 표시하고, Gy 또는 심지어 등가 선량으로 선량 평가를 시도하지 않는다. 미국에서는 1982년도 핵 의학로 인한 연평균 유효 선량이 140 μSv로서 영국(17 μSv), 소련(20~40 μSv) 보다 상당히 높았다. X-선 진단과 마찬가지로 핵 의학 진단 역시 사회적 규범이나 관행이 1인당 연평균 선량을 결정하는데 큰 역할을 한다. X-선이 치료용으로 사용되는 것처럼 방사선 동위원소도

치료에 사용하지만, 핵 의학 치료 절차를 받는 개인의 수는 매우 작다. 개별 환자에 대한 선량은 매우 높을 수 있지만, 1인당 연평균 선량에 기여하는 양은 미미하다.

그림 16.5는 미국에서 진단용 X-선 검사와 핵 의학 검사로 인한 1인당 연평균 선량을 비교한 그림이다. 진단용 X-선 기여도가 핵 의학 진단의 연간 선량에 중요한 기여를 하는 것처럼 보이지만, 유효 선량 측면에서 X-선 선량을 핵 의학 선량과 비교하면 X-선 선량은 핵 의학 선량의 1/2 정도됨을 볼 수 있다. 아마도 이는 X선 진단 검사를 받는 사람이 3~5배 더 많을 것이기 때문이다. 방사성 동위원소의 선량은 매우 국소적이므로 유전적으로 유의미한 선량(GSD)은 거의 없다.

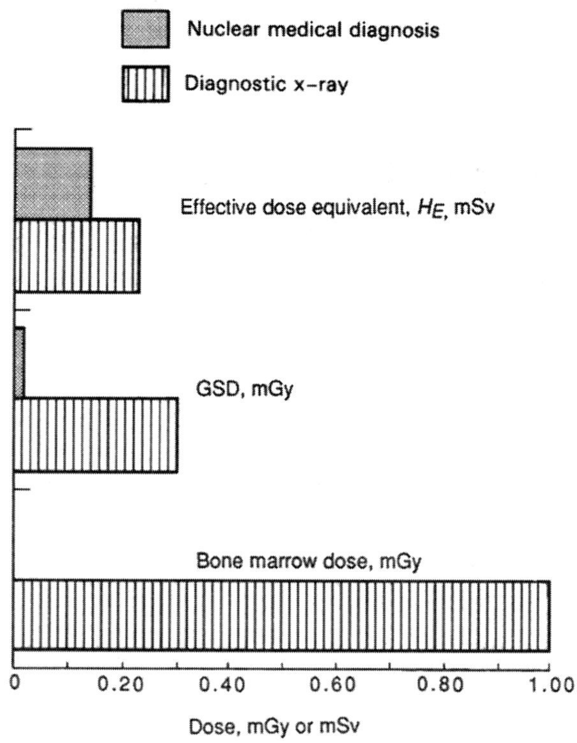

그림 16.5 진단용 X-선 검사와 핵 의학 검사의 선량 비교.
위쪽 두 막대는 핵 의학과 진단용 X선의 연평균 유효 선량.
가운데 두 막대는 유전적 중요 선량(GSD) 비교.
아래 막대는 진단용 X선 촬영으로 인한 연평균 골수 선량.

10 원자력 발전소 운영으로 인한 대중 노출

원자력 발전으로 인한 일반 대중과 집적 관련된 노출 방사선원에 대한 일반인의 인식은, 실제 원자로 운전과 이에따라 발생된 방사성 폐기물의 저장만을 원자력 발전소 운영으로 인한 전체 인구 선량의 주요 원인으로 이해하는 경향이 있다. 그러나 이 문제를 논의할 때 가능한 모든 노출 방사선원를 확인하여 파악하는 것이 중요하다. 핵연료 주기 운영 결과로 인한 전체 인구 선량에 관련된 2가지 중요한 보고서로는, NCRP 92(NCRP, 1987b)와 Alpen 등(1988)을 들 수 있다.

핵연료 주기

원자력 발전에서 우라늄 연료의 이동 주기를 숙지하면, 각 단계에서의 피폭 방사선원을 파악할 수 있다. 주기의 여러 단계 중 어떤 단계는 일반 대중에게 미치는 방사선 선량 및 영향이 더 크다. 보다 상세한 것은 NCRP 92(NCRP, 1987b)에 있다.

채광

미국 내 우라늄 채광은 로키 산맥이 있는 주들에 집중되어 있다. 우라늄 채광량은 노천광이나 지하광이나 비슷하다. 이 단계에서 대기중으로 방출되는 라돈은 일반대중 피폭의 주된 방사선원이 된다.

선광, 분쇄 및 정련

우라늄 선광 대상 광물은 평균 0.01~0.3% 정도의 U_3O_8을 함유하는 광석이다. 이 광석을 분쇄한 후 산성 또는 알칼리 용해 공정을 거쳐 우라늄 화합물을 추출하게 된다. 그런 다음 추출물을 건조시켜, '**옐로케이크(yellowcake)**'라는 제품으로 포장한다. 이 제품은 반쯤 정련된 우라늄 화합물로 산성 용액 공정에서는 주로 U_3O_8가, 알칼리 용액 공정에서는 $Na_2U_2O_7$각 각각 생산된다. 이들 공정에서 발생된 잔여물, **"광미 또는 찌꺼기 (tailings)"**에는 잔류 우라늄과 그 방사성 부산물이 포함되어 있다. 이것이 주된 일반대중에 피폭되는 방사선원이다.

6불화 우라늄 생산

옐로 케이크를 불소와 불산으로 처리하면 UF_6가 만들어진다. 이 과정에서 적은 양의 우라늄 산화물과 불화 우라늄이 대기 중으로 방출된다. UF_6는 기체로 전환되어 확산 농축 과정의 원료로 투입된다.

농축

우라늄 핵종중에 ^{235}U 만이 열중성자에 의해 핵분열이 가능하다. 천연 우라늄에는 ^{235}U 동위원소가 0.72% 포함되어 있다. 상업적인 우라늄 농축은 주로 UF_6 기체 확산 공정으로 수행된다. 이 공정을 통해 ^{235}U가 2~4%로 농축되는데, 이는 경수로 핵연료용으로 적합하나 핵무기 제조에 필요한 농축 수준보다는 매우 낮다. 농축 과정에서 소량의 UF_6기체가 새어 나와 대기 중으로 방출될 수 있다.

핵연료 가공

농축된 UF_6는 UO_2로 전환되고, 압축되고, 소결되어 세라믹의 펠렛의 형태로 가공된다. 여러 개 펠렛을 길고 작은 직경의 지르코늄(Zr) 피복관에 넣은 후 밀봉하여 봉 형태로 만든다. 이 봉들은 원자로 노심에 적합한 연료봉 집합체로 조립된다. 산화물로의 전환 과정과 연료봉 집합체 후속 제조 공정에서, 소량의 우라늄 화합물이 공기 중으로 방출되는데, 이들 중 대부분은 제조 시설의 효율적인 공기 처리 시스템에 의해 포집된다, 액체 폐기물도 소량 배출될 가능성도 있다.

발전

핵연료 집합체들은 원자로 노심에 배치되어 ^{235}U이 연쇄적인 핵분열을 일으키면서 전력을 생산한다. 발전 출력 수준에 따라 매년 1/3 내지 1/4 정도의 핵연료 집합체들이 새것으로 교체된다. 발전소 내의 기기들은 핵 분열 반응시 원자로 밖으로 누출되는 중성자와 핵반응 결과로 방사성화 된다. 핵연료봉 피복관에 작은 기계적 결함이 생기면

2차측 냉각계통으로 방사성핵종들이 누출될 가능성이 있다. 발전소 운영 중에는 의도적으로 소량의 방사성핵종을 방출하는 경우도 있다.

핵연료 재처리

원자로 노심에서 제거된 사용후 핵연료 집합체에는 여전히 상당한 양의 ^{235}U가 포함되어 있으며, 이는 상업적으로 회수할 만큼 경제적으로 가치가 있다. 현재 정책상 미국에서는 핵연료를 재처리하지 않는다. 또한 플루토늄 ^{239}Pu 등도 핵연료로 사용하기 위해 부산물로 회수할 수 있다. 재처리 시 핵연료 피복관을 제거하고 우라늄과 플루토늄을 용액에 넣을 때 동시에 축적된 핵분열 생성물이 방출된다. 이 물질은 강산에 용해되어 화학적으로 분리된다. 정제된 우라늄과 플루토늄은 추가 연료 사용을 위해 재활용되고, 핵분열 생성물은 저장을 위해 농축된다. 일반 대중의 방사선 피폭은 주로 핵분열 생성물에서 비롯된다. 현대식 재처리 공정에서는 수성 폐기물 흐름은 없으며, 정상적인 운영에서는 기체 상태의 물질만 방출이 예상된다.

저 준위 폐기물 처리

핵연료 주기 내의 모든 단계에서 핵분열 생성물, 우라늄 화합물 또는 초우란 원소로 오염된 저 준위 폐기물이 발생할 수 있다. 현재의 정책은 이 저 준위 폐기물을 공학적 시설을 갖춘 얕은 지층에 매립하는 것이다. 이 경우, 현장에서 방출되는 삼중수소, ^{222}Rn 등 방사성 기체들이 일반인에게 노출될 수 있다.

사용후 핵연료 저장

사용후 핵연료가 재처리 하지 않거나 재처리를 위해 보관하는 경우, 사용후 핵연료봉의 냉각과 이로부터 방출되는 방사선의 격리 차폐를 위해 특별히 설계된 장소에 보관된다. 저장중인 사용후 핵연료 피복관의 일부 결함을 통해서 새어나온 휘발성 핵분열 생성물들은 공중으로 유출된다. 냉각수 속으로 들어간 유출물은 플랜트 정화 시스템을 통해 모두 제거된다.

고준위 폐기물 처분

핵연료 재처리로 인한 잔여물은 방사능이 매우 강하며, 이러한 폐기물과 또한 재처리되지 않는 사용 후 연료는 안전하고 수명이 긴 저장 장소에 장기간 보관한다. 현재 미국 정책은 이런 폐기물들을 방사능 유출을 막는 형태로 만든 후 지질학적으로 안정한 깊은 지층에 처분하는 것이다. 미 연방 규정은 이러한 저장 절차에서 대중에게 미치는 피폭 선량이 연간 0.25 mSv $year^{-1}$를 초과하지 않도록 기준을 정했다. 현재 기술로 이 기준을 달성하는 것은 충분히 가능하다.

운송

핵연료 및 관련 폐기물은 제조, 사용, 폐기 장소에서 다른 목적지까지 운송되어야 한다. 일반대중 방사선 노출 가능성은 운송용기에서 나오는 방사선에 대한 낮은 수준의 직접 노출과 도로 철도 사고 시의 방출 가능성이 포함된다.

인구 선량 추정

핵연료 주기 시설로부터 나오는 **인구 선량(population dose)**은 앞에서 논의한 자연 배경 및 의료적 노출 선량과는 근본적으로 다르다. 이 선원들은 일반적으로 전체 인구를 대상으로 한 것이며, 따라서 인구 평균 값이 의미를 갖는다. 핵연료 주기 시설로부터 방사능 누출은 국지적이어서 일부 사람들에게만 피폭되어 잠재적 위험에 처할 가능성이 있다. 또한 장수명 방사성핵종에 단시간 노출되더라도 일부 핵종은 인체 내에 침착되어 지속적인 선량 흡수를 초래할 수 있다. 이러한 이유로 핵연료주기에 대한 **인구 노출 (population exposure)**을 고려할 때, 다음의 2가지 선량 개념이 적용된다.

예탁 등가 선량

단기간 노출로 인해 체내에 방사성핵종이 축적된 다음, 핵종은 체내에서 머무르면서 계속 붕괴되어 장기 선량에 계속 기여한다. 이런 핵종은 방사성 붕괴를 할 뿐 아니라 생리적 과정에 의해 몸 밖으로 배설된다. 예탁 등가 선량은 단순히 신체에 방사성핵종이 머무는 시간 동안 장기에 축적된 총 선량이다. 등가 선량이므로 생물학적 유효성의 차이를 조정하기 위해 필요에 따라 방사선 가중치를 적용한다.

집단 예탁 유효 선량

암이나 유전적 영향과 같은 확률론적 방사선원 영향의 경우, 그 영향이 발생될 선량과 관련된 모든 확률이 존재하며, 이런 확률은 인구 집단별로 집단적으로 취급할 수 있다. 다양한 선량을 받는 개인 집단의 경우 집단 예탁 선량을 사용하는 것이 특히 유용하다. 집단 선량 개념은 이 장 앞부분에서 논의하였지만 여기에서 다시 간단히 살펴보자. 방사선 영향의 확률론적 근거에 따라 선량과 영향은 선형적인 관계라고 가정하면, 방사선 조사 모집단 각각에 대해 평균적으로 동일한 수의 방사선 발생 병변이 발견된다는 것이다. 집단 예탁 선량은 거의 항상 집단 유효 선량으로 기술되며, 이 양의 추정은 적절한 방사선 가중치 인자와 조직 가중치 인자를 사용하여 계산된다.

최대 개인 피폭

집합 유효 선량으로 예측된 확률적 결과가 전적으로 정확하다 하더라도, 1인당 10 cSv 선량을 받은 10^5 명 인구의 개별적 전망은 1인당 1 cSv 선량을 받은 10^6 명 인구의 개인 전망과는 매우 다르다. 두 집단의 집단 유효 선량은 같으나 개인의 초과 위험도는 다르다. 이 문제를 해결하기 위해 **최대 개인 피폭(maximally exposed individual)**이라는 개념이 개발되었다. "**담장 지기(fence-post person)**"라고도 불리는 이 사람은 외부 방사선원에 가장 가까운 곳에서 살며, 예상 선량이 최대가 되는 식사 및 호흡 패턴을 가진 사람이라고 가정한다. 현실적으로 이런 사람은 없지만 이 개념은 잠재적 피폭에 대한 보수적인 잠재 선량 상한선을 제공한다.

이 개념은 NCRP 보고서 92(NCRP, 1987b)에 자세히 다루고 있으므로 관심 있는 사람은 참조 바란다. 이 보고서는 미국인 전체에 대한 집합 선량은 계산하지 않는데, 만약 그것을 계산한다면 평균 개인 선량이 매우 작게 나타나기 때문이다. 오히려 이 보고서는 핵연료 주기의 각 부분에 대해 영향을 받는 지역의 사람 수에 대한 집단 선량을 계산한다.

추정 인구 피폭

NCRP 보고서 92의 데이터는 미국 "담장 지기", 즉 최대 개인 노출(표 16.7)과 핵주기 시설 지역주민에 대한 집단 선량 당량(표 16.8)을 요약한 것이다. 가장 높은 선량은 당연히 채굴 공정과 관련이 있다. 이 방사선 노출에서는 ^{222}Rn 붕괴 사슬이 독보적으로 가장 큰 기여를 하고 있는데, 자연 환경에서의 라돈에 대한 노출 선량은 전적으로 라돈의 단수명 딸핵종들에 의한 것이다. 그러나 라돈 단 수명 딸핵종들에 의한 자연방사선에 의한 선량은, 앞서의 기관지 상피의 기저 세포에 미치는 30 mSv year^{-1} 선량과 비교하면 표에 나열된 선량 값들은 상대적으로 작다.

표에 재처리는 포함되지 않았는데 미국에서는 재처리 활동이 없기 때문이다. 그러나 다른 나라들 에서는 시행되고 있다. UNSCEAR(1982)는 재처리가 핵연료 주기 시설에서 나오는 집단 유효 선량에서 중요한 기여를 한다고 보고하였다.

이는 주로 공기 중으로 방사성물질의 누출 때문에 이 선량이다. 누출되는 주요 핵종으로 ^{3}H, ^{14}C, ^{85}Kr, ^{129}I 등인데 이들은 수명이 길며 발생원으로부터 어느 정도 거리까지 확산될 수 있다.

NCRP 보고서 92의 면밀한 연구에 따르면, 원자력발전 관련 활동에서 생기는 방사능의

표 16.7 미국의 핵연료 주기 시설에서 개인(tence-post person)이 최대로 받을 수 있는 방사선량 요약[a]

Fuel cycle stage	Effective dose (mSv year^{-1}) external gamma only	Effective dose (mSv year^{-1}) from effluents
Mining[b]	200–400	20–60
Milling	7	0.4–260
Conversion	negligible	~3
Enrichment	negligible	<1
Fabrication	negligible	<1
Reactor operations	10–15	<5
Low level waste	negligible	<1
Transportation	20	<1

[a] NCRP, 1987b.
[b] This table is for population exposure, not occupational exposure. The mining component is at locations of tailings and ore storage areas of abandoned mines.

표 16.8 핵연료 주기 시설에서 누출되는 방사성 물질로 지역 주민이 받는 집단 유효 선량

Fuel cycle stage	Collective effective dose (person Sv year^{-1})
Mining	
Open pit (air)	0.01
Open pit (water)	0.002
Underground (air)	0.10
Underground (water)	0.21
Milling (air)	0.62
Conversion (mostly air)	
Wet process	0.004
Dry process	0.03
Enrichment (air)	≤0.004[a]
Fabrication (air)	≤0.007[a]
Reactor operations	
Air	≤0.13[a]
Water	≤0.40[a]
Low level waste storage	negligible

[a] The ranges for these processes arise as the result of different affected populations at different process sites.

대기중 방출이 일반 대중의 피폭에 주요 원인임을 알 수 있다. 액체 방출물의 선량은 매우 적다. 채광시의 높은 감마선량 중요하지만, 그 내막을 잘 이해할 필요가 있다. 실제 측정과 계산이 이루어진 장소에서는 사람들이 거주하지 않으며, 광산 관련 방사선에 의한 피폭량은 평균적으로 계산값 보다는 훨씬 낮았다. 데이터는 우라늄 광산의 **잔류물의 처분(disposal of tailing)**을 국가적으로 통제하는 것이 중요함을 강조한다.

11 소비재 제품으로부터의 방사선 피폭

미국 인구에게 방사선 노출을 초래하는 다양한 소비재 제품과 관련 이온화 방사선원이 있다. 대부분의 경우, 전체 비직업적 선량에 이들이 기여하는 부분은 미미하다. 그러나 그 중 일부는 대중에게 상당히 우려되는 경우도 있다. 관련 세부적인 내용은 NCRP 보고서 95(NCRP, 1987d)에 실려 있다. 관련된 방사선원 중 일부는 자연 발생적인 것도 있지만, 그러나 담배의 경우처럼 특정 용도로 사용되거나 제품 생산 과정에서

기술적 활동으로 피폭의 가능성이 증가하기 때문에 아래에서 자세히 다룬다. 이 경우는 기술적 증가라 부른다. 대중의 비직업적 방사선 피폭원 중에서 담배 흡연이 유일한 경우이지만, 이 경우에도 이 선량의 영향은 아주 작다.

자연 방사성 제품

담배 제품

흡연시 ^{210}Pb와 ^{210}Po가 담배와 담배 연기에서 관찰되었으며, 이런 방사성핵종이 흡연자의 폐에 존재한다는 증거가 있다(Little et al., 1965). 이러한 데이터가 발표되고 확인된 지 30년이 넘었지만, 담배 흡연이 인간 폐에 방사선량을 가하는 요인이라는 것에 대한 대중의 인식은 거의 또는 전혀 알려지지 않았다.

담배에 ^{210}Pb와 ^{210}Po가 존재하는 이유는 담배 잎에 쌓인 공중 미입자를 흡수한 결과로 보인다. 뿌리를 통한 섭취는 미미한 것으로 보임으로, 이들 전구체 핵종의 토양 농도와는 관련성이 거의 없는 것 같다. 흡입된 ^{210}Po은 휘발성 화합물로 아마도 폐에서 신속하게 제거될 것이나, 불용성 에어졸에 실린 ^{210}Pb는 폐에 흡수될 수 있으며, 이에 따른 ^{210}Pb와 ^{210}Po의 내부 증가는 국부적으로 선량을 발생할 수 있다.

NCRP 보고서 95(1987d)에서는 미국 성인 흡연자의 폐 선량에 대한 Little 등(1965) 등이 계산한 내용을 검토하였다. 성인 남성의 35%와 성인 여성의 30%는 하루 평균 45개비의 담배를 피운다고 가정하였다. 이 수치들은 미국 내 흡연에 관한 공중 보건통계에서 나온 오래된 자료로서 높은 추정치이다. 이에 따르면 미국 5천만~5천5백만 성인 흡연자 개인의 폐에 미치는 선량은 8~10 mGy year^{-1} 로 추산된다. 앞에서 알파 방출 동위원소에 적용되는 방사선 가중치를 20으로 놓으면, ^{210}Pb와 ^{210}Po 등가 선량은 약 160 mSv가 된다. NCRP 보고서 95(NCRP, 1987d)는 Little 등은 당시의 가용한 데이터를 가지고는 유효 선량을 계산할 의사가 없었다고 결론지었다.

이는 분명히 흡연자들에게는 폐에 미치는 전체 선량의 상당한 부분이 될 수 있으며 폐에 대한 선원으로는 실내 라돈과 경쟁한다. 이러한 흡연으로 인한 피폭이 폐질환의 원인으로 중요할까? 아마도 그렇지 않을 것이다. 이에 대한 가장 결정적인 증거는 흡연이 방사선 조사를 받지 않은 다른 장기들의 질병과도 관련이 크다는 점이다.

기타 기여자

가정용 수도, 건축 자재, 비료 및 화석 연료 등은 모두 우라늄-토륨 붕괴 사슬로 인한 내 외부 선량에 기여하지만, 일반적으로 선량은 연간 수 10 μSv 범위이다. 예를들면 석탄과 천연가스로부터 미국 성인의 연간 유효 선량이 1~3 μSv $year^{-1}$ 정도이다. 석조 건물 거주자가 건축 자재로부터 받는 연간 등가 선량은 130 μSv $year^{-1}$ 정도이다. 하지만 미국 인구 중 극히 일부만 이 상한선에 접근한다. 유리와 세라믹 산업에서는 유약에 형광을 발생하기 위해 일상적으로 우라늄 화합물을 일상적으로 사용해 왔다. 우라늄은 인공 치아의 형광 및 색상 개선을 위한 첨가제로서 또 다른 특이한 용도를 가지고 있다. 미 연방 규정에서는 비 식품 유리 제품의 중량기준 최대 10%까지 우라늄과 토륨 함유를 허용한다. 유리 벽돌과 같은 대용량 유리 응용 분야의 경우 이 제한은 중량 기준으로 0.05%이다. 이러한 세라믹 및 유리 제조에서 모든 응용은 개인 및 집단 선량에 거의 영향을 미치지 않는다.

TV 수상기, 비디오 디스플레이 및 공항 X-선 검사장치

이러한 기기들은 수년 동안 일반 대중과 연방 규제의 관심 대상이었지만, 광범위한 측정과 연방 규제 프로그램을 통해, 이러한 기기들의 방사 선량 기여는 무시할 수 있음이 확인되었다. 1960년대 컬러 비디오 디스플레이의 가속 전압이 상당히 높은 컬러 TV 수신기의 출현으로 인해 텔레비전 브라운관 전면의 선량률이 상당히 높아졌다. 브라운관 전면으로부터 몇 cm 떨어진 곳에서 선량률이 0.1 mSv h^{-1}을 초과하여 측정되었다. 그 후 정부의 후속 규제 및 방출 표준으로 정하고 규제를 단행함으로써 해당 값이 매우 낮은 수치로 떨졌다. 1960년대 후반에 제시된 새로운 방출 표준은 TV세트의 모든 부분에서 5 cm 떨어진 곳에서 0.005 mSv h^{-1} 수준을 설정했다. 이러한 표준은 현재 TV 수신기가 이온화 방사선을 거의 방출하지 않는 수준까지 구현되었다. 브라운관 유리 외피의 벽 두께 증가를 포함한 우수한 방사선 차폐 설계로 인해 노출 가능성이 크게 감소했다. 데이터가 충분하지는 않지만, 확실히 현재 TV 수신기 설계는 1인당 평균 인구 선량이 10 μSv $year^{-1}$ 보다 훨씬 작고 표면적으로는 아마도 2~3 μSv $year^{-1}$에 가까울 것이다. VDT(비디오 디스플레이 터미널)는 최신 컴퓨터 터미널, 개인용 컴퓨터, 워드 프로세서 및 기타 정보 디스플레이 장치를 위한 시각적 디스플레이 장치이다.

디스플레이 장치는 TV 수신기의 시각적 디스플레이 관과 많은 공통점을 가지고 있다. VDT의 이온화 방사선 노출 수준은 TV 진공관에 대한 수준 그 이하이다.

역시 연방 규제를 받는 공항 검사 시스템에 대한 조사 결과에 따르면 이들에서 발생하는 인구 선량은 0.003 μSv year^{-1} 이하이며, 이러한 장치는 총 환경 방사능 피폭량에서 무시할 수 있다.

기타 소비재

환경 노출원의 다른 요인들도 존재하지만 그 기여도는 일반적으로 연간 μSv의 보다 훨씬 작다. 이러한 선원에는 연기, 가스 및 에어로졸 감지기, 방사성 물질 운송 (대부분 의료용), 스파크 갭 및 전자관, 형광등 점화기 및 가스 램프 맨틀과 같은 토륨 제품, 고속도로 및 도로 건설 자재가 포함된다.

요약: 소비재 제품

이 절에서 설명한 모든 잠재적 실제적 방사선원 중에, 흡연만이 자연 배경 방사선과 비교할만한 수준의 선량을 일으킨다. 흡연에 따른 선량 발생이 폐의 기관지의 상피 기저 세포의 암 위험도에 어느 정도 영향을 미치는지는 알려져 있지 않다. 아마도 흡연자의 전체 폐암 발생률에 비하면 방사선 유발성 비율은 상당히 작을 것이다.

참고 문헌

Alpen, E. L., Chester, R. O., and Fisher, D. R. Eds. (1988). *Population Exposure to the Nuclear Fuel Cycle*. Gordon and Breach, New York.

Beck, H. L. (1975). The physics of environmental radiation fields. In *The Natural Radiation Environment, II*, J. A. S. Adams, W. M. Lowder, and T. F. Gesell, Eds. Technical Information Center, U.S. Department of

Energy, Washington, DC.

Food and Drug Administration (FDA) (1984). *Nationwide Evaluation of X-Ray Trends (NEXT). Eight Years of Data, 1974-1981.* Department of Health and Human Services Publication (FDA) 84-8229. National Technical Information Service, Springfield, VA.

Food and Drug Administration (FDA) (1985). *Radiation Experience Data (RED), 1980, Survey of U.S. Hospitals*, Department of Health, Education and Human Services (FDA) 86-8253. National Technical Information Service, Springfield, VA.

George, A. C., and Breslin, A. J. (1980). The distribution of ambient radon and radon daughters in residential buildings in the New Jersey-New York area. In *The Natural Radiation Environment, III*, T. F. Gesell, and W. M. Lowder, Eds. Technical Information Center, U.S. Department of Energy, Washington, DC.

International Commission on Radiological Protection (ICRP) (1977). *Recommendations of the International Commission on Radiological Protection*, ICRP Publication 26. Pergamon Press, Elmsford, NY.

International Commission on Radiological Protection (ICRP) (1991). *1990 Recommendations of the International Commission on Radiological Protection*, ICRP Publication 60. Pergamon Press, Elmsford, NY.

Lindeken, C. L., Jones, D. E., and McMillen, R. E. (1971). Natural terrestrial background variations between residences. USAEC Report UCRL-72964, University of California Lawrence Livermore Laboratory, Livermore, CA.

Little, J. B., Radford, E. B., McCombs, H. L., and Hunt, V. R. (1965). Distribution of polonium in pulmonary tissues of cigarette smokers. *New Eng. J. Med.* **273**, 1343.

Lowder, W. M., and Condon, W. J. (1965). Measurement of the exposure of human populations to environmental radiation. *Nature* **206**, 658.

National Council on Radiation Protection and Measurements (NCRP) (1984). Evaluation of occupational and environmental exposure to radon and radon daughters in the United States, NCRP Report 78, Bethesda, MD.

National Council on Radiation Protection and Measurements (NCRP) (1987a). General concepts for the dosimetry of internally deposited radionuclides, NCRP Report 84, Bethesda, MD.

National Council on Radiation Protection and Measurements (NCRP) (1987b). Public radiation exposure from nuclear power generation in the United States, NCRP Report 92, Bethesda, MD.

National Council on Radiation Protection and Measurements (NCRP) (1987c). Exposure of the population of the United States and Canada from natural background radiation, NCRP Report 94, Bethesda, MD.

National Council on Radiation Protection and Measurements (NCRP) (1987d). Radiation exposure of the U.S. population from consumer products and miscellaneous sources, NCRP Report 95, Bethesda, MD.

National Council on Radiation Protection and Measurements (NCRP)(1988). Measurement of radon and radon daughters in air, NCRP Report 97, Bethesda, MD.

National Council on Radiation Protection and Measurements (NCRP) (1989). Exposure of the U.S. population from diagnostic medical radiation, NCRP Report 100, Bethesda, MD.

National Council on Radiation Protection and Measurements (NCRP) (1993). Limitation of exposure to ionizing radiation, NCRP Report 116, Bethesda, MD.

Nero, A. V., and Nazaroff, W. W. (1984). Characterizing the source of radon indoors. *Rad. Prot. Dosimetry* **7**, 23.

Oakley, D. T. (1975). Natural radiation exposure in the United States, US-EPA Report ORP/SID-72-1, United States Environmental Protection Agency, Washington, DC.

Solon, L. R., Lowder, W. M., Shambon, A., and Blatz, H. (1960). Investigation of natural environmental radiation. *Science* **131**, 903.

United Nations Scientific Committee on the Effects of Atomic Radiation (UNSCEAR) (1966, 1972, 1977, 1982). *Ionizing Radiation: Sources and Biological Effects*. United Nations, New York.

Yeates, D. B., Goldin, A. S., and Moeller, D. W. (1970). Radiation from natural sources in the urban environment, Report HSPH-EHS-70-2, Department of Environmental Health Sciences, Harvard School of Public Health, Harvard University, Cambridge, MA.

추천 문헌

Alpen, E. L., Chester, R. O., and Fisher, D. R., Eds. (1988). *Population Exposure to the Nuclear Fuel Cycle*. Gordon and Breach, New York.

National Council on Radiation Protection and Measurements (NCRP) (1984). Evaluation of occupational and environmental exposure to radon and radon daughters in the United States, NCRP Report 78, Bethesda, MD.

National Council on Radiation Protection and Measurements (NCRP) (1987). Public radiation exposure from nuclear power generation in the United States, NCRP Report 92, Bethesda, MD.

National Council on Radiation Protection and Measurements (NCRP) (1987). Exposure of the population of the United States and Canada from natural background radiation, NCRP Report 94, Bethesda, MD.

찾아보기

ㄱ

ㄴ

ㄷ

ㅂ

ㅅ

ㅇ

ㅈ

ㅊ

ㅋ

ㅌ

ㅍ

기타

방사선 생물물리학 2판

초판 1쇄 인쇄 | 2025년 6월 25일
초판 1쇄 발행 | 2025년 6월 30일

지은이 | Edward L. Alpen
옮긴이 | 노승정, 서효정, 이창섭, 최병호
펴낸이 | 조승식
펴낸곳 | (주)도서출판 북스힐

등 록 | 1998년 7월 28일 제22-457호
주 소 | 서울시 강북구 한천로 153길 17
전 화 | (02) 994-0071
팩 스 | (02) 994-0073

홈페이지 | www.bookshill.com
이메일 | bookshill@bookshill.com

정가 35,000원

ISBN 979-11-5971-693-5

Published by bookshill, Inc. Printed in Korea.